Ludwig Gutermuth · Michael Gerstorfer

Schockraum-Management

Ludwig Gutermuth · Michael Gerstorfer

Schockraum-Management

Organisation und Patientenversorgung

1. Auflage

Mit Beiträgen von
Michael Gerstorfer, Ludwig Gutermuth, Nicola Mauro, Maria Palfi,
Vera Pedersen, Andreas Plasnik und Gerhard Wiedemann

ELSEVIER
URBAN & FISCHER

URBAN & FISCHER München

Zuschriften und Kritik an:
Elsevier GmbH, Urban & Fischer Verlag, Hackerbrücke 6, 80335 München; medizin@elsevier.de

Herausgeber:
Dr. med. Ludwig Gutermuth
Dr. med. Michael Gerstorfer
Kreiskliniken Altötting-Burghausen
Abt. für Unfallchirurgie
Vinzenz-von-Paul-Str. 10
84503 Altötting

Bibliografische Information der Deutschen Nationalbibliothek
Die Deutsche Nationalbibliothek verzeichnet diese Publikation in der Deutschen Nationalbibliografie; detaillierte bibliografische Daten sind im Internet über http://dnb.d-nb.de abrufbar.

09 10 11 12 13 5 4 3 2 1

Um den Textfluss nicht zu stören, wurde bei Patienten und Berufsbezeichnungen die grammatikalisch maskuline Form gewählt. Selbstverständlich sind in diesen Fällen immer Frauen und Männer gemeint.

Planung: Dr. Till Meinert, München
Lektorat: Dr. Bernhard Gall, München
Redaktion: Dr. Vera Pedersen, München
Herstellung: Johannes Kressirer, München; Sibylle Hartl, Valley
Satz: abavo GmbH, Buchloe; TnQ, Chennai/Indien
Druck und Bindung: L.E.G.O. S.p.A, Lavis, Italien
Fotos: Oliver Keller, Niedertaufkirchen
Zeichnungen: Susanne Adler, Lübeck
Umschlaggestaltung: SpieszDesign, Büro für Gestaltung, Neu-Ulm

ISBN 978-3-437-24800-9
Aktuelle Informationen finden Sie im Internet unter **www.elsevier.de** und **www.elsevier.com.**

Geleitwort

Über die Struktur und Organisation von Notaufnahmen an Krankenhäusern und Universitätskliniken wird derzeit heftig diskutiert. Es wird zunehmend die Institutionalisierung zentraler und interdisziplinärer Notaufnahmen gefordert, deren Leitung eigens qualifizierten Fachärzten für Notfallmedizin zu übertragen sei. Nur so könne eine hochwertige evidenzbasierte und auch kostengünstige Notfallbehandlung sichergestellt werden.

Bisher hat es sich in Deutschland medizinisch bewährt, dass die Notaufnahmen der Krankenhäuser verschiedener Versorgungsstufen in chirurgische und internistische Notaufnahmen unterteilt sind und im Regel- und Bereitschaftsdienst von Ärzten dieser beiden Fachgebiete auf Facharztniveau versorgt werden. Dem Kernbereich des Schockraums und dem Schockraum-Management kommt dabei infolge großer Varianz der Aufgabenstellung und der Verantwortlichkeiten, hohen Stresspotenzials durch prioritären Handlungsdruck am Patienten, Variation in der Zusammensetzung des Behandlungs-Teams mit möglichen Kompetenzkonflikten und nicht zuletzt auch räumlicher Enge bei hohem Geräte- und Personalaufwand besondere Bedeutung zu.

Falls ein Haus regelhaft in die Behandlung Schwerverletzter eingebunden ist, sollte ein Schockraum-Team bereitstehen, wie es mit einem wissenschaftlich abgesicherten Empfehlungsgrad im „Weißbuch Schwerverletztenversorgung" der Deutschen Gesellschaft für Unfallchirurgie hinsichtlich räumlicher, personeller und apparativer Anforderungen definiert ist. Mit dem ATLS®-Konzept (Advanced Trauma Life Support) wurde ein Ausbildungskonzept entwickelt für ein standardisiertes, prioritätenorientiertes Schockraum-Management von Traumapatienten, das international anerkannt und die Basis ist für eine Schockraumversorgung von Schwerverletzten auf hohem Niveau.

Wichtig sind v.a. klar konzipierte Algorithmen und regelmäßige qualitätssichernde Maßnahmen, die für alle beteiligten Disziplinen und Mitarbeiter unterschiedlicher Berufsgruppen verbindlich sind. Diese auf wissenschaftlich abgesicherter Basis zu definieren und zu validieren ist, vergleichbar mit der Leitlinienentwicklung, Aufgabe der wissenschaftlichen Fachgesellschaften. Ganz aktuell wurden so Eckpunkte zur notfallmedizinischen Versorgung der Bevölkerung in Klinik und Praxis formuliert, in denen klare Vorgaben zur Geräteausstattung, zur Personalvorhaltung und zu zeitlichen Mindestabläufen enthalten sind.

Die nach wissenschaftlichen Kriterien in einem festgelegten Konsensusprozess entwickelten Leitlinien müssen in Arbeitsanleitungen bzw. Behandlungspfade umgesetzt werden („Leitlinien beschreiben, wie man es macht, Behandlungspfade beschreiben, wie wir es machen"). So müssen auch die Konzepte erfolgreichen Schockraum-Managements klinikindividuell, d.h. adaptiert an die Strukturen und Möglichkeiten des eigenen Hauses mit entsprechender Ablaufsteuerung und interdisziplinärer und interprofessioneller Aufgabenteilung, verbindlich festgelegt werden.

Und hierin liegt die Stärke dieses Buches, das eine derartige, in partnerschaftlicher Zusammenarbeit von Unfallchirurgen, einer Anästhesistin und eines Radiologen beispielhaft entwickelte Handlungsanleitung zu einem effizienten Schockraum-Management vorstellt, wie sie aus den Bedürfnissen und Erfahrungen eines kommunalen Schwerpunktkrankenhauses entstanden ist. Sowohl im allgemeinen Teil mit den dort beschriebenen Grundlagen der Schockraumbehandlung in all ihren Facetten als auch im speziellen Teil, der sich v.a. mit den unterschiedlichen Traumaentitäten befasst, besticht der auch sprachlich umgesetzte, mit plastischen Falldarstellungen hinterlegte pragmatische Ansatz. Damit geht es den Autoren nicht um eine durchgängige Präsentation aktueller Lehrmeinung, sondern um eine aus der täglich praktizierten Kooperation entstandene Arbeitsanleitung, die in erster Linie zur Reflexion der eigenen Verhältnisse mit sich daraus ergebenden Konsequenzen anregen sollte.

Berlin, im Juni 2009

Prof. Dr. med. Hartwig Bauer
Generalsekretär der Deutschen Gesellschaft für Chirurgie

Vorwort

Wann immer man sich entschließt, ein Thema im Rahmen eines Buches zu bearbeiten, nähert man sich zunächst von mehreren Seiten diesem Vorhaben, bis es dann konkretisiert in seinen Ansprüchen angegangen wird. In unserem Fall war der Zugang eher pragmatisch, da an unserer eigenen Klinik das Vorgehen im Schockraum nicht so präzise organisiert war, wie wir es uns wünschten und dem Anspruch der Patienten an uns auch entsprechen sollte.

Bei der Beschäftigung mit dem Thema fanden wir viel Literatur, die sich auch mit dem Schockraum-Management befasste. Was uns aber fehlte, war eine umfassende, mehrere Blickrichtungen beinhaltende, klare Abarbeitung des Themas, die nicht zu, aber doch ausreichend ausführlich erscheint.

Der Spagat, ein Buch zu verfassen, das dem Lernenden wie dem Wissenden hilfreich ist, war nicht immer leicht und es wäre anmaßend, zu behaupten, dass dies auch vollständig gelungen ist. Unser Ziel war es, ein Buch zu schreiben, das über die reine Wissensvermittlung hinaus auch den im Schockraum so wichtigen Human Factor in seiner Wirkung darstellt. Das haben wir versucht und wollen uns nun dem Urteil des Lesers stellen.

Das Schockraum-Management ist eine der anspruchsvollsten klinischen Tätigkeiten für alle Beteiligten. Aus einer diffusen Situation ohne klare Erkenntnisse, zum Teil unter enormem psychischem Druck muss innerhalb eines sehr begrenzten Zeitraums im Konsens mit den anderen Mitgliedern des Teams ein verantwortetes diagnostisches und therapeutisches Konzept entwickelt werden. So kompliziert wie dieser Satz, ist auch dieser Vorgang an sich.

Durch Strukturieren, also Unterteilen und Gliedern von komplexen und primär unüberschaubaren Situationen können diese aber im Rahmen verbindlich formulierter Teamaufgaben gut und erfolgreich gelöst werden. Gerade aufgrund der Komplexität sind Absprachen im Vorfeld unerlässlich. Das Ineinandergreifen solcher vorab besprochener Vereinbarungen mit den im Akutfall hinzuzufügenden Maßnahmen in einen geordneten und logischen Ablauf von Diagnostik und Therapie ist die Kunst des Schockraum-Managements. Die Integration der Maßnahmen ist die wesentliche und vordringlichste Aufgabe des Trauma-Leaders.

Jede Tätigkeit im Schockraum unterliegt einem spürbaren Zeitdruck, was das sonst übliche Lernen im Sinne des „see one, do one, teach one“ zumindest erschwert, wenn nicht gar verhindert. Wer in dieser speziellen Situation einen Verletzten behandelt, hat wenig Zeit, „noch einmal etwas durch- oder nachzulesen“. Als Arzt oder Pfleger sieht man sich nur mit der eigenen Kompetenz ausgerüstet einer schwierigen Aufgabe gegenüber. Das mag bei unserer sonstigen „Rückversicherungsmedizin“ nicht unbedingt im Trend liegen, ist aber oft sehr befriedigend und kann sogar Spaß machen. Für uns war dies ein Grund mehr, dieses Buch zu verfassen, denn nur mit einfachen, in sich schlüssigen Konzepten wird man im Schockraum gut bestehen.

Zurzeit werden viele Maßnahmen zur Verbesserung der Behandlung verletzter Patienten gefordert und gefördert. So soll z.B das Traumanetzwerk die regionale und überregionale adäquate Versorgung der Verletzten organisieren. Gerade hier sind dann aber auch die exakt gleichen Tugenden wie beim Schockraum-Management gefragt. Medizinischer Sachverstand, Organisation und Kommunikation sind die Eckpfeiler bei jeder Behandlung eines Schwerverletzten. Wir sind bei allen zu erwartenden Schwierigkeiten davon überzeugt, dass sich die Notfallmedizin in Deutschland und auch in Europa in den nächsten Jahren einem tiefgreifenden Wandel unterziehen kann und wird.

Anders als bei sonstigem medizinischem Handeln gibt es beim Schockraum-Management häufig keine Gelegenheit, ein Arzt-Patienten-Verhältnis herzustellen. Darin mag der eine oder andere Nachteil liegen, aber die Vorteile überwiegen. Oft können Entscheidungen leichter und klarer ohne Kenntnis der Lebensumstände oder persönlichen Belange des Verletzten getroffen werden. Anders ausgedrückt wird die Frage „ob“ oder „ob nicht“ durch die Maßgabe „wie und in welcher Reihenfolge“ ersetzt.

In unserer Abhandlung werden immer wieder einfache, allgemein gültige Verhaltensregeln erwähnt. Die wichtigste ist in unseren Augen der respektvolle Umgang mit dem Patienten, seinen Angehörigen und auch und gerade untereinander. Die Beachtung der im Text erwähnten Grundsätze soll also nicht nur die Qualität der geleisteten Arbeit verbessern, sondern auch die nachhaltige Schädigung der persönlichen Beziehungen zu den anderen Team-Mitgliedern vermeiden helfen. Diese werden gelegentlich wiederholt, um so durch eine Art Wiederholungseffekt zu einer eingehenden Beschäftigung mit der Problematik anzuregen und zur individuell eingerichteten, allgemeinen Grundsätzen entsprechenden Lösung zu verhelfen.

Mit diesem Buch soll eine Anleitung für ein standardisiertes Schockraum-Management versucht werden. Sie folgt in allen Angaben den auch in den Richt- und Leitlinien der DGU/DGOU veröffentlichten Grundsätzen und entspricht so einer standardisierten Schockraumversorgung. Die das Schockraum-Management betreffenden Leitlinien der DGU/DGOU zum Polytrauma sind Bestandteil der einzelnen Kapitel und werden vollständig zitiert und wiedergegeben. Die Möglichkeiten klinikindividueller Ausarbeitungen werden bewusst belassen und gefördert. Unser Ziel war es nicht, eine exakte Anweisung möglichst allgemein gültig zu verfassen, sondern dass dieses Buch ähnlich einem guten Kochbuch die Entwicklung eigener Rezepte fördern und so dem eigenen Geschmack, also dem eigenen Bedarf einer Klinik am besten entsprochen werden kann. Auf wissenschaftliche Wertungen wird meist verzichtet, unsere Anregungen und Empfehlungen sind als solche zu sehen und wollen möglichen Verbesserungen im eigenen Klinikbetrieb nicht entgegenstehen. Die Grundlage unserer Überlegungen ist das ATLS®-Konzept, das uns als besonders gut formuliert und strukturiert beeindruckt. Da dies ja auch von den Verantwortlichen in den Fachgesellschaften allgemein akzeptiert ist, bewegen wir uns hier auch auf sicherem Boden.

Für uns überraschend war der große Anteil zu berücksichtigender psychologischer Aspekte.

Nachdem wir im Vorfeld als Erstkonzept ein eher starres Hilfsschema im Sinn einer Bedienungsanleitung vor Augen hatten, haben wir doch bald gespürt, dass eine detaillierte Aufarbeitung dieses Themas darüber hinausgehen und auch diese Aspekte integrieren muss. Wir hoffen, damit die Wissensübermittlung nicht zu behindern.

Gelegentlich werden wichtige Fakten und Grundsätze wiederholt, dies ist dann nicht etwa Ausdruck einer Minderperfusion der Autorenhirne, sondern ein bewusst eingesetztes didaktisches Mittel (siehe auch den fünften Absatz dieser Einleitung).

Wir möchten allen unseren Lieben, unseren Familien und unseren Kollegen für die Hilfe danken, die sie mit ihrem, wie auch immer gearteten Input für dieses Buch geleistet haben. Bei unserem Klinikvorstand, Herrn Michael Prostmeier, möchten wir uns für die geleistete praktische und ideelle Unterstützung bedanken. Danken möchten wir auch Herrn Oliver Keller für die Fertigung und Bearbeitung der Photos. Besonderen Dank schulden wir unseren Ansprechpartnern im Verlag, Herrn Dr. Bernhard Gall und Herrn Dr. Till Meinert, die unser Projekt mit großem Engagement und Einsatz begleitet haben. Frau Dr. Vera Pedersen hat einen besonders großen Anteil am Entstehen und Gedeihen dieses Buches, da sie mit ihren immer stichhaltigen, oft herausragenden und gelegentlich genialen Anregungen und Anmerkungen uns bis an die Grenzen unserer Möglichkeiten motivierte. Besonders bedanken möchten wir uns aber bei unseren Lesern, deren Aufmerksamkeit unser Ansporn war. Für Kritik, so oder so, sind wir dankbar und würden uns darüber und über Anregungen natürlich sehr freuen.

Altötting, im Juni 2009

Ludwig Gutermuth
Michael Gerstorfer
Maria Palfi
Gerhard Wiedemann
Nicola Mauro
Andreas Plasnik

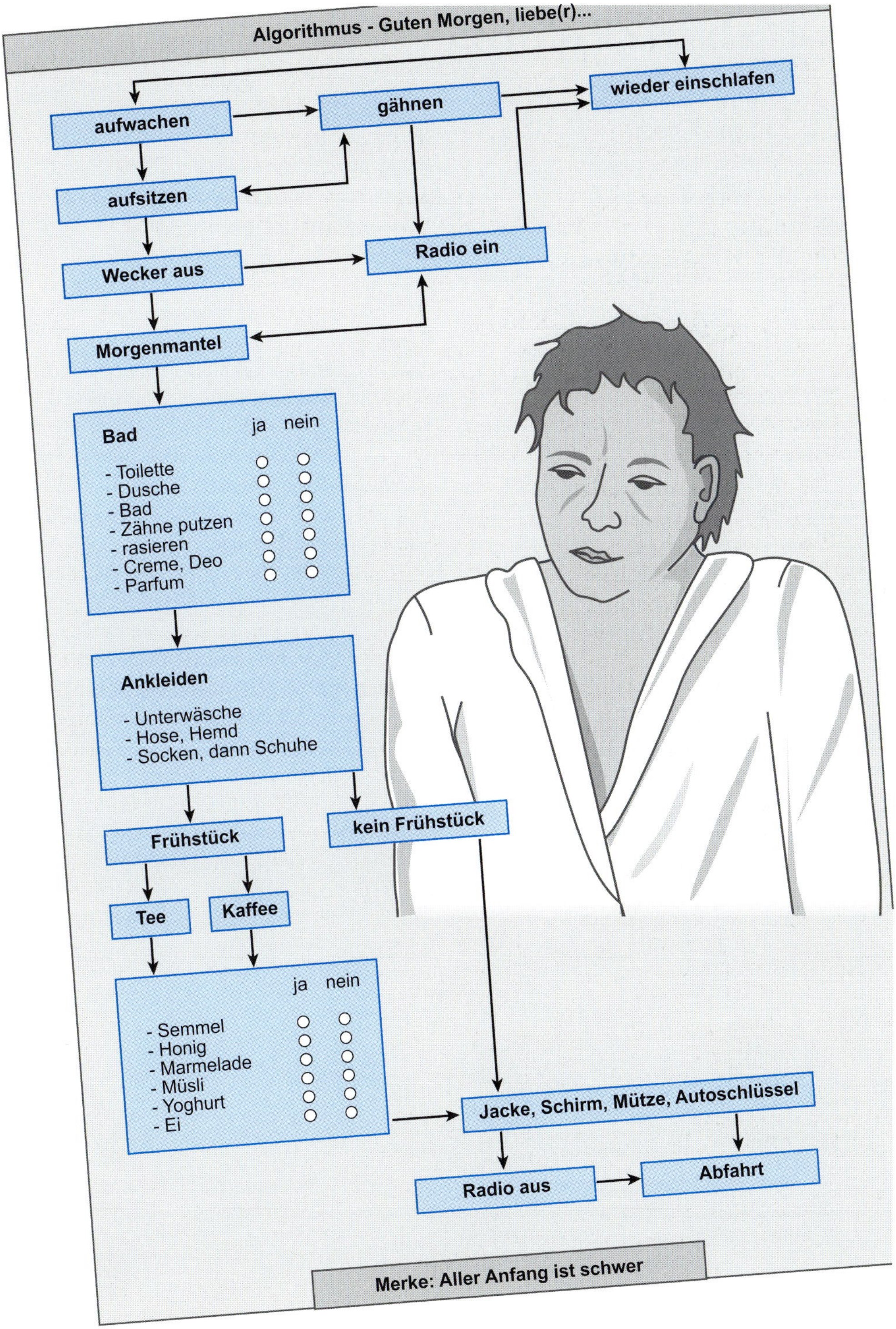

Strukturiertes Vorgehen ist im Schockraum essenziell; Algorithmen helfen, die wesentlichen Punkte in der richtigen Reihenfolge abzuarbeiten, wie hier am Beispiel der morgendlichen Routine dargestellt.

Autorenverzeichnis

Dr. med. Michael Gerstorfer
Kreiskliniken Altötting-Burghausen
Abteilung für Allgemein-, Viszeral-, Thorax- und Gefäßchirurgie
Vinzenz-von-Paul-Str. 10
84503 Altötting

Dr. med. Ludwig Gutermuth
Kreiskliniken Altötting-Burghausen
Abteilung für Unfallchirurgie
Vinzenz-von-Paul-Str. 10
84503 Altötting

Dr. med. Nicola Mauro
Kreiskliniken Altötting-Burghausen
Abteilung für Anästhesie und Intensivmedizin
Vinzenz-von-Paul-Str. 10
84503 Altötting

Dr. med. Maria Palfi
Kreiskliniken Altötting-Burghausen
Abteilung für Anästhesie und Intensivmedizin
Vinzenz-von-Paul-Str. 10
84503 Altötting

Dr. med. univ. Andreas Plasnik
Kreiskliniken Altötting-Burghausen
Abteilung für Anästhesie und Intensivmedizin
Vinzenz-von-Paul-Str. 10
84503 Altötting

Dr. rer. nat. Vera Pedersen
Chirurgische Klinik und Poliklinik Innenstadt
Klinikum der Universität München
Nußbaumstr. 20
80336 München

Dr. med. Gerhard Wiedemann
Kreiskliniken Altötting-Burghausen
Abteilung für Radiologie
Vinzenz-von-Paul-Str. 10
84503 Altötting

Inhaltsverzeichnis

1 Grundsätze der Schockraumbehandlung 1
1.1 Allgemeine Grundsätze 1
1.2 Persönliche Einstellung 2
1.3 Mitarbeiter 3
1.4 Patient und Behandler 3
1.5 Angehörige 4
1.6 Kommunikation 4
1.7 Organisation 5
1.8 Aufgaben 5
1.9 Räumliche Voraussetzungen 6
1.10 Technische Voraussetzungen 8
1.10.1 Anästhesie 9
1.10.2 Chirurgie 9

2 Präklinik 11
2.1 Grundsätzliche Aspekte 11
2.1.1 Lagesichtung – Ordnung ins Chaos 11
2.1.2 Abstimmung im Vorfeld 11
2.1.3 Untersuchung als Grundlage 12
2.2 Organisation und Kommunikation 15
2.3 Dokumentation 15
2.4 Manöverkritik – Debriefing 16
2.5 Praktische Überlegungen 16

3 Übergabe im Schockraum 21
3.1 Grundsätzliche Aspekte 21
3.2 Mögliche Fehler und deren Vermeidung 23
3.3 Umlagern des Verletzten 23

4 Untersuchungsgang des Primary Survey 25
4.1 Allgemeine Überlegungen 25
4.2 Grundsätze und Infrastruktur 25
4.2.1 Personal 25
4.2.2 Material 26
4.3 Übergabe und Umlagerung 26
4.3.1 Übergabe 26
4.3.2 Anamnese (AMPLE-Schema) 26
4.3.3 Umlagerung 27
4.3.4 Weitere Maßnahmen 27
4.3.5 Monitoring 27
4.4 Erstuntersuchung – Primary Survey 28
4.4.1 Airway – Atemwege 28
4.4.2 Breathing – Atmung 28
4.4.3 Circulation – Kreislauf 30
4.4.4 Disability – neurologischer Status 31
4.4.5 Exposure – Entkleidung, Schutz vor Auskühlung 31
4.5 Erstdiagnostik 31
4.5.1 EKG 31
4.5.2 Pulsoxymetrie 32
4.5.3 Blutdruckmessung 32
4.5.4 Laborchemische Untersuchungen 32
4.5.5 Sonographie 32
4.6 Weitere Maßnahmen 32
4.6.1 Stabiler Patient 32
4.6.2 Instabile Patienten 33
4.7 Zusammenfassung 33

5 Erste anästhesiologische Maßnahmen 35
5.1 Grundsätzliche Überlegungen 35
5.1.1 Kleines ABC 36

6 Erste unfallchirurgische Maßnahmen 43
6.1 Allgemeine Überlegungen 43
6.1.1 Atemwegs-Management 43
6.1.2 Atmung 45
6.1.3 Kreislauf 48
6.1.4 Weitere Maßnahmen 49

7 Dokumentation 51

8 Übergabe zur weiteren Behandlung 59
8.1 Grundsätzliche Überlegungen 59
8.1.1 Transport 59
8.1.2 Übergabe 60
8.1.3 Mögliche Fehler bzw. Komplikationen und deren Vermeidung 60

9 Notfall-Management 63
9.1 Fehler in der Akutmedizin 63
9.2 Fehlerkategorien 65
9.2.1 Systemfehler und äußere Umstände 66
9.2.2 Stress und Leistungsfähigkeit 66
9.2.3 Kommunikation und Kooperation . . 67
9.2.4 Führung, Hierarchie und Organisation 69
9.2.5 Standards und Entscheidungsfindung 70
9.2.6 Situationsgerechte Aufmerksamkeit . . 71
9.3 Folgen 72
9.3.1 Gestörter inhaltlicher Ablauf 72
9.3.2 Gestörter technischer Ablauf 72
9.3.3 Gestörter zeitlicher Ablauf 72
9.3.4 Häufigkeit 72
9.4 Strategien im Umgang mit Fehlern 73

10 Kritik und Stressverarbeitung . . 77
10.1 Kritik 77
10.2 Stressbearbeitung 78

11 Algorithmen, Checklisten und Scores im Schockraum 81
11.1 Algorithmen 82
11.1.1 Primary Survey 82
11.1.2 Secondary Survey 83
11.2 Checklisten 83
11.2.1 Indikation für Schockraumbehandlung 86
11.2.2 Aufruf des Schockraums 86
11.2.3 Aufgaben im Schockraum 87
11.3 Bewertungs-Scores 89
11.3.1 Glasgow Coma Scale 90
11.3.2 CGS – diagnostische und therapeutische Relevanz 90
11.3.3 Revised Trauma Score 91
11.3.4 Pediatric Trauma Score (PTS) 92

12 Untersuchungsgang Secondary Survey 95
12.1 Untersuchungsgang verschiedener Körperregionen 95
12.1.1 Kopf 95
12.1.2 Wirbelsäule 96
12.1.3 Thorax 98
12.1.4 Abdomen 100
12.1.5 Becken 100
12.1.6 Extremitäten 100
12.2 Zusammenfassung 101

13 Bildgebende Verfahren im Schockraum-Management 103
13.1 Allgemeine Überlegungen 103
13.1.1 Personelle Ausstattung 104
13.1.2 Apparative Ausstattung 104
13.2 Diagnostik und Bildinterpretation bei Schwerverletzten 105
13.2.1 Allgemeines zur Diagnostik 105
13.3 Diagnostik 110
13.3.1 Allgemeiner Untersuchungsablauf . . 110
13.3.2 Spezielle Aspekte 113

14 Anästhesie: Diagnose und Therapie 121
14.1 Allgemeines 121
14.2 Spezielle Aufgaben der Anästhesie . . 121
14.2.1 Vitalfunktionen 121
14.2.2 Patienten-Monitoring 122
14.2.3 Monitoring der Vitalfunktionen und davon abgeleitete therapeutische Maßnahmen 123

15 Patientenbezogene Besonderheiten: Alter, Geschlecht, Krankheit 131
15.1 Alter 131
15.1.1 Kinder im Schockraum 131
15.1.2 Ältere und alte Menschen im Schockraum 136
15.2 Geschlecht 138
15.2.1 Versorgung der schwangeren Traumapatientin 138
15.3 Grunderkrankungen 139
15.3.1 Arterielle Hypertonie 139
15.3.2 Gerinnungsstörungen 139
15.3.3 Osteoporose 140
15.3.4 Niereninsuffizienz 141
15.3.5 Diabetes mellitus 141
15.3.6 Obstruktive Lungenerkrankungen . . 141

16 Schädel-Hirn-Trauma 143
16.1 Versorgung in der Prähospitalphase 144
16.2 Primary Survey im Schockraum 145
16.2.1 Atemwege und Atmung 145
16.2.2 Kreislauf 146
16.2.3 Neurologischer Status 146
16.2.4 Entkleiden, Vermeiden von Hypothermie 146
16.3 Secondary Survey im Schockraum 147
16.4 Therapie 148

17 Wirbelsäulen- und Rückenmarksverletzungen 151
17.1 Allgemeine Überlegungen 151
17.2 Grundlagen der Anatomie, Physiologie und Neurologie 151
17.2.1 Anatomie der Wirbelsäule 151
17.2.2 Anatomie des Rückenmarks 152
17.2.3 Neurologie 153
17.3 Einteilung der Verletzungen 155
17.3.1 AO-Klassifikation der knöchernen Verletzung 155
17.3.2 Schadenshöhe 156
17.3.3 Schwere des neurologischen Schadens 156
17.4 Versorgung in der Prähospitalphase 156
17.5 Versorgung im Schockraum 157
17.5.1 Primary Survey und Stabilisierung 157
17.5.2 Secondary Survey 160
17.5.3 Überwachung und Therapie 160
17.5.4 Diagnostik 161
17.6 Weiterführende Therapie 162
17.7 Spezielle Überlegungen 162
17.7.1 Verletzungen der oberen HWS 162
17.7.2 Frakturen der BWS 163
17.7.3 Frakturen des thorakolumbalen Übergangs 163
17.7.4 Frakturen der LWS 164
17.8 Zusammenfassung 164

18 Thoraxtrauma 167
18.1 Allgemeine Überlegungen 167
18.1.1 Einteilung des Thoraxtraumas 167
18.1.2 Art der Verletzungen und betroffene Organe 167
18.2 Prähospitale Versorgung 168
18.2.1 Primary Survey und Secondary Survey 168
18.3 Versorgung im Schockraum 170
18.3.1 Übergabe 170
18.3.2 Primary Survey im Schockraum 171
18.3.3 Monitoring 174
18.3.4 Laborchemische Untersuchungen 174
18.3.5 Bildgebende Diagnostik 175
18.3.6 Chirurgische Maßnahmen 176
18.3.7 Secondary Survey 176
18.4 Zusammenfassung 179

19 Abdomentrauma 181
19.1 Allgemeine Überlegungen 181
19.1.1 Art der Verletzungen und betroffene Organe 181
19.1.2 Symptome des Bauchtraumas 181
19.2 Prähospitale Versorgung 182
19.2.1 Primary Survey und Secondary Survey 182
19.3 Versorgung im Schockraum 184
19.3.1 Übergabe 184
19.3.2 Primary Survey im Schockraum 184
19.3.3 Secondary Survey im Schockraum 185
19.3.4 Laborchemische Untersuchungen 186
19.3.5 Bildgebende Diagnostik 187
19.3.6 Weitere Maßnahmen 187
19.3.7 Chirurgische Maßnahmen 190
19.4 Zusammenfassung 190

20 Extremitätenverletzungen 193
20.1 Allgemeine Überlegungen 193
20.1.1 Anatomie der oberen Extremität 193
20.1.2 Anatomie der unteren Extremität 193
20.2 Einteilung der Verletzungen 194
20.2.1 Frakturzeichen 194
20.2.2 Frakturen der oberen Extremität 194
20.2.3 Frakturen der unteren Extremität 194
20.2.4 AO-Klassifikation der Begleitverletzungen 194
20.2.5 Offene Frakturen 194
20.2.6 Durchblutung 195

20.3 Versorgung in der Prähospitalphase . . . 195
20.3.1 Geschlossene Fraktur . . . 196
20.3.2 Offene Frakturen . . . 196
20.3.3 Luxationen . . . 197
20.3.4 Amputationen . . . 198
20.4 Versorgung im Schockraum . . . 198
20.4.1 Primary Survey und Stabilisierung . . . 198
20.4.2 Secondary Survey . . . 199
20.4.3 Weiterführende Therapie . . . 199
20.5 Spezielle Überlegungen . . . 200
20.5.1 Traumatisch bedingte Gefäßverletzungen . . . 200
20.5.2 Traumatisch bedingte Nervenverletzungen . . . 200
20.6 Zusammenfassung . . . 201

21 Beckenverletzungen . . . 203
21.1 Allgemeine Überlegungen . . . 203
21.1.1 Grundlagen . . . 203
21.1.2 Untersuchung des Beckens . . . 204
21.1.3 Klassifikation der Beckenringfraktur . . . 205
21.2 Versorgung in der Prähospitalphase . . . 206
21.2.1 Primary Survey . . . 206
21.2.2 Weitere Maßnahmen . . . 207
21.3 Versorgung im Schockraum . . . 207
21.3.1 Primary Survey und Stabilisierung . . . 207
21.3.2 Sofortmaßnahmen . . . 208
21.3.3 Weiterführende Diagnostik . . . 209
21.3.4 Weiterführende Therapie . . . 210
21.4 Zusammenfassung . . . 210

22 Thermische Notfälle . . . 213
22.1 Hypertherme Notfälle . . . 213
22.1.1 Allgemeine Überlegungen . . . 213
22.1.2 Prähospitale Versorgung . . . 215
22.1.3 Versorgung im Schockraum . . . 216
22.1.4 Zusammenfassung . . . 220
22.2 Hypotherme Notfälle . . . 221
22.2.1 Allgemeine Überlegungen . . . 221
22.2.2 Prähospitale Versorgung . . . 222
22.2.3 Versorgung im Schockraum . . . 223
22.2.4 Komplikationen . . . 225
22.2.5 Zusammenfassung . . . 226

23 Kardiopulmonale Reanimation im Schockraum . . . 229
23.1 Allgemeine Überlegungen . . . 229
23.2 Basic Life Support . . . 229
23.3 Advanced Life Support . . . 230
23.3.1 Defibrillation . . . 230
23.3.2 Atemwegssicherung – Intubation, Atemhilfe . . . 230
23.3.3 Medikamentöse Therapie . . . 232
23.4 Kardiopulmonale Reanimation in besonderen Situationen . . . 234
23.4.1 Kardiopulmonale Reanimation von Kindern . . . 234
23.4.2 Kardiopulmonale Reanimation von Traumapatienten . . . 236
23.4.3 Kardiopulmonale Reanimation nach Elektrounfällen . . . 236
23.4.4 Kardiopulmonale Reanimation nach Ertrinkungsunfällen . . . 238

Anhang . . . 241
1 Notfalllaborwerte . . . 243
2 AO-Klassifikation der Frakturen langer Röhrenknochen . . . 248
3 Anlage eines zentralen Venenkatheters (ZVK) . . . 261
3.1 Punktionsorte . . . 261
3.2 Indikationen . . . 262
3.3 Komplikationen . . . 262
3.4 Kathetertypen . . . 263
4 Arterielle Punktion . . . 265
4.1 Punktionsorte . . . 265
4.2 Komplikationen . . . 265
5 Schmerzmedikamente präklinisch und klinisch . . . 267
6 Vasopressoren . . . 269
7 Antibiotika in der Schockraumbehandlung . . . 270
8 Tetanusimmunprophylaxe . . . 272

Register . . . 273

KAPITEL

1

Ludwig Gutermuth und Michael Gerstorfer

Grundsätze der Schockraumbehandlung

Dem Schockraum-Management kommt in seiner Eigenschaft als doppelter Schnittstelle zwischen präklinischer und klinischer Behandlung sowie zwischen Akut- und Definitivbehandlung in der Klinik besondere Bedeutung zu.

Das Schockraum-Management kann sicher nicht für alle Kliniken in Deutschland ohne Unterschied festgelegt werden. Bestimmte Grundsätze, veröffentlicht in den von der DGU/DGOU (im Folgenden DGU) empfohlenen Richtlinien gelten natürlich immer. Das individuelle, den eigenen Möglichkeiten angepasste Vorgehen muss solchen allgemeinen Richtlinien entsprechen und erfordert eine bestimmte personelle und apparative Vorhaltung, deren Festlegung eine der wichtigsten Inhalte des im Aufbau begriffenen Traumanetzwerkes der DGU sein wird. Es gelten für alle Behandlungen im Schockraum gewisse grundsätzliche Überlegungen, deren Übermittlung das Hauptanliegen dieses Buches ist. Es ist zu fordern, dass ein Verletzter, unabhängig vom Unfallort, einer Einrichtung zugeführt werden kann, die eine standardisierte und kompetente Versorgung, die zum bestmöglichen Ergebnis führen soll, leisten kann.

MERKE

Kompetentes Schockraum-Management muss Standard sein, nicht Glück!

Anders als bei vielen anderen klinischen Tätigkeiten, die unabhängig vom Faktor „Zeit" bleiben, kollidieren bei der Schockraumbehandlung geforderte hohe Ansprüche mit den gegebenen Zeitlimits. Umso wichtiger ist es, bestimmte Grundsätze, jeweils auch für die eigene Klinik zu formulieren und einzuhalten. Hier nun eine Auswahl formuliert unter dem Eindruck der eigenen Erfahrungen.

1.1 Allgemeine Grundsätze

Die allgemeinen Grundsätze entsprechen den bekannten fünf „K"s der Team-Arbeit.

Koordination. Unter diesem Prinzip werden die gemeinsame Planung im Vorfeld, die klare Aufgabenverteilung im Schockraum sowie das Einüben und Einhalten von Abläufen zusammengefasst.

Kompetenz. Hier wird unterschieden zwischen **medizinischer** Kompetenz (Einsatz der Team-Mitglieder entsprechend ihrer Kenntnisse, Weiterbildung und Qualifikation) und **sozialer** Kompetenz (Führung, Motivation, Anerkennung).

Kommunikation. Kommunikation im Schockraum bedeutet die Bereitstellung und Übermittlung aller wesentlichen Fakten durch **klare Anweisungen** und **aktives Zuhören**.

Kooperation. Neben der Bereitschaft, Verantwortung zu übernehmen, sind hier gegenseitiger Respekt und Akzeptanz der Führungs- und Fachkompetenz anderer gefordert.

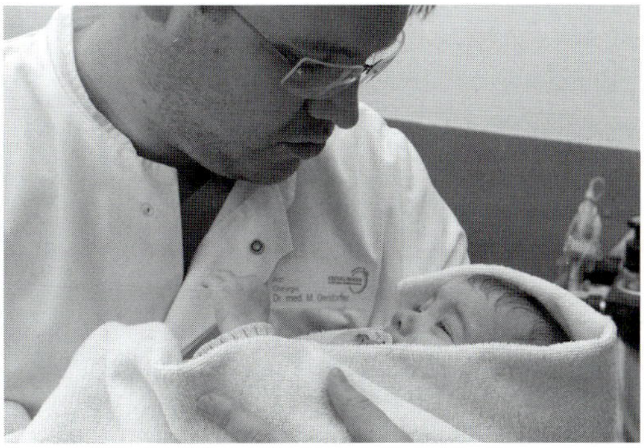

Abb. 1-1 Ohne Worte.

1

Konflikt-Management. Grundlage ist die Orientierung an gemeinsamen Werten und Zielen, z.B. formuliert in einem **Leitbild**. Probleme sollten gelöst und nicht geleugnet werden.

1.2 Persönliche Einstellung

Die persönliche Einstellung eines jeden Team-Mitglieds bei der Schockraumbehandlung ist von erheblicher Bedeutung. Positiv betrachtet, gibt es in der Medizin eine Vielzahl ausgeprägter Individualisten, deren Besonderheiten im Klinikalltag oft kompensiert werden können. Während einer Schockraumversorgung kann das Ausleben dieser Besonderheiten jedoch zur ernsthaften Beeinträchtigung bis hin zu einer totalen Sabotage führen. Da ja nicht immer das ideale Team zum Einsatz kommen kann und auch jeder Mitarbeiter im Schockraum-Team integriert sein muss, muss versucht werden, diesen Individualismus ganz aktiv zu relativieren und, falls nötig, zu korrigieren.

Optimal ist es, wenn sich die Team-Mitglieder untereinander kennen. Dies gilt in besonderem Maße für den Trauma-Leader (besser: Trauma-Management-Leader), den Leiter im Schockraum, um das Geschehen und die Abläufe subtil steuern zu können. So können Komplikationen schnell beherrscht werden, ohne dabei direkt und imperativ intervenieren zu müssen. Das gekonnte Dirigieren eines Schockraumablaufs ist ein schwieriges, aber zugleich Erfolg versprechendes Unterfangen.

Wie sonst bei wenigen medizinischen Tätigkeiten ist das Zurückstellen eigener persönlicher Ausprägungen, der verantwortliche und respektvolle Umgang miteinander, kurz die **Team-Fähigkeit** gefordert. Das Ergebnis der Bemühungen ist hier ganz wesentlich von der funktionierenden Team-Arbeit abhängig, nur dann ist das angewandte Schockraum-Management als solches erfolgreich. Dies impliziert auch schon eine entscheidende Anforderung an die Mitarbeiter: das Ziel, die optimale Behandlung des anvertrauten Patienten, muss jedem Einzelnen der Beteiligten klar vor Augen stehen.

Jedes einzelne Team-Mitglied ist in einem hierarchisch strukturierten Team tätig. Dies bedeutet zum einen das Hintanstellen eigener Vorstellungen. Zum anderen trägt jeder einzelne die Verantwortung, Anweisungen möglichst optimal auszuführen. Unabhängig von der Position, die jeder Einzelne hat, ist eine im besten Sinn des Wortes **professionelle Einstellung** erforderlich.

Besondere Ansprüche ergeben sich für den Trauma-Leader: Er sollte besondere menschliche und fachliche Qualitäten aufweisen, die im richtigen Leben jedoch in ihrer Summe nie erreicht werden können (➤ Kap. 9).

MERKE
Professionelle Einstellung kann man nicht erzwingen, aber vorleben!

Grundlage ist eine in sich ruhende und gefestigte Persönlichkeit, die auch z.B. mit den gar nicht so unüblichen „Störattacken" durch Kollegen und Mitarbeiter (bevorzugt Chefärzte der eigenen oder auch anderer Abteilungen) umgehen und diese entschärfen kann. Die Bereitschaft, Verantwortung zu übernehmen und auch zu teilen, muss spürbar werden. Wichtigste Eigenschaften sind die Fähigkeiten, zu kommunizieren und zu organisieren. Für souveränes Auftreten, Kommunizieren und Organisieren ist

Tab. 1-1 Personelle Voraussetzungen für den Schockraum (nach S3-Leitlinie der DGU, 2002).

Leitung des chirurgischen Schockraums	Leitung des Schockraum-Teams (Trauma-Leader)
Die Leitung und Verantwortung für den Schockraum obliegt einem Chirurgen mit langjähriger Erfahrung in der Behandlung komplexer Verletzungsmuster und folgenden Qualifikationen: • Arzt für Chirurgie und Unfallchirurgie • Voraussetzung zur Zulassung zum Verletzungsartenverfahren der gesetzlichen Unfallversicherung	Das Schockraum-Team wird vom Leiter des Schockraums oder einem von ihm benannten Vertreter mit langjähriger Erfahrung in der Behandlung Schwerverletzter geleitet. Diese qualifizierte Leitung des Schockraum-Teams wird durch einen geeigneten Dienstplan rund um die Uhr sichergestellt. Der Trauma-Leader hat folgende Aufgaben: • Koordination der Abläufe von Therapie und Diagnostik innerhalb des interdisziplinären Teams • Verantwortung für die Abläufe in Therapie und Diagnostik

natürlich die fachliche Qualifikation unerlässlich: nach Möglichkeit ist der Trauma-Leader ein erfahrener Unfallchirurg mit Facharztqualität und besonderen Kenntnissen in der Rettungs- und Notfallmedizin (➤ Tab. 1-1).

MERKE
Der Trauma-Leader braucht besondere menschliche, soziale und fachliche Kompetenz!

1.3 Mitarbeiter

Die Mitarbeiter eines Schockraum-Teams sind die wichtigste Komponente bei der erfolgreichen Behandlung von Schwerverletzten.

Wer diese Ressource nicht optimal nutzt, wird keine optimalen Ergebnisse erzielen, denn diese sind gebunden an den vollen Einsatz aller Team-Mitglieder. Den vollen Einsatz nicht nur zuzulassen, sondern zu fördern, ist die wichtigste Aufgabe des Trauma-Leaders.

Besondere Bewertung verdient auch die besondere Situation, in der viele Menschen rasch und effizient zusammenarbeiten müssen. Trotz Erfahrung und Reflexion sind Aufregung, Unsicherheit und Emotionen bei den Behandlern vorhanden. Als Trauma-Leader gilt es, dies, so gut es geht, zu befrieden und letztlich die darin liegenden Energien in eine konstruktive Richtung zu kanalisieren.

Jeder, der öfter Schwerverletzte im Schockraum behandelt, weiß, dass das bewusste Nichtzulassen von Emotionen und Gefühlen auf Dauer nicht gut tut und zu Zynismus führen kann. Deshalb muss Manöverkritik zugelassen und, wenn erforderlich, ein **Debriefing** organisiert werden. Das planlose Verlassen des Schockraums nach Abschluss der Behandlung wirkt sowohl bei Erfolg, aber besonders auch bei Misserfolg unangemessen (➤ Kap. 10).

MERKE
TEAM = **T**ogether **E**veryone **A**chieves **M**ore

1.4 Patient und Behandler

Der Patient ist nicht nur „der mit der Verletzung". Er ist uns in seiner gesamten Persönlichkeit und Menschenwürde anvertraut. Dies bedeutet für das Schockraum-Team, dass neben den rein medizinischen Aspekten der Behandlung auch die menschlichen zu berücksichtigen sind und der Verletzte in einer für ihn hilflosen und ausgelieferten Situation zu jedem Zeitpunkt der Behandlung in seiner Menschenwürde zu schützen ist.

Bemerkungen, wie z.B. „der hat ja ganz schön gesoffen" oder „so ein Genital-Piercing habe ich noch nie gesehen", sind absolut deplatziert und zu unterlassen. Wir sind in dieser Situation nicht für die Bewertung, sondern für den Schutz persönlicher Ausprägungen zuständig. Man möge sich gelegentlich vorstellen, ob einem selbst als Patient nicht auch das eine oder andere peinlich wäre.

So ist z.B. das Zudecken entblößter Körperteile, das Beseitigen von Blutspuren und anderer Verletzungsfolgen so gut als möglich nicht nur eine Maßnahme mit ergebnisorientiertem Hintergrund, wie etwa der Vermeidung von Wärmeverlust, sondern dient auch dem Herstellen und Aufrechterhalten eines menschlichen Bezuges.

Oft sind gerade tagsüber im Schockraum auf einmal viele Menschen anzutreffen, die man dort sonst nicht sieht und die da auch nichts zu suchen haben. Diese darf und muss man wegschicken. In praxi bedeutet dies, da Ausbildung möglich sein muss, dass der Kreis der zu Ausbildungszwecken anwesenden Personen (Pflegekräfte, Ärzte, Studenten, Rettungsassistenten) in einem limitierten Umfang festgelegt und damit aber auch von allen Team-Mitgliedern akzeptiert wird.

MERKE
Ausbildung ist wichtig! Lernende sind entsprechend ihrer Fähigkeiten in das Schockraumgeschehen einzubinden!

MERKE
Für einen wirksamen Schutz gegen Gaffer ist zu sorgen!

1.5 Angehörige

Nicht nur auf die Würde des Patienten selbst ist zu achten, auch der Umgang mit seinen Angehörigen erfordert neben Verständnis und Einfühlungsvermögen viel Fingerspitzengefühl, gerade bei der Übermittlung von unerfreulichen Erkenntnissen. Falls also nur kurze Zeit für ein Angehörigengespräch vorhanden ist, sollte nicht der Trauma-Leader, sondern ein anderes kompetentes Team-Mitglied das Gespräch führen, oder das Gespräch zu einem etwas späteren Zeitpunkt erfolgen.

- Angehörigengespräche sollten nie im Schockraum oder in dessen Nähe durchgeführt werden. Angemessen ist ein ruhiger Ambulanzraum, ein Büro oder eine ähnliche möglichst nicht medizinische und geschützte Umgebung.
- Das Gespräch sollte ähnlich wie die Übergabe geordnet, strukturiert und möglichst eindeutig gestaltet werden.
- Fremdwörter und Abkürzungen sollten vermieden werden.
- Das Aussprechen einer wie auch immer ermittelten Prognose ist zu vermeiden. Hier sollte eher der Zustand allgemein beschrieben werden, wie z.B. „bedeutsame Schädel- und Hirnverletzung" anstatt „relevantes Schädel-Hirn-Trauma" oder noch spezieller „schwere Hirnverletzung mit Kontusionen im Vorderhirnbereich und vermuteter Schädigung des Hirnstammes bei gleichzeitiger epiduraler Blutung links temporal".
- Falls ernste Tatsachen mitzuteilen sind, sollten Formulierungen verwendet werden, die auch eine positive Interpretation ermöglichen, wie „die Verletzungen gerade in dieser Kombination sind sehr schwer und sicher lebensgefährlich, aber wir werden alles tun, was möglich ist".
- Unbedingt zu vermeiden sind Formulierungen wie „das kann man eigentlich nicht wirklich überleben" oder „er hätte sich halt besser angeschnallt". Der Verzicht auf jede Schuld-Sühne-Diskussion ist obligat.
- Im Bedarfsfall gilt es, Trost und Zuspruch zu spenden. Das ist ärztliche und menschliche Aufgabe!
- Im Bedarfsfall sollte frühzeitig eine weitere Betreuung durch die Krankenhausseelsorge oder ein Kriseninterventions-Team organisiert werden.

1.6 Kommunikation

Der wertschätzende und respektvolle Umgang der Team-Mitglieder untereinander ist unabdingbar. Viele Menschen, gerade auch im medizinischen Bereich, haben deutliche Defizite im Kommunizieren. Dennoch ist die Forderung nach guter und eindeutiger Kommunikation, verbal und nonverbal, schon allein wegen des Anspruchs einer möglichst präzisen Übermittlung von Fakten unverzichtbar.

MERKE

TEAM = Teil **E**s **A**llen **M**it

So manche menschliche Ausprägung kommunikativer Besonderheiten kann durchaus zur Resignation führen. Aber selbst bei festgefahrenen Verhaltensrüpeln kann gezielte Schulung (s.u.) im Sinn einer Verhaltenstherapie gelegentlich die Kommunikationsfähigkeit bessern und auch das Verständnis für Kommunikation fördern. Was hier zu erreichen ist, beweisen z.B. die Mitarbeiter mancher Mobilfunk-Hotlines (psychologische Gesprächsführung): Wer sich hier beschwert, kann, wenn er das Glück hat, an einen versierten Gesprächspartner zu gelangen, alle Techniken einer guten Gesprächsführung erleben, das Verstehen und Solidarisieren („ja das verstehe ich gut, darüber habe ich mich auch schon sehr geärgert"), das Annehmen und Umsetzen der Beschwerde („ich werde das in Ihrem Sinne an meine Vorgesetzten weitergeben") und das positive Zielerlebnis („wir möchten ja den Service für unsere Kunden so gut wie möglich machen") und abschließend der Ausblick in die Zukunft („wollen Sie nicht eine Änderung in Ihrem Vertrag, bei der Sie profitieren würden?").

Auf jeden Fall muss alles versucht werden, diesen Aspekt in seiner Wichtigkeit zu sehen, zu werten und in den Ablauf zu integrieren.

Um Kommunikation zu ermöglichen, ist analog zum Funkverkehr, „Senden" und „Empfangen" nötig. Erst dann können Fakten erfolgreich vermittelt werden. Es braucht also neben ausreichender Ruhe, eindeutigem und klarem Reden des Senders, die Aufmerksamkeit der Empfänger.

Jeder, der als Trauma-Leader gefordert ist, Anweisungen zu formulieren, sollte dies laut, klar und eindeutig tun. Zu vermeiden sind, so weit es möglich ist, Abkürzungen und Fachausdrücke. Die Botschaft sollte in verständlichen Portionen dosiert sein. Die Anweisungen sind zum richtigen Zeitpunkt zu geben, ohne dabei zu weit vorzugreifen.

Team-Mitglieder, die Anweisungen ausführen sollen, sollten im Zweifel klare Formulierungen einfordern, ggf. auch eine Wiederholung der Anweisungen. Falls Sie gerade mit einer Tätigkeit beschäftigt sind, tun Sie dies still und hören Sie zu, um selbst an weitere Informationen zu kommen und auch den anderen Beteiligten das Zuhören zu ermöglichen.

Nicht jeder im Team muss alles wissen, aber je höher der Kenntnisstand aller ist, umso besser ist das Ergebnis.

Die Schockraumbehandlung ist im medizinischen Bereich das Beispiel für den erforderlichen Team-Geist und das Team-Denken (➤ Kap. 9). Profilierungsgehabe (und Profilneurosen) kann den Betroffenen rasch auf den Boden der Tatsachen zurückführen, leider jedoch in erster Linie den Patienten, der damit fast automatisch um die bestmögliche Behandlung gebracht wird.

1.7 Organisation

Der Trauma-Leader im Schockraum ist für viele organisatorische Aufgaben verantwortlich (➤ Tab. 1-1), es ist deshalb günstig, schon im Vorfeld mögliche Entscheidungs- und Ablaufprogramme festzulegen, die man dann bei Bedarf abrufen kann. Allerdings sollten diese nicht zu streng festgelegt sein, um Abweichungen zuzulassen.

Vielleicht kann hier das folgende Beispiel besser erklären, wie dies gemeint ist. Bei dem Stichwort „Thoraxdrainage“ sollte ein vorbereitetes Set zum Einsatz kommen. Dies sollte alles enthalten, was zum Legen einer Thoraxdrainage notwendig sein kann (Skalpell, Kornzange, Kompressen, Verbandpflaster, Nadelhalter, Pinzette, Faden, Lokalanästhetikum, Desinfektionsmittel, Abdeckung). Wenn man darin auch die Thoraxdrainagen selbst verpackt, so sollten verschiedene Größen vorgehalten werden, also entweder drei Größen in ein Set packen oder aber die Sets nach Größe der Thoraxdrainage beschriften, oder aber, und so machen wir es, Sets und Thoraxdrainagen getrennt anreichen. Wir empfehlen dieses Vorgehen, weil so das Set zur Thoraxdrainage auch anderweitig benutzt werden kann, so z.B. für eine kleine Wundversorgung. Man bleibt also trotz Standard variabel.

Organisieren im Schockraum ist gleichbedeutend mit Delegieren. Ähnlich wie in der präklinischen Medizin hält es dem Trauma-Leader den Kopf frei, wenn er Tätigkeiten durch andere Kollegen oder Assistenzpersonal durchführen lässt. Wenn ein erfahrener Assistent z.B. eine kraniokaudale Untersuchung (Secondary Survey) durchführt und deren Befunde mitteilt, so ist dies nicht nur ein Gewinn an Zeit, sondern bietet auch die Möglichkeit, den weiteren Ablauf zu planen und in die Wege zu leiten.

Ansprechpartner mit Informationsbedarf sind in der Regel Intensivstation, Operationsabteilung, Labor, Röntgen, CT. In diesem Kontext – und in diesem Spannungsfeld – ist der Untersuchungs- und Behandlungsablauf zu synchronisieren und so zu ordnen, dass sich ein sinnvolles und rasches Abarbeiten ergeben kann.

MERKE
Organisation findet zu 99% im Vorfeld statt!

1.8 Aufgaben

MERKE
Die Arbeit im Schockraum ist durch zwei wesentliche Faktoren geprägt: Zeit und Aufgabe.

Die Schockraumbehandlung muss in sehr verdichteter Form, rasch und kompetent durchgeführt werden. Dabei entsteht ein deutlicher Zeitdruck. Hierbei eine möglichst hohe Geschwindigkeit bei noch akzeptabler Präzision zu erreichen, ist nicht einfach, muss aber angestrebt werden. Übermäßiger Hast muss vorsichtig, aber konsequent gegengesteuert werden.

Die Zeit sollte für alle durch eine gut sichtbare, aber auch nicht übergroße Uhr an beiden Stirnseiten des Schockraums ablesbar sein. Inwieweit eine Stoppuhrfunktion sinnvoll ist, muss von den Verantwortlichen vorher festgelegt und einheitlich angewendet werden. Das Anschreiben von Aufgaben,

Befunden oder anderer Information an ein auswischbares white board muss, falls gewünscht, ebenso individuell für den eigenen Schockraum festgelegt werden. Wir selbst haben nur eine normale, allerdings gut sichtbare Uhr im Schockraum angebracht und benutzen kein white board.

Jedes Team-Mitglied muss die ihm vorher oder akut zugeteilte Aufgabe vollständig bewältigen können.

Das Abarbeiten der einzelnen, festgelegten Aufgaben ist wichtiges Element des Gesamtkonzepts und hat höchste Priorität. Falls man beim Kollegen Probleme oder technische Schwierigkeiten erkennt, muss dennoch vorrangig die eigene Aufgabe gesehen werden. Oft kann man erst nach deren Abarbeiten eventuell hilfreich tätig werden. Es ist also von wesentlicher Bedeutung, sich ganz und ausschließlich auf die eigene Aufgabe zu konzentrieren und dabei gleichzeitig ein offenes Ohr für die übermittelten Informationen zu behalten.

Dies ist kaum möglich, wenn man selbst permanent über andere Dinge spricht.

1.9 Räumliche Voraussetzungen

Für einen reibungslosen Ablauf bei der Schockraumbehandlung sind einige räumliche Voraussetzungen unabdingbar:

- Der Schockraum muss an zentraler Stelle am besten in der Nothilfe oder im Aufnahmebereich lokalisiert sein (➤ Tab. 1-2).
- Eindeutige Hinweisschilder müssen schon im Außenbereich der Klinik für die von extern kommenden Rettungsdienst- oder Transporteinheiten angebracht sein.
- Die Nothilfe und der Schockraum selbst, aber auch alle anderen relevanten Einrichtungen (Anfahrt zur Nothilfe, Hubschrauberlandeplatz, Labor, Röntgen, CT, Intensivstation, Operationsabteilung) müssen ebenfalls gut lesbar beschildert sein.
- Die Entfernungen zu den oben genannten relevanten Einrichtungen müssen kurz und gut passierbar sein.

Tab. 1-2 Notwendige Infrastruktur eines Schockraums (nach S3-Leitlinie der DGU, 2002).

notwendig	• ausreichende Größe des Schockraums • möglichst Einbindung an eine zentrale Notaufnahme
möglichst in unmittelbarer Nähe des Schockraums	• NAW-Anfahrt • Hubschrauberlandeplatz • Notfalloperationssaal • radiologische Abteilung: – konventionelles Röntgen – CT (günstig Spiral-CT) – Angiographie
Weiteres	• Labor • Blutbank oder Blutdepot

Der Schockraum selbst sollte eine Mindestgröße von 5 × 7 m, besser von 6 × 8 m haben. Die Raumhöhe sollte, wenn möglich, 3 m betragen, sodass einige Geräte und Anschlüsse an der Decke befestigt werden können.

Der Schockraum sollte gut organisiert und aufgeräumt sein (z.B. Anästhesiewagen oder -material nicht in der Nähe des Fußendes), sodass die notwendigen Bewegungen der Helfer im Raum minimiert werden können.

- Der Raum muss über ausreichend Lagermöglichkeiten verfügen, die ein übersichtliches Lagern mit gutem Zugriff auf die benötigten technischen Gegenstände und Verbrauchsmaterialien ermöglichen.
- Die Schranktüren sollten sich leise öffnen und schließen lassen.
- Auf den Türaußenseiten müssen sich genaue und gut lesbare Beschriftungen für den Inhalt der Schrankfächer befinden.
- Die Schrankoberflächen sollten nicht glänzen, sondern am besten mattgrau lackiert sein.
- Die Beleuchtung sollte stufenlos regelbar und unbedingt flimmerfrei sein.
- Es sind mindestens zwei bewegliche Spotlampen (OP-Lampen), separat schaltbar, zu installieren.
- Über den Schreibpulten am Kopfende sowie an einer der beiden Längsseiten sind abgeschirmte Leselampen zu montieren.
- Ebenso sollte an den Stirnwänden jeweils eine gut sichtbare Uhr die Beobachtung des zeitlichen Verlaufs ermöglichen.

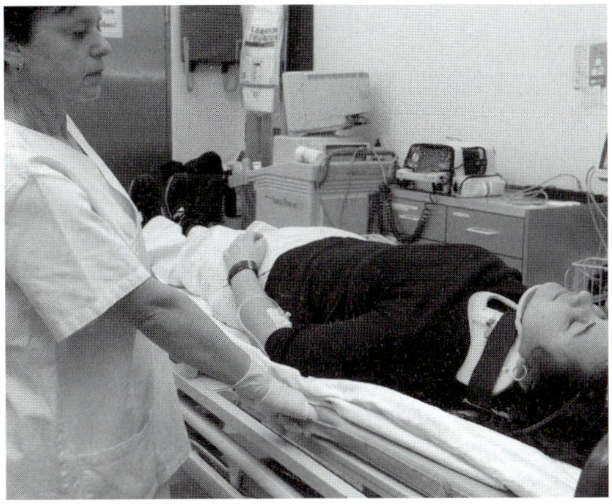

Abb. 1-2 Schockraumliege.

- EDV-Zugänge sollten bedarfsgeregelt sein: Unserer Erfahrung nach benötigen Chirurgie wie Anästhesie jeweils zwei Computer; bei besonderen Anforderungen (z.B. Berechnungsprogramm Kinderdosierungen) bietet sich der Einsatz zusätzlicher Laptops oder Taschen-Computer an.
- Zusätzlich ist mindestens ein Röntgen-Befundungs-Monitor mit Bildhaltefunktion vorzuhalten.

Die Liege für den Patienten sollte in Längsrichtung aufgestellt werden und ca. 210 × 80 cm groß sein. Zur Sicherung des Patienten sollte auf jeder Seite ein Sturzschutz zum Abklappen oder Feststellen angebracht werden. (➤ Abb. 1-2)

Am Kopfende der Liege sollten alle für den Anästhesisten nötigen Einrichtungen gut erreichbar angeordnet sein.

Der Patient kann auf einer röntgendurchlässigen mobilen Schockraumtrage (emergency transport board) gelagert sein. An unserer Klinik ist hier eine mit Tragegriffen ausgestattete starre röntgendurchlässige Matte in Gebrauch. Der Verletzte wird auf einem zwischen ihm und der Matte eingezogenen Tuch gelagert, was sowohl ein Umlagern mit der Matte (interner Transport) als auch ohne diese, also nur mit dem Tuch (externer Transport mit Wechsel des Transportmediums) schonend ermöglicht (➤ Abb. 1-3a und b).

An den Seiten der Liege kann man eine pflegerische (Blasendauerkatheter, Entkleiden, Reinigen, Verbände) und eine ärztliche Seite (Untersuchung, Ultraschall, erste Maßnahmen) definieren. Im Einzelfall muss sich diese grundsätzliche Ordnung dem gegebenen Handlungsbedarf (Legen einer Thoraxdrainage auf Pflegerseite) unterordnen.

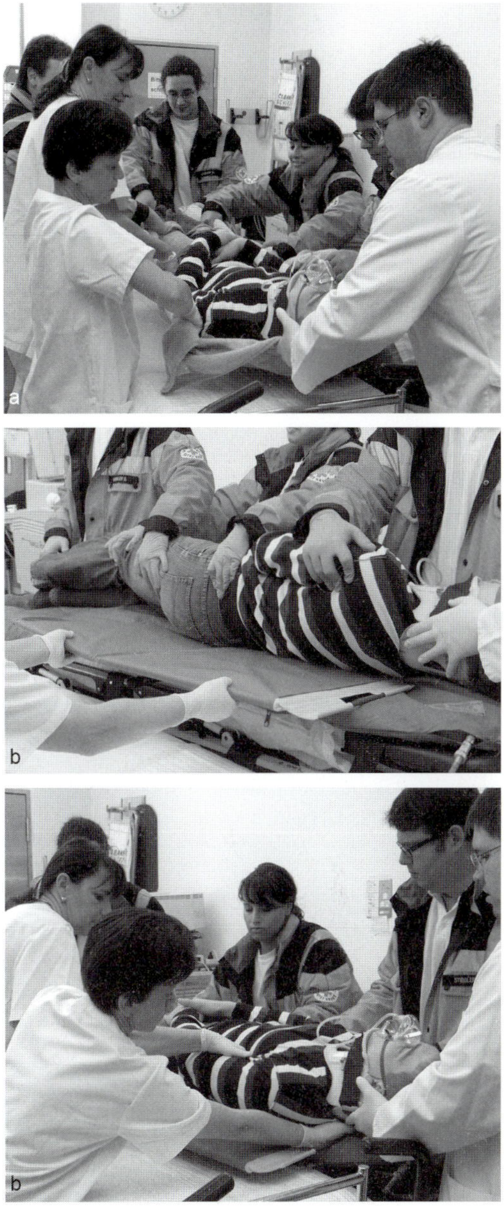

Abb. 1-3 Umlagerung mit Tuch (a) oder Matte (b).

Die Liege sowie alle Geräte (Narkose, Ultraschall, Instrumentiertische) müssen auf Rollen leise beweglich sein, hier sind die Feststeller an den Rädern nicht zu vergessen (➤ Abb. 1-4).

Die Temperatur im Schockraum muss gut regulierbar sein, gerade bei Kindern oder bei kalter Witterung ist die gute Heizbarkeit, im Hochsommer oft eine gute Kühlbarkeit zu fordern. Dies muss autonom vom Schockraum aus ohne vorher nötige Verständigung der Haustechnik möglich sein.

Die Türen sollten doppelt angelegt sein, sodass ein Sichtschutz für den Patienten gegeben ist. Hier erscheinen Schiebetüren sinnvoll. Auch ist zu beachten, dass diese in der Regel geschlossen zu halten sind. Am besten bewähren sich Schiebetüren an drei Seiten des Schockraums. Jedoch auch hierbei wird man sich an den bestehenden Möglichkeiten orientieren müssen.

Die Transportwege in Röntgen, CT, Operationstrakt und Intensivstation sollten, wenn möglich, nicht öffentlich zugänglich sein. Ist ein Transport in ein anderes Stockwerk erforderlich, so sollte eine Möglichkeit bestehen, den Aufzug mit Priorität zu benützen.

Diese hier angeführten Anregungen mögen als solche verstanden werden, gleichwohl muss sich auch die Organisation des Schockraums an den lokalen Gegebenheiten orientieren. So wird z.B. das erforderliche Einreißen einer Mauer zur Raumvergrößerung seitens der Verwaltung nur selten uneingeschränkt positiv aufgenommen werden. Allerdings hat diese Organisation immer im Vorfeld zu geschehen. Eventuell im Betrieb auffallende Schwächen müssen unverzüglich behoben werden.

MERKE

Fehlverhalten im Schockraum verhält sich umgekehrt proportional zum Raumangebot!

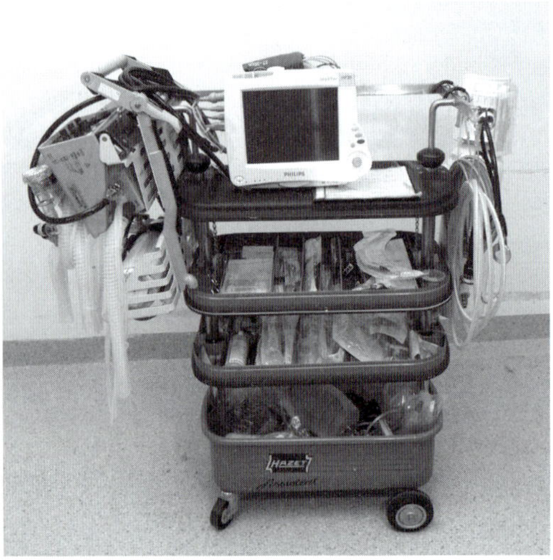

Abb. 1-4 Gerätewagen.

1.10 Technische Voraussetzungen

Alle wesentlichen Verbrauchsmaterialien (Thoraxdrainagen, Blasendauerkatheter etc.) sollten jeweils in entsprechender Größe und Anzahl vorgehalten werden (➤ Tab. 1-3). Es ist unbedingt auf gute Kennzeichnung der Materialien zu achten; hierbei ist eine gute Lesbarkeit wichtiger, als umfangreiche Information.

Alle wesentlichen, zur Sicherung der Vitalfunktionen dienenden Geräte und Gegenstände müssen gut erreichbar als Ersatz vorgehalten werden, um bei Bedarf ein rasches Austauschen zu ermöglichen.

Tab. 1-3 Apparative Ausstattung des Schockraums (nach S3-Leitlinie der DGU, 2002).

notwendig	• anästhesiologische Ausstattung • Röntgen-durchlässige mobile Schockraumtrage • Ultraschallgeräte • Röntgen-Gerät, ggf. mobiler C-Bogen • Doppler-Sonographiegerät (Taschen-Doppler) • große und kleine Wundversorgung • harte Halsorthesen • Schienen (z.B. Luftkammerschienen, Vakuumschienen, Kramer-Schienen) • Blasendauerkatheter • fertig gepackte, griffbereite Notfall-Sets: – Thoraxdrainage – Tracheotomie – Verbrennung – Laparotomie – Thorakotomie – zentrale Venenkatheter – arterielle Katheter – Venae sectio • Absauggerät • Blutwärmgerät • Wärmemöglichkeit für Patient • Rollbrett
fakultativ	• Beckenzwinge und/oder Fixateur externe • Kompartmentmessgerät

1.10.1 Anästhesie

Die technische Ausstattung des Anästhesisten entspricht im Wesentlichen dem auch im Operationssaal benutzten Narkosegerät, mit den bekannten Möglichkeiten für das Monitoring.

Im Unterschied zum stationären Gebrauch muss für die Transporte auch eine hochwertige Beatmungseinheit zusammengestellt werden, die zwei Grundvoraussetzungen erfüllen soll:

- Die Bedienung soll der des stationären Narkosegerätes entsprechen.
- Die Bauweise soll kompakt sein, mit möglichst wenig Verkabelung.

Spezielle Katheter-Sets (z.B. arterieller Katheter oder zentraler Venenkatheter) sollten so vorgepackt werden, dass ihr Einsatz keiner zusätzlichen Mittel bedarf (Desinfektionsmittel, Lokalanästhesie bereits im Set).

Für Röntgen und Labor muss am Kopfende, am besten für die Anästhesie, ein Computerzugang vorgesehen bleiben.

Alle Zuleitungen sollten grundsätzlich von Ampeln, die die entsprechenden Versorgungen haben, ausgehen.

Eine Möglichkeit zur transkutanen Wärmeapplikation ist vorzuhalten (z.B. in der eigenen Klinik in Verwendung: SunTouch, Fisher & Paykel Healthcare, Neuseeland). Auch andere Methoden zur Vermeidung von Wärmeverlusten (angewärmte Infusionslösungen, Decken) sind gut erreichbar einzurichten.

1.10.2 Chirurgie

Ähnliche Prinzipien gelten für die chirurgische Seite: auch hier sollten nur technische Mittel zur Anwendung kommen, die sonst im Klinikalltag verwendet werden. Nur so lässt sich ein kompetenter und vertrauter Umgang mit den zum Teil komplizierten Geräten erreichen.

- Das Ultraschallgerät sollte kompakt sein, eine zumindest orientierende Betrachtung des Herzens (Tamponade) sollte möglich sein, ansonsten genügen die üblichen Geräte, die auch die Voraussetzungen zur Durchführung von Abdomensonographien erfüllen.
- Die nötigen Sets (Wundversorgung, Thoraxdrainagen) sollten wie beschrieben vollständig gepackt sein und den sonst in der Klinik verwendeten entsprechen.

Der Verletzte ist auf der Schockraumliege gelagert. Hierbei ist darauf zu achten, dass die Unterlage hart ist. Zur Dämpfung kommt dann eine gut zu reinigende Kunststoffmatte mit seitlichen Haltegriffen zur Anwendung. Der Verletzte liegt zusätzlich auf einem Unterzug (Laken), der das einfache Umlagern im Bedarfsfall ermöglicht. Die Höhe der Liege muss stufenlos verstellbar sein, die Räder müssen einfach und sicher zu arretieren sein. Auch der Kippwinkel der Liege sollte veränderbar sein.

MERKE

Technische Geräte für den Schockraum müssen einfach, robust und benutzerfreundlich sein!

FALLBEISPIEL

Gegen 21:00 im Sommer fliegt der RTH eine Klinik der Maximalversorgung mit einem bei einem Pkw-Unfall schwer verletzten jungen Mann mit Schädel-Hirn-Trauma und LWS-Verletzung bei gleichzeitig vermutetem stumpfem Bauchtrauma an. Der Patient ist intubiert und beatmet. Er ist auf einem Vakuumbett mit Unterzug gelagert. Nach Ankunft wird das Notarzt-Team in einen Schockraum mit angrenzendem CT gebracht. Der Raum wurde offensichtlich wegen des CT-Einbaus nachträglich verkleinert und wirkt nun sehr eng. Eine Vielzahl von Menschen ist im Schockraum versammelt, aber erst nach Ansprache gibt sich der Trauma-Leader zu erkennen. Die Übergabe ist wohl nicht gut verständlich, was auch mit dem hohen Geräuschpegel im Schockraum zusammenhängt. Nach Umlagern des Patienten beginnt nun der Unfallchirurg, rasch verschiedene Anweisungen zu geben. Diese sind für sich alle stichhaltig, allerdings schlecht koordiniert, was immer wieder zu Behinderungen führt. Nachdem so der Ablauf gestört wirkt, zeigen die Beteiligten erste Anzeichen von Nervosität, auch weil sich der Zustand des Verletzten nicht bessert. Der Notarzt weist erneut auf die Wirbelsäulenverletzung hin, als er sieht, dass beim vollständigen Entkleiden des Patienten Torsionsbewegungen stattfinden. Daraufhin beschwert sich der Trauma-Leader, dass der Patient so auch nicht angemeldet worden sei und warum man ihn denn nicht in eine neurochirurgisch spezialisierte Klinik nahe der Einsatzstelle gebracht hätte. Die Sprüche werden immer zackiger, erste missfallende Äußerungen werden gemacht. Diese gipfeln in der Aufforderung an eine Nothilfeschwester mit „beachtlicher Oberweite", sie möge doch nicht den gesamten Luftraum okkupieren. Zwischenzeitlich beschließt der Anästhesist, eine Thoraxdrainage rechts zu legen, was zusätzlich Platz fordert und den Pfleger beim Legen des Blasendauerkatheters behindert. Die Lücke am Kopfende nutzend, raufen sich ein Augenarzt sowie ein Hals-Nasen-Ohren-Arzt, um festzustellen wer nun Wichtigeres zu diagnostizieren hat. Nach Fertigstellung und Übergabe des Protokolls verlassen der Notarzt und seine Truppe entsprechend beeindruckt den Schockraum, gerade als der nun ebenfalls herbeigerufene Neurochirurg diesen betritt.

ÜBUNGSANLEITUNG

Die Grundlagen für das Schockraum-Management müssen so oft geübt werden, bis sie tatsächlich in Fleisch und Blut übergehen. Neben einfachen Gruppenübungen mit verteilten Rollen, hier können am besten Verhaltensweisen in ihrer Wirkung auf sich selbst und auf andere überprüft werden, zeigen sich auch sog. Planspiele als wertvolle Hilfe. In ihnen wird ein komplexer Ablauf langsam und unter Beachtung verschiedener Aspekte durchgespielt, hierzu eignet sich auch die Nachbesprechung eines echten Falles. Am besten sind jedoch Situationssimulationen geeignet, das eigene Vorgehen auf die Bewährung zu stellen. Der Aufwand für Schminken und Einüben der Rollen ist relativ hoch, sie sind aber trotzdem hervorragend geeignet, unter stressfreien und dennoch unvorhersehbaren Bedingungen das Vorgehen einzuüben.

Sehr gut eignen sich auch die Kurse, die das ATLS®-Konzept oder ähnliche Richtlinien vermitteln. Der Besuch eines solchen Kurses gehört unserer Meinung nach auch zur Facharztausbildung Unfallchirurgie und Orthopädie, obligat für die spezielle Unfallchirurgie (www.atls.de). Leider sind diese Kurse teuer und häufig ausgebucht, sodass sich die Schockraum-Teams der Kliniken auch selbst helfen können und Übungswochenenden für die jeweils halbe Mannschaft organisieren können. Neben der Theorievermittlung, Darstellung von Algorithmen und Unterricht sollte auch genügend Zeit und Raum für praktische Übungen, am besten so realistisch wie möglich, bleiben. Auch hier gilt, dass dies alle ein bis zwei Jahre wiederholt werden sollte. Ganz nebenbei lernt man sich hier auch auf andere Weise als in der täglichen Arbeit schätzen und einschätzen.

Speziell im Hinblick auf die Patientensicherheit in der Traumaversorgung wurde eine Trainingsinitiative der AG Notfallmedizin der DGU ausgearbeitet (Safe:Trac®): unter dem Schlagwort „Human factor Training" werden Inhalte wie Fehlerentstehung und -Management, Stress-Management, Einschränkung der menschlichen Leistungsfähigkeit, Führungsverhalten, Organisation, Teamwork etc. bewusst gemacht und geschult (➤ Kap. 9). Gerade für den Trauma-Leader sind diese Safe:Trac®-Kursformate (www.safe-trac.de) eine sinnvolle Grundlage seiner Rolle und Ergänzung zu seiner medizinischen Ausbildung.

Wieder gilt, jeder Fortschritt, den ein Einzelner zu erzielen in der Lage ist, wirkt sich positiv auf das ganze Team und damit auf das Ergebnis für den Patienten aus. Absolute Perfektion ist im Bereich der Akutmedizin selten zu realisieren. Ziel muss jedoch sein, eine maximal mögliche Patientensicherheit zu gewährleisten und Fehler möglichst zu vermeiden.

KAPITEL

2

Ludwig Gutermuth und Michael Gerstorfer

Präklinik

Die präklinische, in der Regel notärztliche Behandlung entspricht der ersten Phase der Notfallbehandlung, die dann im Schockraum kontinuierlich fortgesetzt werden soll. Es gilt am Einsatzort den Patienten und sein Verletzungsmuster zu erfassen, zu analysieren und schließlich zu behandeln. Vitale Gefährdungen müssen erkannt und wenn möglich abgewendet werden.

Von ganz entscheidender Bedeutung für das weitere Schicksal des Verletzten ist aber die Entscheidung des Notarztes mit welchem Transportmittel und in welche Einrichtung er gebracht wird.

2.1 Grundsätzliche Aspekte

2.1.1 Lagesichtung – Ordnung ins Chaos

In der **Prähospitalphase** gilt es, im besten Fall, ein Auflösen einer chaotischen oder zumindest unübersichtlichen Situation zu erreichen und in einen geordneten und strukturierten Ablauf zu überführen. Wichtigste Aufgabe ist es zunächst die Situation treffend zu erfassen, einzuschätzen und zu beschreiben (Lagesichtung), um dann die erforderlichen weiteren Maßnahmen veranlassen zu können.

Neben den erforderlichen diagnostischen und therapeutischen Fähigkeiten ist hier vom Notfallmediziner großes kommunikatives und organisatorisches Geschick gefordert. Oft ist es besser, technische Elemente zu delegieren, um den Kopf für wichtige Überlegungen bezüglich des weiteren Vorgehens frei zu haben.

MERKE

Lage erfassen, denken, entscheiden, mitteilen und Aktion starten!

2.1.2 Abstimmung im Vorfeld

- Viele Dinge lassen sich bereits im Vorfeld abstimmen (z.B. die Benutzung der im Labor der Zielklinik gebräuchlichen Blutröhrchen, Klärung der Situation bei extern abgenommenen Kreuzproben (➤ Abb. 2-1). Auch bei der technischen und pharmakologischen Ausrüstung ist auf genaue Abstimmung zu achten. Am besten wird der Rettungsdienst aus der Klinik beliefert. Damit ist die Ausstattung zur klinischen Notfallmedizin identisch. Dies erscheint umso wichtiger, wenn Ärzte aus den Kliniken am Notarztdienst in erheblichem Umfang teilnehmen.

So können z.B. klassische Medikamenten- oder Dosierungsfehler (unterschiedliche Dosierungen der Dormicum-Ampullen) minimiert werden. Auch können Firmennamen von Präparaten verwendet werden, da sie dann allgemein bekannt sind.

Über den Notarztdienst kann der Schockraum gewissermaßen in die Prähospitalphase verlagert werden – und wird so zum ersten Pfeiler der Schockraumbehandlung. Maßnahmen, die hier durchgeführt wurden, können die Grundlage für weitere Maßnahmen, die in der Klinik stattfinden, darstellen. Vorraussetzung hierfür ist aber, dass dem Notarzt das Anforderungsprofil der aufnehmenden Klinik bekannt ist.

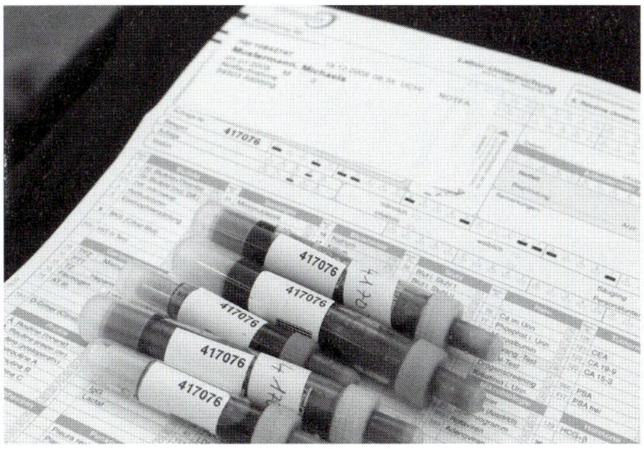

Abb. 2-1 Blutröhrchen, Kreuzproben.

Einige Kliniken tauschen grundsätzlich alle außer Haus gelegten Zugänge oder Drainagen z.T. noch im Schockraum wieder aus. Dies sollte aber im Einzelfall dem Trauma-Leader ggf. nach Rücksprache mit dem Notarzt überlassen werden. Die präklinischen Maßnahmen müssen deshalb ggf. mit den in der Klinik weitergeführten Maßnahmen synchronisiert werden.

2.1.3 Untersuchung als Grundlage

Bei der ersten Untersuchung des Patienten gilt es die typischen allgemeinen Probleme der Notfallmedizin einzuschätzen: Atmung, Kreislauf, Bewusstsein, Körpertemperatur. Natürlich ist dies allen geläufig, aber dennoch werden hier immer wieder Fehler gemacht, die erhebliche Auswirkungen auf das Wohl der Patienten haben. Auf fatale Weise potenzieren sich Versäumnisse und Fehler in Kombination (z.B. Schock plus Auskühlung).

Um dabei nichts zu vergessen wird das ABCDE-Untersuchungsschema der ATLS® als Handlungsgrundlage empfohlen.

Dessen Beachtung scheint in der präklinischen Situation fast noch wichtiger, da hier, im Gegensatz zur Klinik, nur sehr eingeschränkt apparative, – und leider manchmal nur vermeintlich objektive –, Diagnostik zum Einsatz kommen kann. Deshalb erscheint die Limitierung auf einige wenige technische Diagnostikverfahren zur möglichst kontinuierlichen Überprüfung der Vitalfunktionen (Blutdruckmessung, Pulsoxymetrie, 6-Kanal-EKG) zugunsten einer genauen Untersuchung und Verlaufskontrolle geboten.

Das ATLS®-Prinzip ist hierfür besonders geeignet, da bei Unklarheiten oder Problemen immer wieder auf den letzten noch sicheren Punkt des ABCDE-Schemas zurückgegangen wird. Auch die als festes Prinzip verankerte regelhafte Reevaluierung bereits erhobener Befunde leistet in der präklinischen Phase sehr gute Dienste.

Atemwege (Airway)

Die erste Untersuchung ist das Überprüfen der Atemwege. Ein Patient, der mit dem Notarzt spricht, hat zu diesem Zeitpunkt keine vital gefährdende Atemwegsobstruktion. Jedoch kann sich die Situation im Verlauf, etwa durch Erbrechen, rasch und grundlegend verschlechtern.

Im Zweifel muss versucht werden, die Atemwege abschnittweise zu kontrollieren und eine eventuelle Obstruktion genau zu lokalisieren. Grundsätzlich bestehen in dieser Phase nur drei Behandlungsoptionen (➤ Abb. 2-2):

- Freimachen der Atemwege durch Überstrecken und mechanische Reinigung
- Überbrücken eines gestörten Abschnittes durch Intubation
- Umgehen durch Luftröhrenschnitt.

MERKE

Atemwege freimachen, überbrücken oder umgehen!

Atmung (Breathing)

Atemprobleme im Sinn eines insuffizienten Gasaustausches können unterschiedlichster Genese sein. Für den Notarzt in der Prähospitalphase wichtiger als die Ursache, ist es die dadurch verursachten Effekte und die möglichen Behandlungsansätze zu erkennen und den Patienten vor den Folgen einer respiratorischen Insuffizienz so weit wie möglich zu schützen. So können im Verlauf bei Pneumothorax, Hämatothorax, Verletzungen des Bronchialsystems und Lungengewebeschädigungen rasche Maßnahmen erforderlich werden:

- Lagerung
- Analgesie
- Sauerstoffgabe über Sonde
- kontrollierte Beatmung
- Thoraxpunktion und -drainage.

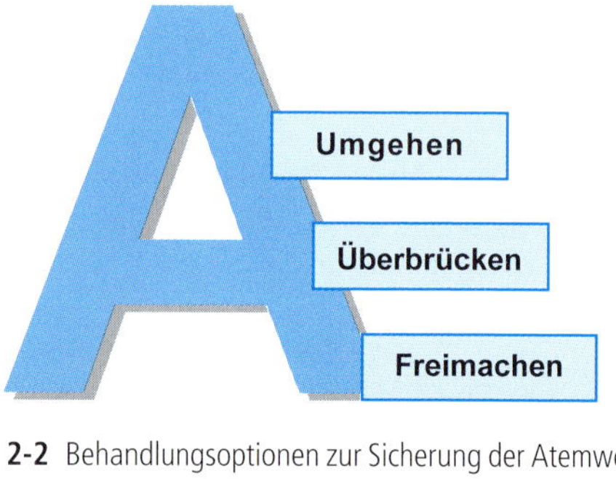

Abb. 2-2 Behandlungsoptionen zur Sicherung der Atemwege.

Mit diesen Mitteln kann versucht werden, die schädigenden Auswirkungen eines insuffizienten Gasaustauschs zu überwinden oder zumindest zu begrenzen.

Die Begrenztheit der präklinischen Mittel ermöglicht es im gegebenen Fall auf eine subtile klinische Prüfung zu verzichten und sich auf die Entscheidung zu konzentrieren, welche der zur Verfügung stehenden Behandlungsoptionen erforderlich und angezeigt sind (➤ Abb. 2-3).

MERKE

Neben Lagerung und Analgesie sind bei Ateminsuffizienz weitere Pfeile im Köcher: Sauerstoff, Beatmung, Thoraxdrainage!

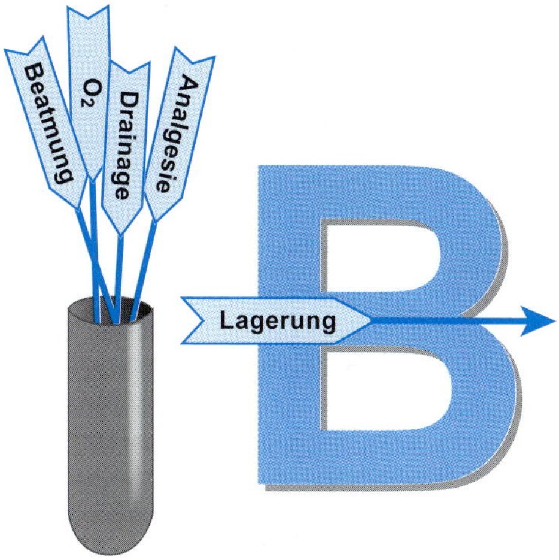

Abb. 2-3 Behandlungsoptionen bei Atemproblemen.

Kreislauf (Circulation)

Neben dem Ausschalten kardialer Ursachen (Herzbeuteltamponade, Spannungspneumothorax), die für eine schlechte Kreislaufsituation verantwortlich sein können, gibt es bei Vorliegen eines Volumendefizits nur zwei wesentliche Behandlungsmaßnahmen: Verluste stoppen oder verringern und Verluste ersetzen (oder beides; ➤ Abb. 2-4).

Durch Lagerung, Stillen oder Eindämmen (Kompression) einer Blutung können deren kreislaufwirksame Effekte vermieden oder zumindest vermindert werden. Dies kann jedoch nur wirksam werden, wenn die Blutung einer mechanischen Manipulation zugänglich ist.

Bei Hypovolämie sowohl mit gestoppter als auch mit aktiver Blutung sollten gleichzeitig jeweils adäquate Flüssigkeitsmengen über mind. zwei großlumige periphere Venenzugänge infundiert werden.

Man sollte sich bei dieser Maßnahme bewusst sein, dass sich die Sauerstofftransportfunktion nicht verbessert. Durch die Infusion hyperonkotischer Lösungen (z.B. HyperHAES) kann eine Mobilisierung körpereigener Flüssigkeit nach intravasal erreicht werden.

Wichtig ist auch immer zu berücksichtigen, dass ein Anstieg der Pulsfrequenz, Unruhe, ein Anstieg der Atemfrequenz sowie eine verminderte Gewebeperfusion (Blässe) frühe Anzeichen eines Kreislaufschocks sind. Das Absinken des Blutdrucks erfolgt erst spät und weist auf eine bereits massive Kreislaufbeeinträchtigung hin (➤ Abb. 2-5).

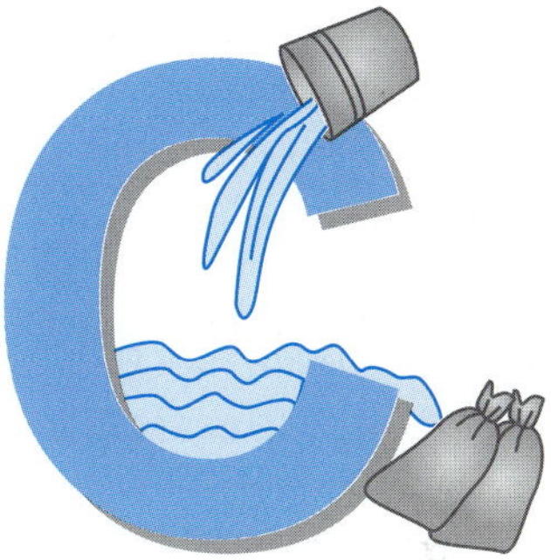

Abb. 2-4 Behandlungsmaßnahmen bei Hypovolämie.

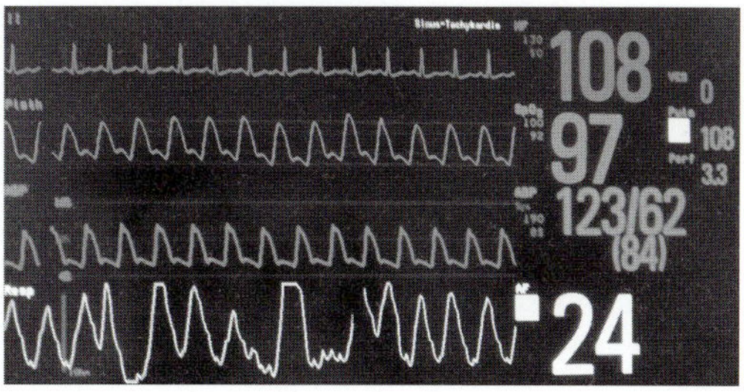

Abb. 2-5 Typische Vitalparameter bei beginnendem Kreislaufschock.

MERKE

Blutung stoppen! Volumen ersetzen!

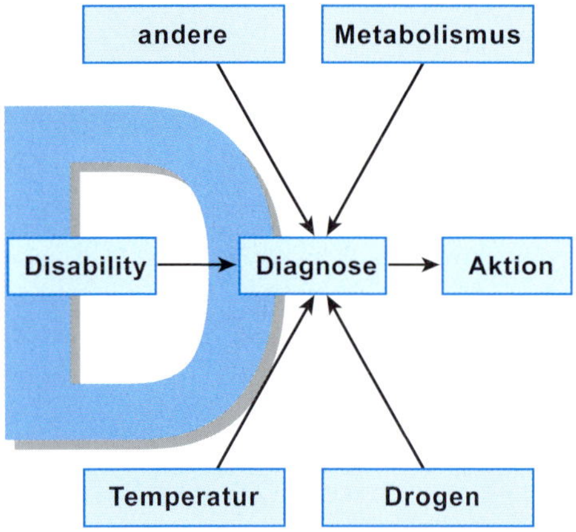

Abb. 2-6 Vorgehen und die wichtigsten Differenzialdiagnosen bei Bewusstseinstrübung.

Neurologischer Status (Disability)

Beeinträchtigungen der Bewusstseinslage können mit dem Glasgow Coma Scale (GCS) gut eingeschätzt werden (➤ Kap. 11). Wichtig ist es aber, auch im Fall eines Traumatisierten, die fassbaren metabolischen Ursachen auszuschließen (z.B. Unfall aufgrund einer Hypoglykämie) . Auch Bewusstseinsstörung aufgrund von Hypothermie (z.B. bei schwieriger Rettung) oder Drogenabusus (z.B. Alkohol) müssen berücksichtigt werden (➤ Abb. 2-6). Grundsätzlich stehen in der Prähospitalphase bezüglich der neurologischen Beeinträchtigung nur supportive Maßnahmen zur Verfügung, diese sind aber im gegebenen Fall sehr wirksam und können erhebliche Unterschiede in der Prognose bedingen.

Patienten die eine relevante, akut nicht behebbare Störung ihrer Bewusstseinslage (GCS < 9) haben, müssen intubiert und beatmet werden. Eine Kopfhochlagerung sowie die Sicherung der oft mitbeteiligten HWS mittels Orthese (Stiff neck) ist geboten.

MERKE
GCS < 9: Intubation!

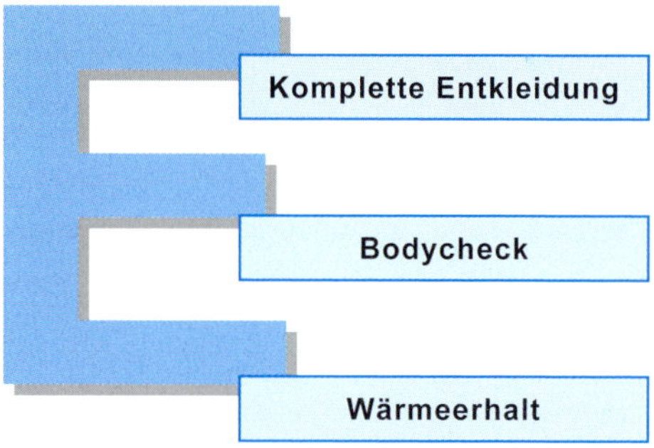

Abb. 2-7 ABCDE-Schema: „E" für Environment/Exposure.

Umgebung (Environment ➤ Abb. 2.7)

Vom ersten Moment an ist jede präklinische Notfallbehandlung von der Vermeidung von Wärmeverlusten geprägt, gerade bei eingeklemmten oder verschütteten Patienten können diese erheblich sein. Die Wärmeapplikation für den Verletzten ist immer, und den jeweiligen Bedingungen entsprechend so gut wie möglich zu organisieren (➤ Abb. 2-8). Dies kann sich von einer einfachen Decke über angewärmte Infusionen bis zu speziellen vom Rettungsdienst mitgeführten Warmpacks erstrecken.

MERKE
Wärmeverlust verstärkt alle anderen Funktionsstörungen!

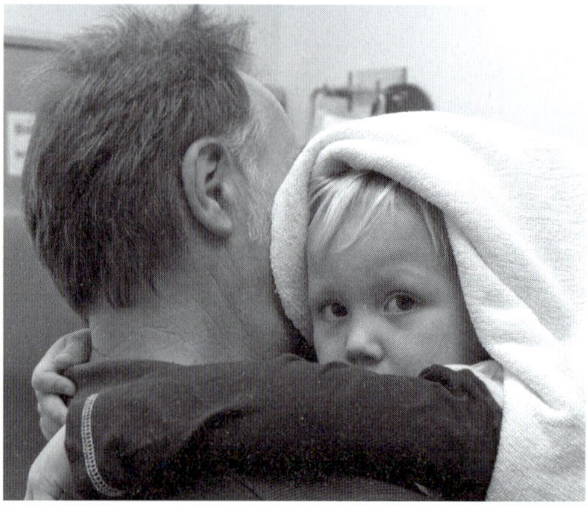

Abb. 2-8 Vermeidung von Unterkühlung bei einem Kind.

2.2 Organisation und Kommunikation

Von erheblicher Bedeutung, doch leider oft unterschätzt, ist das organisatorische Talent des Notfallmediziners am Einsatz. Hier werden die Abläufe im Idealfall reibungslos strukturiert abgewickelt und können so in der kürzest möglichen Zeit erfolgen.

Auch hier können im Vorfeld bereits definitive Vereinbarungen getroffen werden (z.B. Einteilen der Rettungskräfte, Verteilung der Patienten auf Rettungsmittel, rechtzeitiges Nachfordern aufgrund Einschätzung der initialen Lage). Die Zusammenarbeit mit dem organisatorischen Einsatzleiter (OrgEL) oder der Sanitätseinsatzleitung sollte im Rahmen von Übungen erprobt sein. Hier ist auch besonders die Fähigkeit des Notarztes zur Kommunikation mit anderen Rettungskräften (Rettungsdienst, Feuerwehr) hervorzuheben. Auch mit den Verantwortlichen anderer Hilfsorganisationen sollte eine gute Kooperation im Vorfeld vereinbart werden. Die Kommunikation muss bewusst gesucht werden, das Verstehen des anderen in seinen Bedürfnissen ist hierbei wichtig. Als gutes Beispiel für die mögliche Diskrepanz der Ansichten kann der Verletzte oder Betroffene für den Rettungsdienst sein, der für die ermittelnde Polizei aber gleichzeitig ein wichtiger Zeuge ist.

Bei der Einweisung des bzw. der Patienten in die Klinik sollte sich der Notarzt ausschließlich durch pragmatische Überlegungen wie Struktur und Kapazitäten bzw. Möglichkeiten der aufnehmenden Einheit, Schwere und Art der Verletzung unter Berücksichtigung der möglichen Transportkapazität und der Transportdauer leiten lassen.

Sollten mehrere Verletzte in eine Klinik eingewiesen werden, ist zu beachten, dass unter Umständen die personellen und strukturellen Kapazitäten der Zielklinik schnell erschöpft sind und dann möglicherweise trotz eines vielleicht längeren Transportweges eine schnellere Versorgung erreicht werden kann. Gelegentlich ist es auch sinnvoll einen sehr schwer verletzten Patienten mit dem Hubschrauber in eine weiter entfernte geeignete Klinik zu bringen, um so die regionalen Möglichkeiten optimal für mehrere andere Patienten nutzen zu können. Solche Entscheidungen werden am besten im Kontext mit dem OrgEL und der Rettungsleitstelle evtl. nach Rücksprache mit den Zielkliniken getroffen.

Beim Massenanfall von Verletzten sollten ebenfalls schon im Vorfeld die Verteilungsmodalitäten z.B. in Form eines sog. Wellenplans vereinbart und bekannt sein.

Im Rahmen des Wellenplans wird für eine bestimmte Schadensregion und Schadensgröße im Vorfeld ein Plan vereinbart, der die kalkulierte Anlieferung von Verletzten in bekannter Anzahl und Verletzungsschwere ohne weitere Rücksprache enthält. Dies spart beim Massenanfall viel Zeit, ist aber im Vorfeld nicht einfach zu organisieren, da die Kliniken hiermit auch ein gewisses Mitspracherecht im Einsatzfall verlieren.

Bewusst möchten wir uns hier jedoch nur auf die Relevanz des Großschadensergeignisses für das Schockraum-Management beziehen. Die Belegungsdauer des Schockraums muss ggf. dem im Wellenplan vorgesehenen zeitlichen Abständen angepasst werden. Auch an die Nachalarmierung weiterer Schockraummitarbeiter muss gedacht werden. Meldungen an die ärztliche Leitung, an Intensiv- und Operationsabteilung müssen erfolgen. Der Traum-Leader ist diesem Fall aber immer eindeutig dem Schockraum zugewiesen; Aufgaben in der Patienten-Triage oder Abläufe die Klinikeinrichtung betreffend sind Aufgabe der Krankenhausleitung oder spezieller, in einem Alarmplan vorgesehener Funktionsträger.

2.3 Dokumentation

Ein wichtiges, nicht zu unterschätzendes Thema ist die Dokumentation im Notarztdienst (➤ Kap. 7). Das Notarztprotokoll ist der einzige schriftliche Beleg über die gesamte präklinische Phase. Das Erstellen des Notarztprotokolls hat sorgfältig, genau und lesbar zu erfolgen, die Verwendung der angebotenen Vordrucke ist obligat. Für die nachbehandelnde Klinik ist es oft auch das wirklich fassbare Moment der Übergabe, auch wenn die persönliche Übergabe dadurch nicht zu ersetzen ist. Weiter können die Protokolle im Sinn einer Qualitätskontrolle zur Nachbearbeitung insbesondere bei komplexen Fällen dienen.

An vielen Standorten wird die Kommunikation zwischen Notarzt und aufnehmender Klinik indirekt über die Rettungsleistelle durchgeführt. Wir führen diese sowohl mit der Rettungsleitstelle als auch direkt mit der Klinik durch: Erstere wird mittels Funk informiert, die aufnehmende Klinik wird direkt über Handy benachrichtigt, da sonst zu viele Fehlmeldungen festzustellen waren („Patient ist intubiert, beatmet" – „Patient nicht intubiert, beatmet").

2.4 Manöverkritik – Debriefing

Nach dem Einsatz, der mit Abschluss der Übergabe und Fertigstellen der Dokumentation noch nicht beendet ist, folgt eine kurze Manöverkritik innerhalb der Einsatztruppe. Komplikationen und Fehlhandlungen (➤ Kap. 9) sind, wenn möglich, im Kontext zu besprechen und falls möglich sollten Initiativen ergriffen werden, um diese für die Zukunft abstellen zu können.

Sind erhebliche Probleme zu klären, so geschieht dies im Rahmen eines festgesetzten Gesprächs mit den jeweiligen Vorgesetzten, allerdings, und das ist wichtig, nicht im Sinn eines Tribunals.

Bei sehr belastenden Einsätzen sind wenigstens zwei Nachbesprechungen obligat, eine nach Abschluss, die zweite nach 24 Stunden. So können erste Hinweise auf eine posttraumatische Belastungsreaktion bei einem Mitglied des Einsatz-Teams festgestellt und angegangen werden.

Ein besonders auf die Mitarbeiter gerichtetes Check- und Interventionssystem ist das Critical Incident Stress Management (CISM; ➤ Kap. 8).

MERKE

Manöverkritik ist kein Tribunal!

2.5 Praktische Überlegungen

Im Folgenden soll auf einige Grundsätze im Hinblick auf das präklinische Patienten-Management hingewiesen werden. Die angeführten Beispiele sollen als Anregungen verstanden werden und so zur eigenen, individuellen Lösungsfindung beitragen:

- Taschen, Geldbörsen etc. der Verletzten sind grundsätzlich auf Hinweise für eine Erkrankung oder Therapie zu untersuchen (z.B. Marcumar®-Ausweis).
- Schlüssel oder andere harte Gegenstände sind aus den Taschen zu entfernen, da es hier zu Druckstellen, z.B. bei bewusstseinsgetrübten Patienten kommen kann.

In Absprache zwischen Rettungsdienst und Kliniken werden die Patienten unabhängig von der Diagnose auf ein Laken gelegt, das auf der Trage, auf der Vakuummatratze oder jeder anderen Nottransporteinrichtung unter den Patienten gelegt wird. So ist es möglich alle Patienten, auch Kopfverletzte, Wirbelsäulenverletzte oder Polytraumatisierte schnell und schonend umzulagern. Die bedeutet praktisch:

- Laken immer unterziehen
- Extremitätenschienung ggf. durch separat angelegte Schienen statt Vakuummatratze, da sonst nach Umlagerung bzw. Aufheben des Vakuums im Schockraum die Schienenwirkung verloren geht.

Grundsätzlich sollte ein Verheddern der diversen Schlauchsysteme für die Infusionstherapie und die Beatmung untereinander oder mit dem Schienenmaterial vermieden werden. Es lohnt sich immer, die Schläuche bei Anlage zu ordnen und darauf zu achten, die verschiedenen System während der folgenden Manipulationen getrennt zu halten. Es spart Zeit während der weiteren Behandlung und beim Umlagern und erspart Ärger über „immer wieder dasselbe Leitungsproblem".

Wichtig ist auch darauf zu achten, dass sich möglichst keine Glassplitter oder andere scharfe Teile zwischen Laken und Patient befinden. Dies kann nicht nur beim Patienten, sondern auch bei allen Helfern zu Verletzungen führen. In der Regel sollten hier, wenn nötig schon früh, z.B. beim Aufnehmen des Verletzten mit der Schaufeltrage, Reinigungsmaßnahmen durchgeführt werden, um eine Verletzungsgefahr für die weitere Behandlung, Transport und Umlagerung zu minimieren.

Diese praktischen und organisatorischen Komponenten sollten im Vorfeld bereits geklärt und abgesprochen werden.

Trotz dieser organisatorischen Vorkehrungen kann es im Geschehen der Notfallversorgung zu anderen Konstellationen und Reaktionen kommen, oder die Priorität der verschiedenen Aufgaben kann sich ändern.

MERKE

Notfallmedizin muss einfach sein! Sie soll auch nachts um 3 Uhr funktionieren!

Aus diesem Grund gilt es zwei sehr wichtige Grundsätze zu verinnerlichen.

MERKE

- Patienten nicht zusätzlich schaden!
- Patienten wenn möglich nützen!

Dies mag banal klingen, und ist es auch. Es beinhaltet aber dennoch die gesamte Zielsetzung, v.a. der präklinischen Notfallbehandlung.

Nach genauer initialer Untersuchung hat sich der Notarzt in der Regel ein Bild des Patienten gemacht und geht nun daran die Probleme in der oben angegeben Reihenfolge (ABCDE nach ATLS®) zu lösen.

Um sich in der Praxis das Leben nicht unnötig schwer zu machen, gilt es vorausschauend zu denken und zu handeln, d.h. bei aktuellen Maßnahmen sollten die folgenden nötigen Maßnahmen in den Therapieplan einbezogen werden (z.B. keine Venenverweilkanüle in eine verletzte Extremität). Nicht zu vergessen ist, dass in aller Regel gut ausgebildetes Rettungsdienstpersonal anwesend ist, man also nicht alles selbst ausführen, sehr wohl aber alles selbst bedenken muss.

Kurz zusammengefasst ergeben sich also folgende Kernaufgaben des Notarztes im Einsatz:

- Einsatzorganisation und Einteilen der Helfer nach Lage
- individuelle ärztliche Maßnahmen
- Diagnose und Therapieplan
- Organisation und Kommunikation mit anderen (Leitstelle, Feuerwehr, Klinik)
- Festlegen des Transportes und der Zielklinik.

FALLBEISPIEL

Sommer, Einsatz an einem Freitagabend, ca. 22.30. Einsatzmeldung „B12 Höhe Teising, Verkehrsunfall zweimal schwer, ausrücken NEF Altötting und NEF Mühldorf mit jeweils RTW. Feuerwehr und Polizei sind alarmiert." Nach sehr kurzer Fahrzeit (Distanz zum Einsatzort ca. 2 km) erreicht das NEF Altötting die Unfallstelle. Hier zeigt sich eine ungesicherte Unfallstelle, zwei Pkw sind frontal zusammengestoßen. Nachdem schon auf der Anfahrt Handschuhe angezogen wurden, erfolgt beim Aussteigen das Überwerfen einer reflektierenden Jacke. Das NEF wird so quer zur Fahrtrichtung geparkt, dass es als Schutz der Unfallstelle bis zum Eintreffen der weiteren Kräfte dient. Ein Passant wird mit der Sicherung der Unfallstelle zur anderen Seite beauftragt.

Zunächst Versuch die Lage festzustellen: In einem Fahrzeug sitzen angeschnallt, bei ausgelöstem Airbag zwei junge Männer (A und B), wovon einer bewusstlos scheint, der andere agitiert um sich schlägt. Das andere Fahrzeug ist ebenfalls erheblich beschädigt aber leer. Etwa 15 m entfernt liegt eine ältere Frau; auch sie ist bewusstlos, reagiert nicht auf Ansprache oder Schmerzreize, ein Karotispuls scheint jedoch palpabel. Diese erste, obwohl noch unübersichtliche Lage wird nun der Einsatzleitstelle gemeldet, um das Alarmieren weiterer Kräfte nicht zu verzögern: „Verkehrsunfall Teising, zweimal schwer, einmal mittel, weitere Kräfte erforderlich".

Der nun auch eingetroffene Notarzt aus Mühldorf meldet sich bei dem schon agierenden Notarzt aus Altötting und erhält den Auftrag, sich um die verletzte Frau zu kümmern, er beginnt seine Tätigkeit zunächst mit der Untersuchung der Frau. Hier stellt er fest, dass diese nicht atmet, tief bewusstlos ist und eine Pulsfrequenz von 140/min mit nichttastbaren peripheren Pulsen hat.

Er überstreckt zunächst vorsichtig den Hals, worauf die Verletzte spontan zu atmen beginnt, allerdings weiter tief bewusstlos ist. Nach entsprechender Anweisung unterstützt ihn sein RTW-Team bei der Intubation, die ohne weitere Medikation leicht möglich ist. Die Verletzte wird kontrolliert beatmet, zwei großlumige Zugänge werden mangels Alternative in beide Ellenbeugen eingebracht, wobei über den einen Zugang eine kolloidale, über den anderen eine kristalloide Infusionslösung infundiert werden. Nach diesen Maßnahmen kann der systolische Druck mit 160 mmHg bestimmt werden. Daraufhin wird das infundierte Volumen reduziert. Der Notarzt untersucht die Verletze nun erneut. Die linke Pupille ist unrund, erweitert und reagiert nicht auf Lichtreiz. Die rechte Pupille ist nicht sicher beurteilbar. Die Verletzte reagiert auf Schmerzreize an Armen und Beinen mit ungerichteten Abwehrbewegungen, rechts kräftiger als links. Der Thorax scheint stabil, auch im Bereich des Abdomens kein wesentlich auffälliger Befund. Beim Durchbewegen der Extremitäten finden sich zumindest keine wesentlich instabilen Verletzungen. Die Verletzte wird nun nach Anlage eines Stiff neck mit der Schaufeltrage aufgenommen, Glassplitter an der Körperunterseite werden entfernt, ein Tuch wird untergezogen bevor sie auf der Vakuummatratze gelagert wird. Sie wird in den RTW gebracht, zugedeckt und für den Transport mit EKG und Sauerstoffsättigung versorgt.

Währenddessen meldet der eingetroffene organisatorische Einsatzleiter die Verletzte wie folgt an der Kreisklinik an: „Weiblich, ca. 60 Jahre, Schädel-Hirn-Trauma, intubiert, beatmet, CT erforderlich". Der Notarzt aus Mühldorf nun auf dem Weg nach Altötting macht keine eigene Meldung, da eine solche Vorabsprache nicht getroffen wurde. Er erreicht die Klinik nach kurzer Zeit und übergibt die Patientin wie folgt:

„Guten Abend mein Name ist Maier, bin Notarzt aus Mühldorf und war gerade bei dem Verkehrsunfall im Einsatz, ich bringe hier die 62-jährige Frau Katharina B., die als Fahrerin fraglich angeschnallt in einen Frontalzusammenstoß mit hoher Geschwindigkeit verwickelt war. Wir müssen sie wirbelsäulengerecht umlagern und ich würde die Halskrause nicht entfernen. Am Einsatz war sie zu keinem Zeitpunkt ansprechbar, bei meinem Eintreffen bestand ein Atemstillstand aufgrund einer mechanischen Verlegung. Sie war dann spontan atmend und kreislaufstabil gewesen. Aufgrund des vermutlich höhergradigen Schädel-Hirn-Traumas habe ich sie intubiert und seither problemlos maschinell beatmet. Ich habe außer dem Schädel-Hirn-Trauma keine größeren Verletzungen feststellen können, allerdings hatte ich am Einsatz auch keine Möglichkeit sie gründlich zu untersuchen, das von mir abgenommene Blut habe ich hier."

Die beiden anderen Patienten A und B werden gleichzeitig vom Altöttinger Notarzt betreut, Der Beifahrer B erscheint agitiert, ist noch immer angeschnallt und rudert mit allen Extremitäten wild um sich, er riecht stark nach Alkohol, erscheint aber sonst auf den ersten Blick nur leicht verletzt, aus einer Kopfplatzwunde blutet er gut sichtbar. Der Notarzt weist die Rettungsdienstkollegen an, diesen Patienten zu versorgen (Zuwendung, Verband, Infusion, Analgetikum, Schutzdecke) und dann möglichst wirbelsäulengerecht aus dem Fahrzeug zu holen.

Kurz darauf untersucht der Notarzt nun den Fahrer A und kann regelrechte Atemfunktion feststellen, auch der Karotispuls ist sicher und kräftig zu tasten. Er bespricht mit dem Einsatzleiter der Feuerwehr das weitere Vorgehen. Nachdem der Autofahrer A bewusstlos ist und offensichtlich Einklemmungen im Bereich beider Beine hat, wird das Entfernen des Dachs durch die Feuerwehr als das schonendste Verfahren zu besserer Zugänglichkeit und Rettungsmöglichkeit gesehen. Die Feuerwehr beginnt ihre Tätigkeit wie besprochen auf der Beifahrerseite.

Der Notarzt legt ein Stiff neck an und gibt dem Verletzten Sauerstoff über eine Maske (6 l/min). Eine Infusion wird angelegt, ein Analgetikum gegeben. Nun arbeitet die Feuerwehr bereits an der linken Fahrzeugseite, der Verletzte A wird mit einer Decke geschützt und das Dach wird vollständig entfernt. Der Notarzt bleibt immer direkt am Patienten und erkennt dann auch, dass beide Beine im Bereich der Pedale eingeklemmt sind, die Sprunggelenke beidseits scheinen torquiert, sodass der dringende Verdacht auf Luxationen an beiden Sprunggelenken oder an den Füßen besteht. Der Feuerwehrführer empfiehlt die schonende Verbiegung der Pedale mit einem speziellen Rettungsspreizer, der Notarzt ist einverstanden. Nachdem der Verletzte an den beiden Beinen freikommt, wird er axial bei maximal zurückgelehntem Sitz nach oben auf eine untergeschobene Schaufeltrage gezogen, welche dann nach hinten gekippt die Rettung des Verletzten aus dem Fahrzeug ermöglicht. Nach Vorbereitung und Unterzug eines Tuches wird der Verletzte A auf einem Vakuumbett gelagert.

In Absprache mit dem OrgEL und Rücksprache mit den Kliniken wird der Verletzte A vom Altöttinger Notarzt mit dem Rettungswagen an die Kreisklinik Mühldorf gebracht, während der Verletzte B vom mittlerweile an die Einsatzstelle zurückgekehrten Mühldorfer Notarzt nach Altötting gefahren wird.

Die Übergabe des Patienten A in Mühldorf erfolgt so:

„Guten Abend mein Name ist Giacometti und ich bringe Ihnen hier einen ca. 20 Jahre alten Mann nach Rasanztrauma, Stiff neck würde ich dranlassen, lagern würde ich wirbelsäulengerecht. Er war als Beifahrer angeschnallt in eine Frontalkollision verwickelt, Airbag hat ausgelöst. Als ich in kennenlernte, war er agitiert, ansprechbar und hat alle Extremitäten wild bewegt. Bei der Untersuchung waren Atmung und Kreislauf unauffällig, seine Äußerungen waren hingegen durchgehend unzusammenhängend, allerdings ist er wohl auch betrunken. Körperstammverletzungen konnte ich nicht nachweisen, allerdings waren meine Möglichkeiten auch etwas eingeschränkt."

Von mir hat er eine Ampulle Paspertin sowie insgesamt 1000 ml Jonosteril bekommen, Transport war ohne Probleme.

Gleichzeitig erfolgt die Übergabe in Altötting: „Ja schon wieder ich, guten Abend, ich bringe Ihnen jetzt den 28-jährigen Ali M., der als angeschnallter Fahrer einen Frontalzusammenstoß durchgemacht hat; ich würde das Stiff neck dranlassen, lagern würde ich ihn bei bestehender Gesamtimmobilisation. Als ich kam, war Herr M. bewusstlos, hatte gute Atmung und Kreislauf, beide Beine waren in den Pedalen eingeklemmt. Nach Rettung durch die Feuerwehr ist er zunehmend wacher geworden und hat die Augen spontan geöffnet und in einer fremden Sprache, wahrscheinlich türkisch, gesprochen. Es wirkte aber nicht irgendwie sehr überzeugend. Nach Freibekommen der Beine durch die Feuerwehr haben wir ihn mit der Schaufeltrage gerettet. Die beiden Beine haben wir ohne Reposition mit separaten Luftkammerschienen ruhiggestellt und nun sind wir da." Der Transport war unproblematisch, Schmerzen hat er kaum angegeben, ich habe im 5 mg Morphium nach einer Ampulle Paspertin gegeben, insgesamt hat er 1000 ml parenteral erhalten.

Dieses Fallbeispiel soll zeigen, wie eine eigentlich doch sehr verworrene und primär unübersichtliche Situation durch Beachten einiger Grundsätze zufriedenstellend in den Griff zu bekommen ist. Zunächst macht der Notarzt aus Altötting das einzig Richtige, er erfasst und beurteilt die Lage und ebenfalls sehr gut, er teilt das Ergebnis der Rettungsleitstelle mit.

Auch seinen Kollegen aus Mühldorf, der sich bei ihm meldet, setzt er in Kenntnis und überträgt ihm die Abwicklung einer ganz eigenen Einsatzsituation und erreicht damit zwei Dinge: Sein Kopf bleibt frei für die beiden verbliebenen Verletzten und der Mühldorfer Kollege kann sich ausschließlich um die derzeit wohl am akutesten gefährdete Patientin kümmern. Dieser bringt die Patientin dann in das nächste geeignete Haus der Hauptversorgungsstufe (Kreisklinik Altötting), wo die notwendige Schockraumbehandlung und CT-Untersuchung stattfinden können. Er tut dies rasch, aber nicht hastig, da er weiß, dass er ggf. noch einmal an den Einsatzort zurückkehren wird und auch im Sinn der Patientin unnötiger Zeitverlust unbedingt zu vermeiden ist, Die Übergabe ist verbesserungsfähig, einige Fakten werden nicht berichtet (gegebene Medikamente, GCS). Die Situation der Verletzten jedoch wurde zutreffend eingeschätzt, die therapeutischen Maßnahmen waren notwendig und richtig.

Auch das weitere Verhalten des Altöttinger Notarztes zeugt von seinem strukturierten Vorgehen: Wieder delegiert er die Behandlung diesmal des offensichtlich leichter verletzten Patienten B an den Rettungsdienst, er gibt hierzu genaue Anweisungen, ermuntert aber die Rettungsassistenten sich insgesamt der Betreuung anzunehmen. Er selbst bespricht dann mit dem Einsatzleiter der Feuerwehr die schonende Rettung des Verletzten A und betreut diesen ausschließlich.

Der Mühldorfer Notarzt kehrt zurück an die Einsatzstelle, wahrscheinlich veranlasst durch den Einsatzleiter Rettungsdienst und übernimmt die weitere Behandlung des Patienten B. Nach Rücksprache wird dieser dann nach Mühldorf gebracht, wohl auch deshalb weil mittlerweile in Altötting der Schockraum erneut zur Verfügung steht, da die erste Patientin ihre Aufnahme in die Klinik nur kurze Zeit überlebt hatte. Ansonsten wäre hier auch ein alternatives Verhalten sinnvoll gewesen und der Verletzte A hätte trotz längerer Fahrzeit in der Klinik Mühldorf rascher diagnostiziert und behandelt werden können.

Beide Übergaben waren dann wieder nicht perfekt, aber insgesamt wurden die wesentlichen Punkte doch übermittelt.

ÜBUNGSANLEITUNG

Grundsätzlich ist der Einsatz von Planspielen hier sehr sinnvoll, da man hier auch die verschiedenen Varianten eines Ablaufs durchspielen und eventuelle Schwächen aufdecken kann. Aufwendiger, aber gleichzeitig auch sehr instruktiv sind praktische Übungen mit geschminkten Patienten, die nicht nur in die Ausbildung gehören, sondern auch im Rahmen sog. Refresher-Kurse wiederholt geübt werden sollten. Diese Kurse werden im Rahmen der Notarztausbildungen meist durch die Notarztvereinigungen angeboten, weiter empfiehlt es sich dringend an Übungen mit den regionalen Einheiten der Feuerwehr und anderen Hilfsorganisationen teilzunehmen.

KAPITEL

3

Ludwig Gutermuth und Michael Gerstorfer

Übergabe im Schockraum

Die Übergabe des Patienten im Schockraum ist die Schnittstelle zwischen präklinischer und klinischer Behandlung, ihr kommt eine enorme Bedeutung zu. Hier wechselt der Patient, oft in kritischem Zustand, seinen Behandler. Die erste Phase der Notfallbehandlung ist abgeschlossen und die zweite beginnt im Schockraum. Es gilt alle wesentliche Information zu übermitteln, alle Informationen, die hier nicht oder unvollständig übermittelt werden, gehen definitiv verloren oder müssen mühsam erneut herausgefunden werden.

3.1 Grundsätzliche Aspekte

Die Übergabe ist ein öffentlich im Schockraum mitzuhörendes Arzt-Arzt-Gespräch (➤ Abb. 3-1). Der kollegiale Umgang ist zwingend, Begrüßung und gegenseitige Vorstellung wünschenswert. Die Übergabe selbst sollte so kurz wie möglich, auf der anderen Seite so ausführlich wie nötig sein. Als Richtwert kann von einer Minute ausgegangen werden, in dieser Zeit können Patienten mit fast jeder Befundkonstellation hinreichend beschrieben werden. Eine schnellere Übergabe stellt kein Problem dar, dauert sie länger, sollte dies Anlass zur Überprüfung geben.

Wenn die Übergabe zu lange dauert, entsteht fast zwingend Unruhe, denn das Schockraum-Team ist bereit und willens in Aktion zu treten. Auf die Tatsache, dass die Übergabe bereits Bestandteil der Schockraumbehandlung ist, kann man dann zwar hinweisen, ob die aber die Unruhe wirksam beeinflusst, ist zu bezweifeln.

Es gibt einige wichtige Regeln für die Übergabe, im Rahmen derer eine eigene Systematik möglich ist, die jedoch auch entsprechend eingeübt und konsequent angewendet werden muss:

- Übergabe ausschließlich im Schockraum
- Ruhe schaffen für die Übergabe
- Ruhe bei der Übergabe
- alle Mitglieder der Schockraum-Teams sollen die Möglichkeit haben, die Übergabe mitzuhören
- der Übergebende darf während seiner Übergabe nicht unterbrochen werden
- klare Gliederung und Struktur
- gut verständlicher, lauter und deutlicher Vortrag.

MERKE
Die Übergabe findet im Schockraum statt!

Es ist eine weit verbreitete Unsitte, Patienten am Eingang der Notaufnahme, am Hubschrauberlandeplatz oder einfach während des Transports auf dem Gang zu übergeben, trotzdem ist dies nicht akzeptabel. Diverse Filme oder Fernsehserien stellen dies als besonders effizient und dynamisch dar, es geht aber in der Realität mit einem erheblichen Informationsverlust einher, der nicht zu vermeiden ist. Geradezu undurchschaubar wird die Lage, wenn der Patient erneut im Schockraum, diesmal abweichend von der ersten Übergabe, aus einem anderen Blickwinkel dargestellt wird.

Der Patient muss zunächst in den Schockraum gebracht werden, dort wird die Art der Umlagerung

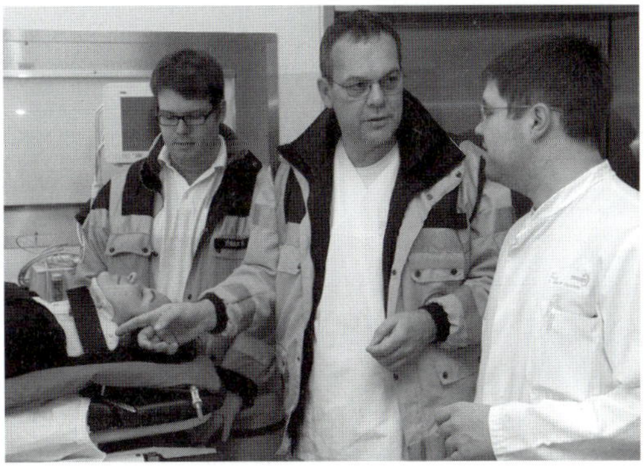

Abb. 3-1 Übergabe im Schockraum.

vom Trauma-Leader nach Absprache mit dem Vorbehandler festgelegt und diese dann so durchgeführt. Hierbei ist auch die Frage zu klären, ob eine als Transportschutz oder therapeutisch angelegte HWS-Schiene (Stiff neck) entfernt werden kann. Wir führen die Übergabe grundsätzlich im Anschluss durch, da es uns logisch erscheint. Von Vorteil ist auch, dass nach Umlagerung durch den Rückzug der Rettungssanitäter mit der Trage ein übersichtlicheres und ruhigeres Umfeld entsteht. Eine andere Reihenfolge ist jedoch auch nicht zwingend falsch.

MERKE
Ruhe bei der Übergabe!

Gerade in dieser wichtigen und auch spannenden zweiten Phase der Notfallbehandlung schwillt der Lärmpegel oft an, viele emotional beteiligte oder gestresste Personen treffen aufeinander. Die mitgeteilte Information ist dann nur unvollständig oder bruchstückhaft zu verstehen, hier gilt: Wenn auch nicht alle alles wissen müssen, so schadet es dennoch nicht, wenn sie es tun. So kann z.B. der Hinweis auf eine Beckenverletzung für den mit dem Legen eines Blasendauerkatheters befassten Pfleger von großer Bedeutung sein.

MERKE
TEAM = **T**eile **E**s **A**llen **M**it – der allgemeine Informationsstand des Teams ist direkt proportional zum Erfolg.

Wichtig ist auch dem Vortragenden die Chance zu geben seinen Patienten zusammenhängend zu übergeben. Unnötige Unterbrechungen oder Anmerkungen sollen unterbleiben. Um den Erkenntnisstand bei allen Beteiligten möglichst hochzuhalten, muss deutlich und laut gesprochen werden, also kein subtiles Gemurmel zwischen Kollegen.

MERKE
Die Übergabe erfordert eine klare Gliederung und Struktur!

Die Struktur des Vortrags ist weniger bedeutend. Wichtig ist jedoch, dass eine gewisse übersichtliche Ordnung eingehalten wird. Die eindeutige Identifikation des Patienten und die persönliche Übergabe eventueller Blutproben sollten dabei unbedingt am Anfang stehen, selbst wenn der Name noch nicht bekannt ist („VU, männlich 2"). Eine eindeutige Identifikation muss am Patienten befestigt sein (Armband).

Die Schilderung der Befunde sollte dem Aufnehmenden das Verständnis erleichtern und nicht erschweren, deshalb sollten sie in eine nachvollziehbare Reihenfolge gestellt und, falls möglich, logisch entwickelt werden. In häufig regional zusammenarbeitenden Strukturen (Rettungsdienst, Notarzt-Team, Klinik) sollte ein einheitliches System vereinbart und befolgt werden.

Als Beispiel kann folgendes Schema dienen:

- Name, Alter, ggf. Geschlecht
- was ist dem Verletzten wann passiert
- führende Verletzungen
- weitere Verletzungen
- Bewusstsein
- Atmung
- Kreislauf
- Vitalparameter
- weitere Diagnosen
- durchgeführte präklinische Therapie spezielle Hinweise (z.B. ASS bei koronarer Herzkrankheit).

MERKE
Der Vortrag muss laut, deutlich und klar verständlich sein!

Die schönste Ruhe ist nutzlos, wenn zu leise gesprochen oder genuschelt wird. Auch die Diktion ist wichtig, unbedingt zu vermeiden sind:

- Anhäufen von mehr oder minder bekannten Abkürzungen
- extensiver oder missverständlicher Gebrauch von Fremdwörtern
- Übermitteln persönlicher Befindlichkeiten und Wertungen
- Überbewerten der eigenen Leistung.

All dies erhöht nicht etwa den entgegengebrachten Respekt oder vermittelt besondere Kompetenz des Senders, sondern erschwert ausschließlich das Verständnis für das Wesentliche auf der Seite des Empfängers.

MERKE
Übergabe ist Kommunikation zwischen zwei Menschen, und alle anderen sollen zuhören!

Grundsätzlich ist das Gespräch zwischen dem Vorbehandler und dem verantwortlichen aufnehmenden Arzt (Trauma-Leader) zwingend. Ergeben sich aber z.B. besondere Aspekte (z.B. für den Anästhesisten), so kann dies durch Hinweise, Frage und Antwort am Ende der Übergabe mitgeteilt werden. Zu berücksichtigen ist jedoch, dass der Kenntnisstand des gesamten Teams ausschlaggebend für Erfolg oder Misserfolg ist (s.o.). Wir empfehlen deshalb grundsätzlich eine Übergabe für alle. Am Ende können dann Ziel führende Fragen von allen gestellt werden, am besten nach Aufforderung durch den Trauma-Leader, dies zu tun. Wirres Geschnatter ist auf jeden Fall zu vermeiden.

MERKE

Ein Einsatzprotokoll ist keine Übergabe!

So wichtig und unerlässlich die Dokumentation, gerade auch im Hinblick auf die immer fragwürdigere Bewertung und alternative Würdigung unserer Arbeit durch Anwälte und Gerichte ist, sie ersetzt nicht die Übergabe. Obwohl auch uns wohl bewusst ist, dass später nur das Geschriebene und Dokumentierte zählt, gehört das direkte Arzt-Arzt-Gespräch obligat zu einer verantwortlichen und vernünftigen Patientenübergabe und ist damit eines ihrer besonderen Qualitätsmerkmale. Das Protokoll ist wichtig und sollte auch entsprechend mit Sorgfalt erstellt werden, dies kann aber z.B. im Anschluss an die Übergabe im Vorraum und in Ruhe erfolgen. Sollte sich der Vorbehandler noch an einen weiteren wesentlichen Sachverhalt erinnern, gebietet es die Fairness dies nicht nur schriftlich festzuhalten, sondern im Nachtrag auch mündlich bei der Übergabe des Protokolls mitzuteilen.

3.2 Mögliche Fehler und deren Vermeidung

Mögliche Fehler bei der Übergabe können sein:

- fehlende oder unvollständige Patientenidentifikation
- Verlust von Information durch unvollständigen Vortrag
- Übergabe am falschen Ort/zur falschen Zeit
- Übermittlungsfehler durch mangelhafte Struktur oder unzureichende Verständlichkeit.

Viele dieser Fehler können durch Beachtung der oben angeführten grundsätzlichen Regeln vermieden oder in ihrer Auswirkung begrenzt werden.

3.3 Umlagern des Verletzten

Ein steter Quell der Freude im Verhältnis zwischen Rettungsdienst und Klinik ist das Umlagern des Verletzten und hier besonders das frühzeitige Abnehmen des Stiff necks im Schockraum. Zunächst ist klar festzuhalten: Umlagern gehört zur Schockraumtätigkeit und fällt damit in die Verantwortung des Trauma-Leaders.

In der Praxis wird die Rettungsdiensttrage im Schockraum neben die Nothilfeliege gefahren, eventuell umzusteckende Verbindungen (Beatmung) werden umgesteckt und der Patient wird nach entsprechender Aufforderung „Kopf gibt Kommando“, also in der Regel durch den am Kopf stehenden Anästhesisten, mit „auf 3: 1, 2, 3!“ durch gleichmäßiges Spannen der Unterlage mit mindestens fünf, besser sechs Helfern angehoben und dann schonend auf die Liege gelegt (➤ Abb. 1-3). Hier wird bei allen Patienten, auch den Wirbelsäulenverletzten die Lagerung auf der Vakuummatratze, die als Transportschutz zu verstehen ist, aufgehoben. Dies entspricht aber nicht der Aufhebung einer möglicherweise noch zu beachtenden Immobilisation. Diese ist separat festzulegen.

Das Stiff neck wird bei uns nach dem Umlagern auf Anweisung des Trauma-Leaders entfernt, wenn es vom anliefernden Rettungsdienst als Transportschutz angelegt worden ist und kein dringender Verdacht auf eine HWS-Verletzung gegeben ist. Wir gehen davon aus, dass unsere Maßnahmen so schonend sind, dass eine weitere Schädigung nicht wahrscheinlich ist und somit dem Verletzten weitere Probleme wie etwa Wundscheuern oder Druckstellen durch das Stiff neck erspart werden können. Anders bei vermuteter instabiler HWS-Verletzung. In diesem Fall kann das Stiff neck belassen werden oder durch eine weichteilfreundlichere Halsorthese ersetzt werden.

Der Schockraumliege selbst liegt eine gut gepolsterte und bezüglich ihrer Oberfläche unempfindliche und gut zu reinigende Matratze aus Kunststoff auf.

Liege und Auflage sind strahlendurchlässig, um eine Durchleuchtung grundsätzlich zu ermöglichen. Die Auflage (➤ Abb. 1-2) ist auch z.B. zur Vermeidung sekundärer Druckschäden bei Bewusstlosen ausreichend. Sie hat an allen Rändern stabile Schlaufen, sodass der Patient hiermit bei den folgenden Untersuchungen (Röntgen, CT etc.) stabil umgelagert werden kann.

Die Rettungsdiensttrage wird vom Rettungsdienstpersonal aus der Nothilfe gefahren und ggf. gereinigt in das Fahrzeug zurückgebracht. Dies führt in der Regel zu einer durchaus gewünschten personellen und räumlichen Entspannung im Schockraum für die Übergabe, die nun folgen sollte.

Vorraussetzung für diese Art der Umlagerung ist, dass in der präklinischen Phase ein Tuch untergezogen wurde. Weiterhin wichtig ist, dass Extremitätenverletzungen durch eigene Schienen, also nicht mit dem Vakuumbett insgesamt ruhig gestellt wurden, da sonst beim Umlagern das Aufheben des Vakuums auch die Schienenwirkung für die betroffen Extremität aufheben würde.

FALLBEISPIEL

„Guten Tag, mein Name ist Buonanimo, Notarzt und ich bringe Ihnen wie angekündigt Frau Trude W., 48 Jahre alt. Sie sollte wirbelsäulengerecht umgelagert werden. Ein Laken als Unterzug ist vorhanden. Die Halskrause kann abgenommen werden.

Diese Blutröhrchen habe ich eigenhändig bei der Patientin abgenommen, falls nötig kann ich einen Blutgruppenzettel unterschreiben. Sie war angeschnallt, am Steuer ihres Pkw mit einem Lkw frontal kollidiert, die Airbags sind aufgegangen. Der neben ihr sitzende Mann, wahrscheinlich ihr Ehemann, ist bei dem Unfall tödlich verletzt worden. Sie selber war mit den Füßen eingeklemmt und die Rettung hat etwas über 20 Minuten gedauert. Sie hat Verletzungen geschlossen am Thorax, links mehr als rechts, hier atemabhängig Schmerz. Weiter diffuser Druckschmerz im Abdomen sowie einen fraglichen Beckenkompressionsschmerz. Weiter hat sie offene, zumindest Weichteilverletzungen an beiden Unterschenkeln.

Bei meinem Eintreffen war sie ansprechbar, fraglich orientiert und deutlich ateminsuffizient, aber kreislaufstabil mit Druck systolisch 120 mmHg und Frequenz 92/min. Sie hatte starke Schmerzen und war durch die Rettungsmaßnahmen deutlich gestresst. Sie hat einen Ausweis als insulinpflichtige Diabetikerin, der Teststreifen ergab einen Glukosewert von 32 mg/dl. Wir haben drei Ampullen Glukose 40% gegeben. Nach der Rettung unter Morphin wurde sie im Rettungswagen intubiert und beatmet, hier ungestörte Narkose mit den im Protokoll angegebenen Mengen Etomidate, Dormicum und Morphin. Bezüglich Atmung und Kreislauf weiter stabil, allerdings fraglich abgeschwächtes Atemgeräusch links, Sättigung während des gesamten Einsatzes um 92%, nach Beatmung nicht wesentlich besser. Wir haben beide Beine großzügig steril abgedeckt und mit Luftkammerschienen ruhig gestellt. Inwieweit Frakturen vorliegen kann ich nicht sagen, die Weichteilverletzungen sind jedenfalls höhergradig und sicher relevant.

Der Blutzucker war vor 10 Minuten 108 mg/dl, seither nicht mehr kontrolliert."

Dieses Fallbeispiel zeigt eine Musterübergabe. Die Patientin erscheint als verletzte Person so dargestellt zu sein, die wesentlichen Angaben zum Patienten, Unfallmechanismus, Dauer der Rettung, Verletzungsmuster, Vitalparameter, weitere Diagnosen und präklinisch durchgeführte Maßnahmen werden übermittelt. Auch bezüglich der eigenen Aktionen erscheint die Schilderung alle wesentlichen Fakten richtig zu bewerten. Die sehr frühe Angabe, dass das Stiff neck abgenommen werden kann, mag manchem etwas mutig erscheinen, ist in meinen Augen aber korrekt, wenn dieses als Transportschutz fungiert hat. Wer hier aber entscheiden würde, den HWS-Schutz bis nach dem CT zu belassen (Rasanztrauma) macht sicher auch keinen Fehler.

ÜBUNGSANLEITUNG

In einem ersten Schritt kann die Entwicklung einer Wunschgliederung sowie eines standardisierten Ablaufs erfolgen. Anschließend erfolgt die Diskussion des Konzepts mit den eigenen Kollegen, den Notärzten und Mitarbeitern im Rettungsdienst sowie mit eventuell weiteren aufnehmenden Ärzten benachbarter Kliniken (Krankenhausverbund).

Es kann eine Modellübergabe erstellt werden und das Konzept in einer eigenen Fortbildung eingeübt werden. Hierbei ist es wichtig, den Zusammenhang zwischen guter Übergabe und erfolgreicher Aufgabenbewältigung herzustellen und immer wieder zu unterstreichen.

Wer es wirklich gut machen möchte, kann praktische Übungen unter Videokontrolle und anschließender Diskussion organisieren. Bei solchen Übungen besteht immer die Gefahr sich zunächst ein bisschen der Lächerlichkeit auszusetzen, allerdings war dies am Anfang bei den Reanimationsübungen, die nun Bestandteil vieler Qualitätskontrollen in der Klinik sind, auch der Fall. Im Zweifel sollte man selbst, auch als Trauma-Leader mit gutem Beispiel vorangehen.

KAPITEL

4 Untersuchungsgang des Primary Survey

Michael Gerstorfer und Ludwig Gutermuth

4.1 Allgemeine Überlegungen

Die Untersuchung und die anschließende Versorgung eines schockraumpflichtigen Patienten sollte umfassend, vollständig und doch orientierend und rasch durchgeführt werden. Gerade dieser scheinbare Widerspruch, umfassend „vollständig" vs. „orientierend" und „rasch" macht eine standardisierte und strukturierte Untersuchung und schließlich Erstversorgung nötig.

Ziel eines solchen Untersuchungsgangs ist nicht die Feststellung kleinster Begleitverletzungen, sondern eine Feststellung schwerwiegender Verletzungen und deren Behandlung zur Senkung von Letalität und Invalidität. Dazu gehören:

- Feststellen akuter Blutungen sowie eines respiratorischen und/oder kardiovaskulären Versagens
- Feststellen von Gehirn- und/oder Rückenmarksverletzungen
- Wiederherstellen eines stabilen Zustandes, der eine weitere operative Therapie oder einen Transport in ein geeignetes Behandlungszentrum zulässt.

Die Konsequenz des Untersuchungsgangs muss dann die Behandlung des Patienten im Hinblick auf einen raschen Transport in ein geeignetes Krankenhaus oder die endgültige Versorgung sein.

Ein gutes Konzept um alle diese Vorgaben zu erreichen, bietet die Systematik des ATLS® (Advanced Trauma Life Support). Hier werden in einer straffen Struktur der Untersuchungsgang und die Erstbehandlung vorgegeben. Gerade weil auch in vielen europäischen Kliniken und im Traumanetzwerk der DGU auf das ATLS®-Prinzip zurückgegriffen wird, soll dies nicht nur im nachfolgenden Kapitel sondern im gesamten Werk als Grundlage dienen.

4.2 Grundsätze und Infrastruktur

Als wichtigster Grundsatz gilt im Fall einer Schockraumbehandlung eine gewisse Ruhe und Ordnung zu bewahren. In den meisten Kliniken ist etwa die Therapie eines Schwerverletzten in der Klinik nicht alltäglich, weshalb die Abläufe im Vorfeld bereits geklärt werden müssen. Es gilt bei der Behandlung eines Schwerverletzten Systematik und Ordnung zu schaffen, ein Chaos, verursacht durch wild agierende Einzelkämpfer, ist unbedingt zu vermeiden. Dazu müssen die im Folgenden genannten Punkte im Vorfeld grundsätzlich geklärt sein.

4.2.1 Personal

Im Falle eines schockraumpflichtigen Patienten muss genügend Personal zur adäquaten Versorgung bereitstehen. Man unterscheidet hier zwischen dem sog. primären Team und den sekundär zu Verfügung stehenden Spezialisten.

Das Primär-Team sollte aus mindestens zwei Chirurgen und zwei Pflegekräften sowie einem Anästhesisten mit einer weiteren Pflegekraft bestehen. In machen Kliniken hat sich die Anwesenheit eines dritten Chirurgen oder zusätzlichen Arztes, der nur für die Dokumentation und die Organisation der Diagnostik und ggf. weiterer Mittel (z.B. Organisation von Blutprodukten, Eingabe der Röntgen-Diagnostik, Absprachen mit dem OP und der Intensivstation, ggf. Verlegungsorganisation) bewährt. Zudem sollte ein Radiologe bei speziellen radiologischen Fragestellungen hinzugezogen werden können.

Bei Bedarf sollte das Primär-Team aber auf chirurgische Spezialdisziplinen wie Gefäßchirurgie, Neurochirurgie, Thorax- und Herzchirurgie und Kinderchirurgie zurückgreifen können. Dies ist realistisch aber nur in Universitätskliniken und Großstadtkliniken möglich.

Ein weiterer wichtiger Punkt ist die Festlegung eines Trauma-Leaders, also eines Arztes, der im Zweifelsfall Diagnostik und Therapie in enger Absprache mit den weiteren Mitgliedern des Primär-Teams festlegt. In der Regel ist dies der erfahrenste Chirurg mit Facharztqualität. Der Trauma-Leader sollte während der Behandlung nicht durch andere Personen ersetzt werden.

4.2.2 Material

Für die Behandlung eines Schockraumpatienten müssen im Schockraum folgende Materialen verfügbar sein (siehe auch ➤ Kap. 1):

- Möglichkeit zur kontinuierlichen Kreislaufüberwachung (d.h. EKG-Monitor, Pulsoxymetrie, Blutdruckmessung, arterielle Blutdruckmessung)
- maschinelle Beatmungsmöglichkeit
- Möglichkeit zum Röntgen im Schockraum ist wünschenswert, jedoch kein absolutes Muss, dennoch sollte neben einer konventionellen Radiologie auch eine CT-Möglichkeit (idealerweise mit einem Mehrzeilen-Spiral-CT) und eine Möglichkeit zur Angiographie verfügbar sein
- Ein Sonographiegerät zur Beurteilung von freier Flüssigkeit im Bereich des Abdomens sowie zur Feststellung eines Perikardergusses ist unbedingt notwendig
- Zur Beurteilung der peripheren Arterien kann ein Taschen-Doppler zur orientierenden Untersuchung hilfreich sein. Allerdings kann dies auch, einen geübten Untersucher vorausgesetzt, mit einem guten Sonographiegerät mit Doppler- bzw. Duplexfunktion erfolgen
- Labor mit einer leistungsfähigen Blutbank sowie einem Blutdepot
- Möglichkeiten zur Autotransfusion, wie z.B. ein Cell-Saver sind sinnvoll.
- Fertig gepackte Sets zur Notfall-Thorakotomie, -Laparotomie oder der Anlage einer Thoraxdrainage sind wünschenswert, aber nicht unbedingt nötig.

Für die definitive Versorgung eines Patienten, bzw. Notfallindikationen muss eine Operationskapazität und ein Intensivpflegeplatz mit Beamtungsmöglichkeit vorgehalten werden.

MERKE

Ein schockraumpflichtiger Patient gehört in einen kompetenten Schockraum. Dafür hat der Notarzt zu sorgen!

4.3 Übergabe und Umlagerung

4.3.1 Übergabe

Allgemein gilt, dass Übergabe in Anwesenheit des gesamten (!) Schockraum-Teams und im Schockraum zu erfolgen hat (Details ➤ Kap. 3). Dabei müssen durch den Notarzt folgende Informationen an das Schockraum-Team weitergegeben werden:

- Zeitpunkt und Ort des Geschehens oder Unfalls
- Mechanismus des Unfalls
- aktueller Zustand des Patienten im Hinblick auf die Vitalparameter und den GCS
- durchgeführte diagnostische und therapeutische Maßnahmen
- Komplikationen.

Die Reihenfolge sollte dabei möglichst eingehalten werden.

MERKE

Je strukturierter die Übergabe umso einfacher ist das weitere Vorgehen!

4.3.2 Anamnese (AMPLE-Schema)

Ist der Patient (noch) ansprechbar muss eine kurze Anamnese erfolgen. Dabei kann auf das sog. AMPLE-Schema nach ATLS® zurückgegriffen werden. Dabei werden folgende Informationen abgefragt (➤ Tab. 4-1):

- Vorliegen bekannter Allergien (**A**llergies)
- aktuelle Medikation, insbesondere sollte dabei nach Antikoagulanzien gefragt werden (**M**edication currently used)
- kurze Anamnese im Hinblick auf relevante Vorerkrankungen (z.B. koronare Herzkrankheit, Niereninsuffizienz, Z.n. Apoplex) und Schwangerschaft (**P**ast illness/**P**regnancy)
- letzte Nahrungsaufhnahme (**L**ast meal)
- Unfallmechanismus, Beschreibung der Ereignisse (**E**vents/**E**nvironment related to injury).

Tab. 4-1 Anamnese nach AMPLE-Schema.

A	Allergien
M	Medikamente (v.a. Antikoagulanzien!)
P	• Vorerkrankungen (z.B. koronare Herzkrankheit, Niereninsuffizienz, Z.n. Apoplex) • Schwangerschaft
L	letzte Nahrungsaufnahme
E	Unfallmechanismus

Die hierbei gewonnenen Erkenntnisse reichen in der Regel für die Notfallversorgung aus. Mit einer langen Anamneseerhebung sollte man sich keineswegs aufhalten!

4.3.3 Umlagerung

Der Patient sollte je nach Verletzungsmuster und zu erwartenden Differenzialdiagnosen und Begleitverletzungen umgelagert werden. Bei Traumapatienten hat eine **achsengerechte Umlagerung** zu erfolgen, ist noch kein Stiff neck angelegt, sollte erwogen werden dies vor der Umlagerung anzulegen.

MERKE
Alle Traumapatienten werden bis zum Beweis des Gegenteils als wirbelsäulenverletzt behandelt!

4.3.4 Weitere Maßnahmen

Während ein Teil des Trauma-Teams mit der Umlagerung beschäftigt ist, kann bereits mit der Diagnostik begonnen werden. In der Regel werden präklinisch vom Notarzt bei der Anlage eines periphervenösen Zuganges Laborproben (inkl. Kreuzblut) entnommen; diese sollten schnellstmöglich einer laborchemischen Untersuchung zugänglich gemacht werden. Deshalb wird nach der Übergabe bereits eine Kreuzprobe mit Erythrozytenkonzentraten und ggf. Plasma angefordert. Die Anzahl der Blutprodukte richtet sich nach dem zu erwartenden Blutverlust. Eine exakte Empfehlung ist insofern schwierig, da Geschlecht, Gewicht, Alter, evtl. Vorerkrankungen und natürlich die Komplexität des Traumas den tatsächlichen Blutbedarf maßgeblich, aber für jede Situation individuell beeinflussen. Von Ruchholtz et al. (2006) wurde der Emergency Transfusion Score entwickelt, der die Wahrscheinlichkeit der Notwendigkeit einer Bluttransfusion anhand von verschiedenen Variablen und deren Wichtung ermittelt (➤ Tab. 4-2).

Tab. 4-2 Faktoren mit Einfluss auf die Wahrscheinlichkeit einer Bluttransfusion und daraus resultierenden Transfusionswahrscheinlichkeit (nach Ruchholtz et al. 2006).

Variable		Koeffizient
Zuverlegung	Unfallort	1
Unfallmechanismus	Verkehr Sturz > 3 m Höhe	1 1
Alter	20–60 Jahre > 60 Jahre	0,5 1,5
Blutdruck systolisch	0–90 mmHg 90–120 mmHg	2,5 1,5
Befund Becken	instabil	1,5
Sono Abdomen	freie Flüssigkeit	2
Transfusionswahrscheinlichkeit		
Koeffizientensumme	**Wahrscheinlichkeit**	
2.5	2,9%	
6	50%	
9.5	97%	

MERKE
Im Notfall besser mehr Blut- und Blutprodukte bereitstellen lassen, als anschließend bei Dringlichkeit zu warten!

Weitere laborchemische Untersuchungen wie Gerinnung, Blutbild, organspezifische Enzyme für Herz (z.B. CK-MB, Troponin), Leber (z.B. GOT, GPT, γ-GT, Bilirubin, AP), Nieren (z.B. Kreatinin, Harnstoff, Elektrolyte) und Pankreas (Lipase, Amylase etc.) können jetzt schon angefordert werden (➤ Anhang). Zusätzlich sollte ein Urinstatus mit der Fragestellung „Hämaturie" und bei Frauen im gebärfähigen Alter ein Schwangerschaftstest erfolgen.

4.3.5 Monitoring

Es sollte ein lückenloses Monitoring des Patienten erfolgen, d.h. die Geräte des Rettungsdienstes sollten bereits vor dem Umlagern auf die Nothilfeliege auf die Geräte der Nothilfe umgestellt werden. Dies gilt insbesondere für EKG, Pulsoxymetrie und Beatmungsgerät.

4.4 Erstuntersuchung – Primary Survey

Im Rahmen der Erstuntersuchung werden lebensbedrohliche Zustände detektiert und behoben. Dazu sollte man sich das ATLS®-Schema (ABCDE) verinnerlichen (➤ Tab. 4-3). Die einzelnen Punkte des Schemas werden im Weiteren detailliert besprochen (➤ Kap. 11 und ➤ Abb. 11-2).

Bei einem eingespielten Trauma-Team werden die jeweiligen Punkte i.d.R. parallel abgearbeitet, z.B. ist die Anästhesie für die Punkte A und B zuständig, C bis E wird von den Chirurgen übernommen.

4.4.1 Airway – Atemwege

Freihalten der Atemwege

Beim Freihalten der Atemwege ist beim traumatisierten Patienten peinlichst genau auf den Schutz der HWS und damit des zervikalen Rückenmarks zu achten. Der Patient sollte immer mit einem Stiff neck versorgt sein.

Zuerst wird der Mund-Rachen-Raum auf Fremdkörper oder Verletzungen untersucht. Die Indikation zur Intubation wird großzügig gestellt. Es ist bei der Inspektion des Mund-Rachen-Raumes auf mögliche Erschwernisse der Atmung und der potenziellen Intubation zu achten. Im gegebenen Fall müssen Alternativen zur endotrachealen Intubation, etwa bei Frakturen im Bereich des Gesichts, Verletzungen des Pharynx, Larynx und der Trachea erwogen werden. Hinweise auf eine möglicherweise schwierige Intubationssituation oder eine Gefährdung der Atemwege können Dyspnoe, Stridor, Tachypnoe, Dysphonie, Hämatome oder Blutungen im Mundbereich, Hautemphyseme und Zyanose sein.

Tab. 4-3 ATLS®-Schema des Primary Survey.

	untersuchte Körperregion/Organsystem
A	Freihalten der Atemwege unter Schutz der HWS (**A**irway maintenance with cervical spine protection)
B	Sicherstellen der Atmung und der ausreichenden Ventilation (**B**reathing and ventilation)
C	Kreislaufstabilisierung und Blutungskontrolle (**C**irculation with hemorrhage control)
D	neurologischer Status (**D**isability, neurological status)
E	komplette Entkleidung, Schutz vor Hypothermie (**E**xposure/**E**nvironmental control)

Alternative Verfahren zur endotrachealen Intubation sind die bronchoskopische Intubation, der Larynxtubus oder im Einzelfall die Koniotomie (➤ Kap. 5 und ➤ Kap. 6).

Diese Alternativverfahren müssen vom Anästhesisten des Schockraum-Teams sicher beherrscht werden.

Intubationsindikation und -durchführung

Die Indikation zur Intubation wird großzügig gestellt und sollte auf jeden Fall erfolgen, wenn ein GCS < 9, ein Inhalationstrauma oder ein Polytrauma vorliegt.

Sollte die Intubation mit angelegtem Stiff neck nicht durchführbar sein, ist ggf. auf ein o.g. Alternativverfahren zurückzugreifen. Im Notfall kann das Stiff neck entfernt werden, dann jedoch muss sichergestellt sein, dass der Kopf des Patienten unter strikter Vermeidung einer Flexion, Extension oder Rotation unter Längszug stabilisiert wird.

Die Einleitung der Narkose sollte als sog. Rapid Sequence Induction (RSI, Syn. Crush-Intubation) erfolgen (Durchführung ➤ Kap. 5). Der Sellick-Handgriff sollte angepasst an eine mögliche Verletzung der HWS erfolgen.

4.4.2 Breathing – Atmung

Nach Kontrolle bzw. Sicherung der Atemwege muss eine suffiziente Atmung gewährleistet sein, gemessen an Sauerstoffsättigung und bei kontrollierter Beatmung mittels Kapnometrie.

Klinische Kontrolle der Atmung

Die klinische Kontrolle der Atmung erfolgt zunächst durch eine kurze Inspektion des Patienten im Hinblick auf die Atembewegungen: Beurteilung der Atemfrequenz und Tiefe der Atmung, Anzeichen für eine Atemstörung. Die Beurteilung der Atmung kann auch mittels Palpation erfolgen: Hierbei wird der Thorax, z.B. auf eine paradoxe Atmung hin untersucht. Mittels Perkussion wird der Thorax im Hinblick auf eine Abdämpfung des Klopfschalls (Zeichen eines Hämatothorax) oder ein hypersonores Geräusch (Zeichen eines Pneumothorax) untersucht.

Zuletzt wird eine Auskultation der Lungen durchgeführt, dabei wird auf fehlende oder abgeschwächte Atemgeräusche geachtet.

Tubuslagekontrolle

Ist der Patient bereits durch den Notarzt intubiert worden, ist die Kontrolle der Tubuslage nach dem Transport und dann nochmals nach dem Umlagern zu prüfen. Nach einer im Schockraum erfolgten Intubation muss die Lage des Tubus natürlich ebenfalls kontrolliert werden. Dazu gilt es folgende Punkte zu beachten:

- Inspektion des Thorax auf seitengleiche Atembewegungen
- Auskultation beider Lungen und des Epigastriums auf mögliche Atem- bzw. Fehllagegeräusche.
- Überprüfung der Atemwegsdrücke
- Messung der Sauerstoffsättigung, des exspiratorischen Tidalvolumens und des endexspiratorischen CO_2-Gehalts.

Pneumothorax und Spannungspneumothorax

Grundsätzlich besteht nach einem Thorax- oder Polytrauma immer die Gefahr eines Pneumothorax, etwa durch Rippenfrakturen. Ein unkomplizierter Pneumothorax kann durch die Anlage einer Thoraxdrainage relativ einfach behandelt werden.

Eine erhebliche Gefahr besteht jedoch in der Ausbildung eines Spannungspneumothorax. Dieser entsteht häufig nach der Intubation und dem Beginn der maschinellen Beatmung, dabei kann ein Pneumothorax zu einem Spannungspneumothorax werden. Durch die Steigerung des intrathorakalen Drucks bei einem Spannungspneumothorax wird der venöse Rückstrom zum Herzen stark vermindert, ebenso die Gasaustauschfläche der Lungen. Dies führt zum einen zu einer arteriellen Hypotension und zum anderen zu einem massiven Abfall des Herzzeitvolumens und damit zum Schock.

Die Therapie besteht in der raschen Anlage einer Thoraxdrainage, ggf. mit einer vorherigen Entlastungspunktion im Bereich des 2. ICR medioklavikulär (Durchführung ➤ Kap. 6).

Hämatothorax

Ein Hämatothorax sollte ebenfalls wegen der Gefahr der Kompromittierung der kardialen Funktion mit einer Thoraxdrainage versorgt werden. Hinsichtlich der weiteren Therapie des Hämatothorax verweisen wir auf ➤ Kapitel 18.

Thoraxtrauma

Das Thoraxtrauma ist eine häufig übersehene und/ oder unterschätzte Verletzung mit einer relevanten Letalität. Es ist bei der Untersuchung des Thorax somit besonders auf Hämatome, Fehlstellungen oder weitere Anzeichen eines Traumas zu achten.

Insbesondere der offene Thorax kann von einer bestimmten Größe an (Öffnung größer als zwei Drittel des Trachealdurchmessers) zu einer Beeinträchtigung der Atemfunktion führen. Bei einer **offenen Thoraxverletzung** führt die Inspiration über die Leckage zu einem Einstrom von Außenluft in den Thorax; da der Widerstand der Trachea größer ist als der der Leckage kann keine Ventilation der Lungen stattfinden. Es kommt zu einer Hypoxie durch eine verminderte alveoläre Ventilation und damit einer Reduktion der Gasaustauschfläche. Eine solche Leckage muss erkannt und durch einen geeigneten passageren Verschluss versorgt werden.

MERKE

Immer auch an ein Thoraxtrauma denken!

4.4.3 Circulation – Kreislauf

Klinische Kontrolle der Kreislauffunktionen

Im Hinblick auf die Kreislauffunktionen ist das Erkennen eines Schocks, also einer Minderversorgung der Gewebe mit Sauerstoff und die Behandlung desselben das Wichtigste.

Häufig wird, obwohl bereits überholt, der Allgöwer-Index (Blutdruck systolisch/Herzfrequenz) als Index für einen Schock hinzugezogen. Liegt der systolische Blutdruck wesentlich unterhalb der Herzfrequenz liegt ein Schock vor. In der Praxis hat sich jedoch gezeigt, dass der Allgöwer-Index ein sehr ungenaues Mittel zur Schockeinschätzung ist und v.a. der Blutdruck sich erst spät im Schockverlauf stark ändern kann (z.B. bei jungen Patienten erst nach erheblichen intravasalen Volumenverlusten).

Im Schockraum sollten somit neben der Herzfrequenz und dem Blutdruck auch Parameter wie die Rekapillarisierungszeit, die Ansprechbarkeit des Patienten und die Hautfarbe (blass, rosig etc.) als klinische Parameter eines Schockgeschehens eine wichtige Rolle spielen. Eine relativ genaue Aussage zur Organperfusion kann mittels einer Blutgasanalyse getroffen werden, hier verweisen ein niedriger pO_2-Wert und eine Azidose auf ein Schockgeschehen.

Volumentherapie

Im Hinblick auf die Volumentherapie ist man sich in der Literatur einig, dass schwer traumatisierte Patienten einer aggressiven Volumentherapie bedürfen. Bei einem isolierten SHT, sollte eine Volumentherapie im Hinblick auf eine Blutdrucknormalisierung stattfinden.

Die ATLS® empfiehlt, unabhängig vom Blutdruck, eine Bolusgabe von bis zu 2000 ml Kristalloidlösung. Abhängig von der Reaktion des Kreislaufsystems auf diese Bolusgabe wird dann die weitere Therapie angepasst: d.h. keine wesentliche Reaktion führt zur Weiterführung der aggressiven Therapie mit Kristalloidlösung (z.B. nochmals 2000 ml schnell infundiert), anschließend, je nach Reaktion, Fortführung der Therapie, ggf. auch mit kolloidaler Lösung . Dieses sehr aggressive Regime ist sicherlich zu diskutieren, da es Vorerkrankungen des Patienten wie Nieren- oder Herzinsuffizienz nicht in Betracht zieht und somit auch zu einer weiteren Verschlechterung des Gesamtzustandes führen kann. Damit ist etwa beim älteren Patienten eine sehr aggressive Therapie zumindest kritisch zu hinterfragen und an die jeweilige Situation anzupassen.

Nach ATLS® wird die Gabe von kolloidalen Lösungen zwar empfohlen, aber nur 500 ml initial. Es hat sich jedoch in der Klinik gezeigt, dass die Gabe solcher Lösungen, auch über 500 ml hinaus, die Kreislaufsituation kurzzeitig verbessert, wenngleich man sich diese Verbesserung unter einer klinisch auffälligen Verschlechterung der Gerinnung erkauft. Auch dieser Punkt, ist, weil in der Literatur nicht eindeutig belegt, zu diskutieren und an die jeweiligen klinischen Erfahrungen anzupassen.

Neben einer suffizienten Volumentherapie sollte jedoch bei gerade schwieriger Therapie die schnellstmögliche Diagnostik der Blutungsquelle und die rasche Behandlung einer Blutung angestrebt werden.

Blutungskontrolle

Neben einer aggressiven Volumentherapie sollte auch die Detektion und Kontrolle von möglichen Blutungen rasch erfolgen.

Die Detektion von Blutungen erfolgt zum einen über die klinische Untersuchung von Verletzungen, zum anderen über sonographische und radiologische Untersuchungen. Wichtig ist v.a. die Stillung von Blutungen im Bereich des Thorax (werden häufig unterschätzt), des Abdomens, des Beckens und der Röhrenknochen. Ebenfalls zu beachten sind Verletzungen der Weichteile, die oftmals unterschätzt, stark bluten können.

Die mögliche Versorgung der Wunden reicht vom Anlegen von Druckverbänden bis zum kontrollierten Ausklemmen von zuführenden Gefäßen.

4.4.4 Disability – neurologischer Status

Schädel-Hirn-Trauma

Ein besonderes Augenmerk wird in der Erstuntersuchung auf ein Schädel-Hirn-Trauma (SHT) gelegt. Im Zuge der neurologischen Untersuchung muss dieses sicher ausgeschlossen werden, um die weitere Therapie daraufhin auszurichten (➤ Kap. 16). Ein besonderes Augenmerk wird dabei auf die Vermeidung von Folgeschäden durch Schock (Hypoxie, Hypovolämie, Hypotonie) und eine intrakranielle Drucksteigerung gelegt.

Zur Beurteilung eines SHT wird die Glasgow Coma Scale (GCS) herangezogen (➤ Kap. 11), andere Scores haben sich wegen der vielen zu erhebenden Daten und/oder des ausufernden Zeitaufwandes nicht bewährt. Daneben ist ein relativ sicheres Zeichen zur Beurteilung eines SHT der Pupillenstatus bzw. die -differenz. Diese sollte im Verlauf der Schockraumbehandlung immer wieder kontrolliert werden.

Die definitive Diagnose eines SHT wird mittels der CT gestellt. Bei Verdacht und/oder entsprechendem Unfallmechanismus sind auch vigilante Patienten mit einem (noch) guten GCS einer cCT-Untersuchung zu unterziehen.

Grundsätzlich muss bei unklarem Unfallmechanismus und fehlender Vigilanz auch an eine andere Genese der Bewusstseinsstörung gedacht werden, wie z.B. Störungen des Zuckerhaushaltes, Schock, Hypoxie, Intoxikationen, Hyperkapnie, Störungen des Elektrolythaushaltes, Störungen der Nieren- oder Leberfunktionen (➤ Kap. 2).

Verletzungen der Wirbelsäule

Das detaillierte Vorgehen bei V.a. bzw. bestätigter Verletzung der Wirbelsäule ist ausführlich in ➤ Kapitel 17 dargestellt.

MERKE
Jeder schwer traumatisierte Patient gilt bis zum Beweis des Gegenteils als wirbelsäulenverletzt!

4.4.5 Exposure – Entkleidung, Schutz vor Auskühlung

In der Regel wird der Patient bereits während der Durchführung der Punkte A bis D entkleidet, um die Untersuchung und Versorgung zu erleichtern.

Oft wird der dabei eintretende Wärmeverlust schwer unterschätzt. Gerade eine Hypothermie kann aber zu einer erheblichen Störung der Gerinnungsfähigkeit des Blutes führen und damit die weitere Therapie erschweren und letztlich die Prognose des Patienten deutlich verschlechtern.

Zur Prophylaxe der Hypothermie bzw. deren Therapie (nahezu alle schwer traumatisierten Patienten treffen hypotherm im Schockraum ein!) sollte die Raumtemperatur so weit wie möglich erhöht werden. Der Patient muss so weit wie möglich zugedeckt werden (dies gilt v.a. bei Transporten etwa zum CT). Zusätzlich sollten angewärmte Infusionslösungen verwendet werden und optional können Wärmestrahler oder Wärmedecken verwendet werden.

Bei nach wie vor instabilen Patienten oder Unklarheiten oder akuter Verschlechterung wird das Schema ABCDE wiederholt. In unklaren Situationen beginnt man am letzten noch klaren Punkt des Schemas und untersucht die folgenden Punkte. Reicht dies nicht aus ist der gesamte Untersuchungsgang bei A erneut zu beginnen und zu wiederholen!

MERKE
ABCDE bei Unklarheiten neu evaluieren und ggf. neu beginnen!

4.5 Erstdiagnostik

Die Erstdiagnostik beschränkt sich auf wenige Punkte, die im Schockraum einfach verfügbar sind.

4.5.1 EKG

Neben einer kontinuierlichen Monitor-EKG-Überwachung sollte ein 12-Kanal-EKG geschrieben werden. Dieses wird im Hinblick auf eine akute kardiale Ischämie oder eine Lungenembolie beurteilt.

4.5.2 Pulsoxymetrie

Die Pulsoxymetrie dient der orientierenden Übersicht über die Oxygenierung des Patienten. Jedoch sind gerade die Ergebnisse der Pulsoxymetrie insgesamt im Kontext mit dem Patienten zu sehen. So ist z.B. kein zuverlässiges Messergebnis bei Hypothermie zu erwarten. Auch berücksichtigt die Pulsoxymetrie in keiner Weise die Anzahl der Hämoglobinmoleküle bzw. der vorhandenen Erythrozyten und kann nicht zwischen normalem Hb und Met-Hb bzw. CO-Hb unterscheiden. Deshalb ist in der Summe der Wert der Pulsoxymetrie einer Blutgasanalyse deutlich unterlegen, aber nichtinvasiv und mit geringem Zeitaufwand anzubringen.

Ist jedoch ein arterieller Zugang angebracht, sollte eine kurzfristige Überprüfung mittels BGA (z.B. initial alle 10 bis 15 Minuten, dann je nach Werten etwa jede Stunde) durchgeführt werden.

4.5.3 Blutdruckmessung

Die Kontrolle des Blutdrucks ist gerade im Hinblick auf eine aggressive Volumentherapie unerlässlich. Die Messmethode nach Riva-Rocci bietet dabei zuverlässige Werte, ist aber zeit- und „platz-"aufwendig in der Durchführung. Deshalb sollte baldmöglichst die Messung mittels eines arteriellen Katheters durchgeführt werden. Hiermit können die nötigen Parameter unmittelbar bei Bedarf abgefragt werden.

4.5.4 Laborchemische Untersuchungen

Auf die Notwendigkeit der laborchemischen Untersuchungen wurde bereits eingegangen (s.o.). Nochmals betont sei die Bereitstellung von ausreichend Blutprodukten (➤ Kap. 5).

4.5.5 Sonographie

Eine orientierende Sonographie des Abdomens zur Suche nach freier Flüssigkeit sollte bei jedem Traumapatienten durchgeführt werden (➤ Kap. 13). Der erfahrene Untersucher wird dafür nur wenig Zeit benötigen und dabei i.d.R. auch das Perikard und die unteren Thoraxabschnitte mitbeurteilen.

4.6 Weitere Maßnahmen

Nach Abschluss der Erstuntersuchung wird die weitere Therapie und Diagnostik festgelegt. Dazu muss festgelegt werden, ob der Patient als „instabil" oder „stabil", im Hinblick auf die kardiopulmonale Situation, zu klassifizieren ist. Das heißt entweder müssen im Schockraum noch ggf. lebensrettende Eingriffe durchgeführt werden, die vor einer genaueren apparativen Diagnostik nötig sind, oder eine apparative Diagnostik kann durchgeführt werden und der Patient dann einer endgültigen Versorgung im stationären Bereich der Klinik übergeben werden.

4.6.1 Stabiler Patient

Bei stabilen Patienten sollten Patienten **mit SHT** und Patienten **ohne SHT** unterschieden werden.

Stabiler Patient ohne SHT

Stabile Patienten ohne SHT werden im Schockraum nach der Erstdiagnostik im Rahmen des **Secondary Survey** (➤ Kap. 12) nochmals organsystem- oder körperregionbezogen gründlich untersucht und dann der Diagnostik zugeführt. Anschließend wird nach Sichtung der Befunde das weitere Vorgehen zur definitiven Versorgung geplant.

Ein spezielles Vorgehen im Sinn einer **Damage-control-Chirurgie** sollte bei Patienten gewählt werden, die an schweren Lungenkontusionen, Frakturen mehrerer Röhrenknochen, einer ausgeprägten Hypothermie, einer Koagulopathie leiden, oder von eine Operationszeit von über sechs Stunden ausgegangen werden muss.

Stabile Patienten mit SHT

Bei diesen Patienten steht die schnelle CT-Diagnostik im Vordergrund. Ein sub- oder epidurales Hämatom sollte innerhalb eines Zeitfensters von 120 Minuten nach Einlieferung versorgt sein! Bei einer intrazerebralen Blutung sollte eine rasche operative Versorgung durch Trepanation oder Ventrikelsonde erfolgen. Auch hier liegt das Zeitfenster bei 120 Minuten (➤ Kap. 16).

4.6.2 Instabile Patienten

Bei instabilen Patienten sollte versucht werden die Ursache zu detektieren. Eine Notfalloperation, z.B. eine Laparotomie oder das Anlegen eines Fixateur externe bei einer Beckenfraktur muss dann **vor** einer weiterführenden Diagnostik erwogen werden und ggf. noch im Schockraum durchgeführt werden.

4.7 Zusammenfassung

Der Untersuchungsgang sollte zügig und vollständig durchgeführt werden. Etwaige lebensbedrohliche Störungen müssen dabei sofort behandelt werden. Dazu empfiehlt sich in Anlehnung an die ATLS® eine Durchführung der Untersuchung nach dem ABCDE-Schema. Im Rahmen dieses Schemas wird i.d.R. kein Schritt vergessen und bei Unklarheiten kann das Schema jederzeit wiederholt werden.

Die Zweituntersuchung kann nach Organsystemen oder Körperregionen erfolgen und sollte nur bei stabilen Patienten ohne SHT **nach** der Notfalldiagnostik, durchgeführt werden.

FALLBEISPIEL

Als typisches Beispiel für eine schlechte Versorgung von Patienten durch mangelnde Absprache sei folgendes Fallspiel beschrieben.

Der Trauma-Leader ist ein erfahrener Facharzt für Chirurgie, der nach Abschluss des Primary Survey und den daraus resultierenden Erstmaßnahmen, wie Sicherstellung der Atemwege und der Atmung (Intubation, Beatmung) die Indikation zur Durchführung einer Traumaspirale im CT stellt. Auf Anordnung durch den hinzugekommenen Chefarzt der Anästhesie wird durch diesen der Chirurg als Trauma-Leader ersetzt. Der Anästhesist beginnt erneut mit dem Primary Survey, moniert hierbei eine Tubusfehllage bei unauffälligen Beatmungsparametern und zieht den Tubus um 0,5 cm zurück.

Anschließend stellt er bei dem durch den Notarzt mit Opiaten behandelten Patienten eine aufgehobene Pupillenreaktion beidseits fest. Er ordnet an, zunächst eine isolierte Untersuchung des Schädels im cCT vorzunehmen.

Der nunmehr eintreffende Chefarzt der Unfallchirurgie schüttelt nach kurzem Studium der vorliegenden Befunde den Kopf und legt als nun fungierender Trauma-Leader einen anderen diagnostischen Fahrplan fest.

Als nächste Maßnahme reponiert er eine, bis dahin nicht festgestellte Schulterluxation rechts und überprüft eine vom Notarzt angelegte Luftkammerschiene am rechten Bein auf deren korrekte Funktion und Lage. Im Weiteren ordnet er nun die Durchführung der Traumaspirale inklusive Schädel und HWS im CT an.

Das Problem im geschilderten Fall war die vorher durch den ursprünglichen Trauma-Leader festgelegte Therapie und Diagnostik; diese wurde durch den zweiten Trauma-Leader, wegen anderer Schwerpunkte, außer Kraft gesetzt und verändert, um dann wiederum durch den dritten Trauma-Leader nochmalig einer weiteren Veränderung unterworfen zu werden. Das Fazit war, dass sowohl Diagnostik als auch Therapie stockten, die Mitarbeiter des Primär-Teams im Ablauf der Versorgung beeinträchtigt waren und der Patient dadurch deutlich schlechter versorgt wurde.

ÜBUNGSANLEITUNG

Jeder in einem Schockraum tätige Arzt sollte für sich selbst eine Strategie zur Untersuchung von Patienten überlegen und diese anhand des ABCDE-Schemas exemplarisch durchexerzieren. Gerade die Verinnerlichung des Untersuchungsganges führt dazu, dass auch unter Stress keine Schritte vergessen werden. Dieser Untersuchungsgang kann und soll natürlich auch immer wieder im Team geübt werden.

LITERATUR

Ruchholtz S, Pehle B, Lewan U, Lefering R et al. (2006) The emergency room transfusion score (ETS): prediction of blood transfusion requirement in initial resuscication after severe trauma. Transfusion Medicine 16: 16–56.

KAPITEL

5 Erste anästhesiologische Maßnahmen

Maria Palfi

5.1 Grundsätzliche Überlegungen

Besteht bei einem Patienten eine potenziell lebensbedrohliche Situation, so ist das Schockraum-Management aufzurufen, das heißt zunächst: Bereitstellen von Personal und Schockraum disponieren!

Das Schockraum-Team hat eine besondere Aufgabe zu erledigen. Mit dem Ziel dem Patienten die bestmögliche Versorgung zu bieten, wird im Team in klarer Arbeitsteilung ein geordneter und stressarmer Ablauf in einer für den Patienten sehr kritischen Phase angestrebt. Jeder hat hier seine Aufgabe zu sehen und zu bearbeiten. Die vorher oder während des Schockraum-Managements festgelegten Aufgaben, sind in sinnvoller Abfolge zu stellen und abzuarbeiten. Bestimmte feststehende Vorgänge können auch in Checklisten verankert sein, hier sollte aber alternativ ein Verzicht auf die eine oder andere Maßnahme möglich sein (➤ Kap. 11).

Die Aufgabe des Anästhesisten ist die Kontrolle der Vitalfunktionen und im Bedarfsfall deren Wiederherstellung, Stabilisierung und Aufrechterhaltung. Diese Aufgabe hat anfänglich die höchste Priorität, alle anderen diagnostischen und therapeutischen Maßnahmen haben hier zurückzustehen.

Am besten geschieht dies entsprechend der Empfehlungen der ATLS®, deren Untersuchungs- und Behandlungsschema zuverlässig und rasch abgearbeitet werden sollte (➤ Kap. 4). Abweichungen hiervon oder andere Vorgehensweisen und Vereinbarungen sind möglich, sollten aber gut durchdacht sein, in der Regel kommt man mit wenigen „lokalen Korrekturen" zu einem optimalen Ablaufplan.

Als Erstes führt der Anästhesist bei der Übernahme im Schockraum einen Basis-Check nach dem **ABCDE-Schema** durch:

Atemweg (Airway). Eine Verlegung der Atemwege, egal wo im Verlauf, durch Blut, Erbrochenes, Frakturen oder Frakturfragmente müssen sofort durch Absaugen oder Sicherung der Atemwege durch Überbrücken (Intubation) oder Umgehen (Tracheotomie) beseitigt werden.

Atmung (Breathing). Bei einer suffizienten Spontanatmung wird Sauerstoff über Maske zugeführt, bei insuffizienter Atmung wird nach Atemwegssicherung die Indikation zur Beatmung gestellt.

Kreislauf (Circulation). Normotone und normofrequente Patienten werden mit Flüssigkeitssubstitution behandelt, kreislaufinstabile Patienten (Tachykardie, Hypotonie) werden mit aggressiver Flüssigkeits- und Volumentherapie und bei Bedarf mit Katecholaminen behandelt.

Hierbei und direkt danach erfolgt die Kontrolle der außerklinisch durchgeführten Maßnahmen: die Tubuslage wird durch Auskultation und Kapnometrie überprüft, ebenso dessen regelrechte Fixierung. Alle sonst eingebrachten peripher- und zentralvenösen Zugänge werden auf ihre richtige intravenöse Lage und Durchgängigkeit geprüft. Thoraxdrainagen werden bezüglich Lage, Befestigung und Funktion kontrolliert.

In Abstimmung und unter Berücksichtigung des klinischen Zustandes des Patienten werden die Abfolge der primär durchzuführenden apparativen Diagnostik sowie der notwendigen therapeutischen Maßnahmen vom Trauma-Leader festgelegt.

Der Anästhesist hat während der gesamten Schockraumversorgung weiterhin die Aufgabe Störungen der Bewusstseinslage, Atmung, Kreislauf und Körpertemperatur zu erfassen und wenn möglich zu beheben.

Neurologischer Status (Disability). Die Bewusstseinslage wird durch die Erhebung eines initialen neurologischen Status geprüft und dokumentiert. Hierzu gehören Pupillenanalyse und der Glasgow Coma Score (GCS). Zusätzlich erfolgt die Erhebung und Dokumentation des Pupillenstatus mit Beschreibung von Größe, Form und der Reaktion auf Licht, möglichst im Vergleich zur Gegenseite. Der GCS bewertet die sprachliche und motorische Leistungsfähigkeit sowie das Öffnen der Augen mit Punkten, deren Summe eine gute Einschätzung eines stattgehabten SHT erlaubt (➤ Kap. 11).

Bei einer Punktsumme von < 9 Punkten liegt ein schweres SHT vor, hier sind sofort Maßnahmen einzuleiten. Mit hoher Priorität ist hier die Intubation und künstliche Beatmung durchzuführen.

Jede relevante Veränderung muss sofort dem Trauma-Leader mitgeteilt werden, um eine notwendige Ergänzung oder Veränderung der Reihenfolge der diagnostischen oder therapeutischen Maßnahmen vornehmen zu können.

Entkleiden/Vermeiden von Hypothermie (Exposure/Environment). Die Beachtung des Wärmehaushalts ist von ganz erheblicher Bedeutung für den Verletzten. Ein Absinken der Körpertemperatur hat schädliche Wirkung auf viele Körperfunktionen (Organperfusion, Immunantwort, Gerinnung).

5.1.1 Kleines ABC

Im folgenden Textteil wird auf das „kleine ABC" etwas genauer eingegangen. Das von uns angewandte System wird als ein mögliches Vorgehen vorgestellt. Dies geschieht ganz bewusst ohne eine entsprechende medizinische oder wissenschaftliche Bewertung, wobei uns immer bewusst ist, dass gar viele Wege nach Rom führen mögen.

Atemwege – Airway

Im Schockraum, also unter geordneten Bedingungen, ist die Sicherung der Atemwege obligat. Hierzu können sich v.a. in der Praxis Differenzen zur präklinischen Medizin auftun (diese sollten dann bei anderer Gelegenheit falls nötig mit dem Vorbehandler geklärt werden).

Bei allen bewusstlosen Patienten, bei Patienten mit Verlegung der Atemwege und bei Patienten mit einer insuffizienten Oxygenierung (SO_2 < 95%) werden die Atemwege durch geeignete Maßnahmen (z.B. Intubation) gesichert. Alle anderen Traumapatienten bekommen im Schockraum, zur Unterstützung einer ausreichenden Oxygenierung, Sauerstoff, 2 bis 6 l/min, über eine Sauerstoffmaske oder Nasenbrille zugeführt.

MERKE

Die Intubation von Notfallpatienten erfolgt immer als Crush-Intubation!

Von besonderer Bedeutung ist bei der **Notfallintubation** (Crush-Intubation) die adäquate Vorbereitung. Das notwendige Instrumentarium muss griffbereit und funktionsfähig vorbereitet sein, das Gleiche gilt für die zur Anwendung kommenden Medikamente. Ersatz muss vorhanden und erreichbar sein.

Vorzubereiten sind:

- ein Tubus geeigneter Größe sowie jeweils ein Tubus eine Größe kleiner und eine Größe größer (➤ Tab. 5-1; ➤ Abb. 5-5)
- ein funktionsfähiger starker Sauger mit größerer Öffnung
- Intubationshilfen (Führungsstab, wenn vorhanden ein Coock- oder Eschmann-Stab; ➤ Abb. 5-1)
- Larynxmaske (➤ Abb. 5-2)
- Gleitmittel
- Laryngoskop mit verschiedenen Spateln:
  - Macintosh (leicht gebogen) der Größe 3 und 4 für Erwachsene und 1 bis 2 für Kinder
  - Miller (gerade) der Größe 0 bis 1 für Neugeborene und Säuglinge (➤ Abb. 5-3)
- Magill-Zange (➤ Abb. 5-4)
- Befestigungsmaterial
- Bronchoskopiewagen mit einem funktionsfähigen Bronchoskop, Lichtquelle (evtl. integriert, batteriebetrieben) und Silikonspray als Gleitmittel, bei V.a. HWS-Verletzung.

Im Normalfall wird der Tubus mit dem Führungsstab armiert und vorgeformt. Man sollte nicht vergessen, den Führungsstab mit Gleitmittel zu versehen, sonst könnten Schwierigkeiten bei dessen Entfernung auftreten.

Folgende Medikamente kommen bei kreislaufinstabilen Patienten zur Anwendung. Dosierungsmöglichkeiten ➤ Tabelle 5-2:

- Ketamin und/oder Etomidate als Hypnotika
- Fentanyl oder Sufentanil zur Analgesie
- Atracurium, Vecuronium als nichtdepolarisierender Muskelrelaxanzien zur Präcurarisierung
- Suxamethonium (Succinylcholin) zur Relaxierung.

Die Intubation als wichtigstes Instrument zur Sicherung der Atemwege wird wie folgt durchgeführt:

- vorsichtige assistierte Beatmung (100% O_2) über eine dicht sitzende Maske
- Injektion der Medikamente:
  - zunächst, wenn nicht schon vorher verabreicht, ein Opioid als Analgetikum
  - anschließend das nichtdepolarisierende Muskelrelaxans in Priming-Dosis (= Präkurarisierung); ➤ Tab. 5-2)
- Fortführen der vorsichtigen Maskenbeatmung noch für etwa zwei Minuten
- nach Verabreichung des Hypnotikums wird sofort das depolarisierende Muskelrelaxans appliziert
- nach ca. 20 bis 40 Sekunden (nach sichtbaren Muskelkontraktionen meistens im Gesicht) kann die endotracheale Intubation durchgeführt werden.

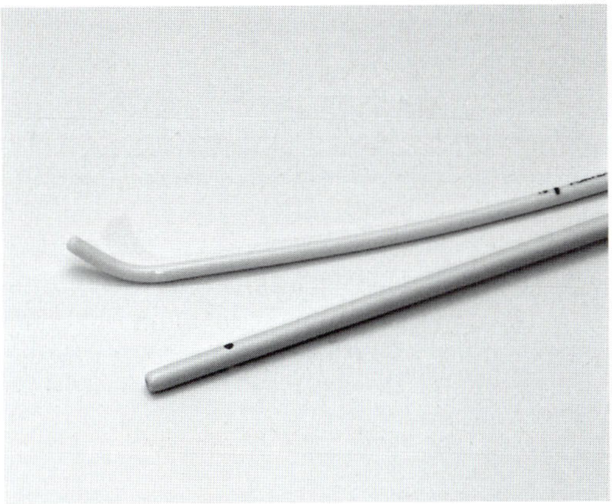

Abb. 5-1 Intubationshilfen.

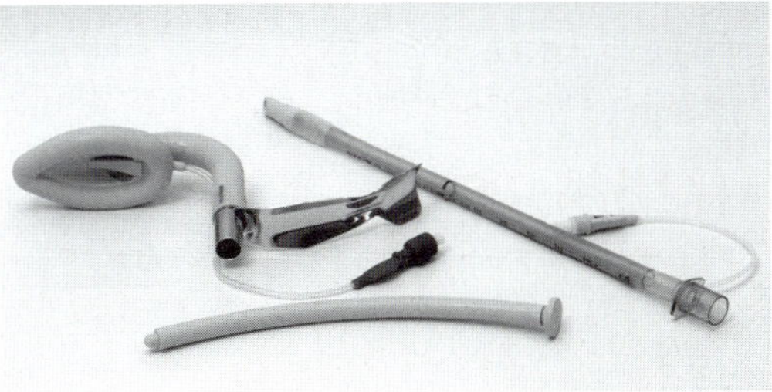

Abb. 5-2 Larynxmaske.

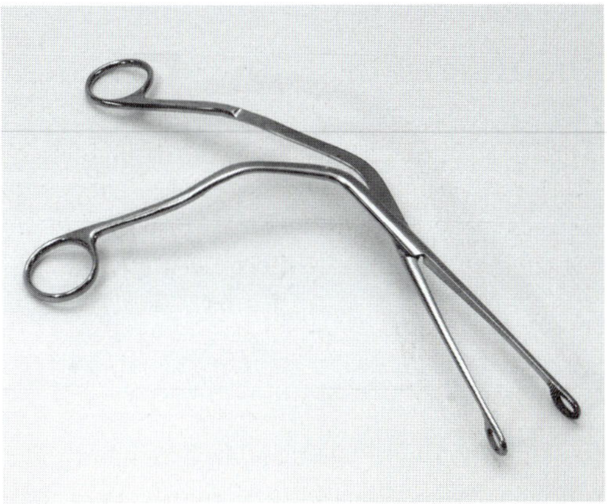

Abb. 5-4 Magill-Zange.

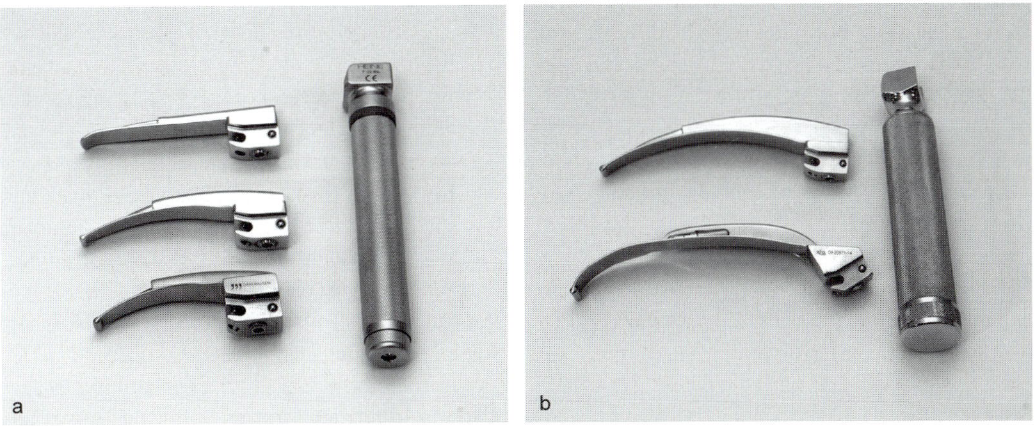

Abb. 5-3 Laryngoskope für Kinder (a) und Erwachsene (b).

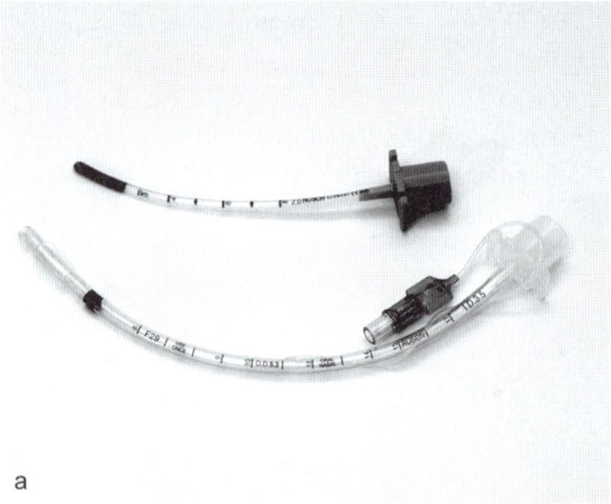
a

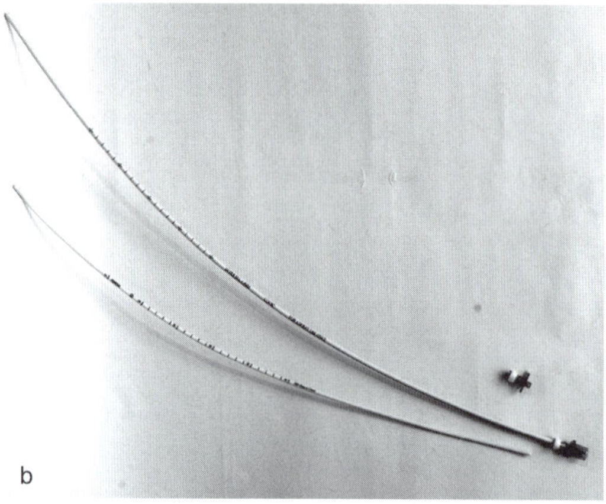
b

Abb. 5-5 Orotrachealtuben für Erwachsene (a), Nasopharyngealtuben für Kinder (b).

Tab. 5-1 Empfehlung für Tubusgrößen.

	Innendurchmesser (mm)
Kinder	
Neugeborene und Säuglinge	2,5–3,5
Kinder 1–2 Jahre	3,5–4,0
Kinder 2–6 Jahre	4,5–5,5
Kinder 7–10 Jahre	5,5–6,5
Kinder 11–14 Jahre	6,5–7,5
Kinder ab 14 Jahre	wie Erwachsene
Erwachsene	
Frauen	7,5–8,0
Männer	8,0–9,0

Tab. 5-2 Mögliche Dosierung üblicher zur Intubation eingesetzter Medikamente.

Medikament	Handelsnahme	Dosierung
Ketamin	Ketanest®	2 mg/kg KG
Etomidate	Hypnomidate®	0,3 mg/kg KG
Propofol	Propofol Lipuro®	1,5–2,5 mg/kg KG
Fentanyl	Fentanyl®	1–2 µg/kg KG
Sufentanil	Sufentanil®	0,1–0,2 µg/kg KG
Atracurium	Tracrium®	0,05 mg/kg KG
Vecuronium	Norcuron®	0,01 mg/kg KG
Suxamethonium	Lysthenon®	1 mg/kg KG
Rocuronium	Esmeron®	0,6 mg/kg KG

Der Einsatz von Propofol zur Sedierung kann durch eine kreislaufdepressive Wirkung zu erheblichen Hypotonien führen und wird bei Traumapatienten, bei denen Hypovolämien durch Katecholaminausschüttung maskiert sein können, weniger empfohlen.

Die Intubation sollte wie sonst auch behutsam und vorsichtig durchgeführt werden. Gerade bei Patienten mit möglicher oder nachgewiesener Wirbelsäulenverletzung, besonders im zervikalen oder zervikothorakalen Abschnitt muss bei dem Manöver eine zusätzliche Rückenmarksverletzung vermieden werden. Die größte Bewegung bei der orotrachealen Intubation unter direkter Laryngoskopie ist im atlantookzipitalen und atlantoaxialen Gelenk zu erwarten.

Zu empfehlen ist die manuelle **In-line-Stabilisation**, da sie während der orotrachealen Intubation eine bessere Fixierung der HWS als die rigide Immobilisationsschiene ermöglicht, außerdem schränkt sie die Mundöffnung nicht ein. Im eigenen Vorgehen wird in der Regel wie folgt verfahren:

Zunächst wird der ventrale Anteil der HWS-Schiene entfernt und die HWS durch manuelle Inline-Stabilisation gehalten. Hierbei wird die zervikale Wirbelsäule in Neutralposition von einer zweiten Person mit beiden Händen geschient; diese ist dabei seitlich platziert, mit dem Gesicht zum Kopfende; sie legt beide Hände auf je eine Seite des Kopfes und hält die HWS leicht unter Zug. Dadurch kann jede Flexion bzw. Extension im Bereich der HWS verhindert werden. Der Anästhesist führt dann die vorsichtige Intubation, ohne Flexion oder Extension des Kopfes durch (➤ Abb. 5-6).

Bei ausreichender Erfahrung mit der bronchoskopischen Intubation, guten Sichtverhältnissen im Mund-Rachen-Bereich (z.B. keine akute Blutung)

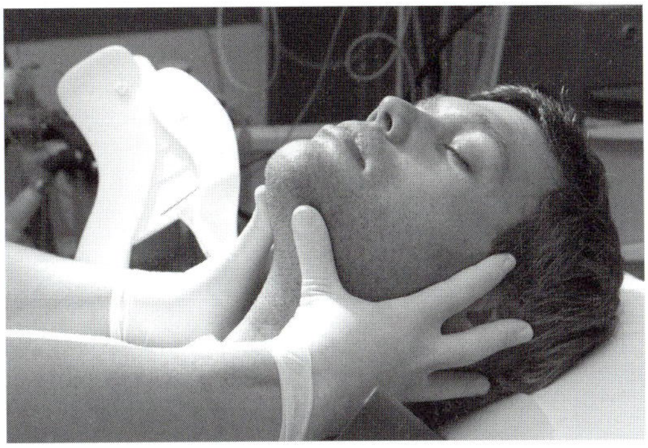

Abb. 5-6 In-line-Stabilisation zur orotrachealen Intubation bei Patienten mit V.a. oder nachgewiesener HWS-Verletzung.

und wenn genügend Zeit zur Verfügung steht (keine akute Hypoxiegefahr) sollte bei Patienten mit HWS-Verletzungen eine fiberoptische Intubation durchgeführt werden.

Atmung – Breathing

Die Beatmung der Notfallpatienten wird meistens als volumen- oder druckkontrollierte Beatmung durchgeführt. Welcher Beatmungsmodus zum Einsatz kommt wird in der Realität nicht selten vom vorhandenen Beatmungsgerät im Schockraum bestimmt. Es kann sowohl die volumen- wie auch die druckkontrollierte Beatmung eingesetzt werden, da sich kein wirklicher Vorteil für den einen oder den anderen Beatmungsmodus nachweisen lässt. Wichtig ist es, mit dem verwendeten Beatmungsmodus vertraut zu sein und die Überwachung der Ventilation durch eng eingestellte Grenzen zu sichern.

Beide Beatmungsformen haben ihre Vor- und Nachteile und können durch die eingestellten Grenzen bzw. durch ihre Überschreitung wertvolle Informationen während der Versorgung bieten.

Volumenkontrollierte Beatmung

Bei der volumenkontrollierten Beatmung wird der Patient mit einem **festgelegten Atemzugvolumen** und einer eingestellten Atemfrequenz beatmet. So können die alveoläre Ventilation und das p_aCO_2 konstant gehalten werden. Diese Beatmung minimiert das Risiko eines Volutraumas der Lunge. Compliance-Veränderungen der Lunge können aber Veränderungen des Beatmungsdrucks bedingen, die wiederum zur Ausbildung eines Barotraumas mit Pneumothorax oder Pneumomediastinum führen können. Um das zu verhindern, müssen bei der volumenkontrollierten Beatmung die Alarmgrenzen für Beatmungsdrücke eng eingestellt werden.

Vorteile bietet dieses Verfahren besonders bei Patienten mit einem SHT. Eine **Hypoventilation** mit Erhöhung des p_aCO_2 (Hyperkapnie) führt zur zerebralen Vasodilatation und Erhöhung des **intrazerebralen Drucks** (ICP). Eine **Hyperventilation** dagegen verursacht eine zerebrale Vasokonstriktion und **Senkung des ICP**. Dieser Effekt kann bei erhöhtem ICP therapeutisch zur dessen Senkung genutzt werden (permissive Hypokapnie). Die Hyperventilationstherapie hat aber auch ihre Grenzen. Bei entsprechenden Vorerkrankungen, wie z.B. einer Atherosklerose könnte die zerebrale Vasokonstriktion zu einer Minderperfusion des Gehirns, bis zum Ausbilden eines ischämischen Hirninfarktes führen. Im Normalfall werden die Patienten deshalb normoventiliert und nur beim SHT mit erhöhtem ICP und drohender Einklemmung wird eine **milde Hyperventilation** durchgeführt.

Druckkontrollierte Beatmung

Bei der druckkontrollierten Beatmung bleiben die **Beatmungsdrücke konstant**, damit wird das Risiko eines Barotraumas der Lunge reduziert. Änderungen der Lungen-Compliance führen hier zur Hypo- bzw. Hyperventilation. Um das zu vermeiden werden die Grenzen für das Atemzugvolumen oder, je nach Einstellungsmöglichkeit, für das Atemminutenvolumen eng eingestellt.

Kreislauf – Circulation

Als Kreislaufparameter werden die Herzfrequenz und der Blutdruck erhoben und im Idealfall kontinuierlich gemessen. Anstiege in der Frequenz (> 100/min), besonders wenn diese mit einem Blutdruckabfall auf < 100 mmHg systolisch kombiniert vorliegen, müssen den Verdacht auf eine Blutung mit Hypovolämie nahelegen und sofort mit einer aggressiven Flüssigkeits- und Volumentherapie behandelt werden.

MERKE
Zur Applikation relevanter Flüssigkeitsmengen sind großlumige Zugänge erforderlich!

Im Notfall immer daran denken:

- Ein Dreilumenkatheter 7,5 French mit 20 cm Länge (distales Lumen 14 Gauge, mediales und proximales Lumen je 18 Gauge) hat eine Durchflussrate von 60/30/30 ml/min, wenn kein Dreiwegehahn dazwischengeschaltet ist. Wenn der Katheter 30 cm lang ist, reduziert sich die Durchflussrate auf 50/18/20 ml/min.
- Ein Dreiwegehahn reduziert das Lumen auf 18 Gauge, dies entspricht einer normalen peripheren Venenverweilkanüle. Dies ist deutlich weniger als drei große periphervenöse Zugänge ermöglichen. Somit ist ein Dreilumen-ZVK zur Flüssigkeitstherapie ungeeignet.
- Wenn ein ZVK eingebracht wird, muss dieser ein dreilumiger Katheter mit großem Durchflussvolumen (Shaldon-Katheter) sein. Ein 12-French-Katheter mit 15 cm Länge (distales Lumen 16 Gauge, mediales Lumen 12 Gauge und proximales Lumen 11 Gauge) hat eine Durchflussrate von 55/250/320 ml/min und bei 20 cm Länge von 50/220/290 ml/min. Die Anlage des ZVK/Shaldon-Katheters ist im ➤ Anhang dargestellt.

Die bei dem Trauma stattgehabte Katecholaminausschüttung kann über längere Zeit eine Hypovolämie maskieren und den Blick auf die damit verbundene Hypotonie verstellen. Wichtig ist daran zu denken und je nach Verletzungsmuster den Blut- und Flüssigkeitsverlust (Verbrennung, ➤ Kap. 23) zu schätzen und den Patienten mit ausreichend Volumen, Flüssigkeit und bei Notwendigkeit mit Blut- und Blutkomponenten zu behandeln.

Kristalloide Lösungen

Kristalloide Lösungen verteilen sich gleichmäßig in Intra- und Extrazellulärraum. Bei Verlust von 1000 ml Blut werden deswegen ca. 4000 ml kristalloide Lösungen notwendig sein, um eine intravaskuläre Hypovolämie zu vermeiden.

Kolloidale Lösungen

Hydroxyethylstärkelösungen

Von den künstlichen Kolloiden werden Hydroxyethylstärke (HAES)-Lösungen mit verschiedenen Molekulargewichten (MG) und Volumeneffekten verwendet. Bei der Versorgung von Notfallpatienten kommen häufig HAES-Lösungen, mit niedrigem MG (130 000 = 6%) zum Einsatz. Dies wird u.a. mit den geringen negativen Auswirkungen auf die Gerinnung begründet. Trotzdem wird eine Störung der Fibrinpolymerisation bei Verwendung dieser Lösungen beobachtet. Die Maximaldosierung von Voluven® (HAES 130/0,4) beträgt 50 ml/kg KG/d.

Auch HyperHAES kommt wegen seines ausgeprägten Volumeneffekts als Notfalltherapie (**small volume resuscitation**) häufig zur Anwendung. Die Dosierung beträgt 4 ml/kg KG als einmalige Bolusgabe. Nach Gabe von HyperHAES muss immer auf eine ausreichende Flüssigkeitszufuhr mit kristalloiden Lösungen zur Wiederauffüllen des interstitiellen Raumes geachtet werden.

MERKE
Normalerweise werden sowohl Kristalloide als auch Kolloide im Notfall verabreicht. Bei Verwendung von Kolloiden müssen die Maximaldosierungen beachtet werden!

Gelatinelösungen

In der letzten Zeit wird die Gabe von Gelatinelösungen propagiert. Ihr Einsatz soll die Häufigkeit auftretender Nierenversagen reduzieren. Eine eindeutige Empfehlung kann hier aber noch nicht gegeben werden.

Blut und Blutprodukte

Bei Patienten mit offensichtlicher Blutung, bei denen unter Flüssigkeits- und Volumentherapie keine Stabilisierung des Kreislaufs in kürzester Zeit erreicht werden kann, werden rechtzeitig **Erythrozytenkonzentrate** (EK) und **Gefrierplasma** (FFP, fresh frozen plasma) verabreicht. Wenn die Blutgruppe schon bekannt ist, werden die Transfusionen blutgruppengleich, im Idealfall nach durchgeführter Kreuzprobe verabreicht. Wenn die Blutgruppe noch nicht bestimmt wurde, werden EKs der Blutgruppe 0/Rh-negativ und FFP der Blutgruppe AB transfundiert. Normalerweise wird bei akuter Blutung nach dem vierten EK mit der FFP-Gabe begonnen und anschließend im Verhältnis 1 : 1 mit den EKs transfundiert. Bei akuter Blutung werden unter einer Thrombozytenzahl von 60 000/µl zusätzlich **Thrombozytenkonzentrate** (TK) verabreicht.

Viele Patienten nehmen Thrombozytenaggregationshemmer (ASS, Clopidrogel, Dipyridamol) als Dauertherapie aufgrund kardialer Vorerkrankungen ein. Diese Medikamente heben die Thrombozytenaggregation für die Lebensdauer der Thrombozyten (ca. 7 bis10 Tage) auf. Der Versuch bei diesen Patienten die Thrombozytenaggregation durch die Gabe von **Desmopressin** (Minirin® 0,3 µg/kg KG als Kurzinfusion) zu verstärken, ist nicht sicher erfolgreich. Insbesondere bei entsprechender Gewebeschädigung ist eine ausreichende Gerinnung ohne die Gabe von TKs oft nicht möglich. Deswegen sollte man rechtzeitig an die Transfusion von TKs mit Thrombozyten mit normaler Funktion denken.

MERKE
Blut und Blutprodukte können mehr als Volumenersatz!

Gerinnungsaktive Substanzen

Bei Leber- oder Lungenverletzung, komplexen Verletzungen im Beckenbereich, insbesondere mit Traumatisierung innerer Organe, sollte immer an die eventuell vorhandene Hyperfibrinolyse gedacht werden. Die Gabe von **Tranexamsäure** ist in diesen Fällen indiziert. Die Dosierung ist 1 g als Kurzinfusion (15 mg/kg KG) und bei Notwendigkeit Wiederholungsdosen von 0,5–1 g alle 6 bis 8 Stunden. Die Thrombelastographie kann bei der Therapiesteuerung gute Dienste leisten.

Neurologischer Status

Der neurologische Status ist beim Patienten in Narkose nur eingeschränkt zu bewerten, allerdings können bestimmte Befunde wie etwa lichtstarre, erweiterte und entrundete Pupillen oder eine einseitige Blickdeviation auch dann Hinweise auf zerebrale Schädigungen sein. Insbesondere kann deren Beobachtung und Dokumentation im zeitlichen Verlauf wertvoll sein.

MERKE
Neurologischer Status = Pupillenanalyse + GCS!

Vermeidung von Hypothermie – Environment

Die Kontrolle der Körpertemperatur hat höchste Priorität. Von Beginn an müssen während der Schockraumbehandlung Wärmeverluste vermieden werden. Falls erforderlich, sollte Wärme zugeführt werden. Neben dem obligaten Zudecken des Patienten können auch angewärmte Infusionen, Wärmedecken, externe Wärmestrahler und andere Maßnahmen zum Einsatz kommen. Der Wärmeverlust wird in seiner Wichtigkeit regelhaft unterschätzt, man sollte sich deshalb im Ablauf immer wieder ganz bewusst Kontrollen einrichten (Messung der Körpertemperatur mindestens halbstündlich).

MERKE
Wärmeverlust bedeutet Funktionsverlust in vielen Systemen!

FALLBEISPIEL
Bertold K., 24 Jahre alt, ist als angeschnallter Pkw-Fahrer bei hoher Geschwindigkeit von der Fahrbahn abgekommen und frontal gegen einen Baum geprallt.
Der erstbehandelnde Notarzt diagnostiziert eine ausgeprägte Kreislaufinstabilität bei auffälliger Prellmarke über dem rechten Rippenbogen. Der Notarzt hat zwei großlumige periphere venöse Zugänge gelegt und in kürzester Zeit 1000 ml Ringer-Lösung und 1000 ml Voluven® (HAES 6%) verabreicht. Zunächst gut ansprechbar trübt der Verletzte zunehmend ein und wird deswegen notfallmäßig intubiert und mit 100% Sauerstoff volumenkontrolliert beatmet.
Das aufnehmende Krankenhaus wird informiert: „Verkehrsunfall, männlich, ca. 25 Jahre kreislaufinstabil bei V.a. Leberruptur, intubiert, beatmet."
Während des Transports wird weiterhin Volumen und Flüssigkeit im Verhältnis 1 : 1 infundiert.
Im Krankenhaus wird vereinbarungsgemäß das Schockraum-Team alarmiert: Unfallchirurg, chirurgischer Dienstarzt, Anästhesist, Anästhesiepflege, Notaufnahme-Team. Seitens der Anästhesie werden folgende Vorbereitungen getroffen:
- Beatmungsgerät mit Monitoreinheit, zwei Perfusoren
- sechs Blutkonserven der Blutgruppe 0/Rh-negativ
- vier FFP der Blutgruppe AB

- angewärmte Infusionen
- ein dreilumiger Shaldon-Katheter
- arterieller Zugang.

Beim Eintreffen im Schockraum hat der Patient keinen messbaren Blutdruck. Sonographisch zeigt sich viel freie Flüssigkeit im Abdomen. Trotz schneller Transfusion von sechs EKs und vier FFPs und weiterer Gabe von Flüssigkeit ist eine suffiziente Kreislaufstabilisierung nicht zu erreichen. Der Unfallchirurg stellt die Indikation zur Notfalllaparotomie im Schockraum. Das Team wird durch einen Chirurgen, einen Anästhesisten, einen Anästhesiepfleger sowie zwei OP-Pfleger verstärkt.

Die Beatmung erfolgt weiterhin mit 100% Sauerstoff. Auskultatorisch sind beide Lungen belüftet. Über den inzwischen gelegten Shaldon-Katheter werden weitere sechs EKs und sechs FFPs transfundiert, 3000 ml Ringer-Lösung infundiert, 1 g Tranexamsäure und 3 g Fibrinogen als Kurzinfusion verabreicht.

Bei bereits begonnener Laparotomie wird eine direkte arterielle Druckmessung ergänzt.

Bei der Laparotomie findet sich massiv Blut im Abdomen. Eine zentrale Leberruptur wird mittels Übernähung und Tamponade mit Bauchtüchern (packing) versorgt.

Nach kurzzeitiger Besserung der Kreislaufsituation erneuter Kreislaufeinbruch; bei noch offenem Abdomen ergibt sich hier kein Hinweis auf Nachblutung. Wegen einer gleichzeitig aufgefallenen Erhöhung der Beatmungsdrücke unter volumenkontrollierter Beatmung, wird ohne weitere Diagnostik eine Thoraxdrainage rechts gelegt. Der Verdacht auf einen Hämatopneumothorax rechts bestätigt sich, denn es entleert sich viel Luft und ca. 500 ml Blut (falls dies nicht der Fall gewesen wäre, hätte auch auf der anderen Seite eine Thoraxdrainage eingebracht werden müssen). Der Patient stabilisiert sich nun langsam unter weiterer Transfusion von vier EKs und vier FFPs, sodass die Bauchdecke verschlossen werden kann. Die Thrombozytenzahl ist inzwischen auf 80 000/µl gesunken. Hb 8,9 g/dl. Plasmatische Gerinnung: Quick 67%, PTT 50 sec, Fibrinogen 150 mg/dl. Es werden 20 mg Vitamin K als Kurzinfusion, zwei EKs und vier FFPs transfundiert.

Die Kreislaufsituation bleibt stabil, sodass die Diagnostik mittels CT (Polytraumaspirale) vervollständigt werden kann. Hierbei werden folgende Diagnosen bestätigt: Z.n. Hämatopneumothorax rechts mit regelrecht einliegender Drainage, multiple Lungenkontusionen beidseits, rechts mehr als links, zentrale Leberruptur mit Bauchtüchern gepacktes Abdomen mit noch gering freier Flüssigkeit im Douglas-Raum.

Der Patient wird im stabilen Zustand zur weiteren Therapie auf die Intensivstation verlegt.

5

ÜBUNGSANLEITUNG

Die Versorgung von Notfallpatienten kann eingeübt werden indem man Karten mit verschiedenen Aufnahmesituationen erstellt. Weitere Karten werden mit Daten aus Vitalparametern, Laborbefunden bei der Aufnahme und Verdachtsdiagnosen dazugemischt und das Prozedere aus anästhesiologischer bzw. chirurgischer Sicht, zusammen mit dem dazugehörigen Pflegepersonal des Notfall-Teams durchgespielt. Weiter können die manuell ablaufenden mechanischen Verrichtungen eingeübt und dadurch beschleunigt werden. Die Ausgestaltung solcher Übungseinheiten bleibt dem jeweiligen „Autor" überlassen, einige Anregungen seien hier aber aufgelistet:

- Verständigung des Schockraum-Teams
- Vorbereitung des Instrumentariums und der Medikamente vor der Aufnahme
- Durchspielen von Notfallsituationen wie z.B.: „Patient lässt sich nicht mehr beatmen", oder „trotz Volumensituation sinkt der Blutdruck weiter". Was ist zu tun? Fehlersuche und Behebung des Fehlers bei allen beteiligten Ärzten, Pflegern und Leitstellenpersonal.
- Thoraxdrainage
- Infusionsleitungen, Kabel, Schläuche und ihr Management
- Kommunikation untereinander und mit anderen Beteiligten
- Aufspüren systemischer Fehler im Ablauf
- Videoaufnahmen anfertigen und analysieren.

KAPITEL

6 Erste unfallchirurgische Maßnahmen

Ludwig Gutermuth und Michael Gerstorfer

Schon beim Eintreffen des Patienten im Schockraum können sich erste chirurgische Maßnahmen als notwendig erweisen. Dies trifft insbesondere dann zu, wenn der Erstbehandelnde keine Gelegenheit zur vollständigen Versorgung des Patienten gesehen hat. Bei dringlich erforderlichen Sofortmaßnahmen müssen diese ggf. noch vor der Übergabe durchgeführt werden (z.B. Thoraxdrainage bei Spannungspneumothorax).

6.1 Allgemeine Überlegungen

Falls der Verletzte vitalen Gefährdungen ausgesetzt in den Schockraum gelangt, so sind diese vordringlich und wenn möglich sofort zu beheben. Während die Überprüfung der Atemwege in der Regel der Anästhesie vorbehalten ist, kann dennoch die Notwendigkeit einer Notfalltracheotomie das unfallchirurgische Eingreifen erforderlich machen. Eine eingeschränkte oder gar unmögliche Beatmung des Patienten kann den Einsatz von Thoraxdrainagen bedingen. Ein akuter Blutverlust kann eine sofortige Blutstillung (z.B. massive Kopfschwartenblutung) erforderlich machen. Auch kann eine deutliche Extremitätendislokation oder -luxation eine sofortige Reposition oder Grobreposition erfordern.

MERKE
First things first!

6.1.1 Atemwegs-Management

Falls eine vorliegende Obstruktion der Atemwege eine ausreichende Beatmung nicht zulässt, muss diese sofort beseitigt werden. Neben dem Absaugen, v.a. im Mundbereich aber auch in den distalen Tracheal- und Bronchusabschnitten, gibt es hierzu grundsätzlich zwei weitere Möglichkeiten:

- Beseitigen oder Passieren der Obstruktion **innen** durch den Anästhesisten (z.B. Neuplatzierung eines Tubus)
- Umgehen des betroffenen Luftwegeabschnittes **von außen** durch Schaffen eines neuen Zugangs zur Luftröhre im Halsbereich durch eine **Notfalltracheotomie** (Unfallchirurg).

Obstruktionen, verursacht z.B. bei Gesichtsschädelverletzungen oder Verletzungen im Bereich des Kehlkopfs, können bei frustranem Intubationsversuch oder Reintubationsversuch eine Notfalltracheotomie erforderlich machen.

Zu berücksichtigen ist hier das relativ kleine Zeitfenster für das Wiederherstellen der Atemwege. Wir führen unsere Maßnahmen in der folgenden Reihenfolge durch:

- Zunächst Einbringen des Laryngoskops und Überprüfen der Situation.
- Stellt sich hier ein unüberwindliches Hindernis dar, erfolgt die sofortige Tracheotomie.
- Falls das Hindernis beseitigt werden kann, erfolgt die Zwischenbeatmung mit Maske, Absaugen und Intubation.
- Bei Atemwegsobstruktionen, die sich nahe der Bifurkation befinden, erfolgen das Absaugen und eventuell der Versuch einer tracheoskopisch oder bronchoskopisch eingebrachten Überbrückung. Falls dies nicht möglich ist, kann als Ultima Ratio versucht werden, die Obstruktion in einen Hauptbronchus zu verschieben, um zumindest eine einseitige Beatmung zu ermöglichen. Später kann dann versucht werden, die Obstruktion bronchoskopisch zu beseitigen.

MERKE
- Arbeitsteilung bei der Atemwegsicherung: innen – Anästhesist, von außen – Chirurg!

Nadeltracheotomie (Punktionstracheotomie)

Hierbei wird eine spezielle Nadel (12 bis 14 Gauge) gedeckt in die Luftröhre eingebracht (➤ Abb. 6-1). Dabei gilt es zunächst die Membran zwischen Ring- und Schildknorpel zu ertasten. Nach Desinfektion erfolgt eine kurze Inzision (ca. 1 cm) bei überstrecktem Kopf (Achtung: HWS!). Nun Fixieren des Schildknorpels und Einbringen der Nadel oder des Trokars (System vorher anschauen) in 45° Richtung nach kaudal. Hierbei ist besonders auf die rückseitige Membran der Trachea zu achten. Während des gesamten Ablaufs wird durch eine 5 ml Spritze durch Aspiration ein Unterdruck erzeugt. Wird Luft aspiriert, kann von der richtigen Lage ausgegangen werden. In diesem Fall kann, je nach Set, die Kanüle durch einen definitiven weichen Trachealtubus, der in Seldinger-Technik appliziert wird, ersetzt werden. Um eine ausreichende Atemwegssicherung zu gewährleisten, muss das Tracheostoma gut gesichert werden. Es kann dann zumindest innerhalb gewisser zeitlicher Grenzen als „sicherer Luftweg" dienen. Gegebenenfalls ist das Tracheostoma im weiteren Verlauf durch eine definitive Maßnahme (bronchoskopische Intubation) zu ersetzen.

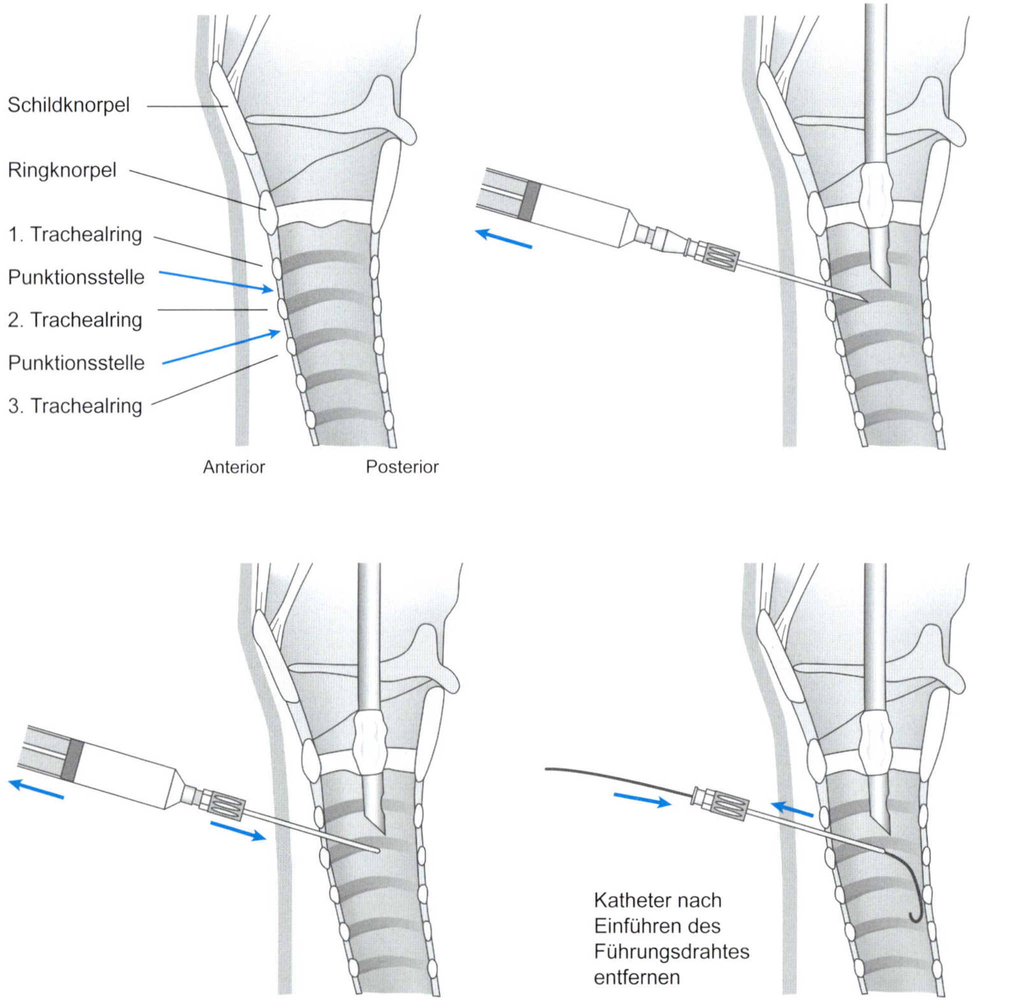

Abb. 6-1 Punktionstracheotomie.

Offene chirurgische Tracheotomie

Die offene chirurgische Tracheotomie (➤ Abb. 6-2) kommt besonders dann in Betracht, wenn eine gedeckte Tracheotomie nicht möglich ist, sei es aufgrund der anatomischen Begebenheiten des Patienten (No-neck-Syndrom) oder wegen eventueller Verletzungen im Hals- und Kehlkopfbereich, die eine Identifikation der anatomischen Strukturen nicht zulassen.

Wieder ist ein vorbereitetes Set zu verwenden. Nach Desinfektion ist über der Membran (s.o.) eine quere, mindestens 3 bis 4 cm lange Inzision vorzunehmen. Anschließend Eindringen des Skalpells in die Membran und Erweitern der Lücke durch Drehen um 90° oder Spreizen mit einer Klemme. Sodann wird eine spezielle Trachealkanüle eingebracht und nach kaudal in die Luftröhre vorgeschoben. Die richtige Lage lässt sich durch die regelhaft durchzuführende Beatmung überprüfen.

6.1.2 Atmung

Gelegentlich kommt ein Patient unter dem Vollbild eines Spannungspneumothorax in den Schockraum. Der Erstbehandler kann diesen deshalb übersehen haben, weil er langsam zugenommen hat und sich so die Atemfunktion des Verletzten langsam verschlechtert hat. Gleichzeitig ist der Auskultationsbe-

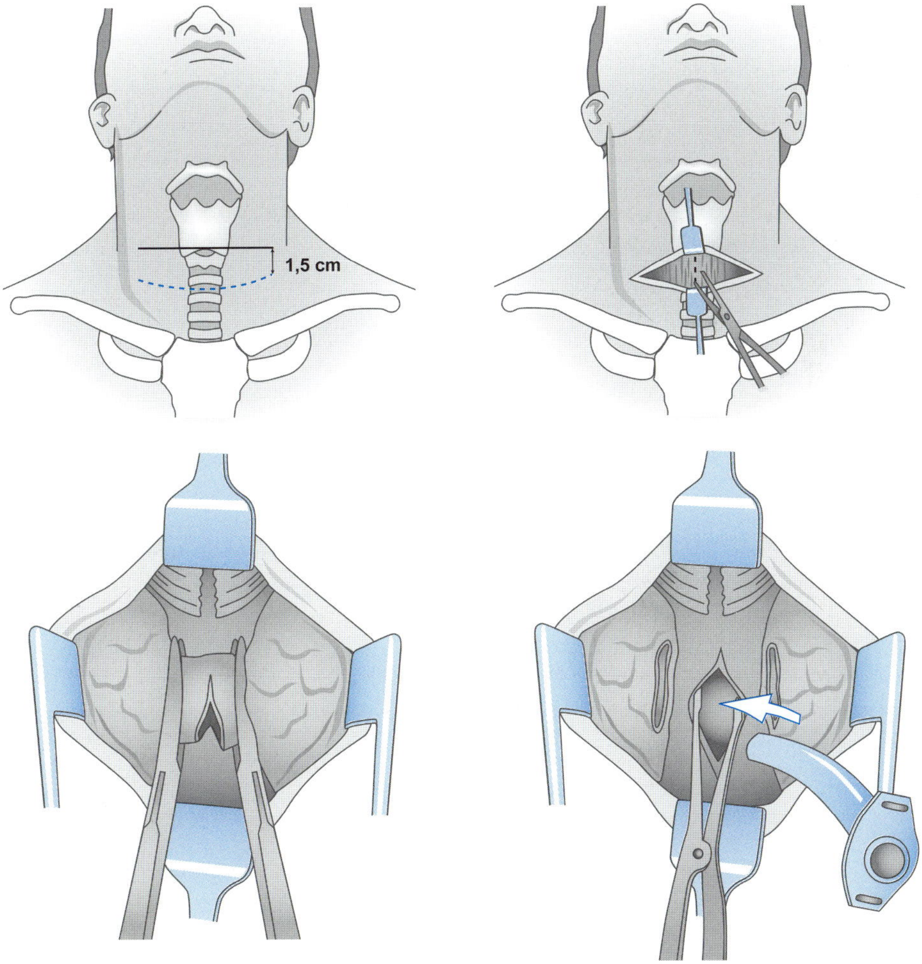

Abb. 6-2 Offene Tracheotomie.

6

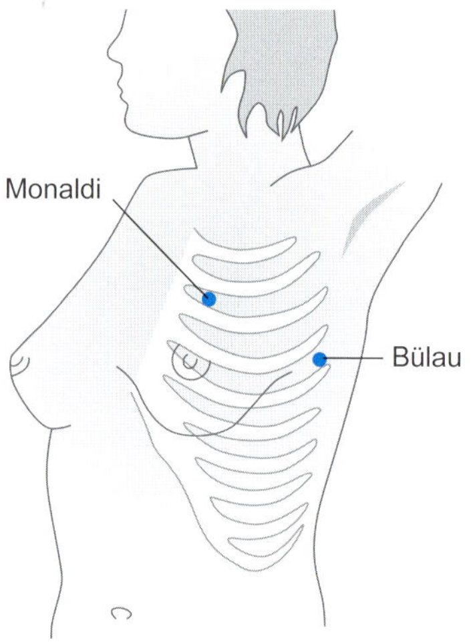

Abb. 6-3 Positionen der Monaldi- und Bülau-Drainage.

fund im Fahrzeug oft nicht verwertbar. In diesem Fall kann es im Schockraum erforderlich werden, nach kurzer auskultatorischer Kontrolle, sofort eine Thoraxdrainage einzubringen.

MERKE

Wie mein alter Oberarzt schon sagte: „Wenn Du an eine Thoraxdrainage denkst, dann leg eine!"

Dies geschieht dann unter denselben Kriterien wie in der präklinischen Behandlungsphase. Grundsätzlich gibt es zwei Möglichkeiten.

Thoraxdrainage nach Monaldi

Um eine möglichst rasche Entlastung vorzunehmen, kann in der Technik nach Monaldi eine Nadelpunktion in den 2. ICR gerade unterhalb der Klavikulamitte durchgeführt werden (➤ Abb. 6-3). Über diese kann dann in Seldinger-Technik (vorbereitete Sets; ➤ Abb. 6-4) eine Drainage eingebracht werden. Liegt die Drainage funktionell, so entweicht zunächst Luft, anschließend ist ein feuchter Beschlag der Drainage festzustellen.

Grundsätzlich kann diese Drainage auch angeblich „vorsichtiger" in entsprechender chirurgischer Technik, analog einer Minithorakotomie bei der Bülau-Drainage, eingebracht werden. Hier gilt jedoch, dass jeder Behandler es so machen sollte, wie

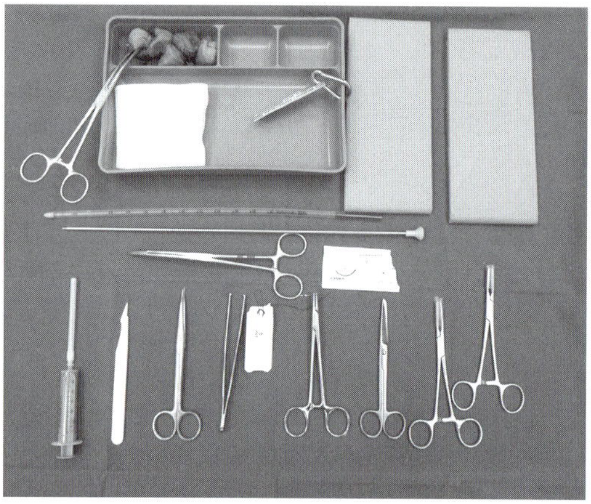

Abb. 6-4 Set zur Thoraxdrainage.

er es am besten kann. Die oft geäußerte geringere Gefährdung durch die Minithorakotomie ist unseres Erachtens nicht schlüssig nachgewiesen. Sie steht einem möglichen Zeitgewinn gegenüber. Hier sind die wissenschaftlichen Bewertungen nicht eindeutig.

Bülau-Drainage

Während die Monaldi-Drainage nur für den Pneumothorax, hier insbesondere als Akutdrainage für den Spannungspneumothorax gut geeignet ist, kann die Bülau-Drainage sowohl einen Pneumo- als auch einen Hämatothorax drainieren. Hierzu erfolgt nach entsprechender Desinfektion und Abdecken im Viereck (oder Lochtuch), beim wachen Patienten in Lokalanästhesie, eine relativ kurze Inzision im 5. ICR in der mittleren Axillarlinie. Nach Spreizen der parietalen Pleura mit Schere oder Klemme erfolgt das Einbringen einer Drainage mit Trokar. Dieser ist nach Erreichen der parietalen Pleura (Palpation) am Oberrand der Rippe nicht mehr weiter vorzuschieben (Verletzungsgefahr!). Vorgeschoben wird vielmehr die Drainage, wobei der Trokar nun als Führung dient (➤ Abb. 6-5).

Alternativ kann die Bülau-Drainage auch wie beschrieben über eine Minithorakotomie eingebracht werden (➤ Abb. 6-6). Hierzu muss der Schnitt etwas länger geführt werden, die Pleura wird wie oben gespalten. Nach Austasten mit dem Finger wird die Drainage mit Hilfe des Fingers oder einer Kornzange oder einem anderen stumpfen Führungsinstrument dann definitiv platziert.

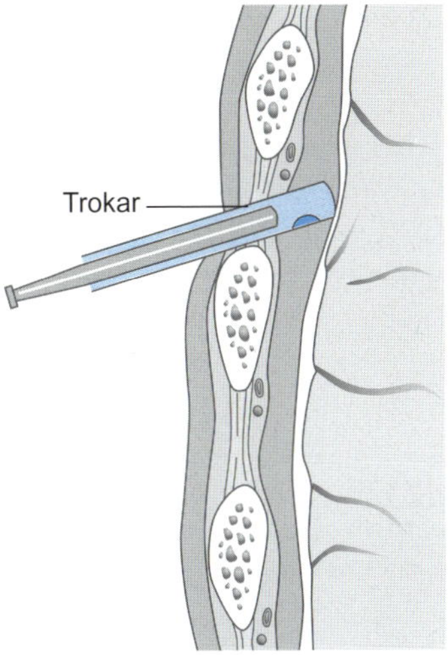

Abb. 6-5 Thoraxdrainage mit Trokar.

Für die Entlastung eines Pneumothorax sollte die Drainage eher nach **ventral** gelegt werden. Beim Hämatothorax ist hingegen eine **dorsale** Lage anzustreben. Auch hier gilt der Austritt von Luft oder Blut als Indiz für die richtige Lage und auch hier sollte die Drainage beschlagen.

Egal wie und wo die Drainage gelegt wurde, ist die Lage mittels einer Röntgen-Kontrolle zu überprüfen. Die CT-Kontrolle ergibt öfter als tatsächlich dann vorliegend Hinweise auf die intraparenchymale Lage einer Drainage und ist deshalb nicht immer zu verwerten, so z.B. wenn die Funktion der Drainage regelrecht ist.

MERKE

Für alle Drainagen ist eine sichere und korrekte Befestigung essenziell!

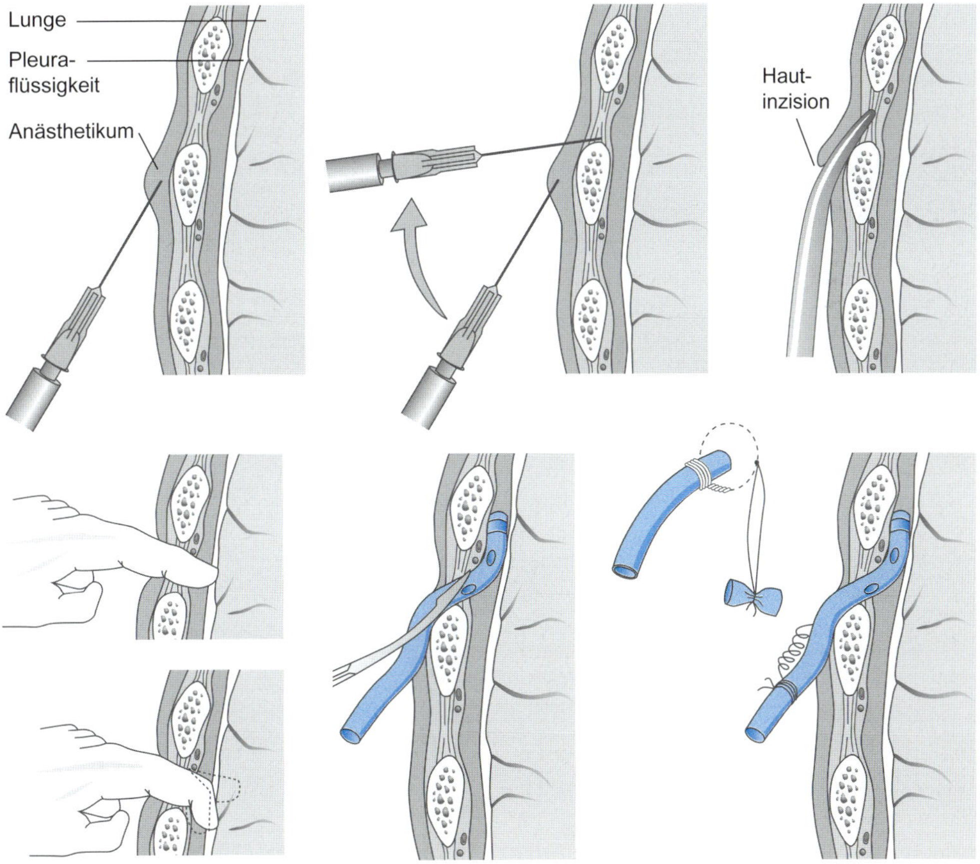

Abb. 6-6 Thoraxdrainage in Minithorakotomietechnik.

6.1.3 Kreislauf

Unfallchirurgische Erstmaßnahmen, die den Kreislauf betreffen, beinhalten Maßnahmen bei den folgenden beiden akuten Kreislaufproblemen: Störung der Pumpfunktion des Herzens durch eine Perikardtamponade und Blutverlust durch eine akute Blutung.

Perikardtamponade

Auf die Diagnose „Perikardtamponade" weisen folgende klinischen Symptome hin (➤ Tab. 6-1):

- Erhöhung der Pulsfrequenz
- Blutdruckabfall
- gestaute Halsvenen.

Falls noch Zeit bleibt, kann die vermutete Diagnose auch mit einem Ultraschallgerät bestätigt werden. Anschließend muss, am besten unter Ultraschallkontrolle, die sofortige Perikardpunktion durchgeführt werden. Nach kurzer Desinfektion erfolgt die Punktion am besten unter leichter Aspiration von unterhalb des Xyphoids nach kraniolateral links (➤ Abb. 6-7). Nach Entleeren von Blut in die Spritze kann ein Katheter in Seldinger-Technik eingeführt und mit einem Dreiwegehahn verbunden werden, um ein wiederholtes Ablassen bis zur klinischen Besserung zu ermöglichen. Trotzdem kann es im Verlauf erforderlich sein, eine Perikardfensterung durch einen erfahrenen Thorax- oder Herzchirurgen durchführen zu lassen.

Die Differenzialdiagnose zwischen Pneumothorax und Perikardtamponade ist klinisch nicht immer einfach zu treffen. Weiter bleibt zu berücksichtigen, dass ein Patient beides haben kann. ➤ Tabelle 6-1 stellt neben dem klassischen Ultraschallbefund die wichtigsten klinischen Befunde zur Unterscheidung dar.

Hämorrhagischer Volumenmangel

Bei einer akuten bzw. anhaltenden Blutung spielt die notfallmäßige Blutstillung die wichtigste Rolle. Diese kann von einer einfachen Kompression eines blutenden Extremitätengefäßes über die chirurgische Versorgung einer stark blutenden Wunde, z.B.

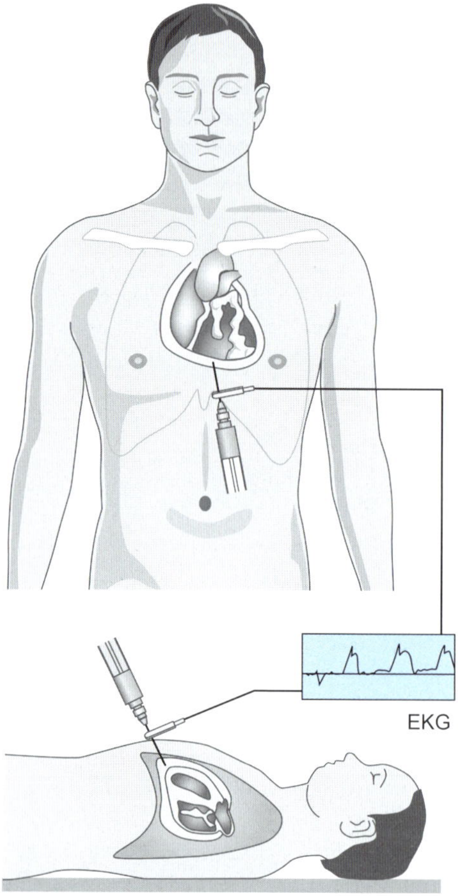

Abb. 6-7 Perikardpunktion.

Tab. 6-1 Befunde zur Differenzialdiagnose Pneumothorax vs. Perikardtamponade.

Befund	Pneumothorax	Perikardtamponade
Blutdruckabfall	+	+
Herzfrequenzanstieg	+	+
gestaute Halsvenen	+	+
abgeschwächtes Atemgeräusch	+	–
hypersonorer Klopfschall	+	–
abgeschwächte Herztöne	–	+
Ultraschall: Flüssigkeit zwischen Herz und Perikard	–	+

6

durch eine Gefäßklemme, bis zur sofortigen Notfalllaparotomie bei intraabdomineller Blutung reichen.

MERKE

Stop the bleeding!

Simultan zur notfallmäßigen Blutstillung sollte die aggressive Volumentherapie mit Substitution von kristalloiden und kolloidalen Lösungen sowie Gabe von Blut und Blutprodukten begonnen werden.

Simultan zur notfallmäßigen Blutstillung sollte mit der Volumensubstitution (kristalloide, ggf. kolloidale Lösungen) bzw. der ggf. Ersatz von Blut durch Blutprodukte (Blutgruppe des Patienten unbekannt: Blut der Blutgruppe 0/Rh-negativ, Gefrierplasma der Blutgruppe AB; sonst AB0-/Rh-gematchte Blutprodukte; ➤ Kap. 5).

Bei einem zentralisierten Patient ohne bzw. ohne sicher intravasal liegenden peripheren venösen Zugang bestehen zwei Möglichkeiten zur schnellen Schaffung eines großlumigen Zuganges:

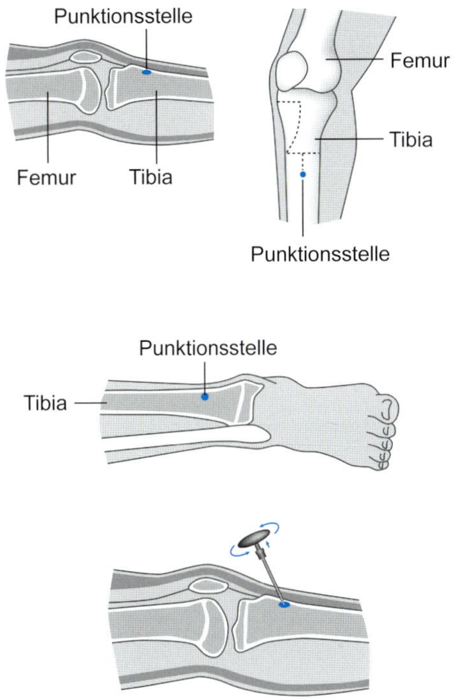

Abb. 6-8 Intraossäre Punktion.

- Legen eines zentralvenösen Katheters (➤ Kap. 5 und ➤ Anhang)
- Einbringen einer intraossären Nadel in die proximale Tibia.

Die Intraossärnadel (➤ Abb. 6-8) funktioniert besonders gut bei Kindern und alten Menschen. Hierzu kommt nach kurzer Desinfektion ein Set zur Anwendung, in dem eine meist zweiteilige Nadel enthalten ist. Nach relativ tiefer Punktion der proximalen Tibia (es gibt auch Nadeln mit automatischem „Einschuss") können nach Entfernung des Trokarstiftes Medikamente und Flüssigkeit parenteral verabreicht werden.

6.1.4 Weitere Maßnahmen

Eventuell sollte erwogen werden, weiteren Schaden z.B. in Form eines luxierten Sprunggelenkes vom Patienten abzuwenden. Dies ist jedoch nur dann günstig, wenn der weitere Ablauf nicht oder zumindest nicht wesentlich beeinflusst wird und das beabsichtigte Manöver z.B. die Reposition nur wenig Zeit in Anspruch nimmt. Eine eventuell auffällige Hypothermie sollte zeitnah durch Auflegen von angewärmten Decken behoben werden.

FALLBEISPIEL

Am frühen Samstagmorgen wird gegen 3:30 Uhr ein ca. 20-jähriger Patient in die Notaufnahme eingeliefert. Der Erstbehandler, ein routinierter und erfahrener Notarzt aus der eigenen Klinik berichtet, dass der Patient als wohl angeschnallter Fahrer eines Pkw eine steile Böschung hinabgefahren sei und dort völlig abrupt zum Stehen kam. Er sei bei Eintreffen des Notarztes ansprechbar gewesen, hätte sich hier auch adäquat geäußert und realisiert, dass er einen Unfall hatte. Er habe Schmerzen im Bereich des Brustkorbs und des Abdomens angegeben, bezüglich Wirbelsäule, Becken und Extremitäten habe er keine Schmerzen oder Funktionsverluste angeführt.

Hier wird die Übergabe unterbrochen, der Verletzte dem es erkennbar nicht gut geht, wird umgelagert. Während die Anästhesie die Vitalparameter ermittelt, berichtet der Notarzt, dass der Patient bei der Fahrt ins Krankenhaus zunehmend unruhig wurde. Er hätte auch begonnen sich aufzubäumen, sodass eine analgetische Therapie mit Morphium 10 mg sowie eine Sedierung mit 2 mg Valium erforderlich wurde. Auch nach Gabe von zusätzlich 500 ml HAES und 1500 ml Ringerlactat sei er immerhin noch so unruhig gewesen, dass eine vernünftige Ermittlung von Kreislaufparametern nicht möglich gewesen sei.

Führende Diagnosen sind Thorax- und Abdomentrauma. Der Anästhesist berichtet nun bei der Auskultation ein aufgehobenes Atemgeräusch auf der rechten Seite bemerkt zu haben. Außerdem ringt der Patient nach Luft. Die Intubation wird durchgeführt während eine Thoraxdrainage auf der rechten Seite vorbereitet wird. Danach wird sie mittels Trokardrainage in typischer Weise nach Bülau eingebracht. Es entleert sich Luft mit einem lauten Zischen. Sofort stellt der Anästhesist eine Normalisierung seiner beachtlichen Atemdrücke fest.
Bei der rasch durchgeführten Ultraschallkontrolle des Abdomens wird auch das Herz dargestellt, wobei kein auffälliger Befund erhoben wird. Erst nach Kontrolle der Situation können die Mitglieder des Schockraum-Teams mit der entsprechenden weiteren Abklärung des Verletzten gemäß ihrem Schema beginnen.

Hier wird der klassische Verlauf eines Spannungspneumothorax und dessen Entwicklung beschrieben. Wie oft, denkt man eher zu spät an diese Möglichkeit. Ein Patient der wie oben beschrieben zunächst nur indirekte Zeichen der Atemnot zeigt, ist auch schwer einzuschätzen. Während des Transportes ist die Diagnosefindung erschwert, da die Fahrgeräusche eine sorgfältige Auskultation oft verhindern. Im Zweifel gilt: Stehen bleiben, auskultieren, falls dann ein Spannungspneumothorax vermutet wird, diesen mit einer Drainage entlasten! Für den aufnehmenden Arzt ist es deshalb wichtig, die oben beschriebenen Schwierigkeiten bei der Diagnostik zu kennen, um bewusst an das mögliche Vorliegen eines Pneumothorax zu denken.

ÜBUNGSANLEITUNG

Die akut erforderlichen Therapiemöglichkeiten sollten allen Mitgliedern des Schockraum-Teams genau bekannt sein. Alle für die Akutbehandlung erforderlichen Drainagen und Kanülen, sollten in individuellen Sets in einer gut zu erreichenden Lagersituation, am besten fahrbar, verstaut werden. Eine Anleitung zu deren Gebrauch ist übersichtlich und auf das Wesentliche reduziert zu erstellen und beizulegen. Die Anwendung aller Sets muss eingeübt werden. Der Umgang ist auch neuen Mitarbeitern im Rahmen des Einarbeitungskonzeptes verbindlich zu demonstrieren. Ablaufende Ware sollt zu Übungszwecken genutzt werden. Dies gilt für alle Mitglieder des Schockraum-Teams. Die in der Polytraumabehandlung erfahrenen Kollegen sollten immer wieder und, wenn möglich, auch unverhofft mögliche Situationen der Akutbehandlung durchsprechen. Man kann diese z.B. in eine Kartensammlung geben, wo nach Zufall eine entsprechende Situation gewählt und dann durchgespielt wird. Wichtig ist auch, solche Überraschungen in die wiederkehrenden Schockraumübungen zu integrieren um das „Drandenken" zu etablieren.

KAPITEL

7

Ludwig Gutermuth und Michael Gerstorfer

Dokumentation

Schon seit Jahren wird der Dokumentation ein immer höherer Stellenwert zugemessen. Dass dies „echte Blüten“ treiben kann ist jedem ärztlich tätigen Kollegen bekannt; dies kann so weit führen, dass in mancher geplanten Endstufe der überwiegende Teil der Tätigkeit in der Dokumentation selbst und deren Interpretation steckt.

Auf der anderen Seite bedeutet „Dokumentation“ aber auch sich in seinen Entscheidungen und Handeln festzulegen und Sachverhalte klar anzugeben. Dies bedeutet aber nicht, dass unklare Befunde, um einer schematisierten Dokumentation willen in eine mögliche Diagnoseschublade eingepasst werden müssen, vielmehr sollten sie als solche, z.B. „Verdacht auf“, „unklare Beschwerden“, „diffuse Symptomatik“ festgehalten und übergeben werden.

Wir halten für die Behandlung im Schockraum drei Dokumente für unerlässlich:

- Notarzteinsatzprotokoll (➤ Abb. 7-1)
- Anästhesieprotokoll (➤ Abb. 7-2)
- Polytraumadokumentationsbogen der DGU(DGOU (➤ Abb. 7-3).

MERKE
Die Dokumentation soll und kann die persönliche Kommunikation nicht ersetzen!

Obwohl einheitliche und überregionale Protokolle flächendeckend eingeführt, wie dies im Traumanetzwerk der DGU realisiert werden soll, wünschenswert wären, sind sie für eine korrekte Befunddokumentation nicht Bedingung. Allerdings vereinfachen sie statistische Auswertungen und damit Vergleiche der verschiedenen Behandlungszentren untereinander.

In Zukunft wird es wichtig sein, die eigene Dokumentation standardisiert zu erheben, um dann die Daten zentral bearbeiten und auswerten zu können. Daraus kann dann in wissenschaftlichen Untersuchungen die Behandlungsrealität Einfach- und Schwerstverletzter in Deutschland ermittelt werden. Bislang ist das Polytrauma bezüglich seiner Auswirkungen (outcome) noch nicht effizient zu beurteilen. Es ist damit am ehesten mit einer noch nicht nach entsprechend einheitlich gültigen Therapieprinzipien behandelten Volkskrankheit zu vergleichen.

Erst die verpflichtende, einheitliche Dokumentation aller Einrichtungen in Deutschland, die sich mit der Behandlung Verletzter und Schwerstverletzter befassen, und die weitgehende Anwendung der aus den Daten gewonnenen Erkenntnisse, können einen wesentlichen Schritt zu einer erfolgreicheren Behandlung bedeuten. Dazu gehört auch die zeitnahe Umsetzung der im Traumanetzwerk der DGU projektierten Vorhaben, die nicht nur zeit- und arbeitsintensiv ist, sondern auch bedeutende Kosten verursachen wird, die gemeinsam vom Gesetzgeber und den Kostenträgern zu leisten sind.

Aber auch klinikinterne Qualitätskontrollen sind für ein gut funktionierendes Schockraum-Management unerlässlich und sollten keinesfalls nur widerwillig oder der Form halber durchgeführt werden. Denn wenn man schon den Aufwand tätigt, dann sollte sich dieser auch lohnen.

MERKE
Interne und externe Qualitätskontrollen sind die Basis für verantwortliches Handeln!

NOTARZTEINSATZPROTOKOLL Empfehlung der DIVI 2003

Version 4.2 Bay

AOK	LKK	BKK	IKK	VdAK	AEV	Knappschaft	UV

Name, Vorname des Versicherten: MUSTERMANN, MAX — geb. am 1.1.1970
Krankenkassenstr. 1
80000 München

Kassen-Nr. | Versicherungs-Nr. | Status

Vertragsarzt-Nr. | VK gültig bis | Datum: 6.1.2008

Standort: Altötting — Rettungsmittel: 1645 / 1626 — Einsatznummer: / /

Typ: ☒ NEF ☒ NAW ○ RTH ○ ITH ○ ITW ○ RTW ○ KTW

Geschlecht: ☒ m ○ w — Geburtsjahr: 1970 — -monat: 01 — ○ unbekannt

1. Rettungstechnische Daten

Einsatzdatum:	06.01.08	Alarm:	10:05
		Ankunft:	10:10
Einsatzort:	Bundesstr. 66 Kreuzung Raitenhaslach	Abfahrt:	11:35
		Übergabe:	11:45
Transportziel:	KH	Einsatzbereit:	12:05
Rettungs-Ass.:	Maier	Ende:	12:15
Notarzt:	Gerstorfer	km (gesamt):	012

○ Fehlfahrt (Einsatzabbruch/kein Patient)

2. Notfallgeschehen / Anamnese / Erstbefund (Beschwerdebeginn, Unfallzeitpunkt, Vormedikation, Vorbehandlung)

Pat. hat sich als angeschnallter Fahrer eines PKW mehrmals überschlagen. Der PKW kam mit d. Fahrerseite zum Liegen; Pat. zwischen Lenkstange und Sitz eingeklemmt. Anamnese Vorerkrankungen: KHK (Z.n. Myokardinfarkt 2001), art. Hypertonie, Diabetes mellitus (tablettenpflichtig).

CPR: Kollaps beobachtet ○ ja ○ nein Zeitpunkt:

Dokumentation in den Feldern 3 bis 7 notwendig, wenn NACA-Score (Feld 8.4) größer oder gleich III.

3. Erstbefund Zeitpunkt

3.1. Neurologie unauffällig ○

Glasgow-Coma-Scale

Augen öffnen		
spontan	4	
auf Aufforderung	3	
auf Schmerzreiz	2	2
kein Augenöffnen	1	
beste verbale Reaktion		
konversationsfähig orientiert	5	
desorientiert	4	4
inadäquate Äußerung (Wortsalat)	3	
unverständliche Laute	2	
keine	1	
beste motor. Reaktion		re / li
folgt Aufforderung	6	
gezielte Abwehr	5	Arm 5
ungezielte Abwehr	4	
Beugesynergismen	3	Bein 5
Strecksynergismen	2	
keine Abwehr	1	
Summe		11

Bewußtseinslage: ○ narkotisiert/sediert ○ orientiert ☒ getrübt ○ bewußtlos

Extremitätenbewegung (normal 3, leicht vermindert 2, stark vermindert 1): Arm re 3 li 2; Bein re 1 li 1

Pupillenweite (re/li): eng; mittel ☒ re; weit ☒ li; entrundet; nicht beurteilbar

Keine Lichtreaktion

Meningismus ○

Pat. bewegt nicht unteren Extremität wg. Einklemmung, neurolog. nicht sicher zu beurteilen.

3.2. Meßwerte am Notfallort ○ keine

RR 160 / 050 — HF 133 — Temp. — regelmäßig ☒ ja ○ nein

BZ 132 — Atemfrequenz 28 — $pSaO_2$ 092 — et CO_2 — ○ mit / ☒ ohne O_2

Schmerz: 0 … 5 … 10 (markiert bei ca. 9)

3.3. EKG ○ kein

○ Sinusrhythmus ○ absolute Arrhythmie ○ AV-Block II° Typ Wenckebach ○ AV-Block II° Typ Mobitz ○ AV-Block III° ○

☒ Schmale QRS-Tachykardie ○ breite QRS-Tachykardie ○ Kammerflattern/-flimmern ○ elektromechanische Dissoziation ○ Asystolie ○ Schrittmacherrhythmus

Extrasystolen ○ SVES ☒ VES ☒ monomorph ○ polymorph

3.4. Atmung ○ nicht untersucht

○ unauffällig ○ Dyspnoe ○ Zyanose ○ Spastik ○ Rasselgeräusche ○ Stridor ○ Atemwegverlegung ○ Schnappatmung ○ Apnoe ○ Beatmung/Tubus ○ Hyperventilation ☒ Tachypnoe

3.5. Psych. Zustand

☒ unauffällig ○ verwirrt ○ aggressiv ○ verlangsamt ○ depressiv ○ euphorisch ○ wahnhaft ○ nicht beurteilbar

4. Erstdiagnose

4.1. Erkrankung ☒ keine

ZNS/Neurologie: ○ TIA/Insult/Intracranielle Blutung ○ Krampfanfall ○

Herz-Kreislauf: ○ Angina Pectoris ○ Herzinfarkt ○ Rhythmusstörung ○ Lungenembolie ○ Herzinsuffizienz ○ Lungenödem ○ hypertensive Krise ○ Orthostase ○

Atmung: ○ Asthma ○ Aspiration ○ Pneumonie/eitrige Bronchitis ○ Hyperventilations-Tetanie ○

Abdomen: ○ akutes Abdomen ○ gastrointestinale Blutung ○ Kolik ○

Psychiatrie: ○ Psychose/Depression/Manie ○ Erregungszustand ○ Intoxikation Alkohol/Drogen/Medikamente ○ Entzug Alkohol/Drogen/Medikamente ○ Suizidversuch ○ Soziale Krise ○

Stoffwechsel: ○ Hypoglykämie ○

Pädiatrie: ○ Fieberkrampf ○ Pseudokrupp ○ SIDS ○

Gynäkologie/Geburtshilfe: ○ Geburt ○ vaginale Blutung ○

Sonstiges: ○ anaphylakt. Reaktion ○ Unterkühlung ○ Ertrinken ○ sonstige Intoxikation ○ Exsikkose ○

4.2. Verletzungen ○ keine — Unfallzeitpunkt

	keine	leicht	mittel	schwer
Schädel-Hirn	○	○	☒	○
Gesicht	○	○	○	○
HWS	○	○	☒	○
Thorax	○	○	○	☒
Abdomen	○	☒	○	○
Wirbelsäule BWS/LWS	○	○	☒	○
Becken	○	○	☒	○
Obere Extremitäten	○	☒	○	○
Untere Extremitäten	○	○	☒	○
Weichteile	○	○	☒	○

○ Verbrennung/Verbrühung ___ Grades ___ % ___ Grades ___ % ○ Inhalationstrauma ○ Elektrounfall ○ andere

Unfallmechanismus: Trauma: stumpf ☒ penetrierend ○; Sturz > 3 m Höhe ○; Verkehr: Fußgänger angefahren ○; PKW/~~LKW~~-Insasse ☒; Zweiradfahrer ○; Polytrauma ☒; sonst. ○

Erstdiagnose: Polytrauma: SHT II°, Thoraxtrauma, V.a. Beckenfraktur, Unterschenkelfraktur bds. / UHK HT

ICD 1 | ICD 2 | ICD 3

5920231-2 Scheck Druck KG (0410-1)

Abb. 7-1 Notarzteinsatzprotokoll.

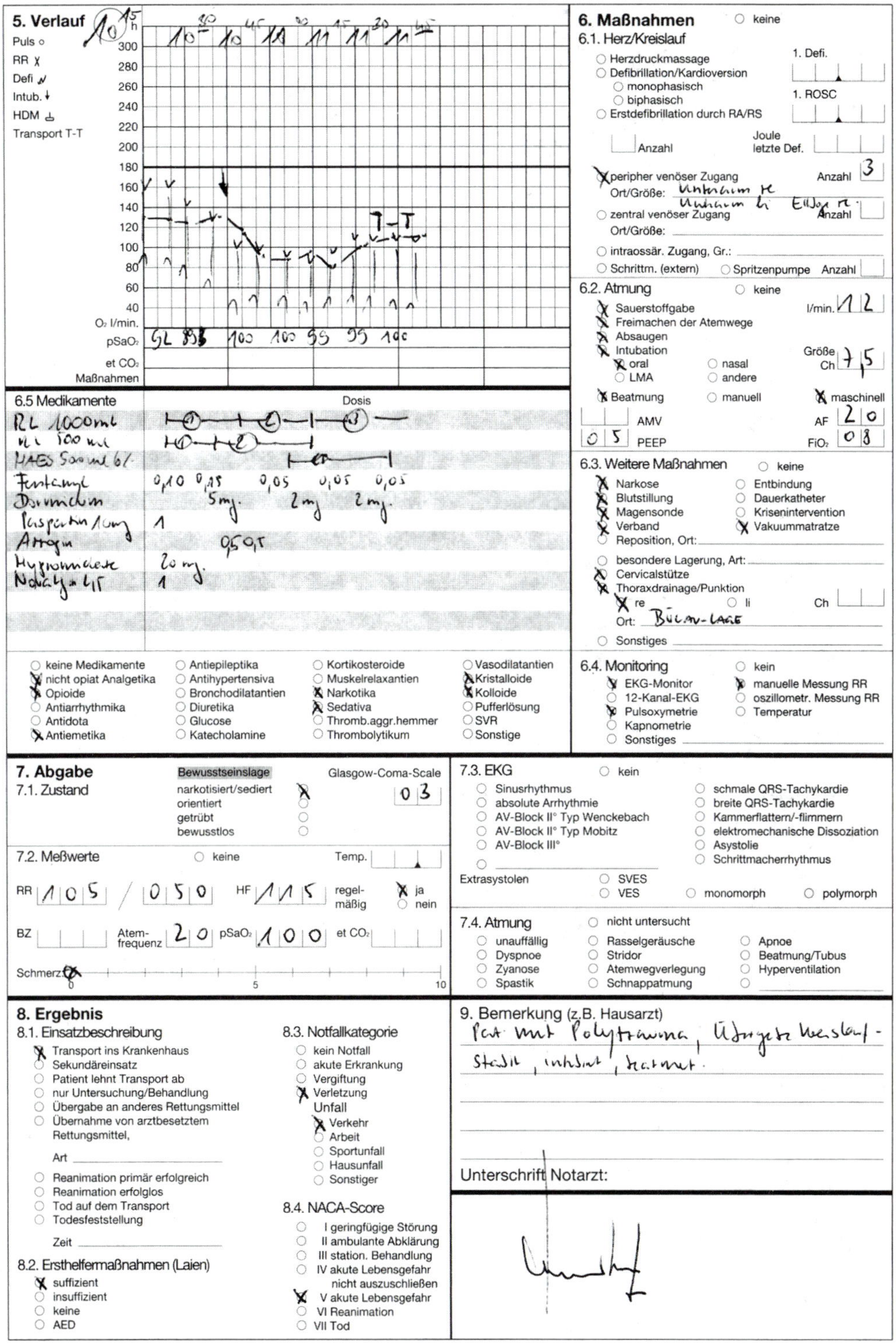

5. Verlauf 10:15 h

Puls ○ · RR X · Defi · Intub. · HDM · Transport T-T

300 · 280 · 260 · 240 · 220 · 200 · 180 · 160 · 140 · 120 · 100 · 80 · 60 · 40

O_2 l/min. · $pSaO_2$ · et CO_2 · Maßnahmen

6.5 Medikamente — Dosis

Medikament	Dosis
RL 1000 ml	①—②—③
NaCl 500 ml	①—②
HAES 500 ml 6 %	
Fentanyl	0,10 · 0,15 · 0,05 · 0,05 · 0,05
Dormicum	5 mg · 2 mg · 2 mg
Buscopan 10 mg	1
Atropin	0,5 · 0,5
Hypnomidate	20 mg
Novalgin 1 g	1

○ keine Medikamente · X nicht opiat Analgetika · X Opioide · ○ Antiarrhythmika · ○ Antidota · X Antiemetika · ○ Antiepileptika · ○ Antihypertensiva · ○ Bronchodilatantien · ○ Diuretika · ○ Glucose · ○ Katecholamine · ○ Kortikosteroide · ○ Muskelrelaxantien · X Narkotika · X Sedativa · ○ Thromb.aggr.hemmer · ○ Thrombolytikum · ○ Vasodilatantien · X Kristalloide · X Kolloide · ○ Pufferlösung · ○ SVR · ○ Sonstige

6. Maßnahmen ○ keine

6.1. Herz/Kreislauf

○ Herzdruckmassage · ○ Defibrillation/Kardioversion (○ monophasisch ○ biphasisch) · ○ Erstdefibrillation durch RA/RS · 1. Defi. · 1. ROSC · Anzahl · Joule letzte Def.

X peripher venöser Zugang — Anzahl 3 — Ort/Größe: Unterarm re, Unterarm li, Ellbogen re.

○ zentral venöser Zugang — Anzahl — Ort/Größe:

○ intraossär. Zugang, Gr.: · ○ Schrittm. (extern) · ○ Spritzenpumpe Anzahl

6.2. Atmung ○ keine

X Sauerstoffgabe — l/min. 12 · X Freimachen der Atemwege · X Absaugen · X Intubation (X oral ○ nasal ○ LMA ○ andere) — Größe Ch 7,5

X Beatmung ○ manuell X maschinell — AMV · PEEP 05 · AF 20 · FiO_2 08

6.3. Weitere Maßnahmen ○ keine

X Narkose · X Blutstillung · X Magensonde · X Verband · ○ Reposition, Ort: · ○ Entbindung · ○ Dauerkatheter · ○ Krisenintervention · X Vakuummatratze · ○ besondere Lagerung, Art: · X Cervicalstütze · X Thoraxdrainage/Punktion (X re ○ li, Ch) — Ort: Bülau-Lage · ○ Sonstiges

6.4. Monitoring ○ kein

X EKG-Monitor · ○ 12-Kanal-EKG · X Pulsoxymetrie · ○ Kapnometrie · ○ Sonstiges · X manuelle Messung RR · ○ oszillometr. Messung RR · ○ Temperatur

7. Abgabe

7.1. Zustand — Bewusstseinslage: X narkotisiert/sediert · ○ orientiert · ○ getrübt · ○ bewusstlos — Glasgow-Coma-Scale 03

7.2. Meßwerte ○ keine — Temp. — RR 105 / 050 — HF 115 — regelmäßig X ja ○ nein — BZ — Atemfrequenz 20 — $pSaO_2$ 100 — et CO_2 — Schmerz X 0 (Skala 0 – 5 – 10)

7.3. EKG ○ kein

○ Sinusrhythmus · ○ absolute Arrhythmie · ○ AV-Block II° Typ Wenckebach · ○ AV-Block II° Typ Mobitz · ○ AV-Block III° · ○ schmale QRS-Tachykardie · ○ breite QRS-Tachykardie · ○ Kammerflattern/-flimmern · ○ elektromechanische Dissoziation · ○ Asystolie · ○ Schrittmacherrhythmus · Extrasystolen ○ SVES ○ VES ○ monomorph ○ polymorph

7.4. Atmung ○ nicht untersucht

○ unauffällig · ○ Dyspnoe · ○ Zyanose · ○ Spastik · ○ Rasselgeräusche · ○ Stridor · ○ Atemwegverlegung · ○ Schnappatmung · ○ Apnoe · ○ Beatmung/Tubus · ○ Hyperventilation

8. Ergebnis

8.1. Einsatzbeschreibung

X Transport ins Krankenhaus · ○ Sekundäreinsatz · ○ Patient lehnt Transport ab · ○ nur Untersuchung/Behandlung · ○ Übergabe an anderes Rettungsmittel · ○ Übernahme von arztbesetztem Rettungsmittel, Art · ○ Reanimation primär erfolgreich · ○ Reanimation erfolglos · ○ Tod auf dem Transport · ○ Todesfeststellung, Zeit

8.2. Ersthelfermaßnahmen (Laien)

X suffizient · ○ insuffizient · ○ keine · ○ AED

8.3. Notfallkategorie

○ kein Notfall · ○ akute Erkrankung · ○ Vergiftung · X Verletzung · Unfall: X Verkehr ○ Arbeit ○ Sportunfall ○ Hausunfall ○ Sonstiger

8.4. NACA-Score

○ I geringfügige Störung · ○ II ambulante Abklärung · ○ III station. Behandlung · ○ IV akute Lebensgefahr nicht auszuschließen · X V akute Lebensgefahr · ○ VI Reanimation · ○ VII Tod

9. Bemerkung (z.B. Hausarzt)

Pat. mit Polytrauma, übergeben Kreislauf-stabil, intubiert, beatmet.

Unterschrift Notarzt:

Abb. 7-1 (Forts.)

Kreiskliniken Altötting – Burghausen ☐ ☐

ICD					
Proc.					

Anästhesie/Aufwachraum

Anästhesieverfahren	OP-Tag	Station

ETIKETT

Präop. Diagnose / Geplanter Eingriff:

Was von Station noch zu erledigen ist:

kl.BB: ☐ Quick: ☐ PTT: ☐ EKG: ☐

Sonstiges:

Kost bis Uhr

Saal	Operative Klinik	Operateur:

Diagnose:	Eingriff:	Anäs:	Sr / Pfl:

praeop-Med

Datum	Zeit	Medikament	Dosis/Appl.	Unterschrift

bereitgest. EK / EB	Gewicht	RR	Aufklärungsdatum:
Blutgruppe	Größe	Puls	freigebender Arzt:

Hb	Leuko	Na	Krea	Quick	path. Werte
Hk	Thromb	K	Bz	PTT	path. Werte

Pat. bestellt	:	Einschleusung	:	AMB PAT
Beginn Arzt	:	EVA	:	STAT PAT
Pat.-Freigabe	:	Schnitt	:	N
Haut-naht	:	ECM	:	ASA
Patient von Säule	:	Ausschleusung	:	
Ende AWR	:	OP-Planungs-Sicherheit		MALL

AVB

Wartezeit Begründung

Lagerung

		Hilfsmittel:	
RL	☐	Wärmegelmatte	☐
SL li.	☐	Heizmatte	☐
SL re.	☐	Wärmelampe	☐
Bauchl.	☐	Warmluft	☐
SSL	☐	Blut/Inf. Wärmer	☐
Extensionstisch	☐	Rö: Schutz	☐
andere:	☐		

PVK

G	Ort

ZVK **EKG-Lage o. B.** ☐

Annaht bei: **cm**

Art. Zugang

Ort

Frühere OP's und Anästhesien:

Anamnese und Befunde:
Allergien: Zig.: Alkohol:

Herz, EKG, UKG (Belastbarkeit):

Lunge (Lufu, Rö-Thorax):

Besonderheiten:

Medikamente:

Zähne: o. B. / locker / Teil- Vollprothese:

Zeit	Hb	K	Quick	PTT	Thro	BZ	$p0_2$	$pC0_2$	pH	BE	Sat	

MS Char:

BDK Char:

Infiltration ☐	Kanüle: Zahl:	Spontanatmg. ☐
SPA ☐	Pkt.-ort: -tiefe: cm	Maske ☐
PDA ☐		
Plex. block Arm ☐	Punktion: Liquor o.B. blutig	Führungsstab ☐
Plex. block Bein ☐	Neurostimul.: mA ms	Fastrach® ☐
LA peri. ☐		
IVRA ☐	Bemerkung:	Bullard ☐
Katheter ☐	Fixiert bei: cm Naht geklebt	Fiberoptisch ☐

LM	Tubus	WB	Lanz	Größe:
Nasal	R	L	Doppellumen-T. R L	
Einstellg. o. B.		partiell	unmöglich	
Bemerkung:			Tubus liegend	

Lage cm
Tracheostoma
Versuche:
Crush-ITN

Druck: Druckerei Heisser, Engelsberg
Formular-Nr. 17007 – Stand 07/2004

017007

Abb. 7-2 Anästhesieprotokoll.

Bemerkungen:

BS/BL: mmHg von Uhr bis Uhr Ort:

präop	postop	OP-AWR	Aufn.	Verl.
		Atmung (+ / -)		
		Schutzreflexe (+ / -)		
		Pat. intubiert (+ / -)		
		Übelkeit (+ / -)		
		Vigilanzscore		
		Kopf heben (+ / -)		
SR AA	SR AA		SR AA	SR AA

Fent./Alf./Remi
Suf./Suf. epid.
Piri./Pethi
Eto./Thio
Prop./P
Midazolam
DHB/MCP/Tropi
Atrac./Miv./Vec.
Metamizol/PCT
P mg/h
LA
LA

Zeit 15 30 45 15 30 45 15 30 45 15 30 45

● = Puls | VAS | RR/HF

RR:
= Systole
= Diastole
Narkose Beginn x
Narkose Ende x
↓ = In- und ↑ Extubation
OP Beginn
OP Ende
VW
Appl. LA △
MS

220 200 180 160 140 120 100 80 60 40

O_2	L/min
Air/N_2O	L/min
O_2	fi
	fe
Sevo./Isof.	fi
	fe
SaO_2	
$etCO_2$	
Spitzendruck/PEEP	
Beatmungsform/AMV	
Compliance	
ZVD/Temp. ( )	
TOF	
Cuffdr./Blockausbreit.	
Urinausscheidung	
Blutverlust/Drainage	
Kristalloide	
Kolloide	
Blutkomp.	

Postoperative Anordnungen

Verweildauer im AWR: O2-Gabe: ______ l/min

Postoperative Kontrollen:

Uhrzeit: ______
BB: Gerinnung: Elyte: BZ:

Sonstiges:

Infusionen/Medikamente:

Ringer Lactat ____ ml Haes ____% ml

Piritramid ____ mg Metamizol ____ g

DHB ____ mg MCP ____ mg

Sonstiges:

Drainagen	Ankunft	Verlegung
1.	ml	ml
2.	ml	ml
3.	ml	ml
VB nicht blutig	☐	☐
leicht blutig	☐	☐
stark blutig	☐	☐

Schmerztherapie auf Station

☐ PCA ☐ Schmerz-Kath. ☐ nach Konsil

Bemerkungen:

Anordnung für Station:

Unterschrift Arzt:

Unterschrift Pfleger / Schwester:

Abb. 7-2 (Forts.)

Traumaregister QM
Deutsche Gesellschaft für Unfallchirurgie

Ausfüllhinweise zum TraumaRegister^{QM}DGU – Erhebungsbogen

Der Erhebungsbogen dient der papiergebundenen Dokumentation im TraumaNetzwerk^{D}DGU.
Der Erhebungsbogen besteht aus 1 Seite, die zu 4 festgelegten Zeitpunkten ausgefüllt wird.
Eingeschlossen werden alle Patienten, die über den Schockraum aufgenommen werden und potentiell intensivpflichtig sind.

Stammdaten S:

Diese Daten sind für ALLE Patienten verpflichtend, wobei ein geschätzter **Unfallzeitpunkt** besser ist als keiner.

Index: Der Index besteht aus zwei Zahlengruppen. Die vorangestellte 6-stellige Zahlengruppe für ein „D“ und die Postleitzahl Ihrer Klinik (z.B. D51109) und die nachgestellte 5-stellige Zahlengruppe für eine klinikinterne, eindeutige Dokumentationsnummer, die Sie selbst vergeben (z.B. 00108 für Patient 001 im Jahr 2008).

Geburtsdatum: Aus datenschutzrechtlichen Gründen wird auf die Erfassung des Geburtstages verzichtet, die Angabe von Monat und Jahr sind ausreichend.

ASA-Score: fragt nach dem **prätraumatischen** Allgemeinzustand, wobei ASA 5 und 6 unberücksichtigt bleiben.

Unfallart: „Schlag“ meint jeden stumpfen Schlag gegen den Körper, egal ob durch Mensch (z.B. Faust), Gegenstand (z.B. Schläger) oder sonstige Einwirkungen (z.B. Ast) von außen.

Zeitpunkt A: Präklinik (Erstbefund, Therapie)

Der Bogen sollte für alle primär aufgenommenen Patienten ausgefüllt werden. Die **Sektion NIS** (Notfall-, Intensivmedizin und Schwerverletztenversorgung) der DGU empfiehlt die Verwendung des Notarzteinsatzprotokolls nach den Empfehlungen der DIVI ab Version 4.0.

Vitalzeichen, GCS: Es sollten die von der Therapie unbeeinflussten Werte bei Eintreffen des Notarztes erfasst werden.

Transport: Bei kombiniertem Transport soll nur das aufwändigere Transportmittel angegeben werden.

Zeitpunkt B: Notaufnahme (Aufnahmebefund, Primärdiagnostik, Therapie)

Zuverlegung: Falls der Patient aus einer anderen Einrichtung zuverlegt wurde, muss hier die 6stellige Indexnummer (z.B. D51109) der verlegenden Klinik angegeben werden.

Erster Notfalleingriff: Hier wird nach dem ersten Eingriff gefragt, der zur Stabilisierung des Patienten durchgeführt wurde. Waren mehrere erforderlich, ist der erste mit der höchsten Priorität anzugeben.
Stabilis. Becken: Hierunter fallen die Notfalleingriffe zur Stabilisierung und Blutstillung am Becken wie Fixateur externe oder Beckenzwinge.
Stabilis. Extremität: Hierunter fallen die Notfalleingriffe zur Stabilisierung langer Röhrenknochen.

Therapie: Die Angaben beziehen sich auf den Zeitraum von Schockraum bis zur Intensivstation, ggf. einschließlich Operation. Die präklinische Phase wird nicht berücksichtigt.

Zeitpunkt C: Intensivstation

Intensivtherapie: Erster und letzter Tag sind jeweils als ganzer Tag zu berücksichtigen.

Intubation: Nur die Intubationstage auf der Intensivstation sind zu berücksichtigen.

Zeitpunkt D: Abschluss (Verletzungen/Diagnosen)

verlegt Krankenhaus: Ist die Verlegung des Patienten in ein anderes Krankenhaus im TraumaNetzwerk^{D}DGU erfolgt, muss die 6stellige Indexnummer (z.B. D51109) des aufnehmenden Krankenhauses angegeben werden.

Diagnosen: Für den Fall, dass es mehr Diagnosen gibt, als der Bogen vorsieht, sollen die Diagnosen mit dem schwersten Verletzungsgrad nach AIS berücksichtigt werden.
Es sind nur **Traumadiagnosen** relevant, ein **AIS** ist für **jede** Diagnose verpflichtend. Gültig ist der AIS 2005.

Im Zweifel sollte das ausführliche Onlinemanual zu Rate gezogen werden.

 04/2008

Abb. 7-3 TraumaRegister^{QM}DGU-Erhebungsbogen (DGU/DGOU, Sektion Notfall-Intensivmedizin Schwerverletztenversorgung 2008).

Deutsche Gesellschaft für Unfallchirurgie

TraumaRegister[QM]DGU im TraumaNetzwerk[D]DGU

S: Stammdaten

Index _ _ _ _ _ . _ _ _ _ _

Geburtsdatum (MM.JJ) ____.____

Geschlecht **M** ☐ **W** ☐

ASA
- gesund 1 ☐
- leichte Einschränkungen 2 ☐
- schwere system. Einschr. 3 ☐
- lebensbedr. Allgemeinerkr. 4 ☐

Unfalldatum: ___.___.20___

Unfallzeit: ___:___ Uhr

Ursache:
- Unfall ☐
- V. a. Gewaltverbrechen ☐
- V. a. Suizid ☐

Trauma:
- stumpf ☐
- penetrierend ☐

Unfallart:

Verkehr:
- PKW / LKW-Insasse ☐
- Motorradfahrer ☐
- Fahrradfahrer ☐
- Fußgänger ☐
- andere (Zug, Schiff,...) ☐

Sturz:
- über 3m Höhe ☐
- unter 3m Höhe ☐

Sonstige:
- Schlag (Gegenstand, Ast...) ☐
- Schuss ☐
- Stich ☐

A: Präklinik

Therapie:
- Intubation nein ☐ ja ☐
- Herzmassage nein ☐ ja ☐

Volumengabe:
- Kristalloide ________ ml
- Kolloide ________ ml
- Hyperonkot./hyperosmolare Lsg. ________ ml

Ankunft Notarzt:
Uhrzeit ___:___ Uhr

Transport:
- bodengebunden ☐
- RTH ☐
- privat / selbst ☐

Vitalzeichen:
- Blutdruck systol in mm Hg _____
- Atemfrequenz _____

Glasgow Coma Skala

Augenöffnen	Verbale Antwort	Motorische Antwort
(4) spontan	(5) orientiert	(6) Aufforderung
(3) Aufforderung	(4) verwirrt	(5) gezielt (Schmerz)
(2) Schmerz	(3) inadäquat	(4) ungezielt (Schmerz)
(1) keine	(2) unverständl.	(3) Beugekrämpfe
	(1) keine	(2) Streckkrämpfe
		(1) keine

Summe:
____ + ____ + ____ **= GCS** ____

B: Notaufnahme

Zuverlegung: nein ☐ ja ☐

Falls ja, woher ________________

Vitalzeichen:
- Blutdruck systol. ______ mm Hg
- Atemfrequenz ______ /min

Labor:
- Base Excess [+/-] ______ mmol/l
- TPZ (Quick) ______ %
- Hb-Wert ______ g/dl

Aufnahme:
Datum: ___.___.20___
Uhrzeit: ___:___ Uhr

Diagnostik:

Sono Abdomen	nein ☐	ja ☐	___:___ Uhr
Rö-Thorax	nein ☐	ja ☐	___:___ Uhr
Rö-Becken	nein ☐	ja ☐	___:___ Uhr
CCT	nein ☐	ja ☐	___:___ Uhr
Ganzkörper-CT	nein ☐	ja ☐	___:___ Uhr

Therapie:
Bluttransfusion nein ☐ ja ☐
falls ja, Anzahl Eks ______

Erster Notfalleingriff:
- ☐ Thorakotomie
- ☐ Laparotomie
- ☐ Craniotomie
- ☐ Revaskularisation
- ☐ Embolisation
- ☐ Hirndrucksonde
- ☐ Stabilis. Becken
- ☐ Stabilis. Extremität

Beginn der OP
Schnitt: ___:___ Uhr

C: Intensivstation

Intensivtherapie nein ☐ ja ☐ Dauer: _____ Tage

Beatmung / Intub. nein ☐ ja ☐ Dauer: _____ Tage

D: Outcome

Datum: ___.___.20___

- ☐ **Verstorben**
- ☐ **Überlebt**
  - nach Hause entlassen ☐
  - verlegt Reha ☐
  - verlegt Krankenhaus ☐
  - Krankenhaus-Index:__________

Zustand bei Entlassung/Verlegung:
- gut erholt ☐
- mäßig behindert ☐
- schwer behindert ☐
- nicht ansprechbar / vegetativ ☐

Verletzungen / Diagnosen:

AIS-Code	Text
_ _ _ _ _ _ . _	________________
_ _ _ _ _ _ . _	________________
_ _ _ _ _ _ . _	________________
_ _ _ _ _ _ . _	________________
_ _ _ _ _ _ . _	________________
_ _ _ _ _ _ . _	________________
_ _ _ _ _ _ . _	________________
_ _ _ _ _ _ . _	________________
_ _ _ _ _ _ . _	________________
_ _ _ _ _ _ . _	________________

Abb. 7-3 (Forts.)

FALLBEISPIEL

Von einem benachbarten Krankenhaus wird die Verlegung eines Patienten mit Milzruptur und Rippenserienfraktur links angekündigt. Das geschieht, indem der Chefarzt der Abteilung für Chirurgie des verlegenden Hauses, ein Krankenhaus der Basisversorgung, den Patienten beim zuständigen Oberarzt der Unfallchirurgie anmeldet und die Verlegung organisiert. Vom Oberarzt der Unfallchirurgie werden die Chefärzte der Anästhesie, der Unfallchirurgie sowie der Dienstarzt der Nothilfe benachrichtigt, da er selbst im OP gebunden ist. Nachdem bei dem Patienten von der verlegenden Klinik noch eine Thoraxdrainage links gelegt worden ist, wird er ohne Röntgen-Kontrolle auf den Weg geschickt und kommt nach ca. 20 Minuten in der aufnehmenden Klinik, eine Einrichtung der Hauptversorgungsstufe, an. Da beide Häuser durch eine radiologische Abteilung versorgt werden, werden keine Röntgen- oder CT-Bilder mitgegeben, weil diese ja auch in der aufnehmenden Klinik auf dem Befundungs-Monitor einzusehen sind.

Beim Eintreffen des Patienten befinden sich nur der Anästhesieoberarzt, ein Assistenzarzt der Anästhesie sowie ein Anästhesie- und ein Nothilfepfleger im Schockraum. Der Oberarzt der Anästhesie erkennt kurz nach dem Umlagern eine lebensbedrohliche Kreislaufsituation, veranlasst die Gabe von kristalloiden und kolloidalen Infusionen und beschreibt den Patienten in einem aufgeregten Gespräch mit seinem Chef als „drucklos", worauf dieser die sofortige Laparotomie veranlassen will und ein Team der OP-Pflege in die Nothilfe schickt. Obwohl der bewusstseinsklare Patient immer wieder Atemnot signalisiert, werden noch keine Maßnahmen z.B. im Rahmen des ABCDE-Schemas veranlasst. Ein im Nothilfeflur zufällig anwesender Oberarzt der Viszeralchirurgie erkennt die lebensbedrohliche Situation und korrigiert die offensichtlich fehlliegende Thoraxdrainage nach Erheben eines klassisch klaren Auskultationsbefundes mit aufgehobenem Atemgeräusch. Ein lautes Zischen sowie eine sofort eintretende Stabilisierung des Patienten belegen die Wirksamkeit dieser Maßnahme. Der Assistenzarzt wird wegen seines Hinweises auf das nun nötige Aufrufen des Schockraum-Teams mit den Worten „hierfür ist jetzt keine Zeit mehr!" gemaßregelt und mehr oder minder hinausgeschickt. Der Viszeralchirurg überblickt nach entsprechender Stabilisierung nun die CT-Bilder, die ein relevantes Thoraxtrauma mit Rippenserienfraktur 5 bis 9 links sowie einen um die Milz (welche selber eine wohl blutende Lazeration aufweist) ziehenden Flüssigkeitssaum bei sonst unauffälligem Befund zeigen. Der Verletzte wird nun ohne weitere Diagnostik auf die Intensivstation gebracht wo ein Hb-Abfall von 14 auf 9 mg/dl festgestellt wird und der Oberarzt der Anästhesie in Absprache mit seinem Chef den Patienten zur Laparotomie in den OP verbringt.

Dort wird der Patient vom Chefarzt der Viszeralchirurgie laparotomiert, die Milz wird geklebt und mit Netz versorgt, das von einer Rippe durchspießte Zwerchfell wird genäht. Anschließend kommt der Patient erneut auf die Intensivstation wo er in Absprache mit dem unfallchirurgischen Chefarzt weiter allgemeinchirurgisch zugeteilt bleibt. Nach zwei Wochen wird dann aufgrund eines Anschreibens der Berufsgenossenschaft das Vorliegen eines Arbeitsunfalls festgestellt. Auf der Suche nach den entsprechenden Aufnahmebefunden (D13, Anamnese und Aufnahmeuntersuchung, Verlegungsprotokoll, Verlegungsbericht, etc.) muss festgestellt werden, dass es diese nicht gibt.

Hier werden nun neben einer geradezu gefährlichen „Sprachlosigkeit" aller Beteiligter auch noch elementare Regelverletzungen begangen:

- der Schockraum wird nicht aufgerufen
- der Chefarzt oder der Oberarzt der Anästhesie stellen die OP-Indikation zur Laparotomie
- weder Chef- noch Oberarzt der Unfallchirurgie werden benachrichtigt
- die Dokumentation unterbleibt in den ersten zwei Stunden fast vollständig und wird auch später nicht ergänzt.

Insgesamt hat dies aber dem Patienten nicht so geschadet wie es ihm hätte schaden können, er ist ja letztlich korrekt versorgt worden.

Im Bereich der Dokumentation ist die verursachte Mehrarbeit aber nicht nur erheblich, sondern zeigt auch, wenn während der Behandlung sorgfältig dokumentiert wird, lassen sich schon im Verlauf viele Fehler vermeiden oder aber in ihrer Wirkung begrenzen.

ÜBUNGSANLEITUNG

Das Ausfüllen von Dokumenten kann auch an echten Fällen demonstriert und geübt werden. Bei diesem Vorgehen wird sich schon bald zeigen, dass Tätigkeiten, auch im Bereich der Dokumentation, die erfolgreich vermittelt wurden, nicht mehr unbedingt selbst ausgeführt werden müssen. Im Rahmen z.B. von Einarbeitungskonzepten (z.B. D13, Aufnahmebefund) können wesentliche Inhalte der geforderten Dokumentation ersichtlich und somit auch begreifbar gemacht werden.

7

KAPITEL

8 Übergabe zur weiteren Behandlung

Ludwig Gutermuth und Michael Gerstorfer

Nach der stattgehabten Schockraumdiagnostik ist die Übergabe an die weiterbehandelnden Abteilungen und Kollegen durchzuführen. Hierbei gelten viele der Kriterien, die bereits im ➤ Kapitel 3 beschrieben wurden. Grundsätzlich ist die Übergabe in der eigenen Klinik meist

entweder an die Operationsabteilung oder auf die Intensivstation wahrscheinlich. Gelegentlich wird aber auch die Verlegung an eine andere Einrichtung, z.B. von einem Haus der Basisversorgung an eine Klinik der Maximalversorgung erforderlich. Die Entscheidung darüber trifft der Trauma-Leader, am besten in Absprache mit den beteiligten Fachabteilungen.

Zunächst ist festzustellen, dass in beiden Fällen, also der Verlegung intern oder nach extern, das verlegende Team den Transport sowie eine notwendige Transportbegleitung stellen oder organisieren muss. Dies beinhaltet, dass alle für einen Transport erforderlichen Geräte und Applikationen im Schockraum vorgehalten werden müssen. Diese Bedingung ist leicht zu erfüllen, da ja auch im Rahmen der Schockraumdiagnostik Ortswechsel, z.B. in die radiologische Abteilung, erforderlich sein können und die Vorhaltung schon alleine dadurch begründbar ist.

Bei einer Verlegung nach extern ist die Übergabe des Patienten im Schockraum sinnvoll, da hier optimale Voraussetzungen gegeben sind. Übergaben am Hubschrauberlandeplatz oder im Eingangsbereich sind zu vermeiden. Deshalb ist der transportierenden Einheit auch der genaue Übergabeort (z.B. Intensivstation) mitzuteilen, auch den Mitarbeitern der Information sollte Bescheid gegeben werden, sodass diese bei Fragen rasch weiterhelfen können. In der Regel geschieht die Verlegung unter Nutzung der bekannten Transportmittel, z.B. Hubschrauber mit Arztbegleitung. Diese werden über die Rettungsleitstelle angefordert. Eventuell lokal oder vertraglich vereinbarte Ausnahmeregelungen müssen genau festgelegt sein und entsprechend bekannt sein.

8.1 Grundsätzliche Überlegungen

Die Übergabe an weiterbehandelnde Kollegen, sofern die Behandlung nicht von den gleichen Kollegen weitergeführt wird, ist ebenso wichtig, wie die Übergabe durch den einweisenden Notarzt. Die Übergabe selbst sollte so ausführlich wie nötig, aber auch so kurz wie möglich erfolgen. Richtwert ist hier wieder eine Minute; das systematische Vorgehen unterscheidet sich nicht von dem der Übergabe bei Aufnahme. Auch hier soll der Patient im Rahmen eines öffentlichen Arzt-Arzt-Gesprächs, ggf. noch im Schockraum, besser aber in der OP- oder Intensivschleuse übergeben werden.

MERKE

Die interne Übergabe findet im Vorraum der Intensivstation oder Operationsabteilung statt!
Die Übergabe nach extern findet im Schockraum statt!

8.1.1 Transport

Wir sind der Überzeugung, dass der Transport vom Schockraum zur Weiterbehandlung durch das Schockraum-Team am besten den gestellten Anforderungen genügt.

Oft ist die Transportbegleitung durch den Anästhesisten und einen Anästhesiepfleger ausreichend, da während des Transports am Patienten nicht gearbeitet wird. Sollten zusätzliche Maßnahmen notfallmäßig erforderlich werden, so ist am besten das hauseigene Reanimations-Team hinzuzuziehen, im Fall einer wesentlichen Störung auch der Trauma-Leader, insbesondere wenn sich Änderungen im geplanten Ablauf ergeben können.

Strukturelle oder organisatorische Abweichungen hiervon sind grundsätzlich möglich, sollten aber im Vorfeld festgelegt und auch festgehalten sein. Unseres Erachtens ist es besser, wenn der Patient mit den Geräten und Monitoren aus dem Schockraum transportiert wird, um einen weiteren Tausch von Geräten und Kabeln zu vermeiden und erst in der Zieleinheit an die dortigen Geräte angeschlossen zu werden. An unserer Klinik werden hierfür eine auf die Liege montierbare mobile Monitor-Einheit sowie ein ebenfalls am Liegenrahmen befestigtes mobiles Beatmungsgerät eingesetzt (➤ Abb. 1-4).

8.1.2 Übergabe

Anders als bei der Aufnahmeübergabe beginnt die Übergabe nicht nach, sondern **vor** dem Umlagern.

MERKE
Ruhe bei der Übergabe!

Damit ein möglichst vollständiger und weit gehörter „Datentransfer" erfolgen kann, ist es wiederum sehr wichtig, dass bei der Übergabe Ruhe herrscht. Die Übergabe darf keine „Privatübergaben" zwischen Ärzten oder Pflegern sein: der Trauma-Leader übergibt, zusammen mit dem Anästhesisten, den Patienten an den weiterbehandelnden Kollegen. Für diesen „Datentransfer" ist es wichtig, sich die nötige Zeit zu nehmen, um einen möglichen „Datenverlust" zu vermeiden.

Gliederung und Struktur sind analog zur Aufnahmeübergabe wie folgt einzurichten und zu befolgen:
- Name, Alter, ggf. Geschlecht
- Unfallzeit
- Verletzungsmuster in kraniokaudaler Richtung, anschließend Extremitäten
- bisherige Diagnostik
- bisherige Therapie
- Vitalparameter
- weitere Diagnosen
- Kautelen bei der Umlagerung
- Hinweise: z.B. Medikation, Angaben über Angehörige, soziales Umfeld („Ehefrau sitzt im Wartebereich"), andere Besonderheiten.

MERKE
Der Vortrag bei der Übergabe muss laut, deutlich und klar verständlich sein!

Auch das Vermeiden von Abkürzungen, dem extensiven oder missverständlichen Gebrauch von Fremdwörtern, erscheint uns so wichtig, dass wir es hier noch einmal wiederholen möchten.

MERKE
Übergabe ist Kommunikation zwischen zwei Menschen, bei der aber alle anderen Beteiligten zuhören können und sollen!

Grundsätzlich ist das Gespräch zwischen dem Trauma-Leader und den verantwortlichen weiterbehandelnden Ärzten zwingend für eine verantwortliche und vernünftige Patientenübergabe und damit ein besonderes Qualitätsmerkmal. Zu berücksichtigen ist jedoch, dass der Kenntnisstand des gesamten Teams ausschlaggebend für Erfolg oder Misserfolg der weiteren Behandlung ist.

Wir empfehlen deshalb grundsätzlich eine Übergabe zwischen zwei Verantwortlichen, die für **alle** verständlich sein soll. Am Ende können dann zielführende Fragen von allen gestellt werden, am besten nach Aufforderung durch den Trauma-Leader dies zu tun.

MERKE
Ein Narkoseprotokoll ist keine Übergabe und kann diese auch nicht ersetzen!

8.1.3 Mögliche Fehler bzw. Komplikationen und deren Vermeidung

Zu vermeiden gilt es:
- Fehlende oder unvollständige **Patientenidentifikation**: Der GAU aller Übermittlungsfehler ist die fehlende oder unvollständige Patientenidentifikation. Über die möglichen Konsequenzen einer Patientenverwechslung ist sich jeder im Klaren, insbesondere wenn dann auch Befunde und Laborwerte falsch zugeordnet werden. Besondere Beachtung verdienen Namensgleichheiten (z.B. Familienmitglieder) sowie nicht gesicherte oder unvollständige Patientenangaben. Hier ist z.B. einer Identifikationsplakette der Klinik der Vorzug zu geben. Gerade in Einrichtungen, in denen regelmäßig nichtidentifizierte Unfallopfer überge-

ben werden, Einrichtungen mit überdurchschnittlichem Patientenaufkommen und hohem Personalstand ist eine eindeutige, am Körper des Verletzten befestigte Plakette zu empfehlen (➤ Abb. 8-1). Selbst wenn dann während der Behandlung eine Namensfeststellung eindeutig gelingt, ist es möglicherweise besser zumindest den aktuellen Abschnitt einer Maßnahme noch unter der Plakettenbezeichnung durchzuführen.

- Verlust von Information durch unvollständigen Vortrag (s.o.): Hierzu zählen bereits stattgehabte Untersuchungen oder z.B. wichtige Information aus früheren Aufenthalten.
- Übergabe am falschen Ort, zur falschen Zeit: Defizite bei der Übertragung von Information entstehen typischerweise durch Übergaben unter ungünstigen Bedingungen hinsichtlich Ort und Zeitpunkt (z.B. Lärm durch Hubschrauber am Landeplatz, ungewollte Zuhörer im Gang). Hierbei sollte ein etwas höherer (zeitlicher) Aufwand in Kauf genommen werden, da dieser in Folge durch einen besseren Ablauf zumindest teilweise kompensiert werden kann. An dieser Stelle müssen Kompromisse unbedingt vermieden werden.
- Übermittlungsfehler durch mangelhafte Struktur oder unzureichende Verständlichkeit: Ist die Übergabe nicht oder ungenügend strukturiert, kann der Empfänger hier durch gezielte Fragen systematisierend einwirken, ein Nichtverstehen einer Information aus welchen Gründen (Nuscheln, Abkürzungen) auch immer darf nicht akzeptiert werden. Hier muss nachgefragt werden!

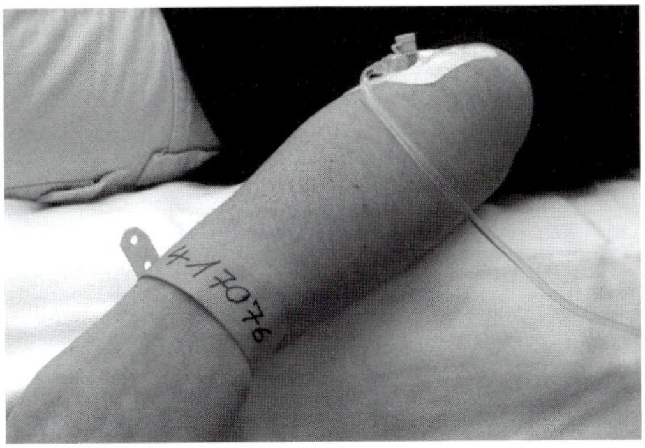

Abb. 8-1 Patientenplakette.

- Fast alle diese Fehler können durch Beachtung der oben angeführten grundsätzlichen Regeln vermieden oder in ihren Konsequenzen begrenzt werden.

FALLBEISPIEL

„Hallo Balduin, hallo Herr Chefarzt Daltone! Wie wir vorher schon angekündigt haben, bringen wir nun die Ilse N., geboren 13.4.1980. Sie wurde vor drei Stunden bei einem Verkehrsunfall verletzt. Wir haben keinen Hinweis auf ein Schädel-Hirn-Trauma, sie war vor Intubation ansprechbar, Schädel-CT unauffällig. In der CT-Traumaspirale gesamte Wirbelsäule ohne pathologischen Befund, im Thorax Lungenkontusionen beidseits, derzeit ohne Beatmungsprobleme, kein Pneu. Im Abdomen haben wir einen schmalen Flüssigkeitssaum um die Leber, außerdem eine rupturierte Niere links, atypisch im kleinen Becken gelegen. Hier deutlich Kontrastmittelaustritt im CT. Becken knöchern unauffällig, obere Extremitäten ebenfalls unauffällig. Sonst komplexe Frakturen beider Oberschenkel etwa in Schaftmitte, die Bilder sind bereits im PACS und Du hast sie schon gesehen. Wir haben die Schockraumbehandlung wie sonst durchgeführt. Der Verbrauch an Narkosemitteln ist relativ hoch, ansonsten unauffälliger Verlauf. Sechs Konserven waren gekreuzt, zwei haben wir schon gegeben. Ich denke sie bekommt nun eine Nierenrevision und Fixateur externe Anlage."

Diese Übergabe ist sehr gut, man kann sich die Patientin förmlich vorstellen. Besonders gelungen ist auch die Übermittlung besonderer Untersuchungsergebnisse auch ohne pathologischen Befund wie die CT-Untersuchung. Offensichtlich dem Weiterbehandler nicht sicher bekannte Befunde (Nierenruptur) werden relativ genau geschildert, bekannte Befunde (Oberschenkelschaftfrakturen beidseits) werden erwähnt, ohne sich erneut in genaue Beschreibungen und Analysen zu vertiefen. Dies trägt zur guten Vorstellbarkeit der Patientin bei. Höflich und respektvoll ist auch die Andeutung der therapeutisch erforderlichen Maßnahmen ohne den Nachbehandler zu bevormunden, er wird aber dennoch an die Einbeziehung des urologischen Eingriffs in den Ablauf erinnert.

ÜBUNGSANLEITUNG

In einem ersten Schritt sollte die Entwicklung einer Wunschgliederung sowie eines standardisierten Ablaufs erfolgen. Anschließend wird das Konzept mit den eigenen Kollegen und Mitarbeitern diskutiert. Hilfreich ist das Erstellen einer Modellübergabe und Einüben des Konzepts in einer eigenen Fortbildung. Hierbei ist es wichtig den Zusammenhang zwischen guter Übergabe und erfolgreicher Aufgabenbewältigung herzustellen und immer wieder zu unterstreichen.

Auch hierbei bietet sich an, wie bei dem Einüben der Aufnahmeübergabe, praktische Übungen unter Videokontrolle und anschließender Diskussion zu organisieren. Grundsätzlich gilt: Wer gute Aufnahmeübergaben macht, der macht auch gute Weiterverlegungsübergabe. Üben lohnt also doppelt.

KAPITEL

9 Notfall-Management

Vera Pedersen, Ludwig Gutermuth und Michael Gerstorfer

Im nun folgenden Kapitel verlassen wir den „sicheren Boden“ der akutmedizinischen Behandlungsalgorithmen und erprobten Empfehlungen, die uns sagen, was wir in tun sollen. Wir bewegen uns nun auf einer Metaebene, zwischen der Akutmedizin und der Fähigkeit kritische Situationen in diesem Geschehen zu erkennen und zu bewältigen. Thema ist nicht das Management von Komplikationen, die wahrscheinlich unvermeidbar sind, weil z.B. der Patient im Schockraum nicht nur polytraumatisiert ist, sondern auch an einer schweren Koronarstenose leidet, die dann im Schockraum zusätzlich einen Myokardinfarkt bedingt. Das Auftreten dieser Art von Komplikationen ist unsererseits nicht zu beeinflussen; sie können aber ein Ereignis darstellen, das Auslöser für einen nachfolgenden Fehler sein kann. Thema ist vielmehr „Notfall-Management“ im weitesten Sinn (St. Pierre et al. 2005). Dieser Terminus wird, in Anlehnung z.B. an die Luftfahrt, auch in der Akutmedizin verwendet, um den Umgang mit kritischen Situationen, die zu jedem Zeitpunkt im Ablauf einer Notfallversorgung auftreten können, zu beschreiben: Prähospitalphase, Schockraumphase, primäre operative Versorgung und intensivmedizinische Weiterbehandlung.

Zwischenfälle oder Notfallsituationen sind nicht einfach als „Ausrutscher“ abzuhandeln. Sie sind als systematische Fehler anzusehen, die in der Natur des Menschen zu suchen und zu finden sind und die durch das Aufeinandertreffen von Organisationen bzw. die Zusammenarbeit von Einzelpersonen, z.B. in einem Schockraum-Team, ihre Wirkung entfalten können: die sog. **Human Factors** (menschliche Faktoren; St. Pierre et al. 2005).

Wir wollen in keinem Fall den Eindruck einer erschöpfenden und umfassenden Bearbeitung des Konzeptes der „Human Factors“ vermitteln. Wir sind selbst erst bei der Niederschrift dieses Buches auf die Komplexität und die vielfältigen psychologischen Aspekte dahinter aufmerksam geworden. An dieser Stelle sowie in der Übungsanleitung und im Literaturverzeichnis findet der interessierte Leser neben ausgezeichneter weiterführender deutschsprachiger Literatur, aus denen das hier Geschriebene destilliert ist. Auch finden sich Verweise für Kursformate zum Thema Human-Factors-Training. Diese werden z.T. von der DGU unterstützt bzw. ausgerichtet (z.B. das Safe-trac Kursformat durch die Akademie für Unfallchirurgie, AUC der DGU: www.safe-trac.de; weiterhin „Sicheres Handeln in kritischen Situationen“ www.plattform-ev.de).

Die wichtige Erkenntnis aus der Luftfahrt, dass das Verständnis der Human Factors einen wesentlichen Beitrag zur Sicherheit der Passagiere darstellt, lässt sich auf das ähnlich komplexe Handlungs- und Beziehungsgefüge der Akutmedizin übertragen. Das Verständnis des Faktors „Mensch“ kann einen wichtigen Beitrag zur Patientensicherheit leisten.

MERKE

Notfallmedizin soll so einfach sein, dass sie auch nachts um drei Uhr funktioniert, aber auch dann begegnet man immer wieder Menschen!

9.1 Fehler in der Akutmedizin

Fehler werden in der Human-Factors-Forschung als menschliches Fehlverhalten oder „menschliches Versagen“ oder etwas euphemistischer als „Handlungsfehler“ bezeichnet. Dies impliziert jedoch, dass Fehler nur beim oder in Folge menschlichen Handels erfolgen; eine Maschine kann keine Fehler machen, es sei denn, sie ist defekt oder falsch programmiert (Zusammenfassung in Hofinger 2008). Ganz allgemein kann ein Fehler, auch in der definierten Aufgabe der Schockraumversorgung als „Zielverfehlung“ angesehen werden. Diese ist dann trotz besseren Wissens und Könnens eingetreten.

Die Fehlerforschung beschäftigt sich zum einen mit der Frage, „Was" falsch gemacht wurde und führt so zu einer möglichen Klassifikation des Fehlers:

- Fehler in der Handlung vs. Fehler in der Planung?
- Wird ein Fehler unbeabsichtigt oder absichtlich gemacht, ist er also ein Regelverstoß oder sogar Sabotage?
- Handelt es sich um einen aktiven Fehler einer Einzelperson oder eines Teams oder um eine latente Bedingung, ist also auf Ebene der Organisation zu suchen?

Eine zweite Frage beschäftigt sich mit der Fehlerursache, fragt also nach dem „Warum":

- Aufmerksamkeitsdefizit, z.B.: Unterlassung einer Maßnahme; Vertauschen zweier Medikamente oder Maßnahmen; falsche Abfolge von Maßnahmen oder Einsatz einer Maßnahme zum falschen Zeitpunkt.
- Gedächtnisfehler – hier werden Teile von Arbeitsabläufen nicht korrekt erinnert, z.B.: werden geplante Maßnahmen vergessen; der aktuelle Stand der Diagnostik wird nicht erinnert; die Absicht einer geplanten Handlung wird vergessen.
- Planungsfehler – d.h. eine Regel wird in einer bekannten Situation falsch angewendet, z.B.: eine richtige Maßnahme wird durchgeführt, aber Kontraindikationen werden nicht bedacht; es wird das falsche Vorgehen für die entsprechende Situation gewählt (falsche Indikation); eine richtige Maßnahme wird aufgrund von Unkenntnis dieser nicht durchgeführt (Zusammenfassung in St. Pierre et al. 2005).

Besonders in der medizinischen Branche, egal ob in der Akutmedizin oder in der elektiven Patientenversorgung, geht es meist sehr schnell, einen Schuldigen zu finden. Erst durch Reason und sein Werk „Human Error" (1990) begann man, Fehler als **unerwünschtes Ereignis** oder **Zwischenfall** innerhalb eines Systems aus Menschen und Maschinen zu verstehen, das gewisse Bedingungen für das Auftreten dieser Zwischenfälle schafft. Die Absicht, nämlich den Patienten aus einer lebensbedrohlichen Situation zu retten oder von einer u.U. lebensbedrohlichen Krankheit zu heilen, wird aufgrund des Zwischenfalls nicht erreicht oder nur auf einem Umweg unter Gefährdung des Patienten.

Eine wichtige Unterscheidung in diesem **systemischen Konzept** ist die zwischen einem **aktiven Fehler** und einer **latenten Bedingung**. Aktive Fehler werden von Menschen gemacht und können Zwischenfälle auslösen, die unmittelbare Konsequenzen haben. Latente Bedingungen sind in der Regel Entscheidungen, organisatorischer oder prozessorientierter Natur (z.B. die Dienstplangestaltung), die sowohl räumlich als auch zeitlich von dem Ereignis getrennt sein können. Sie haben erst dann eine Konsequenz, wenn sie z.B. mit einem aktiven Fehler zusammentreffen oder Ursache dafür sind.

Ein Beispiel: Ein übermüdeter Assistenzarzt im Schockraum, der seit 24 Stunden im Dienst ist – genereller Personalmangel, Krankmeldungen –, verwechselt zwei verschiedene Midazolam-Ampullen mit unterschiedlicher Dosierung. Der Patient erhält statt 4 mg Midazolam 20 mg i.v. und entwickelt in kürzester Zeit ein B-Problem und muss notfallmäßig intubiert werden.

MERKE

Das Aufspüren latenter Bedingungen kann wertvolle Hinweise zur Fehlervermeidung liefern!

Das Konzept der **Fehlerkette** (Reason 1990) erklärt das Zustandekommen von Unfällen aus einer Kombination von latenten Fehlern, die systematisch Löcher in ein Netz aus Sicherheitsbarrieren machen und an deren Ende erst der aktive Fehler steht. Im genannten Beispiel ist es eine einzelne Person, der Assistenzarzt, der wider besseres Wissen zwei Dosierungen eines Medikamentes verwechselt, was zum Eintreten des Zwischenfalls führt. Klar wird hier, dass verschiedene latente Bedingungen bestehen: die überlange Arbeitszeit; möglicherweise eine Pflegekraft, die bemerkt hat, dass das falsche Medikament aufgezogen wurde, aber aus hierarchischen Gründen den Arzt nicht hinterfragt; die ähnliche Medikamentenverpackung und gleiche Ampullengröße für ein Medikament mit unterschiedlicher Dosierung durch die Pharmafirma. Jede latente Bedingung für sich hat keine Konsequenzen, die Kombination jedoch lässt eine „Sicherheitslücke" entstehen, durch die ein aktiver Fehler am Ende seinen Weg findet.

MERKE
Jede Kette ist nur so stark wie ihr schwächstes Glied!

Das systemische Konzept sieht jedoch auch vor, dass Fehler in genau diesem System erkannt werden, dann wenn sie passieren und bevor sie zu einem Zwischenfall geführt haben. Hilfe durch andere Team-Mitglieder oder etwas Glück können verhindern, dass ein Fehler seine Konsequenzen entfaltet. Dies bedeutet, dass der Mensch in diesem System nicht nur als Fehlerquelle, sondern auch als Sicherheitsressource anzusehen ist (Hofinger 2008).

Schließlich bergen Fehler nicht nur das Potenzial eines Sicherheitsrisikos, sondern auch die Gelegenheit, sofern in ihrer Komplexität erkannt und analysiert werden, aus ihnen zu lernen.

Dies kann jedoch nur erfolgen in einer Atmosphäre und Kultur, in der es möglich ist, über Fehler zu kommunizieren, sie zu benennen und zu analysieren, ohne dabei die Verantwortlichkeit einem Einzelnen in die Hände zu legen. Die Entwicklung einer Fehlerkultur, die das Konzept Schuld und Sühne relativiert, birgt ein großes Potenzial zur Schadensvermeidung. Sie ist jedoch in Zeiten juristischer Beurteilung ärztlichen Handelns ex post nicht einfach umzusetzen. Die Tatsache, dass viele verantwortliche Bereichsleiter ihre einzige Aufgabe im Fehler-Management darin sehen, einen vermeintlich oder fiktiv Schuldigen ex post und dann öffentlich abzustrafen, ist nicht zu akzeptieren. Hier läge ihre Aufgabe darin, nach latenten Bedingungen zu suchen und deren Änderung anzustreben. Aus Fehlern zu lernen ist erst dann möglich, wenn diese verantwortungsbewusst aufgearbeitet werden. Ein unangemessener Umgang mit Fehlern verursacht Vermeidungsverhalten, das Verschieben von Verantwortung und Rechtfertigungsmedizin.

Nicht jeder Fehler muss zu einem Schaden führen. Es sind vielmehr die **Zwischenfälle**, die zwar zu einem Unfall hätten führen können, aber keiner wurden, und **minimale Ereignisse**, die von einem komplexen funktionierenden System kompensiert wurden, die Anlass zur Analyse geben sollten (Zusammenfassung in Hofinger 2008). Dies setzt zunächst Achtsamkeit und Aufmerksamkeit voraus, diese Situationen als solche zu erkennen. Es setzt aber auch die Lernwilligkeit jedes Einzelnen, des Rettungsdienst-, Schockraum-, OP- oder Intensivstation-Teams und der darüber stehenden Organisation/Institution und in letzter Konsequenz des Gesundheitssystems voraus, latente Bedingungen, die zu Unfällen führen können, zu hinterfragen und im gegebenen Fall zu verändern.

Die Entwicklung einer Fehlerkultur kann den Umgang mit Fehlern aus den bekannten Schuld-und-Sühne-Strukturen befreien und zu einem problem- und lösungsorientierten Ansatz führen.

MERKE
Aus Fehlern kann man lernen!

9.2 Fehlerkategorien

In der Human-Factor-Forschung werden verschiedene Formen von Fehlern kategorisiert, was v.a. bei der Fehleranalyse helfen soll. Dies dient nicht dazu im Akutfall den kritischen Zwischenfall oder gar den Unfall zu beheben und das Problem zu lösen, sondern soll das Vorkommnis im Nachhinein beleuchten und es ermöglichen daraus Konsequenzen für jeden Einzelnen, das Team bzw. die Organisation/ Institution zu ziehen.

Auch sind diese Kategorien nicht immer klar voneinander zu trennen. Es lässt sich nur schwer verallgemeinern, welche Kategorien eine besonders wichtige Rolle spielen, da dies doch sehr von der jeweiligen Infrastruktur abhängt. Institutionen, in denen die Zusammenarbeit mit dem Rettungsdienst traditionell sehr eng ist, wenn z.B. die Rettungsassistenten von Ärzten aus der Klinik ausgebildet werden, werden wahrscheinlich weniger Reibungsfläche zwischen der präklinischen und klinischen Versorgung haben. Hier sind gewisse Standards bekannt und müssen im Vorfeld nicht immer wieder neu ausgehandelt werden. Auch Häuser, in denen in den beteiligten Abteilungen eher flache Hierarchien herrschen, ein kollegialer Umgangston zwischen den Abteilungen sowie zwischen den ärztlichen Mitarbeitern und den Pflegenden herrscht, werden möglicherweise weniger Probleme im Bereich der Kommunikation und Kooperation haben – eine latente Bedingung und damit eine potenzielle Sicherheitslücke weniger.

Die nun folgende Ausführung, auch hier mit Sicherheit nicht erschöpfend, soll eine Anregung sein, sich im eigenen Haus und im eigenen Team kritisch auf „Fehlersuche" zu machen. Hierbei sollten sich nicht nur Trauma-Leader angesprochen fühlen.

9.2.1 Systemfehler und äußere Umstände

Auf Grundlage des systemischen Konzeptes (s.o.), liegen die Fehlerquellen einer Organisation (oder Institution) im Bereich der latenten Bedingungen, die sie selbst schaffen. Die für die Akutmedizin relevanten Bereiche sind:

- **Strukturen und Prozesse**: Hierzu zählen Führungsprinzipien und Hierarchien, Fehlerkultur, Kooperation und Kommunikation, Planung der Arbeit (Schichtplanung, Arbeitszeitregelung, Einsatzplanung)
- **Medizintechnikgeräte und Ausstattung**: uneinheitliches Gerätekonzept innerhalb eines Hauses oder einer Einheit, Geräte mit „missverständlicher" Bedienung, ungenügende Einweisung des Personals in deren Bedienung, ungeeignete räumliche Ausstattung
- **Personal-Management**: zu wenig Personal für eine Einheit, mangelnde fachliche Qualifikation, kein Backup durch Hintergrunddienste.

Das Personal-Management steht, wie auch die beiden anderen Bereiche in einem Zielkonflikt: Gewährleistung von Patientensicherheit durch genügend und ausreichend qualifiziertes und kompetentes Personal vs. Wirtschaftlichkeit.

Neben der Planung des Personalbedarfs und der Planung des Einsatzes des vorhandenen Personals besteht eine latente Fehlerquelle in der Aus- und Weiterbildung des ärztlichen und pflegerischen Personals. Beispiele die hier genannt werden können, sind z.B. der Zeitpunkt und die Dauer des Einsatzes junger Assistenzärzte auf der Intensivstation. Aufgrund kleiner Intensiveinheiten mit großer Nachfrage, geschieht dies erst in einem fortgeschrittenen Weiterbildungsstadium über einen oft verkürzten Zeitraum von wenigen Monaten. Wiederholte innerklinische Notfalltrainings oder Simulationen sollten ein grundlegender Bestandteil des Weiterbildungskonzeptes einer Abteilung sein (z.B. Megacode-Training). Dies macht jedoch auch den ständigen Transfer dieser Inhalte und Erkenntnisse an andere und neue Mitarbeiter der Abteilung erforderlich. Außerdem ist es nötig, das bestehende Ausbildungskonzept kontinuierlich daraufhin zu überprüfen, ob sein Ziel, nämlich die Sicherheit des Patienten zu gewährleisten, auch in der Realität erreicht wird (Zusammenfassung in St. Pierre et al. 2005). Sinnvoll wäre es die innerbetriebliche Fort- und Weiterbildung in das Qualitätshandbuch einer Klinik aufzunehmen, um so deren Umsetzung und Durchführung einfordern zu können. Ein solches Konzept stellt ein wesentliches Qualitätsmerkmal einer Klinik dar.

MERKE
Ausbildung stärkt alle!

9.2.2 Stress und Leistungsfähigkeit

Der Begriff „Stress" beschreibt zunächst ohne jegliche negative Bedeutung einen Zustand körperlicher und/oder geistiger Aktivierung. Nach Yerkes und Dodson (1908) ist ein gewisses bzw. optimales Maß an Stress notwendig, um eine Aufgabe mit höchster Leistung bewältigen zu können. Dies ist abhängig von der Schwierigkeit der Aufgabe selbst. Es bedeutet aber auch, dass ein zu hohes Maß an Stress, die Leistung wieder verringert und den Menschen an die Grenze seiner physischen, psychischen und möglicherweise emotionalen Leistungsfähigkeit bringen kann.

Stress in unserem Sprachgebrauch wird meist mit negativer Bedeutung verwendet und beschreibt einen Zustand, in dem vorhandene Ressourcen (z.B. Erfahrung, Ausbildungsstand, Fertigkeiten, Ausrüstung, Zusammensetzung des Teams) den Anforderungen der Situation nicht genügen. Dies ist individuell sehr unterschiedlich und subjektiv. Als Beispiel sei hier das Meldebild einer verunfallten schwangeren Patientin oder eines Kindes genannt. Es stellt sicherlich für die meisten gynäkologisch bzw. pädiatrisch wenig vorbelasteten Akutmediziner einen akuten Stressor dar, fürchtet man sich doch nicht nur vor fachlicher Überforderung sondern auch vor einer möglicherweise emotional schwierigen Situation, z.B. mit den Eltern des verunglückten Kindes.

Neben akuten, situationsbezogenen Stressoren gibt es chronische Stressoren, die in Zusammenwirkung treten, und gemeinsam die persönliche Leistungsfähigkeit und die vorhandenen Ressourcen übersteigen. Neben der allgemeinen Komplexität der Akutmedizin können mögliche Stressoren, akute wie chronische, sein:

- Zeitdruck
- Verantwortungsdruck
- fachliche Überforderung
- Müdigkeit, überlange Arbeitszeiten, chronischer Schlafmangel
- schlechte Team-Bedingungen und -Ressourcen
- häufige Unterbrechungen von Routinetätigkeiten
- begangene Fehler, in der Vergangenheit oder in der akuten Situation
- unklar verteilte Kompetenzen
- mangelnde Unterstützung und Abhängigkeit von Vorgesetzten
- Konkurrenzdruck, Druck immer höchste Leistung erbringen zu müssen
- falsches Selbstbild und mangelnde Fehlerkultur eines Einzelnen und des Teams/der Abteilung
- zunehmende Bürokratie
- Probleme im Privatleben, fehlende oder ungenügende Ressourcen des physischen und psychischen Ausgleichs.

Die Stressreaktion wird, im akuten Fall, als unangenehm empfunden (Stichwort: Fight-and-flight-Syndrom) und hat physiologisch die Aufgabe den Körper in höchste physische Leistungsbereitschaft zu versetzen. Jedoch auch Denken und Fühlen werden verändert: Es findet eine Fokussierung auf ein aktuelles Problem statt („Tunnelblick"), dadurch kommt es zum Verlust der Informationsverarbeitung mit folgender Abnahme des Situationsbewusstseins (s.u.). Ein akut begangener Fehler erhöht den Stresslevel zusätzlich und macht die Situation zunehmend anfällig für weitere Fehler. Außerdem kann sich Stress auch sehr leicht auf andere Team-Mitglieder übertragen und sich Aufschaukeln, wenn keine emotional stabilisierende Funktion z.B. durch den Trauma-Leader, wirksam wird (s.u.).

Diese Ausführung soll nur ein Anstoß sein, sich selbst mit seinen persönlichen Stressoren und Ressourcen zu hinterfragen und wenn möglich einmal in einer stressigen Situation zu beobachten oder auch beobachten zu lassen und sich Rückmeldung von Kollegen zu holen. Auch ein Team kann auf seinen Umgang mit Stress hin beobachtet werden: Wie verhält sich der Trauma-Leader? Wie verändert sich die Kommunikation und die Informationsweitergabe? Wie verändert sich die Koordination? etc.

Stress-Management beinhaltet praktische Ansatzpunkte: Stressresistenz erhöhen, akuten und chronischen Stress reduzieren, persönliche Belastbarkeit erhöhen. Wir verweisen hierfür wiederum auf genannte Literatur (v.a. St. Pierre et al. 2005) und Kursformate.

9.2.3 Kommunikation und Kooperation

Kommunikation im normalen Alltag ist häufig schon mit gewissen Problemen behaftet. Kommunizieren ist zunächst die Nachrichtenübermittlung von einem Sender an einen Empfänger. Dies kann gestört sein z.B. durch schlechte Verständlichkeit (Nuscheln, Flüstern), Schwerhörigkeit, hohes Hintergrundrauschen (alle im Raum sprechen gleichzeitig, Geräte brummen), mangelndes Sprachverständnis oder unterschiedliche Sprachen – oft mit babylonischen Dimensionen.

Mangelnde Kongruenz zwischen dem Gesagten und dem Gehörten kann aber auch interpersonelle Ursachen haben. Nach Schulz von Thun (1981) hat eine gesprochene Nachricht vier Aspekte:

- Sachinhalt: Informationen über den sachlichen Gegenstand, Dinge und Geschehnisse
- Selbstkundgabe des Senders: Information über die Person des Senders, in Form einer (gewollten) Selbstdarstellung oder einer (unfreiwilligen) Selbstenthüllung
- Beziehungshinweis: Information darüber, wie der Sender den Empfänger sieht und in welcher Beziehung er zu ihm steht durch die Art der gewählten Formulierung, den Tonfall und die nonverbalen Begleitsignale
- Appell: Information über eine Handlungsaufforderung vom Sender an den Empfänger.

Ein Beispiel mag folgendes sein: Während einer Schockraumversorgung plant der Trauma-Leader einen polytraumatisierten Patienten in nächster Priorität in die Traumaspirale zu bringen. Die Sonographie zeigte nicht eindeutig freie Flüssigkeit im Abdomen, der Patient ist jedoch hämodynamisch schwierig zu stabilisieren. Der Trauma-Leader hat gerade von einer Schwester erfahren, dass einer der beiden periphervenösen Zugänge gezogen wurde, da paravenös gelaufen. Ein zentralvenöser Zugang liegt noch nicht, ist in Arbeit vom Anästhesisten, jedoch schwierig: der dritte Punktionsversuch ist bei mäßig gefüllter Vene gerade misslungen. Um einen Situationsabgleich zu haben und um den Transport in die CT zeitlich koordinieren zu können, fragt er den Anästhesisten: „Wann haben wir denn einen Zentralen?". Sein Hintergedanke ist der, dem Patienten, wenn möglich, nochmals einen zweiten peripheren Zugang legen zu lassen, ein klarer Sachinhalt in dieser Frage. Der Appell an den Anästhesisten lautet: „Sage mir, wann haben wir wieder zwei sichere venöse Zugänge, um in unserem Ablauf weiterzumachen, da wir sonst die Strategie ändern müssen." Die Selbstenthüllung des Trauma-Leaders könnte in diesem Fall ein Hinweis auf einen eher ungeduldigen Menschen sein, der Schwierigkeiten damit hat, Aufgaben zu delegieren und am liebsten alles selbst macht. Der Beziehungshinweis für den Anästhesisten könnte in einer Geringschätzung seiner Kompetenz bestehen, da er sich selbst in der gestellten Aufgabe mittlerweile überfordert und gestresst fühlt. Eine sachliche Antwort des Anästhesisten könnte sein: „ Die Verhältnisse sind schwierig, ein peripherer Versuch ist sinnvoll und wenn wir bis in 3 Minuten keinen venösen Zugang haben, sollten wir einen Intraossären legen." – Ihnen als Leser mögen andere Bewertungen dieser Kommunikation in den Sinn kommen, was in der Natur der Sache liegt und deren Komplexität unterstreicht.

MERKE

Gemeint ist nicht gesagt – gesagt ist nicht gehört – gehört ist nicht verstanden – verstanden ist nicht gemacht! (Rall und Stricker 2006)

Grundfunktionen der Kommunikation in der Akutmedizin, in der sehr häufig Ad-hoc-Teams in einer schwierigen Situation agieren müssen sind:

- Strukturierung des Teams und Stabilisierung der Struktur
- Koordination von Arbeitsabläufen
- Information über die Situation, die Handlungen und Zwischenergebnisse
- Schaffen von Beziehungen zwischen den Beteiligten.

Dies ist Führungsaufgabe und der sichere Umgang damit erhöht die Akzeptanz des Trauma-Leaders in seinem Team, ob man ihn nun schon kennt oder nicht, denn die Information über z.B. einen herablassenden Führungsstil (s.u.) oder unklare Anweisungen mit zynischen Anmerkungen verbreitet sich schnell.

Kommunikationsstörungen sind wiederum eine latente Bedingung für eine Fehlerkette, die durch einen aktiven Fehler zu einem Zwischenfall oder einem Unfall führen können. Dies kann sich bereits schon im Vorfeld, also bei den Absprachen und Vereinbarungen zu Abläufen, Standards und Hierarchien manifestieren.

Missverstehen in einer schwierigen akuten Situation, die sich den routinierten Handlungsabläufen entzieht, kann durch sprachliche Mehrdeutigkeit („Katheter legen!" Blasen- oder zentraler Venenkatheter?), das extensive Verwenden von Fremdwörtern, unklare Adressierung, leises oder zu schnelles Sprechen bedingt sein, was sich zu den bereits genannten vier Aspekten der Botschaft (s.o.) gesellt.

Kommunikation in sog. **Kommunikationsschleifen** (communication loop), bei denen das Gesagte vom Empfänger wiederholt wird und die durchgeführte Handlung nach ihrer Ausführung an den Sender zurückgemeldet wird, kann dabei helfen, die Kongruenz zwischen Gesagtem und Verstandenem zu überprüfen.

Im Zusammenhang mit Kommunikationsstörungen, die häufig auf der Grundlage von Beziehungsstörungen entstehen, sei jeder auch daran erinnert, dass es wesentlich einfacher ist, ein Gegenüber aufgrund einer ersten Begegnung in einer Schublade abzulegen und die Vorurteile, die sich daraus bilden, gelegentlich hin und her zu drehen, statt das Modell zu überprüfen, das man sich von seinem Mitarbeiter oder Kollegen gebastelt hat und somit eine potenziell bestehende Beziehungsstörung zu beseitigen. Beziehungsstörungen und daraus resultierende Konflikte, egal auf welcher hierarchischen, menschlichen oder fachlichen Ebene sollten angesprochen werden. In jedem Fall ist ein Lösungsversuch anzustreben, wenn nötig durch Hilfe einer unbeteiligten Person oder durch eine Supervision.

MERKE
Gute Kommunikation muss man üben und lernen!

9.2.4 Führung, Hierarchie und Organisation

Auf die Führungsaufgabe des Trauma-Leaders wurde bereits in ➤ Kapitel 1 eingegangen, im Rahmen dieses Kapitels soll dies vertieft werden.

Aufgabe des Trauma-Leaders ist es, sich in der komplexen Notfallsituation Überblick über diese zu verschaffen. Dies geschieht zunächst auf der Grundlage der Informationen, die ihm der übergebende Notarzt übermittelt. Mit Übernahme des Patienten übernimmt er die Verantwortung für die Führungsaufgabe. Diese beinhaltet, die Situation zu überblicken und immer wieder neu auf mögliche Veränderungen zu bewerten. Ausgehend von der vorliegenden Situation legt er Prioritäten und ggf. Teilziele fest, teilt diese den Team-Mitgliedern entsprechend ihrer Aufgaben mit und bindet diese in die Maßnahmen ein. Er kann und soll auch Teilbereiche an die Team-Mitglieder delegieren, wie z.B. die Anforderungen an das Notfalllabor oder die Übermittlung radiologischer Befunde an eine möglicherweise weiterbehandelnde Institution. Schließlich obliegen ihm die Kontrolle der ausgeführten Maßnahmen und deren Wirksamkeit, da sie ihm als Re-Check für die festgelegten Prioritäten dienen. Seine Aufgaben für das Team sind zusammengefasst:

- **Koordination** und **Priorisierung** von Zielen und Handlungen
- **Delegation** von Maßnahmen und Entscheidungsbefugnissen
- **Zentralisation der Kommunikation** und des Informationsflusses auf seine Person
- **Festlegung von Strukturen** innerhalb des Teams
- **emotionale Stabilisierung**, v.a. in kritischen Situationen oder bei Zwischenfällen
- **Repräsentant nach außen**, z.B. für die radiologische Abteilung oder eine weiterbehandelnde Einheit bzw. Institution.

Der Führungsstil ist in der Notfallsituation weniger eine Frage der persönlichen Lebenseinstellung als eine Frage des angestrebten Ergebnisses, jedoch immer unter der Prämisse, dass alle Team-Mitglieder erwachsene mündige Menschen sind, denen ein respektvoller Umgang zusteht. Ein **integrativer Führungsstil** stellt in der Akutmedizin eine balancierte Form des Umgangs mit Mitarbeitern und der gestellten Aufgabe dar: In Abhängigkeit von der Dynamik der Situation besteht er aus **kooperativen** und **anweisenden Elementen**. Kooperative Elemente lassen den Team-Mitgliedern einen gewissen Entscheidungsspielraum, wenn eine sofortige Entscheidung oder sogar Korrektur einer Fehlhandlung eines Team-Mitglieds erforderlich wird, sollte die Führung eher anweisend oder ggf. auch autoritär werden. Flexibles Anpassen des Führungsstils an die Situation und den jeweiligen Mitarbeiter mit seinem Ausbildungsstand und Fähigkeiten zeichnet einen führungskompetenten Trauma-Leader aus.

Die **Kritikfähigkeit** des Trauma-Leaders schmälert ihn nicht in seiner Führungskompetenz, denn auch ihm können Fehler in Sinn von Planungsfehlern, Gedächtnisfehlern oder Unaufmerksamkeiten unterlaufen. Sein Team ist in diesem Fall die wichtigste Ressource, die ihn in dieser Situation durch Nachfragen zum Hinterfragen seiner eigenen Entscheidung bringen kann.

Fehler und damit Ursachen möglicher Zwischenfälle oder kritischer Situationen lassen sich auf folgende Führungsprobleme zurückführen:

- der Trauma-Leader übernimmt seine Führungsfunktion nicht
- der Trauma-Leader übernimmt Teilaufgaben, statt sich den Überblick zu erhalten
- Anordnungen werden nicht überprüft und damit auch nicht ihrer Wirksamkeit mit den Prioritäten abgeglichen
- der Trauma-Leader ist kognitiv mit der Situation überfordert und ist in Folge nicht mit der Führung des Teams und der Beherrschung der Situation beschäftigt, sondern damit seine eigene Kompetenz wiederherzustellen
- der Trauma-Leader wird durch eine weisungsbefugtere Person ersetzt, verhält sich aber weiterhin weisungsbefugt statt Anordnungen des neuen Trauma-Leaders auszuführen (z.B. wenn ein Assistenzarzt, der die Schockraumversorgung initial übernommen hat, weil kein Oberarzt verfügbar war, im Verlauf durch den diensthabenden Oberarzt ersetzt wird)
- autoritärer Führungsstil mit willkürlicher Machtausübung und Degradierung der Mitarbeiter zu Befehlsempfängern kann dazu führen, dass

die Team-Mitglieder die Zusammenarbeit verweigern und damit auch der Informationsfluss zum Erliegen kommt
- Kritikunfähigkeit (s.o.)
- Herausdrängen von Team-Mitgliedern durch zu rasche Übernahme der Verantwortung und damit ggf. Verlust von situationsbezogener Information.

MERKE
Ein ungeeigneter Trauma-Leader führt schneller zu einer Katastrophe als ein überfordertes Team-Mitglied!

Last but not least stellt der gleichzeitige Führungsanspruch Gleichrangiger ein immer wieder auftretendes Konfliktthema dar, man lese sich das Fallbeispiel in ➤ Kapitel 4 unter genau diesem Aspekt genüsslich durch. Die große Anzahl struktureller Ungeklärtheiten an vielen Kliniken überrascht im ersten Moment. Sie wird verständlich, wenn man weiß, dass eine beliebte Form der Machtausübung eben das Nichtdelegieren von Bereichen und bewusstes Belassen von Unklarheiten beinhaltet. Weiß man nun, dass die Anzahl von pathologischen Persönlichkeitsstrukturen direkt proportional zur hierarchischen Ebene ansteigt, wird klar, dass so manche Ursache für Fehler in der Schockraumversorgung und damit für schlechtes Notfall-Management hier ihren wirklichen Anfang nimmt. Nachdem auch hier der Faktor „Mensch" ursächlich ist, und dieser nicht aus dem Geschehen zu entfernen ist, bleibt nur zu fordern, seitens der Klinikleitung, entsprechende Vereinbarungen zu treffen und im Qualitätshandbuch der Klinik verbindlich niederzulegen.

MERKE
Delegieren, Strukturieren, Kooperieren führen zu Qualitätsverbesserung, bedeuten aber auch (subjektiven!) Machtverlust.

9.2.5 Standards und Entscheidungsfindung

In der Akutmedizin gibt es für viele Probleme festgelegte Handlungsabfolgen, in Form von Algorithmen, die für bestimmte Bereiche festgelegt (z.B. das ATLS®-Schema der präklinischen Polytraumaversorgung, Reanimationsalgorithmus) sind. Andere haben eher den Charakter einer Empfehlung bzw. sind ein persönlicher Algorithmus, der auf den Erfahrungen eines einzelnen Akutmediziners beruhen. Auch sog. Standard Operating Procedures (SOPs), die im Rahmen des Qualitäts-Managements gefordert werden und klinikintern zu implementieren sind, sollen als Standard oder Regel dazu dienen, gewisse Handlungsabläufe in einer definierten Situation oder bei einem bestimmten Problem, sobald es als solches erkannt ist, anzuwenden.

Als Beispiel sei hier die Anlage einer Thoraxdrainage bei Vorliegen eines Spannungspneumothorax genannt. Ein vorstellbarer Planungsfehler in diesem standardisierten Vorgehen ist die falsch gestellte Indikation. Beispielsweise wenn ein Bludruckabfall und ein Jugularvenenstau allein zur Diagnose „Spannungspneu" führt, ohne dabei die Differenzialdiagnose „akute Perikardtamponade" in die Planung einzubeziehen und ggf. mehr klinische Information durch einen transthorakalen Ultraschall oder eine Lungenauskultation zu erhalten. Im günstigen Fall können Standards und Regeln dabei helfen, eine richtige Handlung auszuwählen und diese schnell und direkt umzusetzen.

Die Natur der Akutmedizin beinhaltet jedoch immer wieder Situationen, in denen das Abrufen einer Regel allein nicht zielführend sein wird, da sie zu komplex sind und eine gute Entscheidung unter mehreren möglichen Entscheidungen erfordert. Beim genannten Beispiel wäre das Vorliegen eines einseitig abgeschwächten Atemgeräuschs zusammen mit sehr leisen Herztönen eine Situation, in der eine Entscheidungsfindung erfolgen muss. Den Patienten primär hämodynamisch zu stabilisieren (z.B. mit Katecholaminen), um etwas Zeit für weitere Diagnostik (transthorakaler Ultraschall) zu gewinnen, wäre in diesem Fall eine umsichtige, und damit gute Entscheidung. Sich vorschnell für eine der beiden möglichen Diagnosen zu entscheiden, um einen Behandlungsstandard (Thoraxdrainage vs. Perikardpunktion) abrufen zu können, wäre in dieser Situation ein Planungsfehler.

Aus der Luftfahrt lässt sich für zeitkritische Probleme das Entscheidungsmodell FORDEC (nach Deutsches Zentrum für Luft- und Raumfahrt/Lufthansa) anwenden (➤ Tab. 9-1).

Tab. 9-1 Entscheidungsmodell des Deutschen Zentrums für Luft- und Raumfahrt (DLR)/Lufthansa: FOR-DEC.

Frage	Bedeutung
Facts – Was ist das Problem?	• eine Entscheidung muss getroffen werden • Situationsanalyse, Sammeln von Fakten • Dringlichkeit einer Maßnahme
Options – Welche Möglichkeiten stehen zur Verfügung?	• Umfang der realistischen Handlungsmöglichkeiten augrund der zur Verfügung stehenden Ressourcen
Risks/Benefits – Vor- und Nachteile der einen oder anderen Maßnahme?	• Erfolgsaussichten • Risiken • Unsicherheitsfaktoren
Decision – Was ist zu tun?	• Wahl der Option mit dem besten Erfolgs-Risiko-Verhältnis • Festlegung von Plan B • Re-Check der Situation: ist die Situationsanalyse noch gültig?
Execution – Wer macht was?	• Planen, Zuteilen und Delegieren der konkreten Maßnahmen
Check – Ist noch alles in Ordnung?	• Überprüfen der Maßnahme • Überprüfen der erwarteten und tatsächlichen Wirkung der Maßnahme • ggf. muss die Entscheidungsfindung bei „F" erneut begonnen werden

Es versteht sich von selbst, dass Entscheidungsfindungen in der Schockraumsituation Führungsaufgabe und damit Aufgabe des Trauma-Leaders sind, ebenso das Zuteilen und Delegieren von Aufgaben.

9.2.6 Situationsgerechte Aufmerksamkeit

Die Human-Factor-Forschung beschreibt die situationsgerechte Aufmerksamkeit, oder auch **Situationsbewusstsein,** als Fähigkeit sich Überblick über eine Situation zu verschaffen, aktuelle Geschehnisse oder Veränderungen einzuordnen und zu wissen, in welche Richtung sich eine Situation unter bestimmten Bedingungen entwickelt bzw. entwickeln kann. Es ist eine Anforderung an das Team und nicht nur an den Trauma-Leader sich ein gemeinsames Situationsbewusstsein zu verschaffen.

Dies erfordert:

- **Aufmerksamkeit**, also eine willkürliche Ausrichtung von Wahrnehmung und Denken auf diese bestimmte Situation.
- **Konzentration,** die wiederum die dauernde Ausrichtung der Aufmerksamkeit auf diesen Bereich gewährleistet. Dazu werden störende Reize ausgeblendet, um die Aufmerksamkeit auf die situationsrelevanten Reize zu lenken (selektive Aufmerksamkeit) und deren Wahrnehmungsschwelle zu erhöhen.
- **Vigilanz** (Wachheit) ist ein willkürlicher Prozess die Aufmerksamkeit über einen längeren Zeitraum auf hohem Niveau zu halten, um seltene oder zufällig auftretende Reize zu detektieren und darauf zu reagieren, z.B. auf Monitor-Veränderungen.

Auch hier kann man sich gut vorstellen, dass bestimmte Bedingungen, die Einfluss auf die situationsgerechte Aufmerksamkeit nehmen, eine latente Bedingung schaffen oder Ursache für einen aktiven Fehler sein können. Das Situationsbewusstsein des Teams kann z.B. durch Probleme in der Kommunikation (s.o.) gestört werden. Die körperliche und geistige Leistungsfähigkeit eines jeden Einzelnen sind durch Ermüdung bzw. Übermüdung gefährdet. Folgen sind: neben dem Bedürfnis sich zu erholen und Müdigkeitsgefühl, die Abnahme von Aufmerksamkeit, Konzentration und Vigilanz, Wahrnehmungs- und Denkstörungen (höhere Fehlertoleranz, Treffen voreiliger Entscheidungen ohne Re-Check) sowie ein verändertes Sozialverhalten (z.B. abnehmende Kommunikationsbereitschaft oder Affektkontrolle).

In diesem Punkt scheint die Ärzteschaft besonders anfällig für Fehleinschätzungen ihrer Leistungsfähigkeit zu sein – im Gegensatz z.B. zu Piloten –, die aber in der Regel auch in ihrem Fluggerät sitzen: Das sog. Fit-guy-Syndrom steht nicht nur für eine Überschätzung der intellektuellen Kompetenzen und dem Ausbildungsstand in bestimmten Situationen, sondern auch dafür, Übermüdung nicht wahrnehmen zu wollen, was in Folge zu einem eingeschränkten Situationsbewusstsein führt.

Stress in jeder Form (s.o.) erhöht zwar zunächst die geistige Leistungsfähigkeit, ist sogar nötig, um ein bestimmtes Leistungsniveau zu erreichen, kann jedoch sehr schnell zu einer dramatischen Limitierung der Leistungsfähigkeit, physisch wie psychisch, führen.

MERKE

Fit guy = suspect guy!

9.3 Folgen

Die genannten Fehler und Bedingungen können zum einen zu benannten Zwischenfällen oder sogar Unfällen führen (s.o.). Daneben können sie zu Ablaufstörungen führen, die sich, ebenfalls eher zu didaktischen Zwecken, differenzieren lassen.

Es sei darauf hingewiesen, dass gestörte inhaltliche, technische und zeitliche Abläufe interferieren und sich in Kombination potenzieren können. Diese Trennung kann aber zur Analyse und Veränderung hilfreich und nützlich sein.

9.3.1 Gestörter inhaltlicher Ablauf

Aufgrund der oben beschriebenen Ursachen kann sich ein inhaltlich falscher oder fehlerhafter Ablauf ergeben. In Folge mangelhafter Absprache (Kommunikation, Kooperation) werden Befunde zum falschen Zeitpunkt erhoben oder kontrolliert. Entsprechende Vereinbarungen bezüglich Abfolge der Untersuchungsgänge fehlen oder werden nicht eingehalten und führen zum Vergessen wichtiger Befunde oder geplanter Maßnahmen. Befunde werden fehlbewertet oder missinterpretiert (mangelhafte medizinische Kenntnisse oder Verwechslung). Andere Befunde fehlen, weil die Vorhaltung eines Geräts, z.B. für eine Körpertemperaturmessung, fehlt oder nicht organisiert ist (Ausstattung).

Das klingt alles etwas theoretisch, aber in der Praxis ist uns allen der gestörte inhaltliche Ablauf schon begegnet: „die unnötige Kontrolle freier Flüssigkeit im Ultraschall durch die Spiral-CT verzögert die eigentlich erforderliche Laparatomie", „das Übersehen einer Wirbelsäulenverletzung durch Fixierung auf eine offene Unterschenkelfraktur" (Situationsbewusstsein) sind typische Ausprägungen.

9.3.2 Gestörter technischer Ablauf

Hier sind alle gestörten Abläufe zusammengefasst, die aufgrund mangelhafter räumlicher und technischer Vorraussetzungen entstehen. Neben akut auftretenden zufälligen Fehlern (z.B. Gerätedefekt) sind hier auch systematische Fehler nachzuweisen (zusätzlich keine Vorhaltung eines Redundanzsystems). Als klassische Beispiele seien zu kleine Räume, unzureichende Klimatisierung, versäumte Vorhaltung patientenspezifischen Materials zu nennen.

9.3.3 Gestörter zeitlicher Ablauf

Hier wird zwar alles richtig gemacht aber eben zu langsam oder zum falschen Zeitpunkt. Zeitliche Versäumnisse (z.B. das nicht genutzte ideale Zeitfenster für definierte Maßnahmen wie Kraniotomie oder Frakturversorgung) sind oft Ursachen erheblicher Langzeitfolgen für den Patienten.

9.3.4 Häufigkeit

Fehler sind sehr häufig, sie treten in nahezu 100% der Schockraumbehandlungen auf. Pro Patient werden 8,8 Fehler in der Team-Arbeit begangen (Risser et al. 1999). Die Inzidenz therapeutischer oder diagnostischer Fehler in der Notaufnahme oder im Schockraum liegt bei 3%. In über 50% sind diese auf Nachlässigkeit zurückzuführen (Kohn et al. 1999). Dies gilt besonders dann, wenn zur Überprüfung strenge Maßstäbe angelegt werden.

Schwierig ist die Beurteilung der eigenen durchgeführten Maßnahme für den Einzelnen. Hier empfehlen sich Debriefings (➤ Kap. 8).

Auch hier sei nochmals betont, dass die meisten der entdeckten Fehler als unerwünschtes Ereignis durch das Team kompensiert werden können und zu keinem deletären Ergebnis führten.

9

9.4 Strategien im Umgang mit Fehlern

Es ist für den Menschen unmöglich keine Fehler zu machen, weshalb es primär darum geht, die Fehler als solche zu erkennen, zu analysieren auf welcher Ebene die latente Bedingung besteht (s.o.) und, wenn möglich, eine entsprechende Korrektur der latenten Bedingung vorzunehmen. Auf die Personenebene bezogen können drei Aspekte berücksichtig werden, die helfen Fehler frühzeitig zu erkennen:

- Fehlhandlungen passieren, daher ist eine selbstkritische und fehlerbewusste Einstellung jedes Einzelnen ein erster Beitrag Fehlhandlungen zu entdecken.
- Die Maßnahme des Re-Checks, also der Reevaluation der Situation im Anschluss an eine Maßnahme liefert eine unmittelbare Rückmeldung über die Handlung. Das aktive Suchen möglicher Hinweise auf eine unwirksame oder situationsverschlechternde Maßnahme sollte zur Gewohnheit werden.
- Rückmeldung durch Kollegen, also durch eine zweite Person, die am Geschehen unbeteiligt ist oder zu einem späteren Zeitpunkt hinzukommt.

Auch bereits eingetretene Fehler können in ihrer Auswirkung abgeschwächt werden und möglicherweise die Kette an fehlerhaften Entscheidungen durchbrechen. Jeder Einzelne kann lernen, eine Wahrnehmung zu entwickeln seine eigenen Urteils- und Entscheidungsprozesse bezüglich Handlungsfehler zu hinterfragen.

Das Konzept des **Team-** oder **Crew-Resource-Managements** (TRM/CRM; Rall und Gaba 2005), dessen Trainingsformate, Inhalte und Philosophien aus der Anwendung in der Luft- und Raumfahrt in die Bereiche der Luftrettung und Anästhesie transportiert wurden, lässt sich auch auf die Akut- und Notfallmedizin übertragen. Wesentliche Punkte des TRM sollen helfen, Fehler im Team zu beheben bzw. es nicht dazu kommen zu lassen, um somit die Leistungsfähigkeit des einzelnen Team-Mitgliedes zu erhalten (nach Rall und Gaba 2005):

- Kenntnis der Arbeitsumgebung und der technischen Ausstattung
- Antizipation und Planung
- rechtzeitige Bitte um Hilfe
- Definition und Ausführung von Führungsrolle und Weisungsgebundenen
- Delegation und Verteilung von Arbeitsabläufen
- Mobilisierung aller verfügbaren Ressourcen
- effektive Kommunikation, geschlossene Kommunikationsschleifen
- Nutzen aller verfügbaren Information
- Vermeiden und Beseitigen von Fixierungsfehlern (das bedeutet das Aufrechterhalten mentaler Modelle gegen die Evidenz)
- Double-Checks, Re-Checks
- Verwendung kognitiver Hilfestellungen
- wiederholte Reevaluation der Situation
- gute Team-Arbeit
- kluge Verteilung von Aufmerksamkeit
- dynamische Prioritätenvergabe.

Nicht zuletzt sei hier nochmals die Bedeutung einer wiederholten Durchführung von realistischen Simulationen als Möglichkeit des Trainings in einem Team zu betonen.

MERKE

Nobody is perfect!

FALLBEISPIEL

Während der normalen Arbeitszeit wird durch den eigenen Notarzt ein ca. 12 Jahre altes Mädchen nach Verkehrsunfall gebracht, sie wird ordentlich umgelagert und in Folge korrekt übergeben.

Sie war nach dem Unfall kurz bewusstlos und dann bei Eintreffen des Notarztes wieder ansprechbar. Hierbei gab sie massiv Schmerzen im Bereich der rechten oberen Extremität an, zurückzuführen auf eine offene Unterarmfraktur mit erheblichem Weichteilschaden. Diese vom Notarzt steril eingebundene Verletzung wird ausreichend beschrieben.

Als Transportschutz wurde ein Stiff neck angebracht, das zur weiteren Untersuchung belassen wird, obwohl der Notarzt keine Hinweise auf eine Verletzung im Bereich der HWS berichtet. Er hat die Verletzte mit Volumen und Analgetikum versorgt, wobei durch das Analgetikum auch eine gewisse Sedierung eingetreten ist und das Mädchen nicht adäquat befragt werden kann. Die Bewusstseinslage kann nicht gut untersucht werden, sie antwortet auf Fragen ohne Zusammenhang und beginnt vor sich hinzumurmeln. Die orientierende Untersuchung der Pupillen zeigt regelhafte Reaktion. Die kraniokaudale Untersuchung ergibt außer Abschürfungen und Kontusionen an der gesamten rechten Körperseite keinen auffälligen Befund. Die linke obere sowie beide unteren Extre mitäten sind auf den ersten Blick ebenfalls unverletzt.

9

Der Trauma-Leader veranlasst das Vorgehen wie folgt: Nach Entkleiden der Patientin wird eine Ultraschalluntersuchung des Abdomens durchgeführt, die keinen pathologischen Befund ergibt. Seitens der Anästhesie wird ein zweiter Zugang gelegt; anschließend wird das Mädchen wegen der auffälligen Bewusstseinslage zum cCT gebracht. Hier wird sie unruhig und muss zur Durchführung der Untersuchung erneut sediert werden. In Folge wird ihre Atmung schlechter, die Sauerstoffsättigung fällt auf 89%. Sie wird daraufhin unter erschwerten Bedingungen im CT intubiert und beatmet. Das cCT ergibt keinen auffälligen Befund. Das Kind wird nun zum Röntgen von Thorax, HWS, BWS, LWS, Beckenübersicht und rechtem Arm gebracht. Außer einer Mehrfragmentfraktur beider Unterarmknochen ungefähr in Schaftmitte mit erheblicher Dislokation kann in allen diesen Aufnahmen kein pathologischer Befund nachgewiesen werden.
Zurück im Schockraum wird eine Kontrollsonographie durchgeführt, diese ist ebenfalls unauffällig.
Das Stiff neck wird nun bei unauffälligem HWS-Röntgen-Befund entfernt.
Anschließend wird das Kind in den OP gebracht um den rechten Unterarm zu versorgen.
Vierzehn Tage später wird das Kind mit folgenden Diagnosen aus der stationären Behandlung entlassen:

- Commotio cerebri mit kurzer Bewusstlosigkeit
- translatorische atlantoaxiale Dislokation ohne neurologisches Defizit
- Deckplatteneinbrüche der BWK 4 bis 6 ohne Hinterkantenbeteiligung
- Aspiration/Lungenkontusion rechts
- zweitgradig offene Mehrfragmentfrakturen von Radius und Ulna rechts
- temporäre Irritation des N. ulnaris rechts.

Zunächst scheint alles gut zu gehen und die Verletzte wird ordnungsgemäß übergeben. Dann wird aber jedoch verzichtet, eine Polytraumaspirale zu fahren, die gut realisierbar gewesen wäre, da das Kind ja schon im CT war. Unklar ob aus strahlenhygienischen oder anderen systemischen Gründen (Fixierungsfehler: „Wir machen bei Kindern immer die Diagnostik des Achsenskeletts im Röntgen") wird auf die Untersuchung mit der besten Aussagekraft (Traumaspirale) verzichtet. Die alternativ durchgeführten Untersuchungen täuschen einen falsch-negativen Befund vor, was die Verletzte durch das nicht günstige Entfernen des Stiff neck eindeutig gefährdet hat. Hätte das Röntgen nun einen unklaren Befund ergeben, so wäre zumindest das CT der HWS erforderlich geworden. Die dabei noch immer übersehenen Verletzungen im Bereich der BWS hätten wohl keine wesentlichen Folgen gehabt, aber auch hier ist die Diagnose nicht richtiggestellt worden. Die Störung der Atemfunktion war wohl immer als zerebral bedingt interpretiert worden, aber auch da zeigen sich dann zwei weitere Verletzungen, die typischerweise auch zu Störungen der Atmung führen können (Lungenkontusion, HWS-Verletzung).

Zusammengefasst kann klar festgestellt werden, dass die drei wesentlichen Verletzungen im Bereich des Körperstammes alle mit der einen richtigen Untersuchung nachgewiesen hätten werden können. So hat also ein einzelner Fehler, wie immer auch entstanden, zu mehreren potenziell lebensbedrohlichen Fehleinschätzungen geführt, zum Glück hier jedoch ohne Zwischenfall oder sogar Unfall. Das Vermeiden solcher Fehler ist nicht so einfach, wie es sich das ex post darstellt.

ÜBUNGSANLEITUNG

Wie alles, kann auch das Erkennen von Fehlern, Kommunikation und Situationsbewusstsein geübt werden. Hierzu sollte zunächst eine Fehleranalyse bei schon durchgeführten Übungen oder Behandlungen erfolgen. Wichtig ist hierbei nicht das „fehlerhafte Individuum" herauszustellen, sondern entsprechende Verbesserungsmöglichkeiten der organisatorischen Strukturen zu prüfen. In der Praxis sind fast alle Fehler multifaktoriell bedingt und Teil einer Fehlerkette und sollten, um alle Ansätze zur Verbesserung überprüfen zu können, in diese einzelnen Faktoren unterteilt werden (s.o.). Ein entsprechendes Fehler-Management, ggf. angelehnt an das Qualitäts-Management, sollte diskutiert und vereinbart werden.
Solche Initiativen sollten in der Regel von den Abteilungsleitern ausgehen. Falls dies, wie es nicht selten nicht der Fall ist, kann jeder engagierte Mitarbeiter auch selbst ein Konzept ausarbeiten und vorschlagen. Günstig ist es, wenn diese Konzepte öffentlich gemacht werden, weil sie dann nicht einfach auf dem Schreibtischstapel beerdigt werden können. Gleichzeitig sollten auch Konzepte zur Konfliktlösung verbessert werden.
Ein wesentliches Thema sind die nicht gemeldeten Fehler: Fehler werden oft aus Scham darüber, einen Fehler gemacht zu haben, verschwiegen (z.B. Verwechseln ähnlicher Medikamentennamen oder -verpackungen). Hier können z.B. anonyme Meldemöglichkeiten bestehen, um die Optimierung der Organisation (Ersatz eines ähnlichen Medikaments durch ein anderes) nicht zu verhindern.
Bereits eingangs erwähnte Kursformate über Human Factors in der Akutmedizin sind anerkannte und didaktisch wertvolle Möglichkeiten, nicht nur theoretisch einen tieferen Einblick in diese Konzepte zu erhalten, sondern

auch praktische Anleitungen zu erfahren, die dann in das eigene Team transferiert werden können. Beispiele sind:
- Safe-trac Kursformat durch die Akademie für Unfallchirurgie, AUC der DGU: www.safe-trac.de
- „Sicheres Handeln in kritischen Situationen" www.plattform-ev.de.

LITERATUR

Badke-Schaub P, Hofinger G, Lauche K (2008) Human Factors. Psychologie sicheren Handelns in Risikobranchen. Springer Verlag Heidelberg.

Kohn L, Corrigan J, Donaldson M (1999) To err is human: Building a safer health system. Committee on Quality of Health Care in America, Institute of Medicine (IOM). National Academy Press, Washington.

Rall M, Gaba DM (2005) Human Performance and Patient Safety. In: Miller RD (ed), Miller's Anaesthesia, 6th ed, pp. 3021–3072. Churchill-Livingstone, New York.

Rall M, Stricker E (2006) Erhöhung der Patientensicherheit durch CRM-basiertes Simulatortraining und Incident Reporting (PaSIS). DRF Tagung, Baden-Baden.

Reason J (1990) Human Error. Cambridge University Press, Cambridge.

Risser DT, Rice MM, Salisbury ML, Simon R, Jay GD, Berns SD (1999) The potential for improved teamwork to reduce medical errors in the emergency department. The MedTeams Research Consortium. Ann Emerg Med 34: 373–383.

Schulz von Thun F (1981) Miteinander reden, Bd. 1. Rowohlt, Hamburg.

St. Pierre M, Hofinger G, Buerschaper C (2005) Notfallmanagement. Human Factors in der Akutmedizin. Springer Verlag, Heidelberg.

Yerkes RM, Dodson JD (1908) The relation of strength of stimulus to rapidity of habit-formation. J Comp Neurol Psychol 18: 459–482.

KAPITEL

10 Kritik und Stressverarbeitung

Ludwig Gutermuth und Michael Gerstorfer

Nach einer stattgehabten Schockraumaktion sollte ein organisiertes Treffen aller Mitglieder des Behandlungs-Teams vereinbart werden. Dies soll dazu dienen, beobachtete und empfundene Ablaufhindernisse in das Bewusstsein zu rücken. Hier geht es also im Sinn einer Manöverkritik um das Aufarbeiten der Abläufe und einzelner Details. So soll eine Prozessoptimierung erreicht werden. Gleichzeitig hat man hier die erste Gelegenheit pathologische Reaktionen, wie z.B. eine posttraumatische Belastungsreaktion bei Mitgliedern des Teams festzustellen, wenn nicht, wie nach allgemein belastenden Erlebnissen eine Stressbearbeitung eingerichtet wird, sondern die abnorme Reaktion erst im Verlauf spürbar wird. Da es hierbei um subjektives Erleben geht, kann sich eine pathologische Reaktion auch bei primär scheinbar kompensierter, wenig belastender Situation einstellen.

MERKE

Das Abschlussgespräch soll Fehler und pathologische Stressreaktionen ans Licht bringen!

10.1 Kritik

Die Aufgabe des Trauma-Leaders endet nicht mit der Übergabe des Verletzten an die weiterbehandelnde Struktur.

Es ist Aufgabe des Schockraumorganisators eine gute und fruchtbare Fehlerkultur zu etablieren und dann auch weiterzuführen (➤ Kap. 9). Vorbilder können besonders im Bereich der Luftfahrt gesucht werden. Viele der Abläufe sind hier ähnlich brisant, allerdings sitzen die Piloten auch in ihren Flugzeugen selbst mit drin, was der Etablierung solcher Systeme sicherlich förderlich war. Schon jetzt ist aber der richtige Umgang mit Fehlern, und dies nicht nur im Rahmen eines Notfall-Managementes, ein wichtiges Qualitätsmerkmal für eine Klinik.

Dem Trauma Leader kommt bei solchen Besprechungen und Nachbereitungen eine besondere Aufgabe zu. Sollte er die Gelegenheit haben, kann er gleich nach Beendigung der Behandlung offene Fragen beantworten und auch ihm selbst unklare Sachverhalte abfragen.

Er kann z.B. nach kurzer Schilderung des Ablaufs aus Sicht des Trauma-Leaders, die Team-Mitglieder befragen, was sie bei dem stattgehabten Ablauf besonders gut fanden und wo sie Verbesserungspotenzial sehen; dies jeweils bei sich, aber auch bei den anderen.

Diese sehr frühe Besprechung kann oft schon zu ganz klaren Aussagen wie „Du musst lauter reden, wir verstehen Dich sonst nicht gut!" oder aber auch zu eher verdeckten Hinweisen wie „Die Alarme von Eurem Narkosegerät nerven echt" führen. Die Vorteile dieser frühen Besprechung können sich aber gleichzeitig auch zu deren Nachteilen wandeln, sodass es Aufgabe des Trauma-Leaders ist, diese immer wieder in den richtigen Kontext zu stellen. Das Geschehene ist noch sehr nah und deshalb sind die Äußerungen spontan, oft noch nicht „politisch" bearbeitet und emotional gefärbt. Für diese Besprechung sollte ein zeitlicher Rahmen von ca. 10 Minuten innerhalb der Arbeitszeit eingeräumt werden. Nachdem so manche beobachtete Tatsache eine oft erstaunlich einfache Erklärung findet, kann sie somit auch oft gleich abgehakt werden.

Andere Ereignisse bedürfen aber einer ausführlicheren Diskussion. Diese sollte nie sofort, sozusagen in der Hitze des Gefechts, erfolgen. Im Abstand einiger Stunden, oder aber am Folgetag ist ein Termin von 20 bis 30 Minuten Dauer anzuberaumen. Der Klinikleitung sollte bewusst sein, wie wichtig diese Veranstaltung für das weitere reibungslose Funktionieren des Schockraumes ist und sie sollte den Mitarbeitern die Teilnahme großzügig ermöglichen.

Dem Gespräch soll erneut eine kurze Zusammenfassung der Abläufe aus Sicht des Trauma-Leaders vorangestellt werden, hierbei sollte auch das weitere Schicksal der Behandelten mitgeteilt werden. Nach Schilderung und Hervorheben positiver Fakten und gut gelungener Abläufe kann der Trauma-Leader am besten zeitlich oder situativ strukturiert aufgetretene Fragen stellen und sich Unklarheiten erklären lassen. Besonders wichtig ist es, kein Tribunal zu veranstalten. Bei bemerkten Fehlern geht es also weniger um Schuldzuweisung, sondern eher darum Wege aufzuzeigen, diese in der Zukunft zu vermeiden (➤ Kap. 9).

Stillschweigen nach außen kann vereinbart werden und ist dann auch einzuhalten. Beobachtet man allerdings, wie in vielen Kliniken die anberaumten Morbidität-Mortalität-Diskussionen doch in zwar professionell kaschierten Schuldzuweisungen und Machtkämpfen enden, kann man auch beim Schockraum-Management mit erheblichen Schwierigkeiten konfrontiert werden.

Je weniger von vorhandenem Vertrauen der Team-Mitglieder untereinander ausgegangen werden kann, umso eher sollten brisante Aspekte bereits vorab besprochen worden sein. Nichts dient der Sache weniger, als die Eskalation an dieser Stelle. Auf der anderen Seite ist es nur professionell, sich bei Kritik am eigenen Verhalten dieser auch zu stellen.

MERKE

Den Umgang mit Kritik kann und muss man lernen, also „Auf geht's"!

Deshalb ist hier eine Politik der kleinen Schritte zu empfehlen. Das Totschweigen relevanter Punkte ist keine Lösung.

Bei Kritik am Trauma-Leader selbst ist es dessen Aufgabe, einen anderen Diskussionsleiter zu bestimmen und sich exakt nach den oben beschriebenen Kriterien zu verhalten und auch sein Vorgehen zu erklären und seine Leistung zu rechtfertigen.

Die Diskussion ist fair, ehrlich und wertschätzend zu führen, positive Ansätze erleichtern das Annehmen und Umsetzen vereinbarter Änderungen in den Abläufen.

10.2 Stressbearbeitung

Gar nicht selten wird bei den Teilnehmern im Schockraumgeschehen eine eigene Reaktion auf die stattgehabten Ereignisse erzeugt. Diese kann sich akut oder eher zögerlich einstellen, auch hinsichtlich der Ausprägung zeigt sich eine große Varianz.

Die typische posttraumatische Belastungsreaktion tritt vermutlich viel häufiger auf, als dies landläufig vermutet wird. Viele Verhaltensmuster, am besten zusammengefasst in „big boys don't cry", können zum Verkennen und Ignorieren solcher Störungen führen. So kann eine eigentlich gut behandelbare und prognostisch günstige Störung (PTBS, posttraumatische Belastungsstörung) chronifizieren und den Patienten dann dauerhaft beeinträchtigen.

In der Regel werden Belastungsreaktionen gut bewältigt, eine Intervention von außen ist nur selten nötig. Nachdem die Mitarbeiter und auch der Trauma-Leader keine Fachleute sind, sollte jede nachhaltige Verhaltensänderung, die infolge eines belastenden Ereignisses auftritt, als solche wahrgenommen werden und ggf. eine akute oder dauerhafte Intervention durch in der Krisenintervention ausgebildete Kräfte nach sich ziehen. Für die normale Verarbeitung solcher Belastungen mag das Gespräch geeignet sein. Auch der familiären oder sozialen Einbettung der Kollegen ist als wichtige Ressource Rechnung zu tragen. In jedem Fall muss ein Gesprächsangebot formuliert werden. Ist das Standing eines Team-Mitglieds gut, kann es eigene Schwierigkeiten, sich und den anderen, eingestehen, und so die Hemmschwelle für die anderen Team-Mitglieder senken. Auch externe Ansprechpartner können z.B. im Sinn einer Intervention benannt werden. Übersteigt eine Belastungsreaktion erkennbar gleich oder im Verlauf die übliche Dimension, so ist eine professionell geführte Stressbewältigung einzurichten. Zur Bewältigung objektiv oder subjektiv schwerwiegender Erlebnisse gibt es verschiedene Methoden. Zwei, die sich sehr ähnlich sind, seien hier genannt. Sie vermitteln über strukturierte Gruppen- und Einzelgespräche die Möglichkeit, die Entstehung einer posttraumatischen Belastungsstörung zu verhindern. Diese Methoden sind u.a.:

- Sressbearbeitung nach belastenden Ereignissen (SbE)
- Critical Incident Stress Management (CISM)

Die **Stressbearbeitung nach belastenden Ereignissen (SbE)** führt über mehrere Gespräche zum Erkennen und Behandeln von pathologischen Belastungen infolge traumatisierender Situationen. Zunächst erfolgt eine sog. **Demobilization** direkt nach Einsatzabschluss, ggf. noch am Einsatzort. Dies ist ein Abschlussgespräch in der Gruppe, geführt von einer psychosozialen Fachkraft und einem Peer (speziell geschulte Einsatzkraft mit vergleichbarem Erlebnishintergrund, aber nicht am Einsatz beteiligt). Diese speziellen Betreuer organisieren dann eine Nachbesprechung (**Debriefing**) nach einigen Tagen, wo in geordneter Atmosphäre (Kursraum) die subjektiven Erlebnisse der Team-Mitglieder thematisiert werden. Bei Bedarf sollen Einzelgespräche folgen und eventuell therapiebedürftige Reaktionen festgestellt werden.

Ein zweiter möglicher Weg ist das **Critical Incident Stress Management (CISM),** das den Critical Incident als eine Situation definiert, die so außergewöhnlich starke emotionale Reaktionen hervorruft, dass diese die Funktionsfähigkeit der mit ihr konfrontierten Person beeinträchtigt. Solche Situationen erzeugen Gefühle von Ohnmacht, Hilflosigkeit, Schuld, Identifikation mit dem Opfer und Bedrohung der eigenen Existenz.

Auch beim CISM führen eine psychosoziale Fachkraft und ein Peer die Gespräche. Diese können in Form einer kurzen **Demobilization** direkt nach dem Einsatz erfolgen. Weitere Gesprächsmöglichkeiten sind das **Defusing** (ca. 45 Minuten), das **Debriefing** (mehrere Stunden) und Einzelgespräche (**one-to-one**).

MERKE

Stressbehandlung kostet Geld, chronische Erkrankung auch!

FALLBEISPIEL

Ein sehr erfahrener, laut Kollegen auch nicht leicht zu beeindruckender Rettungsassistent (47 Jahre) fährt als Besatzung eines RTW zu einem Notarzteinsatz. Beim Erreichen der Unfallstelle zeigt sich ein Cabriolet, das entgegen der Fahrtrichtung im Straßengraben steht und in dem drei männliche Jugendliche sitzen, die alle bis auf eine extrem vermehrte Halsbeweglichkeit keine Verletzungszeichen aufweisen. Der eintreffende Notarzt stellt nach genauer Untersuchung jeweils den Tod der Autofahrer fest, wahrscheinlich durch Genickbruch, und lässt den Bestattungsdienst benachrichtigen. Dieser hat, da Wochenende ist, etwas Kapazitätsprobleme und auch die Spurensicherung durch die Polizei dauert etwa 40 Minuten. Während dieser Zeit hatten der Rettungsassistent und sein Kollege die Leichen halb abgedeckt und waren bei diesen geblieben. Diese Abdeckung wurde immer wieder durch Polizisten und andere Personen zurückgeschlagen, sodass sie diese wiederholt korrigieren mussten. Während dieser Zeit hatte der Rettungsassistent mehrfach versucht seinen Sohn mit dem Handy anzurufen, was ihm nach etwa einer halben Stunde auch gelang. Nach dem Einsatz ging dann am Dienstende jeder der beteiligten Rettungsdienstmitarbeiter seiner Wege und der Einsatz wurde nicht weiter beachtet. Unbemerkt von den Kollegen entwickelte der Rettungsassistent eine posttraumatische Belastungsreaktion, die sich in erheblichem Zittern beim Passieren der Unfallstelle auch noch Wochen später äußerte. Immer wenn der Rettungsassistent hier vorbeifuhr, presste er die Unterarme so auf das Lenkrad, dass das Zittern nicht bemerkt wurde. Nach einiger Zeit vernachlässigte er sich zunächst selbst; er ließ sich, obwohl früher sehr akkurat, ja schon fast penibel, einen Bart stehen und die Haare lang wachsen. Auch schien er gelegentlich alkoholisiert zu sein, dies aber nie im Dienst. Ungefähr sechs Monate nach dem Unfall geschah an derselben Stelle ein weiterer Unfall, zu dem der Rettungsassistent als Erster eintraf. Diesmal zitterte er so stark, dass er keinen Zugang legen konnte und erst der eintreffende Notarzt dies tat. Dem Notarzt fiel auch das eigenartige Verhalten des Rettungsassistenten auf und er versuchte zunächst ein persönliches Gespräch zu führen. Als dies nicht möglich schien, informierte er den Wachleiter und dieser veranlasste dann die Vorstellung beim Psychiater. Nun stellte sich heraus, dass der Rettungsassistent seit Wochen an Schlafstörungen litt, dass er immer wieder den Einsatz mit seinem Sohn an Stelle eines der Getöteten, der ihm wohl ähnlich sah, im Auto durchlebte und dass es zu einem Auseinanderleben mit seiner Frau und seinem Sohn gekommen war. Der Psychiater diagnostizierte eine posttraumatische Belastungsstörung und verordnete neben Psychopharmaka eine Verhaltenstherapie. Der Rettungsassistent begann die Therapie wie geplant, kehrte aber nach einem Thailandurlaub nicht mehr zurück und sein weiteres Schicksal bleibt ungewiss.

KAPITEL

11

Ludwig Gutermuth und Michael Gerstorfer

Algorithmen, Checklisten und Scores im Schockraum

Ablaufpläne für die Schockraumbehandlung können übersichtlich und vollständig in **Algorithmen** dargestellt werden. Sie erfüllen ihren Zweck vornehmlich in der Vorbereitungsphase, also nicht im Akutfall, wo sie nur in speziellen Fällen herangezogen werden sollten.

MERKE

Algorithmen sind vor Beginn der Behandlung zu studieren!

Ein Algorithmus wie z.B. das ATLS®-Schema, angepasst an die individuellen Bedingungen der Klinik, kann und soll in den Händen derer, die es verinnerlicht haben, eine Leitschiene für zielgerichtete diagnostische und therapeutische Maßnahmen sein, die die Abläufe vereinfachen und ein effizientes Schockraum-Management ermöglichen. Mit anderen Worten: Jeder der im Schockraum arbeitet, ist dafür verantwortlich, zumindest den ihn betreffenden Part des vereinbarten Behandlungsalgorithmus theoretisch und praktisch zu beherrschen.

Checklisten können die Vollständigkeit einer durchgeführten Maßnahme gut dokumentieren. Weiter können sie durch Überprüfen bestimmter Kriterien zu festgelegten Aktionen, wie etwa dem Aufrufen des Schockraum-Teams dienen. Gelegentlich etwas unpraktisch in der Handhabung sind sie aber von großem Wert, besonders „wenn man nichts vergessen will".

MERKE

Wie in der Luftfahrt: Checklisten sind zur Kontrolle wie zur Dokumentation gut geeignet!

Ganz Ähnliches gilt auch für die verschiedenen **Score-Systeme**, die Aufschluss über die Verletzungsschwere, insbesondere bei Verletzungskombinationen geben können. Sie mögen als Entscheidungshilfe bei Abwägung und Auswahl zwischen mehreren diagnostischen und therapeutischen Optionen dienen, dürfen aber niemals isoliert als Prognosefaktor gewertet und über Fortsetzung oder Beendigung der Therapie entscheiden.

Wie bei vielen anderen komplexen Sachverhalten auch, gibt es eine Vielzahl von Score-Systemen, gerade auch weil es die *eine* schlüssige Lösung nicht gibt oder aber sie noch nicht gesehen wird.

Die Analyse und der Vergleich all dieser Score-Systeme ist sehr schwierig, alle haben Vor- und Nachteile, weshalb auch die folgende Auswahl als willkürlich interpretiert werden kann. Wir beziehen uns hier nur auf Score-Systeme, die neben der Klassifizierung auch Einfluss auf den weiteren Verlauf der präklinischen Notfallbehandlung oder der Schockraumbehandlung nehmen.

Grundsätzlich sind Scores im Schockraum zur Entscheidungsfindung nur dann sinnvoll heranzuziehen, wenn ihre Auswertung therapeutische Konsequenz hat (z.B. GCS, RTS, PTS; ➤ Tab. 11-1). In den USA dienen diese präklinisch und klinisch angewandten Scores oft zur Klärung der Frage, ob die Behandlung in einem spezialisierten Traumzentrum erforderlich ist.

Die Antwort auf diese Frage hat im Rettungssystem der USA eine ganz wesentliche Bedeutung, wo die Behandlung relevant Verletzter grundsätzlich präklinisch durch Paramedics und klinisch in sog. Traumzentren stattfindet. Die Triage wird für die Paramedics durch die Scores für ganz wesentlich erleichtert. In Europa erfolgt in vielen Ländern die präklinische Behandlung durch Ärzte, was die praktische Bedeutung, v.a. der präklinischen Score-Systeme reduziert. Aber auch hier können sie helfen, den Transport eines bestimmten Verletzten in die für ihn beste Einrichtung zu begründen und dann zu veranlassen. Auch im Traumanetzwerk spielen solche Entscheidungshilfen eine nicht unwesentliche Rolle, viele sind schon heute allgemein akzeptiert und finden Aufnahme in die Behandlungsrichtlinien beim Polytrauma.

Tab. 11-1 Übersicht verschiedener Trauma-Scores, die in der S3-Leitlinie der DGU Anwendung finden (nach S3-Leitlinie der DGU, 2002).

Score	Beschreibung	Referenz
Abbreviated Injury Scale (AIS)	Bewertung jeder Einzelverletzung mit einer Punktzahl von 1 bis 6 Punkten (leicht bis nicht überlebbar)	Association for the advancement of Automative Medicine (1965, letzte Revision 1990)
Injury Severity Score (ISS)	Der ISS wird anhand der AIS bestimmt: Der Grad der Verletzungsschwere wird auf einer Skala von 1 bis 6 Körperregionen (Schädel und Hals, Gesicht, Thorax, Abdomen, Extremitäten, Weichteile) bestimmt. Die Punkte der drei am schwersten betroffenen Regionen werden quadriert und zum ISS addiert. Ein AIS von 6 Punkten in irgendeiner Region bedeutet automatisch einen ISS-Maximalwert von 75 Punkten	Baker et al. 1974
Polytraumaschlüssel	Die Regionen Schädel (PTSS), Abdomen (PTSA), Extremitäten (PTSE), Thorax (PTST), Becken (PTSB) und das Alter werden je nach Schweregrad mittels Punktewerten klassifiziert. Nach Addition der Punkte erfolgt eine Einteilung in vier Schweregrade: I < 19 Punkte, II = 20–34 Punkte, III = 35–48 Punkte, IV > 49 Punkte	Oestern et al. 1985, letzte Revision 1997
Glasgow Coma Scale (GCS, s.u.)	Sprachliche, motorisch Leistungsfähigkeit sowie das Öffnen der Augen werden mit Punkten bewertet: je besser die Leistung, desto höher der Punktwert. Der maximale Punktwert von 15 entspricht dem vollorientierten Patienten, der niedrigste Punktwert von 3 dem tief bewusstlosen Patienten. Ein SHT mit einem GCS ≤8 wird als schweres SHT klassifiziert.	Teasdale und Jennett 1974
Revised Trauma Score (RTS)	Der RTS wird ermittelt aus dem GCS, dem systolischen Blutdruck und der Atemfrequenz. Jeder Parameter wird mit einem Wert von 0–4 gewichtet und mit einem Koeffizienten (ermittelt nach Regressionsanalyse) multipliziert. Der RTS nimmt Punktwerte zwischen 0 und 7,84 ein.	Champion et al. 1990
Trauma and Injury Severity Score (TRISS)	Score zur Abschätzung der Überlebenswahrscheinlichkeit. Er beruht auf der Datenerhebung der Major Trauma Outcome Study. Durch eine Verknüpfung von RTS, ISS. Patientenalter und Verletzungsmechanismus werden sowohl anatomische als auch physiologische Parameter gewertet.	Boyd et al. 1987

MERKE

Scores müssen im Akutfall therapierelevant sein!

Trauma-Scores zur wissenschaftlichen Aufarbeitung entsprechen anderen Kriterien und sollten, so sie nicht nachträglich aus den Patientenunterlagen eruiert werden können, nur im Nebenschluss, also parallel zur eigentlichen Behandlung erfasst werden. Eine Anwendung in personell eher knapp ausgestatteten Einrichtungen wird dann eher nicht möglich sein.

Vielleicht sind aber tatsächlich die von der DGU/DGOU empfohlenen und auch von uns bevorzugten Abläufe nach ATLS® zumindest als Grundlage am besten einzusetzen, individuell abgestimmte Lösungen können berechtigt gesucht und angewandt werden.

11.1 Algorithmen

Hier seien nun die von der ATLS® empfohlenen Algorithmen wiedergegeben. Dies geschieht ganz bewusst, z.T. in modifizierter Form und unterschiedlicher Aufbereitung, um auch hier auf die mögliche individuelle Ausarbeitung solcher Anleitungen hinzuweisen.

11.1.1 Primary Survey

Grundlage des diagnostischen Vorgehens beim Patienten ist grundsätzlich das Primary-Survey Schema der ATLS® (➤ Kap. 4 und ➤ Abb. 11-2).

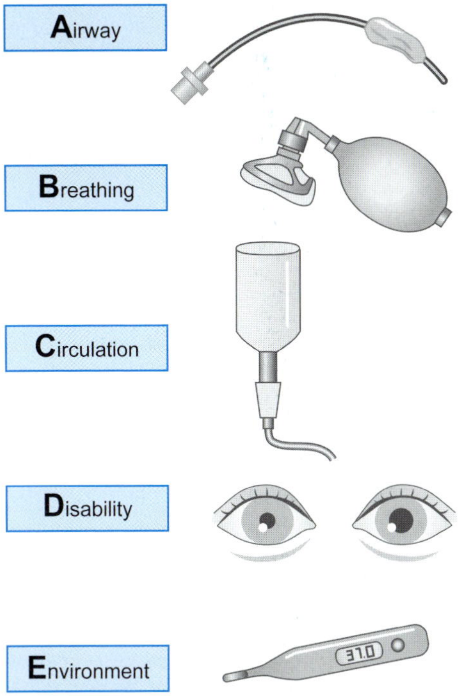

Abb. 11-1 Das ABC der Notfallmedizin.

Gerade zu Ausbildungszwecken kann das wiederholte Einstudieren der wesentlichen Vorgehensweisen und Entscheidungskriterien in unterschiedlicher Aufbereitung (Vortrag, Übung, Abbildung, Ablaufschema) das umfassende Beherrschen der Materie ermöglichen.

Ein Algorithmus kann hilfreich sein, komplexere, einander bedingende und voneinander abhängige Entscheidungen bezüglich Diagnostik und Therapie in Schritten darzustellen und diese so verständlich und nachvollziehbar zu machen (➤ Abb. 11-2).

MERKE

ABCDE ist die Basis aller Maßnahmen im Schockraum, „die Mutter aller Schlachten!"

11.1.2 Secondary Survey

Die Darstellung des Secondary Survey folgt nun in einer von der ATLS® propagierten Form als gegliederte Tabelle (➤ Tab. 11-2, ➤ Kap.12).

Analog zur körperlichen Untersuchung in der Routine ergibt sich ein logischer Untersuchungsgang: Kopf Achsenskelett (HWS, BWS, LWS), Rumpf (Thorax, Abdomen und Becken) und abschließend die Extremitäten.

Auch dieser Untersuchungsgang muss standardisiert ablaufen, um zu gewährleisten, dass keine Verletzungen übersehen oder in ihrer Bedeutung unterschätzt werden. Die jeweilige Systematik unterliegt dabei dem Untersucher.

Der Secondary Survey ist nun doch etwas aufwendiger in der Darstellung, umso wichtiger erscheint eine sinnvolle Gliederung die letztlich erlaubt, bei entsprechenden Befunden sofort weiter agieren zu können (weitere Maßnahmen) und dennoch im Sinne einer Auflistung auch nichts zu übersehen und hierbei auch nicht so offensichtliche Befunde zu erheben.

MERKE

Der Secondary Survey umfasst alle Untersuchungen im Schockraum und ist alles andere als sekundär!
Falls
- erforderliche Diagnostik
- erforderliche Therapie

nicht möglich, rechtzeitig Verlegung bedenken!

11.2 Checklisten

Hier werden beispielhaft die Checklisten und Aufgabenverteilungen der Kreisklinik Altötting dargestellt. Entsprechend dem vorgehaltenen Personal und der jeweiligen Kliniksituation sind diese im Vorfeld individuell zu entwickeln. Entscheidend ist, dass das System „offen" ist, d.h. Ergänzungen oder Änderungen, die sich aus den Einsätzen im Schockraum und den auftretenden Problemen ergeben, sollten jederzeit vorgenommen werden können. Diese sind im gegebenen Fall allen Beteiligten auch kurzfristig bekannt zu machen.

11

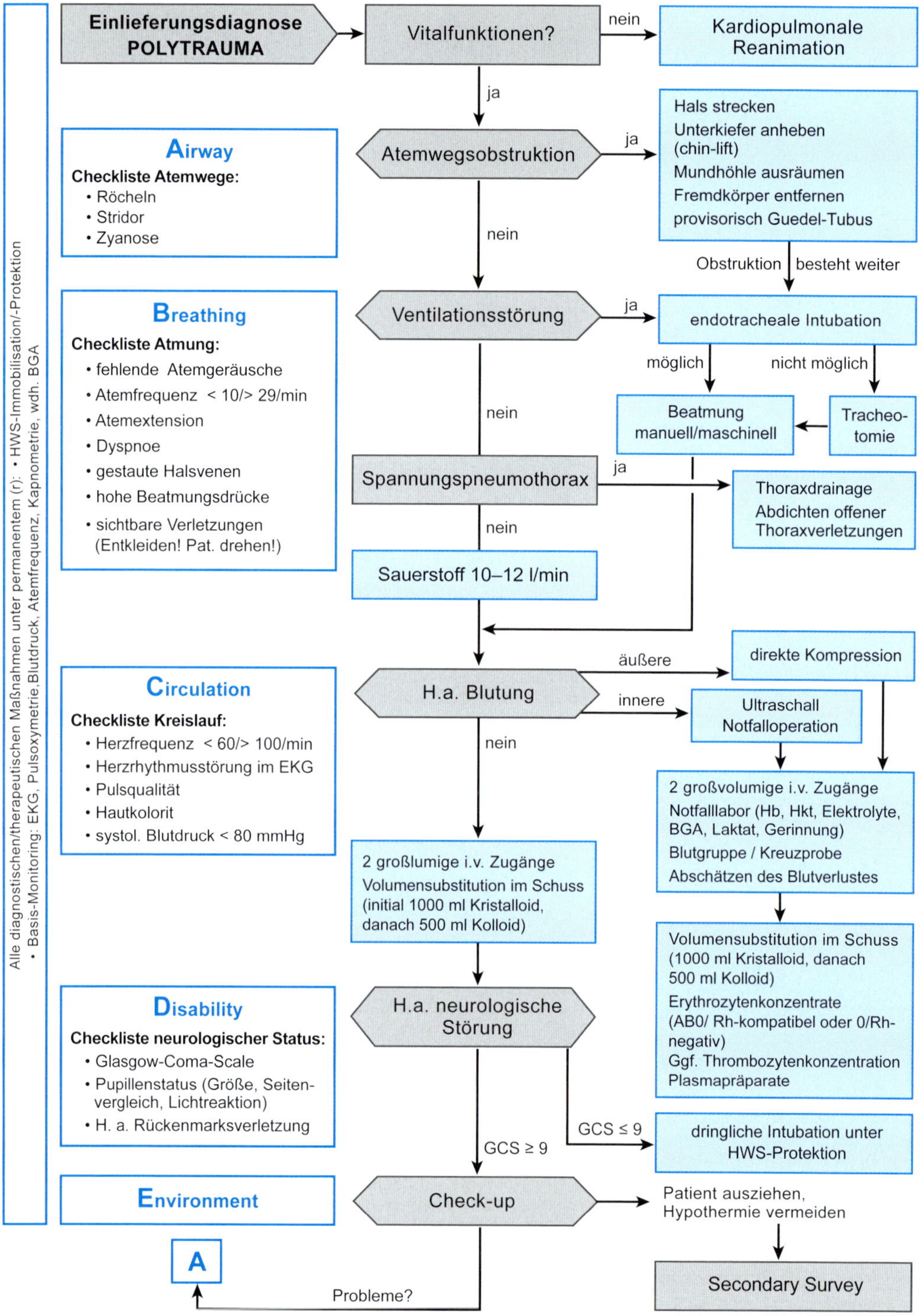

Abb. 11-2 Primary Survey Algorithmus nach ATLS® (modifiziert nach Kanz et al. 2002).

Tab. 11-2 Secondary Survey nach ATLS®.

Organsystem/ Parameter	Verletzung	Untersuchung	Befund	weitere Diagnostik
Bewusstsein	SHT	GCS	≤ 8: schweres SHT 9–12: mittelschweres SHT 12–15: leichtes SHT	cCT, ggf. wiederholte Untersuchung
Pupillen	• Art der Kopfverletzung • Augenverletzung	• Pupillengröße • Pupillenform • Lichtreaktion	• Raumforderung (Hämatom) • Augenverletzung	cCT
Kopf	• Skalpverletzung • knöcherne Verletzung	• Inspektion • Palpation	• Skalpierung • Impressionsfraktur • Schädelbasisfraktur	cCT
Gesichtsschädel	• Weichteile • Knochen • Nerven • Kiefer/Zähne	• sichtbare Deformität • Kiefersperre • Palpation nach Krepitation	• Gesichtsschädelfraktur • Weichteilverletzung	CT des Gesichtsschädels
Hals	• Larynx/Trachea • HWS • Gefäße • Ösophagus • neurologische Strukturen	• Inspektion • Palpation • Auskultation	• Deformität • Hautemphysem • Hämatom • Prellmarke • Schürfwunde • Schmerzen an HWS	• Röntgen-HWS • ggf. CT-HWS • Angiographie • Ösophagoskopie • Laryngoskopie
Thorax	• Thoraxwandverletzung • Hautemphysem • Pneumo-/Hämatothorax • Bronchusverletzung • Lungenkontusion • Aortenruptur • Perikardtamponade	• Inspektion • Palpation • Auskultation	• Prellmarken, Schürfwunden, Deformität • paradoxe Atembewegung • Brustwandschmerzen • abgeschwächtes Atemgeräusch • schwache Herztöne • Crepitus • starke Rückenschmerzen	• Röntgen-Thorax • CT-Thorax • Angiographie • Bronchoskopie • Thoraxdrainage • Perikardiozentese • transösophagealer Ultraschall
Abdomen	• Verletzung der Bauchwand • intraabdominale Verletzung • retroperitoneale Verletzung	• Inspektion • Palpation • Penetrationsrichtung ermitteln	• Bauchschmerzen • Abwehrspannung • peritoneale Reizung • Organverletzung	• Ultraschall • CT • Probelaparotomie • KM-Darstellung • Angiographie
Becken	• Frakturen • Begleitverletzung (Gefäße, Nerven, Weichteile) • Verletzungen des Urogenitaltrakts	• Palpation • Beckenstabilitätsprüfung • rektale, vaginale, perineale Untersuchung	• Verletzung des Urogenitaltrakts mit Hämaturie • Beckenfraktur • rektale, vaginale, perineale Verletzung	• Röntgen Becken • Angiographie • CT-Becken (mit KM: in Spätphase H.a. Verletzung der ableitenden Harnwege)
Rückenmark	• Kopf • Rückenmark • periphere Nerven	• motorische Reaktion • sensible Reaktion • (Schmerzen)	• Halbseitensymptomatik • Para-/Quadriplegie • peripherer Nervenschaden	• Röntgen Wirbelsäule • CT-Wirbelsäule • MRT-Wirbelsäule

Tab. 11-2 Secondary Survey nach ATLS®. (Forts.)

Organsystem/ Parameter	Verletzung	Untersuchung	Befund	weitere Diagnostik
Wirbelsäule	• Wirbelsäulenverletzung • Instabilität • Nervenschaden	• Befragung nach Schmerzen und Sensibilität • Palpation • Deformität	• Wirbelsäulenfraktur • Dislokation	• Röntgen Wirbelsäule • CT-Wirbelsäule
Extremitäten	• Weichteilverletzung • Deformität • Gelenkanomalien • neurovaskuläre Verletzung	• Inspektion • Palpation • pDMS	• Schwellung • Schürfung • Hautkolorit • periphere Pulse • Fehlstellung • Luxation • Kompartmentsyndrom • Neurologie	• Röntgen • Doppler • Kompartmentdruckmessung • Angiographie

Tab. 11-3 Indikationen zur Schockraumeinlieferung und Alarmierung der Schockraum-Teams.

Unfallmechanismus	Vitalparameter	Verletzungsmuster
• Motorradunfall oder Autounfall mit höherer Geschwindigkeit • Fußgänger/Fahrradfahrer angefahren • Tod eines Beifahrers • Ejektion aus dem Fahrzeug • Sturz aus mehr als 5 m Höhe • Einklemmung, Verschüttung • Explosionsverletzung	• Reanimation bzw. Z.n. Reanimation • GCS < 10 • RR syst. < 80 mmHg • Atemfrequenz < 10 oder > 30/min • SO_2 < 90%	• instabiler Thorax • offene Thoraxverletzung • stumpfes oder perforierendes Bauchtrauma • instabile Beckenfrakturen • Fraktur von > 2 großen Röhrenknochen der unteren Extremität • proximale Amputation von großen Gliedmaßen • Rippenserienfrakturen in Kombination mit anderen Verletzungen • relevante patientenbezogene Besonderheiten

11.2.1 Indikation für Schockraumbehandlung

Die Indikation zur Schockraumbehandlung stellt oft schon der einweisende Arzt (Notarzt), aufgrund seiner Beurteilung des Unfallmechanismus, der Vitalparameter und des erhobenen Verletzungsmusters (➤ Tab. 11-3). Allerdings werden auch hierbei – unbeabsichtigt – Fehleinschätzungen getroffen, sodass in jedem Fall sicher gestellt sein muss, dass der aufnehmende Arzt in der Klinik in der Lage ist, diese zu korrigieren oder aber deren Korrektur durch Hinzurufen z.B. des Hintergrunddienstes zu veranlassen. Checklisten, die auch individuell für die jeweilige Klinik ergänzt werden können, sind hier oft hilfreich und vermitteln ein klares Raster. Wann immer ein Befund nicht klar gewertet werden kann, stets ist der Schockraum aufzurufen.

MERKE

Der Schockraum kann nicht funktionieren, wenn er nicht oder nicht richtig aufgerufen ist!

11.2.2 Aufruf des Schockraums

Das Aufrufen des Schockraumes erfolgt durch die Notfallleitstelle nach entsprechender Angabe durch den einliefernden Notarzt noch in der Prähospitalphase oder aber spätestens durch den aufnehmenden Arzt in der Nothilfe am Anfang der Behandlung.

Für den unfallchirurgischen Notfall besteht das Schockraum-Team üblicherweise aus:

- Unfallchirurgie:
  - Unfallchirurg (Facharzt)
  - Assistenzarzt Chirurgie 1
  - Assistenzarzt Chirurgie 2

Tab. 11-4 Alarmierung und Aufrufen des Schockraum-Teams.

Patient:		
Diagnose:		
Schockraum am:	um:	aufgerufen durch:
☐	Unfallchirurg	
☐	Assistenzarzt Chirurgie 1	
☐	Assistenzarzt Chirurgie 2	
☐	Anästhesist	
☐	Anästhesiepfleger	
☐	Assistenzarzt Anästhesie	
☐	Radiologe	
☐	MRTA	
☐	Internist	
☐	Nothilfepfleger 1	
☐	Nothilfepfleger 2	
☐	MTA Labor	
vollständig erfolgt am:	um:	

- Anästhesie:
  - Anästhesist (Facharzt)
  - Assistenzarzt Anästhesie
  - Anästhesiepfleger
- Radiologie:
  - Radiologe (Facharzt)
  - MTRA
- Internist (Facharzt)
- Pflege:
  - Nothilfepfleger 1
  - Nothilfepfleger 2
- Labor
  - MTA.

Entsprechend abgewandelt kann der Schockraum auch für internistische oder andere Notfälle besetzt werden.

Dabei sind die hoffentlich im Vorfeld vereinbarten Absprachen mit eben diesen Fachdisziplinen als Grundlage der Behandlung anzunehmen und entsprechend auch nach deren Bedürfnissen einzusetzen. In ➤ Tabelle 11-4 ist ein Alarmierungsplan exemplarisch dargestellt, der nicht nur als Checkliste dient, sondern gleichzeitig zur Dokumentation verwendet werden kann.

11.2.3 Aufgaben im Schockraum

Die Aufgabenverteilung im Schockraum legt exakt die Zuständigkeit jeder einzelnen Person fest. Dies soll vermeiden, dass sich die beteiligten Fachdisziplinen gegenseitig in ihren Arbeitsabläufen behindern oder dass ungewollte und nicht benötigte Redundanz entsteht, gleichzeitig aber andere wichtige Aufgaben vernachlässigt oder ganz vergessen werden. Aber nicht nur die Aufgabe muss klar sein, auch die Positionierung am Patienten ist festzulegen (natürlich kann hier ein Abweichen im Einzelfall nötig und dann auch angeordnet werden). Das gesamte Konzept muss den jeweiligen lokalen räumlichen und strukturellen Begebenheiten angepasst werden. In Folge wird immer eine praktikable Möglichkeit angezeigt, es gibt aber viele andere, die auch gut funktionieren (➤ Abb. 11-3).

Der für den Schockraum Verantwortliche, also in der Regel der leitende Unfallchirurg, hat schon im Vorfeld für ganz klare, allgemein akzeptierte Strukturen zu sorgen. Ihm obliegt es, die Verteilung der Aufgaben im Schockraum, sowie die diagnostischen und therapeutischen Maßnahmen in ihrem Zusammenspiel festzulegen, schriftlich zu formulieren und im Qualitätshandbuch zu veröffentlichen. Dies geschieht am besten im Konsens mit den anderen beteiligten Verantwortlichen (Anästhesie, Anästhesiepflege, Nothilfepflege, etc.).

Unfallchirurgie

Folgende Aufgaben sind dem Facharzt der Unfallchirurgie und seinen Assistenten zugeordnet:

- Trauma-Leader (Facharzt für Unfalllchirurgie)
  - Ansprechpartner für Übergabe, Rettungsleitstelle
  - Ansprechpartner für andere Fachabteilungen (z.B. Innere Medizin, Gynäkologie, Urologie, Neurologie, Neurochirurgie)
  - Entscheidung über Diagnostik und Therapie
  - Integration der jeweils aktuellen Information in die Gesamtsituation
  - Koordination und Überwachung der erforderlichen Maßnahmen
  - Festlegen der Behandlungsstrategie

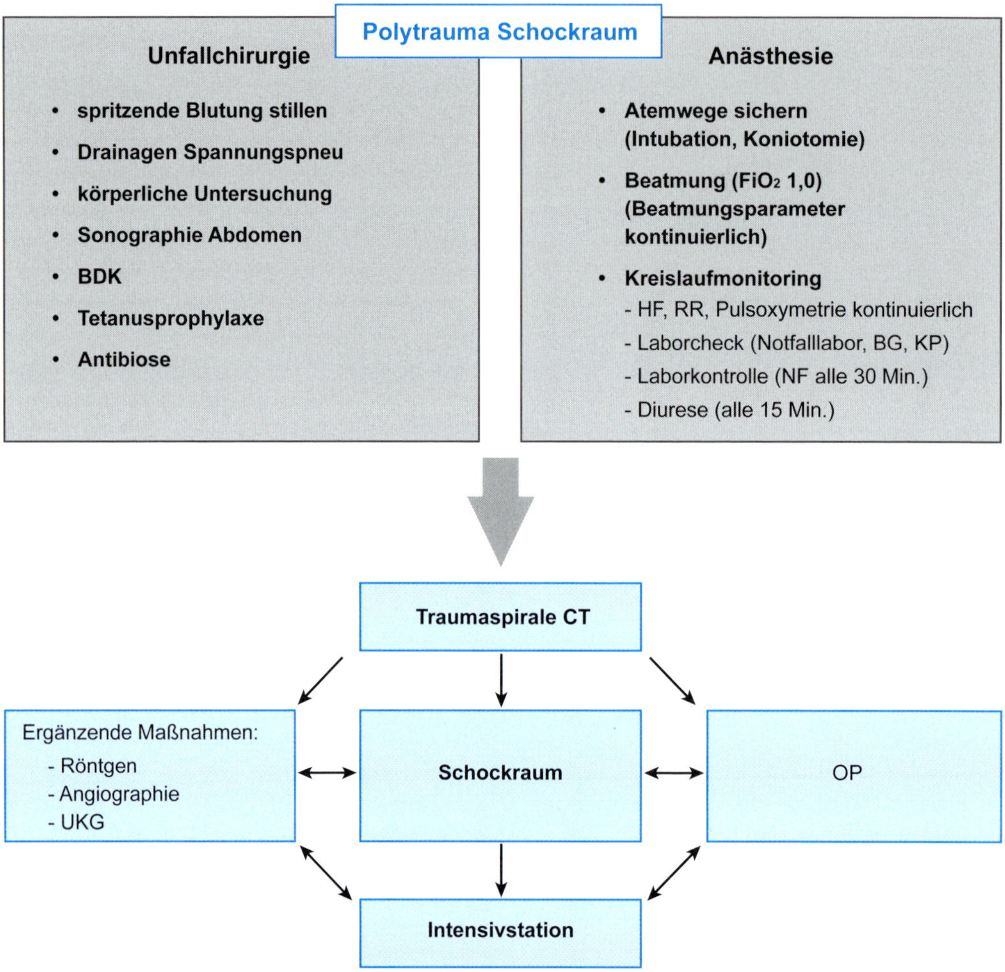

Abb. 11-3 Übersicht der Aufgabenverteilung und Abläufe im Schockraum.

  - Aufrufen zusätzlich benötigter Kräfte (Operationsabteilung, Intensivstation)
  - Durchführen eventueller Operationen
  - Entscheidung und Organisation der Verlegung eines Patienten an eine andere Einrichtung
- Assistenzarzt Chirurgie 1:
  - Aufrufen Schockraum-Management evtl. nach Rücksprache mit dem Unfallchirurgen
  - Ultraschall Abdomen
  - Untersuchung kraniokaudal (Secondary Survey)
  - Reposition und Retention von Frakturen/Luxationen
  - Thoraxdrainage
  - Wundversorgung
- Assistenzarzt Chirurgie 2:
  - Aufrufen Schockraummanagement nach Rücksprache mit Assistenzarzt Chirurgie 1 oder Unfallchirurg
  - Dokumentation externer Daten (Notarzteinsatzprotokoll, Macumar®-Ausweis, etc.)
  - Dokumentation interner Daten
  - Wundversorgung in Absprache mit Assistenzarzt Chirurgie 1
  - Assistenz bei bildgebenden Verfahren (z.B. Lagerung).

Anästhesie

- Anästhesist (Facharzt):
  - Ansprechpartner für Trauma-Leader
  - Anleitung oder Durchführung der Maßnahmen zur Sicherung der Vitalfunktionen: Atemwege, Beatmung, Kreislauf
  - kardiopulmonale Reanimation (CPR)
  - Analgesie
  - Narkose
- Assistenzarzt Anästhesie:
  - Durchführung der Maßnahmen zur Sicherung der Vitalfunktionen: Atemwege, Beatmung, Kreislauf
  - Analgesie
  - Narkose
  - Dokumentation.

Radiologie

- Radiologe (Facharzt):
  - Ansprechpartner für Trauma-Leader
  - schriftliche Befundung der Untersuchungen (Röntgen, CT, ggf. Ultraschall, ggf. MRT)
  - Durchführen interventioneller Maßnahmen (Angiographie, Embolisation)
- MTRA:
  - Ausführen der geforderten Untersuchungen (Röntgen, CT, ggf. MRT)
  - Dokumentation und Bildübermittlung (PACS).

Innere Medizin

- Internist (Facharzt):
  - Ansprechpartner für Trauma-Leader
  - Durchführen spezieller Ultraschallverfahren (UKG, Doppler)
  - Konsilarius.

Pflege

- Nothilfepfleger 1:
  - Schockraum freihalten und vorbereiten
  - Assistenz bei ärztlichen Maßnahmen
  - Tetanusimmunisierung
  - Blasendauerkatheter
  - Lagerung und Verbände.
- Nothilfepfleger 2:
  - Entkleiden, Asservierung und Dokumentation von Patienteneigentum (Wertsachen)
  - Bereitstellen von Hilfsmitteln (Verbände, Schienen)
  - OP-Vorbereitung
  - Tetanusimmunisierung in Absprache mit Pfleger 1
  - Blasendauerkatheter in Absprache mit Pfleger 1
  - Dokumentation.

Labor

- Laborarzt und MTA:
  - Laboruntersuchungen
  - Bereitstellen von Blut und Blutprodukten nach Kreuzprobe.

Notfallleitstelle

- Personalien erfassen, stationäre Aufnahme durchführen
- Alarmierung des Schockraum-Teams nach Anweisung
- Formulare bereitstellen.

MERKE

Aufgaben im Schockraum sind wie Hausaufgaben, sie müssen gemacht sein, bevor man spielen darf!

11.3 Bewertungs-Scores

Auch wenn die klinische Relevanz des einen oder anderen Scores bezweifelt wird, sind sie in unseren Augen dann sinnvoll, wenn sie eine therapeutische Konsequenz nach sich ziehen, wie etwa den Transport eines Verletzten ab einer definierten Punktezahl in ein überregionales Traumazentrum veranlassen.

In Folge seien die von der ATLS® propagierten Scores dargestellt. Jeder im Schockraum tätige ärztliche Mitarbeiter muss in der Lage sein, die GCS beim Kind und beim Erwachsenen erheben zu können, ohne dabei in der Kitteltasche nachsehen zu müssen. Besser ist es dennoch, man nimmt ein Schema (wie im Notarzteinsatzprotokoll leider nur für Erwachsene dargestellt) zum Ankreuzen in die Befunddokumentation auf. So kann nachvollzogen werden, wie denn eine beschriebene Punktzahl entstanden ist. Die Wichtigkeit der GCS ergibt sich aus der unmittelbaren Befundbeschreibung und der daraus resultierenden diagnostischen und therapeutischen Konsequenz.

11.3.1 Glasgow Coma Scale

Tab. 11-5 Glasgow Coma Scale (GCS).

Parameter	Befund	Punkte
Augenöffnen	spontan auf Aufforderung auf Schmerzreiz kein Augenöffnen	4 3 2 1
beste motorische Reaktion	auf Aufforderung gezielte Abwehr ungezielte Abwehr Beugesynergismen Strecksynergismen keine	6 5 4 3 2 1
beste verbale Reaktion (Erwachsene)	konversationsfähig orientiert konversationsfähig desorientiert inadäquate Äußerung unverständliche Laute keine	5 4 3 2 1
beste verbale Reaktion (Kinder)	wach, zugewandt, reagiert adäquat weint, kann getröstet werden, reagiert inadäquat weint, nicht beruhigbar, unruhig ruhelos, agitiert, Stöhnen keine	5 4 3 2 1
Summe		**3 bis 15**

Leichtes SHT: 13–15 Punkte; mittelschweres SHT: 9–12 Punkte; schweres SHT: 3–8 Punkte

11.3.2 CGS – diagnostische und therapeutische Relevanz

Auf die Relevanz des GCS wird im ➤ Kapitel 16 genauer eingegangen. Um aber das Konzept eines Scores und dessen Einfluss auf das weitere Vorgehen exemplarisch darzustellen, werden im Anschluss einige wesentliche Konsequenzen geschildert.

Leichtes SHT

Ein leichtes SHT liegt bei einem GCS-Wert von 13 bis 15 Punkten vor. Diagnostisch sollten sich anschließen:
- allgemeine Untersuchung
- orientierende neurologische Untersuchung
- Röntgen der HWS
- Serumspiegel Alkohol, Drogen-Screening im Urin
- cCT bei auffälligem Befund.

Die Entlassung aus der stationären Behandlung ist grundsätzlich möglich. Eine stationäre Aufnahme erfolgt (unabhängig von weiteren schockraumbedingenden Verletzungen) bei:
- auffälligem CT
- CGS < 15
- penetrierender Kopfwunde
- Bewusstseinsstörung (Bewusstlosigkeit)
- Alkohol, Drogen
- Schädelverletzung
- Rhinorrhoe, Liquorrhoe
- Begleitverletzungen
- fraglicher adäquater weiterer Betreuung.

Mittelschweres SHT

Von einem mittelschweren SHT geht man bei einem GCS von 9 bis 12 Punkten aus. Die weiterführende Diagnostik umfasst:
- allgemeine Untersuchung
- orientierende neurologische Untersuchung
- Röntgen der HWS
- Blutzucker, Serumspiegel Alkohol, Drogen-Screening im Urin
- Schädel CT.

Die Therapie sollte stationär in einer neurochirurgisch kompetenten Abteilung erfolgen. Dort müssen alle notwendigen Einrichtungen und Möglichkeiten zur Behandlung von SHT-Patienten gegeben sein: Intensivstation, CT, Möglichkeit zur Notfallintervention (Hirndrucksonde, Kraniotomie). Zunächst umfasst die Behandlung:

- CT-Kontrollen
- neurologische Kontrollen.

Schweres SHT

Bei einem GCS < 8 liegt ein schweres SHT vor. Dies bedeutet zunächst die Intubation und Beatmung des Patienten mit sofort folgender cCT-Diagnostik und folgender weiterer Diagnostik:

- allgemeine und neurologische Untersuchung
- hohe Dringlichkeit für cCT- und HWS-CT (bevorzugt Spiral-CT)
- Blutzucker, Serumspiegel Alkohol, Drogen-Screening in im Urin.

Die weitere Therapie erfolgt in einer neurochirurgisch kompetenten (s.o.) Abteilung, kann also auch die Verlegung in eine spezialisierte Einrichtung erforderlich machen.

- CT-Kontrollen (nach 4 bis 6 Stunden nach Erst-CT bei anfänglich nicht operationswürdigen Befunden)
- neurologische Kontrollen
- Hirndrucksonde, Hirndrucktherapie falls erforderlich
- Operation zur Entlastung (Neurochirurgie).

Die Implantation von Hirndrucksonden, aber auch Entlastungseingriffe bei einem SHT können auch an unfallchirurgischen Abteilungen durchgeführt werden, wenn diese darauf eingerichtet sind (s.o.).

Die cCT-Kontrollen müssen zu jeder Zeit möglich sein. Auch ein in der Notfalltherapie von SHT-Patienten erfahrener Chirurg muss rasch und zuverlässig erreicht werden können. Oft ist bei einer echten Notfallindikation die Zeit für eine Verlegung nicht mehr gegeben. Allerdings sollte bei einem Patienten mit einem SHT eigentlich schon vor Anfahren einer Klinik klar sein, ob diese zur Behandlung geeignet ist oder nicht. Aber auch hier mag die Situation in der präklinischen Situation durchaus schwieriger zu beurteilen sein, als dies dann ex post möglich ist. Allgemeine Richtlinien sind hier schwer zu formulieren, so dass hier immer unter Berücksichtigung der bekannten Empfehlungen der für den Verletzten beste Versorgungsweg individuell festzulegen ist.

11.3.3 Revised Trauma Score

Ein Score, der auch Einfluss auf die Abläufe sowohl in der präklinischen Behandlung als auch in der frühen Hospitalphase nehmen kann, ist der Revised Trauma Score (RTS, ➤ Tab. 11-6), bei dem anhand eines erhobenen Punktwertes nach gewichteter Umrechnung, die Notwendigkeit einer Behandlung in einem Traumazentrum festgestellt wird. Im Rettungssystem der USA (Paramedics) sind sehr viele der Entscheidungen weniger abhängig von der Beurteilung eines Arztes, sondern vielmehr von dem Einsatz eines Score-Systems, das den Helfern als Entscheidungsgrundlage dient. Untersuchungen zur Anwendbarkeit solcher Systeme wären sehr wichtig und sind im Traumanetzwerk gut zu organisieren und zu realisieren.

Der RTS kann Werte zwischen 0 und 7,8408 annehmen. Bei Werten < 4 ist die Behandlung in einem Traumazentrum empfohlen.

Tab. 11-6 Revised Trauma Score (RTS; nach Champion et al. 1989).

Atemfrequenz (/min)	Blutdruck systolisch (mmHg)	GCS	Punkte
10–29	> 89	13–15	4
> 29	76–89	9–12	3
6–9	50–75	6–8	2
1–5	1–49	4–5	1
0	0	3	0
RTS = 0,9368 × CGS + 0,7326 × Blutdruck systolisch + 0,2908 × Atemfrequenz			

11

Tab. 11-7 Pediatric Trauma Score (PTS; nach Tepas et al. 1987).

	+2	+1	−1
Körpergewicht (kg)	> 20	10–20	< 10
Atemwege	Normal	O_2	Intubation
Blutdruck systolisch (mmHg)	> 90	50–90	< 50
Bewusstseinslage	Wach	somnolent	bewusstlos
offene Verletzungen	Keine	gering (z.B. Kontusion, Abschürfung)	ausgedehnt oder penetrierend
Skeletttrauma	Keines	geschlossene Fraktur	offene/multiple Fraktur

11.3.4 Pediatric Trauma Score (PTS)

Der PTS ermöglicht eine Einschätzung, wann ein Kind an eine spezialisierte, in der Behandlung von Kindern erfahrene Einrichtung gebracht werden sollte (➤ Tab. 11-7). Wieder ist es sehr schwierig oder gar unmöglich diesen Score in seiner gesamten Konsequenz auf das deutsche Rettungssystem anzuwenden. Oft erfordert es einiger zusätzlicher Beurteilungen (z.B. vermutete Dringlichkeit der Erstbehandlung) um die für den Patienten beste Behandlungsalternative festzulegen. In jedem Fall kann der PTS (nicht zu verwechseln mit dem Polytraumaschlüssel für Erwachsene nach Oestern et al. 1985! s.o.) in Gewichtung mit anderen Faktoren (z.B. notwendige Intensivbehandlung) bei einer fundierten Entscheidung nützlich sein.

Der Gesamt-Score ergibt sich durch Summation der Einzelwerte:

- 9 bis 12 Punkte: leichte Verletzungen
- ≤8 Punkte: polytraumatisiertes Kind, bei dem eine entsprechende Versorgung in einem Traumazentrum, nach Möglichkeit mit einer kindertraumatologischen Abteilung und einer pädiatrischen Intensivstation indiziert ist.

MERKE

Scores können bei einer Entscheidung helfen, aber sie entscheiden nie! Dies tun wir!

FALLBEISPIEL

Gerade zum Zeitpunkt der Dienstübergabe am Nachmittag trifft in der Nothilfe ein Patient mit dem RTW ein. Er ist 48 Jahre alt und bei einem Autounfall verletzt worden. Der Unfallgegner ist bei der Kollision am Unfallort (Rasanztrauma) verstorben. Der Patient ist vollständig ansprechbar (GCS 15), beklagt Schmerzen in beiden Beinen, insbesondere in beiden Oberschenkeln. Der tagsüber für die Nothilfe zuständige Assistenzarzt veranlasst die Durchführung folgender Röntgen-Untersuchungen: Thorax, LWS in zwei Ebenen, Beckenübersicht und Oberschenkel beidseits jeweils in zwei Ebenen. Anschließend übergibt er im Rahmen der nachmittäglichen Röntgen-Demonstration den Patienten an den Diensthabenden. Dieser erkennt auf den Röntgen-Bildern eine Oberschenkelschaftfraktur rechts und teilt dies auch dem Hintergrunddienst mit. Nach Ansicht des Röntgen-Bildes entscheidet dieser, den Patienten im Anschluss an die laufende OP mit einer Marknagelosteosynthese zu versorgen. Der Hintergrunddienst selbst ist zu diesem Zeitpunkt im OP und kommt erst fünf Stunden später dazu den Patienten zu untersuchen. Nun ist der Verletzte unruhig, hat eine Herzfrequenz von 135/min und wirkt extrem blass. Er klagt über starke Schmerzen und wirkt schon etwas weggetreten. Die Messung des Blutdrucks ergibt einen Wert von 70/40 mmHg. Der Oberarzt gibt daraufhin Reanimationsalarm und das Team kommt innerhalb kurzer Zeit auf die Station. Der Verletzte wird zunächst bezüglich des Kreislaufs stabilisiert, er erhält insgesamt 3000 ml kristalloide und kolloidale Infusionlösung. Im abgenommenen Labor fällt später ein Hb-Wert von 3,8 mg/dl auf. Notfallmäßig werden vier Konserven der Blutgruppe 0-negativ gegeben. Nachdem die Situation halbwegs beherrscht ist, wird der Verletzte in den Schockraum gebracht, wo nun nach Standard das Schockraum-Management abläuft. In der Notfallsonographie zeigt sich freie Flüssigkeit im Abdomen; bei nun kreislaufstabilen Verhältnissen wird eine Traumaspirale gefahren, die neben einer Lungenkontusion, rechts ausgeprägter als links, eine Leberruptur mit freier intraabdomineller Flüssigkeit bei ansonsten unauffälligen Verhältnissen zeigt. Schädel, Wirbelsäule und Becken sind ohne pathologischen Befund. Nach kurzer Zeit wird der Verletzte in den OP verbracht. Hier wird zunächst ein Leber-Packing durchgeführt, anschließend wird die Oberschenkelfraktur rechts mit einem Fixateur externe versorgt.

Das Beispiel zeigt auf, welche Kette von negativen Konsequenzen eine einzige Unterlassung auslösen kann. Der Gebrauch einer Checkliste zu Behandlungsbeginn hätte das Vorgehen der Behandler grundlegend verändert und das Schockraum-Management zu einem weit günstigeren Zeitpunkt beginnen lassen. Gut war die rasche und substantielle Behandlung noch auf Station durch das Reanimations-Team. Auch die Rückkehr in den Schockraum zur weiteren Diagnostik war für den Patienten günstig. Sie ergab zwei wesentliche, die Therapie weiter beeinflussende Befunde. Zum einen wurde so die Leberruptur erkannt, zum anderen kam eine Marknagelosteosynthese der Oberschenkelfraktur wegen der nachgewiesenen Lungenkontusionen nicht mehr in Frage; andererseits stellte sich die Lungenkontusion dar, die wiederum eine klare Kontraindikation für die ursprünglich geplante Marknagelosteosynthese darstellte, womit mögliche weitere Komplikationen vermieden wurden.

ÜBUNGSANLEITUNG

Jeder der im Schockraum in seiner Funktion tätig ist, muss diese kennen und beherrschen. Da es aber fast genauso wichtig ist, die Funktion auch der anderen Team-Mitglieder zu kennen (wenn auch nicht zu beherrschen), kann man die Aufgabenlisten auch von anderen Team-Mitgliedern, immer wieder in Tests (z.B. Rollenspiele, Simulationen, unvermutetes Abfragen) stichpunktartig abfragen. So kann durch einen Wiederholungs- und Syntheseeffekt das Verständnis für die Struktur und das Ineinandergreifen der Abläufe gefördert werden. Wichtig ist auch hier mit gutem Beispiel voranzugehen und die notwendige Grundlage für ein solches Training zu vermitteln.

LITERATUR

American College of Surgeons Committee on Trauma (2004) Advanced Trauma Life Support for Doctors – Student Course Manual. Chicago, American College of Surgeons.

Association for the advancement of Automative Medicine (2005) Abbreviated Injury Scale AIS 2005. Genarelli TA, Wodzin E (eds). Barlington.

Baker SP, O'Neill B, Haddon W, Long WB (1974) The Injury Severity Score: a method fpr describing patients with multiple injuries and evaluating emergency care. J Trauma 14: 178–196.

Boyd CR, Tolson MA, Copes WS (1987) Evaluating trauma care: the TRISS method. Trauma Score and the Injury Severity Score. J Trauma 27: 370–378.

Champion HR, Sacco WJ, Copes WS et al (1989) A revision of the Trauma Score. Journal of Trauma 29: 624.

Champion HR, Sacco WJ, Copes WS, Gann DS, Gennarelli TA, Flanagan ME (1989) A revision of the Trauma Score. J Trauma 29: 623–629.

Kanz KG, Schmöller G, Enhuber K, Hölzl G, Sturm JA, Mutschler W, AG Notfall der DGU (2002) Algorithmus für die präklinische Versorgung beim Polytrauma. Unfallchirurgie 105: 1007–1014.

Oestern HJ, Tscherne H, Sturm J, Nerlich M (1985) Classification of the severity of injury. 88: 465–472.

Teasdale G, Jennett B (1974) Assessment of coma and impaired consciousness. Lancet ii: 81–84.

Tepas JJ, Mollitt DL, Talbert JL et al. (1987) The pediatric trauma score as a predictor of injury severity in the injured child. Journal of Pediatric Surgery 22: 15.

KAPITEL

12 Untersuchungsgang Secondary Survey

Michael Gerstorfer und Ludwig Gutermuth

Nach erfolgter Erstuntersuchung und Stabilisierungsphase sollte eine nochmalige genaue Untersuchung des Patienten im Hinblick auf weitere relevante Verletzungen erfolgen.

Auch dieser Untersuchungsgang muss standardisiert ablaufen, um gewährleisten zu können, dass keine Verletzungen übersehen oder in Ihrer Bedeutung unterschätzt werden. Die jeweilige Systematik unterliegt dabei dem Untersucher.

Trotzdem ergeben sich gewisse logische Untersuchungsgänge: So gliedern wir in die Untersuchung des Kopfes, die Untersuchung des Achsenskelettes (HWS, BWS, LWS) und des Rumpfes (Thorax, Abdomen und Becken). Abschließend werden die Extremitäten untersucht (➤ Kap. 11).

12.1 Untersuchungsgang verschiedener Körperregionen

12.1.1 Kopf

Hier sind verschiedene anatomisch-funktionelle Einteilungen gebräuchlich: Es wird etwa nach Bewusstsein, Pupillenstatus, Schädel, maxillofaziale Region und Hals unterschieden. Dies erscheint in der Vielzahl der Punkte zu komplex, aus diesem Grund unterscheiden wir zwischen nervalen und nichtnervalen Strukturen.

Nichtnervale Strukturen

Man unterteilt die Strukturen des Schädels in viszerokraniale (Gesichtsschädel) und neurokraniale (Gehirnschädel) Anteile. Diese sollten getrennt untersucht und beurteilt werden.

Inspektion

Das Viszerokranium ist auf Deformierungen, Hämatome, Schwellungen, größere Weichteilverletzungen und Blutungen zu untersuchen. Bei Verletzungen im Bereich der Kieferknochen sollten mögliche Zahnverletzungen, die ggf. dann zur Aspiration führen können, ausgeschlossen werden. Bei Verletzungen der Nase sollte auf eine Septumdeformität oder ein massives Hämatom im Septumbereich, welches die Atmung beeinträchtigen kann, geachtet werden.

Bei der Inspektion müssen immer die Bulbi des Patienten beurteilt werden, um eine Blow-out-Fraktur der Orbita nicht zu übersehen.

Das Neurokranium wird auf Deformierungen, Austritt von Blut oder Liquor, größere Weichteilverletzungen und Hämatome hin untersucht. Hier sollte auf Austritt von Liquor cerebrospinalis oder Hirnmasse geachtet werden. Neben dem Neurokranium an sich sind die Gehörgänge und der Mund- bzw. der Nasenraum zu untersuchen.

Beim Austritt von Flüssigkeit, die als Liquor verdächtigt wird, sollte diese aufgefangen werden und laborchemisch untersucht werden; dabei wird v.a. auf den Liquorglucosegehalt im Vergleich zum Blutglucosegehalt geachtet. Der Liquorzucker beträgt etwa ein Drittel des Blutzuckers.

Weiterführende apparative Diagnostik

Hier gilt: Eine genauere Diagnose im Hinblick auf eine Läsion im Bereich des knöchernen Schädels erhält man z.B. durch eine cCT oder eine MRT. Vor einer Bildgebung sollten mögliche Blutungen im Bereich des Gesichts möglichst gestillt werden (z.B. durch Tamponade). Ist eine Blutstillung aufgrund etwa des V.a. eine schwere Mittelgesichtsfraktur ohne vorherige Diagnostik nicht möglich oder zu unsicher, sollten in jedem Fall die Atemwege des Patienten gesichert werden.

Nervale Strukturen

Die Funktionen der untersuchten nervalen Strukturen lassen sich stark vereinfacht ausdrücken in:

Bewusstsein

Hirnnervenfunktion:
- allgemeine Sensorik
- allgemeine Motorik
- höhere Sinnesqualitäten.

ab- und aufsteigende sensomotorische Bahnsysteme.

Inspektion

Zu einer Untersuchung des Kopfes und damit der Funktionen des zentralen Nervensystems gehört neben der Prüfung des Bewusstseins auch die der Funktionen, also im Wesentlichen der Sinnesfunktionen wie Sehen, Hören, etc.

Prüfung der Funktionen

Die GCS (➤ Kap. 11) sollte sowohl im Rahmen des Primary Surveys als auch beim nachfolgenden Secondary Survey immer wieder erhoben werden. Nur so kann eine Veränderung der Bewusstseinslage schnell und sicher festgestellt werden. Zusätzlich sollten die wichtigsten Hirnnervenfunktionen im Rahmen einer genaueren Untersuchung geprüft werden.

- **N. opticus:** Die Sehfähigkeit des Patienten wird, z.B. durch Zeigen der Finger des Untersuchers geprüft. Dabei wird gefragt, ob der Patient scharf sieht oder verschwommen und wie viele Finger der Patient sieht. Dieser Test wird erst mit beiden Augen und dann mit jeweils dem rechten bzw. dem linken abgedeckt durchgeführt.
  Zusätzlich sollten die Pupillen auf Isokorie und Lichtreaktion (direkt und indirekt), z.B. mittels einer Diagnostikleuchte geprüft werden.

Nn. oculomotorius, abducens und trochlearis: Der Patient wird aufgefordert dem Finger des Untersuchers mit den Augen zu folgen. Etwaige Abweichungen können dabei auf Verletzungen dieser Nervenstrukturen hindeuten.

Nn. facialis und **trigeminus:** Der N. facialis wird durch die Inspektion (hängende Mundwinkel, fehlender Lidschluss) und durch Überprüfen der mimischen Muskulatur (Patienten z.B. Stirn runzeln, Backen aufblasen oder pfeifen lassen). Der N. trigeminus innerviert die Gesichtshaut sensibel und kann durch symmetrisches Berühren des Gesichts getestet werden.

N. vestibulocochlearis: Das Hörvermögen des Patienten wird dabei durch z.B. leises Sprechen etc. seitengetrennt getestet.

Weiterführende apparative Diagnostik

Ergeben die klinischen Untersuchungen inkl. einer auffälligen GCS Hinweise auf ein Schädel-Hirn-Trauma (SHT) mit möglicher Hirndrucksteigerung, ist eine weiterführende bildgebende Diagnostik, in erster Linie durch eine cCT zeitnah angezeigt (➤ Kap. 16).

12.1.2 Wirbelsäule

Bei der Untersuchung der Wirbelsäule wurde im Rahmen der Erstuntersuchung besonderer Wert auf die HWS-Region gelegt. Beim Secondary Survey, sollte nochmals die gesamte Wirbelsäule untersucht werden, vornehmlich BWS und LWS.

HWS

Inspektion

Die HWS wird auf Fehlstellungen hin untersucht. Dies ist insofern eingeschränkt möglich, da der Patient in der Regel ein Stiff neck trägt. Hier können zwar die Öffnungen des Stiff necks (dorsal und ventral je nach Model) nützlich sein; ist jedoch eine sichere Beurteilung nicht möglich, muss eine weitergehende bildgebende Untersuchung durchgeführt werden. Wichtig kann hierbei die Erstbeschreibung, z.B. durch den Notarzt oder Rettungsassistenten sein. Neben Fehlstellungen wird auf Hämatome, Schwellungen und offene Wunden (ggf. offene Frakturen) geachtet. Hierbei wird die gesamte Halsregion inspiziert, um Verletzungen, v.a. der Halsgefäße oder der Trachea nicht zu übersehen. Zu achten ist v.a. auf Stridor, Hämatome und Schwellungen.

Palpation

Die Wirbelsäule sollte immer, auch durch das Stiff neck (i.d.R. mit Öffnungen, durch die palpiert werden kann) vorsichtig palpiert werden. Dabei wird das Schmerzmaximum dokumentiert, um es ggf. mit der Bildgebung korrelieren zu können. Auch bei einem intubierten und beatmeten Patienten sollte eine vorsichtige Palpation im Hinblick auf mögliche Fehlstellungen oder Frakturzeichen erfolgen.

Beide Karotiden sollten getastet werden. Der Kehlkopf und die Trachea müssen so weit als möglich vorsichtig palpiert werden.

BWS, LWS und sakrale Wirbelsäule

Inspektion und Palpation

Im Bereich der thorakalen und kaudalen Wirbelsäule wird analog zur HWS vorgegangen, es wird auf Fehlstellungen, Frakturzeichen und Schmerzlokalisation geachtet. In der Regel können hier aber Deformitäten der Wirbelsäule leichter festgestellt werden. Eine achsengerechte Umlagerung zur vollständigen Untersuchung ist hierbei nötig (➤ Abb. 12-1).

Neurologische Untersuchung

Die neurologische Untersuchung hinsichtlich möglicher Wirbelsäulen- bzw. Myelon- und/oder Nervenwurzelverletzungen sollte sowohl Motorik als auch Sensibilität der kaudalen Körperabschnitte einschließen.

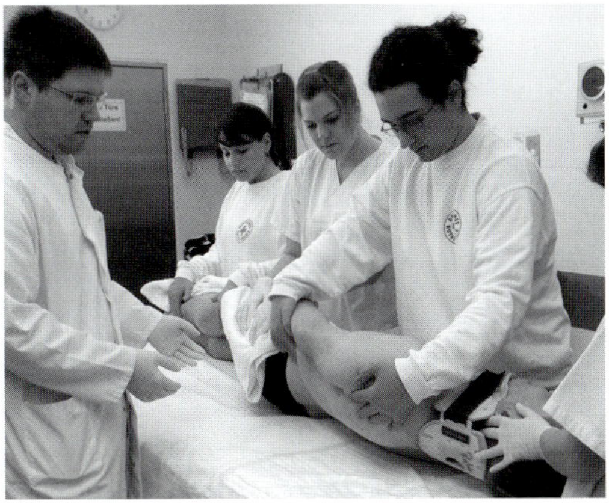

Abb. 12-1 Achsengerechte Umlagerung zur Untersuchung der Wirbelsäule.

Am wachen und kooperativen Patienten kann die Motorik anhand der segmentspezifischen Kennmuskeln untersucht werden (➤ Tab. 12-1). Dazu wird der Patient aufgefordert den jeweiligen Muskel anzuspannen bzw. die Extremität zu bewegen.

Ein Kennmuskel ist dadurch charakterisiert, dass er von den motorischen Nervenfasern nur eines Spinalnerven innerviert wird, sodass der selektive Ausfall der Kennmuskelfunktion Rückschlüsse auf die Lokalisation der Läsion (einzelnes Rückenmarksegment, Läsion der Vorderwurzel) ermöglicht. Zusätzlich erfolgt die Beurteilung der aktiven Muskelkraft gegen Widerstand bzw. gegen die Schwerkraft (➤ Tab. 12-2).

Tab. 12-1 Kennmuskeln der Rückenmarksegmente.

Rückenmarksegment	Kennmuskel	Untersuchung
C5	M. deltoideus	Patient wird aufgefordert, den Arm zu heben, dabei wird die Hand des Untersuchers auf den Muskel gelegt und auf Kontraktion geachtet
C6	M. biceps brachii	Patient wird aufgefordert, den Arm zu beugen
C7	M. triceps brachii	Patient wird aufgefordert, den Arm zu strecken
C8	M. abductor digiti minimi/ Mm. interossei	Patient wird aufgefordert, die Finger gegen den Druck des Untersuchers von medial und lateral zu spreizen
L1–L3	M. iliopsoas	Patient wird aufgefordert, das ausgestreckte Bein zu heben
L4	M. quadriceps femoris	Patient wird aufgefordert, das Bein auszustrecken
L5	M. extensor hallucis longus/M. extensor digitorum longus	Patient wird aufgefordert, die Zehen in Richtung Körper gegen Widerstand zu bewegen
S1	M. triceps surae	Patient wird aufgefordert, die Fußspitze gegen den Widerstand von sich wegzudrücken („Gas geben")

Tab. 12-2 Bewertungsskala für die aktive Kraftprüfung.

Wert	Untersuchungsergebnis
5/5	normale Kraft
4/5	Bewegung gegen leichten Widerstand möglich
3/5	Anheben gegen die Schwerkraft möglich
2/5	schwache Muskelbewegung nur unter Aufheben der Schwerkraft möglich
1/5	sichtbare Muskelkontraktion, aber kein Bewegungseffekt
0/5	keine Muskelkontraktion sichtbar, keine Muskelkraft
n.u.	nicht untersuchbar

Orientierend können noch Reflexe geprüft werden (➤ Tab. 12-3). Als wichtigste sind dabei der Patellarsehnenreflex (PSR), der Achillessehnenreflex (ASR) und der Bizepssehnenreflex (BSR) zu nennen. Dabei wird mit einem harten Gegenstand jeweils die Sehne des genannten Muskels beklopf; dies führt bei einem unverletzten Rückenmark zu einer Muskelantwort (➤ Kap. 17).

Die sensible Innervation erfolgt ebenfalls über die Segmente des Rückenmarks in sog. Dermatomen (➤ Abb. 17-1). Ein Dermatom ist ein Hautareal das von einem bestimmten Rückenmarksegment sensibel innerviert wird. Die Hautoberfläche des Menschen ist in 30 Dermatome unterteilt, wobei diese Dermatome den 31 Spinalnerven zugeordnet sind.

Tab. 12-3 Kennreflexe und deren Untersuchung.

Rückenmarksegment	Kennreflex	Untersuchung
C4	Atmung	Atemstörung, Zwerchfellhochstand
C5–C6	Bizepssehnenreflex (BSR)	Finger des Untersuchers wird oberhalb des Ellbogengelenks auf die Bizepssehne gelegt und dieser beklopft
C6–C7	Trizepssehnenreflex (TSR)	Arm des Patienten wird um 90° angewinkelt und auf den Bauch gelegt. Schlag auf die Sehne des M. triceps brachii oberhalb des Olekranons führt zur Streckung des Armes
L1–L2	Kremasterreflex (nur bei Männern)	Beim Bestreichen des Oberschenkels hebt sich der ipsilaterale Hoden im Skrotum
L3–L4	Patellarsehnenreflex (PSR)	Linker Arm des Untersuchers unter das Knie des Patienten, Knie wird auf ca. 60% gebeugt und die Patellarsehne beklopft. Reflex führt zur Kniestreckung
S1–S2	Achillessehnenreflex (ASR)	In Rückenlage wird der gekreuzte Unterschenkel des Patienten über den anderen Unterschenkel gelegt und der Reflex durch Schlag auf die Achillessehne ausgelöst. Reflex führt zur Plantarflexion
S4–S5	Analreflex	Kurzes Bestreichen oder Einstechen in die Haut des Analrandes. Beim Gesunden kommt es zu einer Kontraktion des Analsphinkters.
Pyramidenbahn	Babinski-Reflex	Druckvolles Bestreichen der lateralen Fußsohle führt zur ausgeprägten Dorsalflexion der Großzehe. Ein Normalbefund hier ist das Fehlen des Reflexes.

12.1.3 Thorax

Inspektion und Palpation

Die Erstinspektion des Thorax im Hinblick auf Instabilität und Beeinträchtigung der Atmung wird bereits im Rahmen der Primary Survey durchgeführt. Dabei sollte auch auf eine mögliche Stauung der Halsvenen z.B. als Zeichen eines Spannungspneumothorax oder Perikardergusses geachtet werden.

Trotzdem sollte der Thorax auch im Rahmen der Zweituntersuchung auf eine offene Verletzung, ein Hautemphysem oder Zeichen eines Spannungspneumothorax hin untersucht werde. Ein besonderes Augenmerk wird dabei auf Hämatome, Gurtmarken und Schwellungen gelegt. Eine bereits einliegende Thoraxdrainage kann im Verlauf der Untersuchung nochmals geprüft werden.

Der Untersuchung des Thorax erfolgt auf mögliche Verletzungen wie Frakturen, Hämatome, Emphysem. Der gesamte Thorax wird durch ventrale und laterale Kompression (➤ Abb. 12-2) auf Stabilität überprüft. Die vorsichtige Palpation auf etwaige Krepitationen der Rippen oder ein Emphysem wird

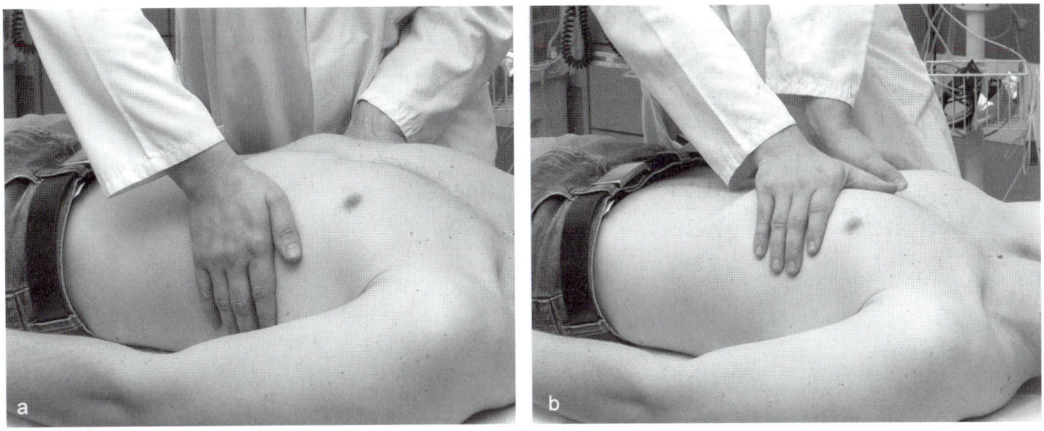

Abb. 12-2 Thoraxuntersuchung: Kompression.

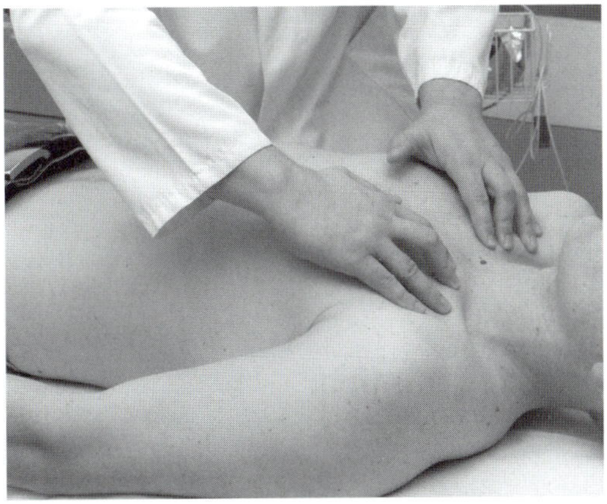

Abb. 12-3 Thoraxuntersuchung: Palpation.

durch Streichen der Hand über die Rippen durchgeführt, umso Stufen oder Unregelmäßigkeiten ertastet zu können (➤ Abb. 12-3). Liegen diese vor, müssen sie im Hinblick auf Ihre Genese untersucht werden.

Perkussion und Auskultation

Durch Perkussion des Thorax kann ein gedämpfter bzw. verstärkter Klopfschall Hinweise auf eine Flüssigkeitsansammlung (Hämato- bzw. Serothorax) bzw. eine Luftansammlung bei Pneumothorax oder im Rahmen einer Überblähung geben. eine hierbei wird insbesondere auf die seitengliche Belüftung der Lungen und Nebengeräusche geachtet. Bei einem intubierten Patienten muss auf eventuelle Nebengeräusche geachtet werden, z.B. als Zeichen einer Überblähung (➤ Tab. 12-4).

Tab. 12-4 Perkussions- und Auskultationsbefunde.

	Atemgeräusch	Klopfschall
Normalbefund	• leise, keine wesentlichen Nebengeräusche • Inspiration länger als Exspiration	• gleichmäßig perkutierbar
Hämatothrorax	• Atmung nachgeschleppt und abgeschwächt oder sogar aufgehoben	• absolute Dämpfung im Vergleich zur gesunden Seite
Spontanpneumothorax	• Atemgeräusch ist aufgehoben	• Klopfschall im Vergleich zur Gegenseite hypersonor (Schachtelton)
Atelektase	• Atemgeräusch über dem atelektatischen Lungenabschnitt aufgehoben	• Schallverkürzung bis -dämpfung
Lungenödem (oder Flüssigkeit im Bereich der unteren Atemwege)	• grob- bis feinblasiges Atemgeräusch	• i.d.R. gleichmäßig
Verengung der oberen Luftwege und der Hauptbronchien	• Stridor (wird inspiratorisch besser gehört)	• i.d.R. gleichmäßig

Im Rahmen der Auskultation des Herzens ist in erster Linie die Frage zu beantworten, ob die Herztöne abgeschwächt sind oder im Verlauf schwächer werden. Dann kann eine Perikardtamponade vorliegen. Die Auskultation der Herztöne sollte erfolgen, ist aber unserer Meinung nach bei einem Traumapatienten von untergeordneter Bedeutung.

12.1.4 Abdomen

Inspektion

Systematisch sollte, wie auch bei der Erstuntersuchung, der untere Thorax (unmittelbar kaudal liegen Milz, Leber, Magen), der Ober-, Mittel- und Unterbauch und die Flanken betrachtet werden. Es ist auf Prellungen, Hämatome, Ablederungen, Abschürfungen, Gurtmarken, offene Wunden, Fremdkörper und ausgetretene Organteile zu untersuchen.

Auskultation und Perkussion

Bei der Auskultation sind alle vier Quadranten zu untersuchen. Dabei sollte jeder Quadrant mindestens 15 Sekunden auf Darmgeräusche auskultiert werden. Massive Blutungen im Bereich des Peritoneums verursachen häufig einen **paralytischen Ileus**, der sich durch das Fehlen von Darmgeräuschen auszeichnet. Dagegen können Hämatome, Fremdkörper oder sonstige Irritationen im Bereich des Peritoneums einen **mechanischen Ileus** mit klingenden Darmgeräuschen verursachen.

Im Rahmen der Perkussion wird nach Peritonitiszeichen (Druckschmerzhaftigkeit während der Untersuchung) und nach gedämpftem oder hohlem Klopfschall gefahndet. Hohler Klopfschall z.B. kann als Zeichen einer Perforation oder einer akuten Dilatation des Magens (z.B. bei Fehlbeatmung) gewertet werden.

Palpation

Die Palpation aller vier Quadranten des Abdomens sollte die Untersuchung des Abdomens abschließen. Sie dient der Feststellung einer Abwehrspannung als Zeichen einer Peritonitis. Zudem wird der maximale Schmerzpunkt durch vorsichtiges Palpieren ermittelt.

12.1.5 Becken

Inspektion und Palpation

Die Beckenregion ist insgesamt, d.h. mit dem äußeren Genitale und der Perianalregion zu beurteilen.

Das Becken selbst wird auf Fehlstellungen hin inspiziert. Zusätzlich sollten Schwellungen, Hämatome und jegliche Art von Wunden genau untersucht werden. Besonderes Augenmerk sollte dabei auf die Glutealregion gerichtet werden, da sich hier größere Einblutungen verbergen können. Die Untersuchung der Glutealregion sollte in Kombination mit der Untersuchung der Wirbelsäule (s.o.), d.h. unter achsengerechter Drehung mit mehreren Helfern (➤ Abb. 12-1) vorgenommen werden.

Das äußere Genitale sowie die Perianalregion werden auf größere epitheliale Läsionen, Blutungen und/oder Hämatome oder perforierende Verletzungen hin untersucht.

Die Stabilität des Beckens wird durch a.p. und seitliche Kompression auf beide Beckenschaufeln geprüft (➤ Abb. 21-1). Zusätzlich sollten die Hüftgelenke als Teil des Beckengürtels durch Kompression (Hämatom, Schwellung, Krepitation, Fehlstellung des Gelenks als Zeichen der Fraktur oder Luxation) und Prüfung der Beweglichkeit beurteilt werden. Hier können sich gerade bei Hochrasanztrauma Frakturen im Sinn einer Dash-board-Verletzung finden.

Eine digitale rektale Untersuchung zur Beurteilung einer rektalen Blutung oder Perforation ist unerlässlich und sollte ebenso wie eine orientierende vaginale Untersuchung bei jedem schweren Trauma durchgeführt werden. Im Rahmen der rektalen Untersuchung sollten immer auch der Analreflex und der Sphinktertonus geprüft werden.

12.1.6 Extremitäten

Inspektion

Hier ist insbesondere auf Fehlstellungen zu achten. Neben den sicheren Frakturzeichen (offene Fraktur, Fehlstellung etc.) sollte immer auch nach unsicheren Frakturzeichen wie Schwellung, Hämatom, Schmerzen und Bewegungseinschränkungen geachtet werden. Die Farbe der Extremität (z.B. blass, rosig, bläulich) muss exakt dokumentiert werden.

Kleinere Wunden müssen in dieser Phase immer daraufhin untersucht werden, ob sie zu einer potenziell offenen Fraktur gehören.

Die Akren, insbesondere die Finger, werden auf Fehlstellungen (Luxationen, Frakturen) oder Teil- bzw. Amputation untersucht. Diese Verletzungen werden dann tertiär versorgt. Die Erfahrung zeigt jedoch, dass gerade solche Verletzungen bei der Übergabe aus dem Schockraum in den OP und weiter auf die Intensivstation vergessen werden, weswegen sie genau zu dokumentieren und darauf hinzuweisen ist.

Palpation

Im Rahmen der Palpation ist zuerst auf die Temperatur der Extremität, Druckschmerzen, abnorme Beweglichkeit und Krepitationen zu achten. Außerdem sollte auf Ödeme bzw. fluktuierende Schwellungen geachtet werden.

MERKE

Das Auslösen von Krepitation ist bei einem Frakturverdacht zu unterlassen!

Besonders im Bereich des Unterschenkels ist auf ein mögliches Kompartmentsyndrom zu achten, das sich infolge eines Traumas entwickeln kann. Zeichen dafür sind eine pralle und nicht mehr eindrückbare Muskulatur. Beim wachen Patienten können Sensibilitätsstörungen (z.B. am Unterschenkel oder zwischen D I und D II) erfragt werden. Im Zweifelsfall sollte der Kompartmentdruck präoperativ mittels einer Kompartmentdrucksonde (➤ Kap. 20) gemessen werden.

Prüfung der Durchblutung, Motorik und Sensibilität (DMS)

Bei einem Trauma der Extremitäten müssen insbesondere die Parameter für Durchblutung (periphere Pulse), Motorik (beste motorische Antwort) und die Sensibilität überprüft und dokumentiert werden.

Pulsstatus

An der oberen Extremität werden immer die Pulse der A. radialis und der A. ulnaris palpiert. Fehlen diese (z.B. aufgrund von Hypotonie, Kreislaufzentralisation oder Verletzung), werden als Nächstes die A. cubitalis am Ellbogen (ausgestreckter Ellbogen in der Beuge) und die A. brachialis (am Oberarm medial zwischen den Mm. biceps und triceps brachii) getastet. Im Bereich der Achsel kann der Puls der A. axillaris getastet werden (➤ Kap. 20).

Im Bereich der unteren Extremität werden die A. dorsalis pedis (Fußrücken) und die A. tibialis posterior (Innenknöchel, eher dorsal) getastet. Zusätzlich sollte immer die A. poplitea in der Kniekehle untersucht werden. Die A. femoralis in der Leiste ist auch bei starker Zentralisation in der Regel gut zu tasten.

Im Zweifelsfall sollte immer ein CW-Doppler der o.g. Arterien durchgeführt werden, da auch bei nicht tastbaren Pulsen hier ein Signal nachgewiesen werden kann. Durchblutungsstörungen z.B. bei ischämischen Extremitäten müssen sofort weiter abgeklärt werden, ggf. auch mit einer Angiographie.

Beim bewusstlosen Patienten kann eine Untersuchung der Sensibilität nicht durchgeführt werden. Die Motorik wird durch Prüfung der passiven Beweglichkeit beurteilt; hier wird besonders auf abnorme Beweglichkeit, Luxationen oder Bewegungseinschränkungen (z.B. bei Gelenksperre) geachtet. Zudem werden die Muskelkennreflexe untersucht (➤ Tab. 12-3).

12.2 Zusammenfassung

Der Secondary Survey dient der genaueren Untersuchung des Patienten und der Feststellung weiterer, nicht primär lebensbedrohlicher Verletzungen. Der Untersuchungsgang muss mit der gleichen Sorgfalt und Beharrlichkeit durchgeführt werden, wie auch der Primary Survey. Er sollte aber nicht zu lange dauern (max. 15 Minuten), um die weitere Diagnostik und Therapie nicht zu verzögern. Ebenso sollte er genauestens dokumentiert werden. Alle Körperregionen (auch die Hände und Füße) sollten standardisiert untersucht werden.

Bei einer akuten Verschlechterung des Gesundheitszustandes des Patienten sollte immer wieder mit dem ABCDE-Schema des Primary Survey begonnen werden. So kann eine lebensbedrohliche Störung nicht übersehen werden.

Eines der wichtigsten Mittel dazu ist die Inspektion des Verletzten.

Schließlich sollte aus dieser Untersuchung auch die entsprechende Therapie im weiteren Verlauf der Behandlung abgeleitet werden. Parallel zum Secondary Survey sollte mit der Planung der Diagnostik (z.B. Vorbereitung der radiologischen Diagnostik) und der Therapie (z.B. Vorbereitung im OP) begonnen werden.

ÜBUNGSBEISPIEL

Zur Übung und Routinierung der körperlichen Untersuchung sollten Patienten sooft wie möglich bei einer „normalen" Aufnahme in der Nothilfe unter genannten Gesichtspunkten untersucht werden. Dabei sollte systematisch z.B. immer mit dem Kopf begonnen werden, und der Untersuchungsgang, also Inspektion Palpation, Perkussion und ggf. Auskultation eingehalten werden.

Nur wer viele Normalbefunde untersucht hat, wird in der Lage sein, pathologische Befunde zu erkennen.

KAPITEL

13 Bildgebende Verfahren im Schockraum-Management

Gerhard Wiedemann

13.1 Allgemeine Überlegungen

Beim Schockraum-Management sind die bildgebenden Verfahren von Beginn an, also bereits während des Primary Survey in den Ablauf integriert.

Die wichtigste Basisdiagnostik ist die erste Ultraschalluntersuchung. Neben dem raschen Nachweis oder Ausschluss freier Flüssigkeit im Abdomen ermöglicht sie eine rasche Beurteilung bezüglich Perikarderguss und Flüssigkeit (Blut, Erguss) im Pleuraspalt. Die abdominelle Untersuchung kann zwar erste Hinweise auf das Vorliegen einer Organläsion ermöglichen, diese aber weder beweisen noch ausschließen. Trotzdem ist allein der Nachweis und ggf. eine Mengeneinschätzung der freien Flüssigkeit im Abdomen ein sehr wichtiger Befund, der ganz erheblichen Einfluss auf die weiterführende Diagnostik und Therapie nehmen kann.

MERKE

Die Notfallsonographie zeigt Flüssigkeit in Abdomen, Pleura und Perikard, mehr nicht!

Während bei uns nun die weiteren Untersuchungen im Rahmen des Secondary Survey durchgeführt werden, empfiehlt die ATLS® die Fertigung von Röntgen-Aufnahmen der Halswirbelsäule seitlich und des Beckens, falls möglich. Dieser Empfehlung möchten wir uns nur anschließen, wenn die Möglichkeit gegeben ist, diese Aufnahmen im Schockraum zu machen und selbst dann ist der Nutzen gegenüber dem Aufwand streng abzuwägen. Die vorsichtige Intubation ist sowieso obligat und eine relevante Blutung im Becken oder retroperitoneal ist sonographisch zuverlässig nachzuweisen.

Die eigentliche radiologische Diagnostik findet während des Secondary Survey statt. In dieser Phase erfolgt die gezielte Organdiagnostik, beim Polytrauma fast ausschließlich durch die Computertomographie (CT). Alternativ kann die konventionelle Röntgen-Untersuchung erfolgen, insbesondere wenn keine modernen CT-Geräte installiert sind.

Die wichtigste Aufgabe der Röntgen-Diagnostik besteht darin, zunächst relevante Verletzungen von Gehirn und Rückenmark, Thorax, Abdomen, Wirbelsäule und Becken (Achsenskelett) nachzuweisen oder auszuschließen. Das konventionelle Röntgen sollte obligat die Anfertigung folgender Aufnahmen beinhalten:

- Thorax im Liegen
- knöchernes Becken
- Wirbelsäule.

Zusätzlich kann noch ggf. eine Abdomenübersicht in zwei Ebenen zum Nachweis freier Luft erfolgen.

Für alle an der Versorgung schwerverletzter Patienten beteiligten Krankenhäuser ist eine jederzeitige Verfügbarkeit eines zum Schockraum nahe gelegenen CT-Geräts (Mehrzeilen-Spiral-CT) zu fordern.

MERKE

Radiologie und Schockraum-Management: Spiral-CT ist ein Muss!

Nach der weiteren Patientenversorgung schließt sich dann eine eventuell erforderliche Ergänzung der Röntgen-Diagnostik oder ggf. CT-Untersuchung bei nicht akut lebensbedrohlichen Verletzungen an, z.B. von Gelenken. In besonderen Fällen können hier auch andere Verfahren zum Einsatz kommen, so z.B. MRT oder Angiographie.

Kontrollen sind wann immer erforderlich, einzuplanen; oft ist z.B. ein relativ kurzfristiger Röntgen-Thorax zur Lagekontrolle nach ZVK-Anlage, Intubation oder Thoraxdrainage nötig. Auch die Indikation für eine CT-Kontrolle, besonders wichtig beim Vorliegen eines Schädel-Hirn-Traumas, kann kurzfristig gegeben sein (möglicherweise dramatisch zunehmende Hirnblutung oder Ödembildung).

Um unnötige Zeitverluste zumindest gering zu halten sind kurze Wege innerhalb der Versorgung und Diagnostik der Verletzten wichtig. Die enge räumliche Nähe oder gar Integration der radiologischen Einrichtungen im Schockraum sind wichtig.

Akzeptabel sind Entfernungen zwischen 10 und 50 m. Dies sollte vor allem bei der Neuplanung eines Schockraumes, sofern die radiologische Einrichtung nicht in den Schockraum integriert werden soll, Berücksichtigung finden.

Der Radiologe ist als wichtiges Mitglied im Schockraum-Team zu akzeptieren. Nur so kann der allfällige Informationsverlust minimiert werden, was nur durch eine enge Zusammenarbeit und gute Kommunikation zwischen Unfallchirurgen, Anästhesisten und Radiologen möglich ist. Ziel ist es, eine strukturierte und standardisierte Vorgehensweise zu etablieren und zu gewährleisten, die Fehler vermeiden hilft sowie eine zeitlich optimierte Versorgung des Patienten ermöglicht.

Das bedeutet: Im Bedarfsfall sollte jedes feste Programm durch ein individuell strukturiertes Vorgehen ergänzt werden können!

MERKE

Die drei Musketiere des Schockraums: Unfallchirurg, Anästhesist, Radiologe!

13.1.1 Personelle Ausstattung

An einer Klinik, die an der Versorgung Schwerverletzter beteiligt ist, muss zu jedem Zeitpunkt ein Radiologe ansprechbar sein. Am besten ist es natürlich, wenn der Radiologe persönlich anwesend ist. Dies erlaubt neben einer optimalen Steuerung der Untersuchungsabfolge auch die bestmögliche Übermittlung der Befunde im persönlichen Gespräch.

Die Radiologie an unserer Klinik ist tagsüber durchgängig mit mindestens vier Fachärzten, zwei Assistenzärzten und mehreren MTRA besetzt. Nachts besteht im Rahmen der Teleradiologie ein Rufbereitschaftsdienst, der durch einen Facharzt geleistet wird, der spätestens nach ca. 30 Minuten auch persönlich vor Ort sein können muss. Ein Medizinisch Technischer Radiologieassistent (MTRA) ist durchgehend in der Klinik anwesend (in der S3-Leitlinie der DGU wird für ein Krankenhaus der Schwerpunktversorgung ein im Haus diensttuender MTRA gefordert, der Radiologe selbst gehört zum erweiterten Schockraum-Team). Je nach Versorgungsauftrag, Größe und Personalausstattung kann die personelle Situation an anderen Einrichtungen differieren und vom Präsenzdienst bis zur alleinigen Distanzbefundung mittels Teleradiologie variieren.

13.1.2 Apparative Ausstattung

Die wichtigste röntgendiagnostische Einrichtung beim Polytrauma ist heute definitiv die CT, deren Vorteile klar sind: Neben einer schnellen Akquirierung der notwendigen Untersuchungsvolumina werden zusätzlich weitere Informationen über den Status der inneren Organe, über Blutungen, über Kontusionen, Frakturen und Luxationen geliefert.

Ein Mehrzeilen-CT (z.B. 64-Zeiler = Mehrschicht-Spiral-CT) ist so leistungsfähig, dass eine Thorax- und Abdomenuntersuchung (inkl. Becken und proximaler Femur bis subtrochantär) nur etwa 15 Sekunden dauert.

Wichtig ist es aber den zusätzlichen Zeitbedarf für die Patientenlagerung vor, während und nach der Untersuchung, sowie für die Planung der Untersuchung (Topogramm), die Einlaufzeit des i.v. applizierten Kontrastmittels zu berücksichtigen. Auch die Rechenzeiten des CT für die eventuell erforderlichen Rekonstruktionen muss kalkuliert werden. Insgesamt kann von einer minimalen Untersuchungsdauer von etwa 10 Minuten ausgegangen werden.

Die Verwendung spezieller röntgendurchlässiger Emergency Transport Boards – falls der verwendete Tomograph dafür ausgelegt ist – kann zu weiterer Zeitersparnis führen, wenn der Patient schon im Schockraum bei der Übergabe darauf gelagert worden ist. Aber auch andere Verfahren wie Mattensysteme erlauben die rasche Umlagerung.

MERKE

Die Auswertung ist der limitierende Faktor im CT! Zeit nützen für konventionelles Röntgen!

Zum apparativen Standard zählen konventionelle Röntgen-Aufnahmegeräte (Bucky-Tisch) für Zusatzaufnahmen von Körperregionen, die in der CT nicht erfasst wurden (Extremitäten) sowie die Angiographie für Gefäßinterventionen (z.B. interventioneller Gefäßverschluss bei Blutung).

Inwieweit konventionelle Aufnahmen dann digital oder in Film-Folien-Technik hergestellt und gespeichert werden, ist nur von eingeschränkter Bedeutung. Meist kommt mittlerweile die digitale Radiographie zur Anwendung. Der Vorteil der digitalen Technik liegt zum einen in der Zeiteinsparung, zum anderen in der automatischen digitalen Archivierung. Die gleichzeitige sofortige Verfügbarkeit der Bilder sowohl für die Radiologie als auch im Schockraum ist durch die Anbindung an RIS (Radiologie Informations System) und PACS möglich. Dies gilt auch für alle anderen Röntgen-Aufnahmegeräte, also auch z.B. für die CT-Bilder. Die Untersuchungsserie eines verletzten Patienten kann also ohne relevante Zeitverzögerung zur Diagnostik zur Verfügung stehen.

MERKE

Extremitäten werden bevorzugt konventionell geröntgt, digital bearbeitet und gespeichert!

Ein weiterer Vorteil liegt darin, dass Behelfsaufnahmen oder nicht optimal belichtete Aufnahmen primär durch den MTRA oder aber auch am Befundungsplatz digital nachbearbeitet werden können und somit Wiederholungsaufnahmen verzichtbar werden.

MERKE

Die MRT ist kein Standard im Schockraum-Management.

13.2 Diagnostik und Bildinterpretation bei Schwerverletzten

Bei Schwerverletzten oder Polytraumatisierten ist zu beachten, dass eine abschließende Bewertung des Schweregrades der Verletzung erst nach Abschluss der bildgebenden und sonstigen Diagnostik möglich ist. Deshalb ist ein einmal veranlasstes Schockraum-Management erst nach sicherer Befunderhebung und -bewertung abzuschließen.

13.2.1 Allgemeines zur Diagnostik

Sonographie

Die Sonographie ist das in der Regel zuerst eingesetzte bildgebende Verfahren. Bei nur kurzer Untersuchungsdauer können hier schon wesentliche Erkenntnisse über Verletzungen von Thorax und Abdomen gewonnen werden. Die Geräte sind klein, nicht immer einfach zu bedienen (jeder Untersucher sollte sich im Vorfeld mit dem Gerät vertraut gemacht haben!) und liefern sehr gute Bildqualität.

Die Technik ist standardisiert mit einem 3,5-MHz-Schallkopf (evtl. zusätzlicher 5-MHz-Schallkopf für Thorax bzw. Herz) bei Adoleszenten und Erwachsenen, bei Kindern ist oft der 5-MHz-Schallkopf vorteilhafter. Die erhaltenen Bilder können ausgedruckt oder gespeichert werden, bei guten Geräten auch in entsprechende digitale Speichermedien abgelegt werden.

Der Abdomenschall mit dem 3,5-MHz-Schallkopf begrenzt sich auf das diagnostische „Notfall O" (➤ Abb. 13-1), das Längsschnitte im Ober- und Unterbauch (freie Flüssigkeit um Darmschlingen ➤ Abb. 13-3 oder im Douglas-Raum), Schrägschnitte im rechten (hepatorenaler Raum, Syn. Morrison-Raum; ➤ Abb. 13-2) und linken (splenorenaler Raum, Syn. Koller-Raum) Oberbauch beinhaltet.

Kann auf keinem dieser Schnitte freie Flüssigkeit nachgewiesen werden, ist eine relevante Menge Blut im Abdomen zu diesem Zeitpunkt (!) auszuschließen.

MERKE

In der Sonographie stellt sich Flüssigkeit dunkel dar („echoarm" oder „echofrei"), egal ob in Abdomen, Pleura oder Perikard!

Die Menge freier intraabdomineller Flüssigkeit kann vom geübten Untersucher relativ genau angegeben werden. Orientierend können häufig Erkenntnisse über einen Perikard- oder Pleuraerguss (Hämatothorax; ➤ Abb. 13-4 und ➤ Abb. 13-5) mit einem 3,5- oder 5-MHz-Schallkopf gewonnen werden.

MERKE

Die Notfallsonographie des Abdomens (das „diagnostische O") darf eine Minute dauern!

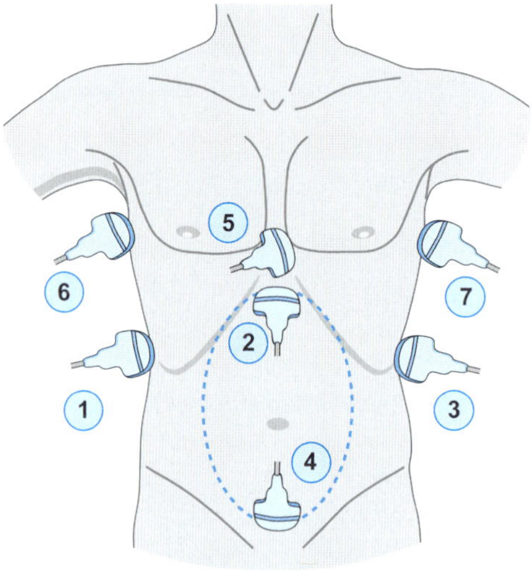

1 Schrägschnitt rechter Oberbauch
2 Längsschnitt Oberbauch
3 Schrägschnitt linker Oberbauch
4 Längsschnitt Unterbauch
5 subkostaler/subxyphoidaler Schnitt (Perikard)
6 Schrägschnitt rechter Thorax
7 Schrägschnitt linker Thorax

Abb. 13-1 Das diagnostische „O".

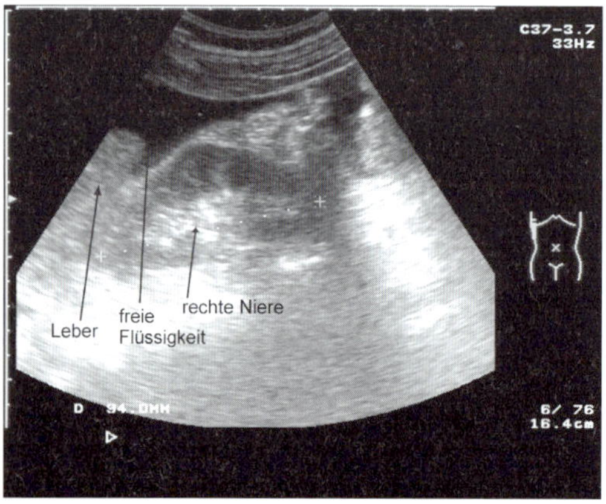

Abb. 13-2 Freie Flüssigkeit im Morrison-Raum.

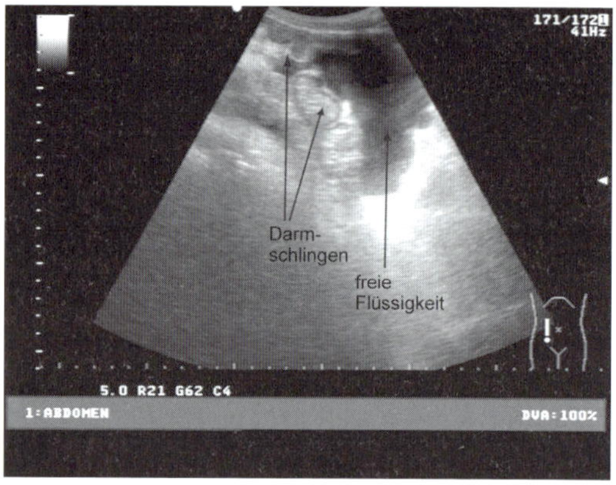

Abb. 13-3 Freie Flüssigkeit um Darmschlingen.

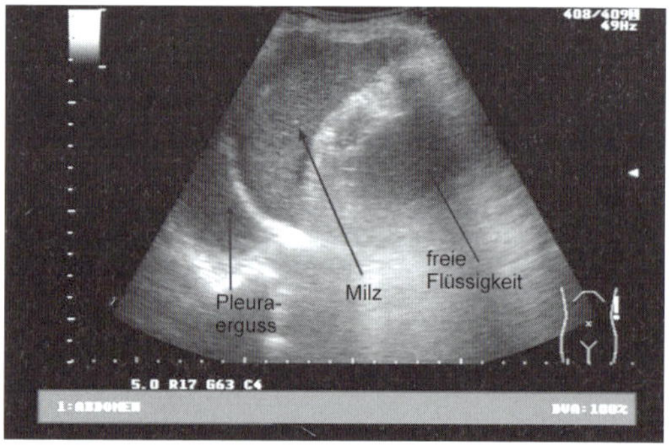

Abb. 13-4 Pleuraerguss.

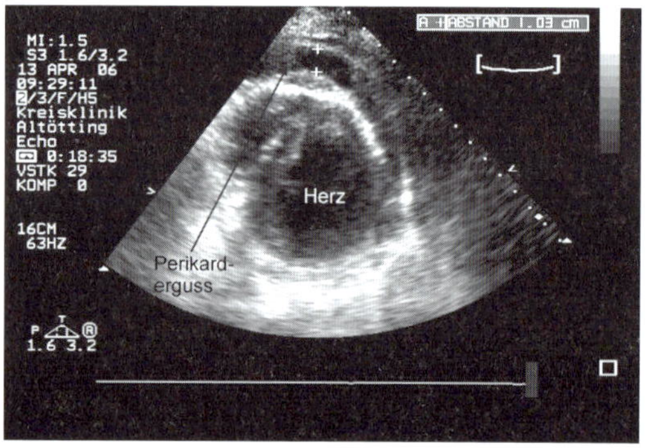

Abb. 13-5 Perikarderguss.

Bei primär unauffälligem Befund ist die Kontrolluntersuchung sowohl im Schema (Secondary Survey) vorzusehen als auch akut bei Befundverschlechterung einzusetzen. Die Sonographie kann Organläsionen gelegentlich nachweisen, jedoch nicht sicher ausschließen, sodass auf keinen Fall zu viel Zeit für einen fraglichen Befund investiert werden sollte.

Computertomographie

Die Mehrschicht-Spiral-CT erlaubt im Vergleich zu dem noch weit verbreiteten Einschicht-Spiral-CT eine enorme Zeiteinsparung. Da es in der Lage ist ein Vielfaches der Datenmenge im gleichen Zeitraum zu erfassen, ergibt sich zusätzlich auch eine wesentlich bessere Bildqualität mit enormem Rekonstruktionspotenzial. Dies reduziert Bewegungsartefakte und andere Artefakte etwa durch röntgendichtes Fremdmaterial (Elektroden, Klemmen, Messgeräte, Infusomat). Es ist nunmehr möglich, schnell und unkompliziert multiplanare Rekonstruktionen anzufertigen; ermöglicht wird dies durch die sehr geringen Schichtdicken, wobei nahezu isotrope Volumenelemente (Voxel) erzeugt werden. So können aus dem gewonnenen Volumendatensatz Rekonstruktionen (➤ Abb. 13-6 bis ➤ Abb. 13-8) in sagittaler, koronarer oder jeder belie-

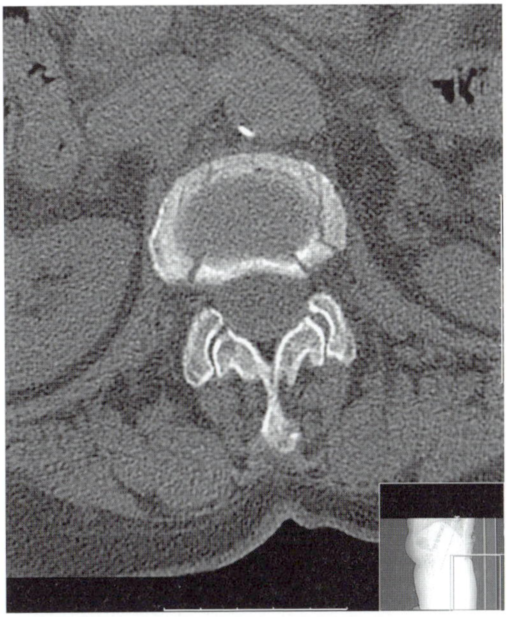

Abb. 13-6 CT der Lendenwirbelsäule axial; scharf abzugrenzende, frische Frakturlinien am LWK 1.

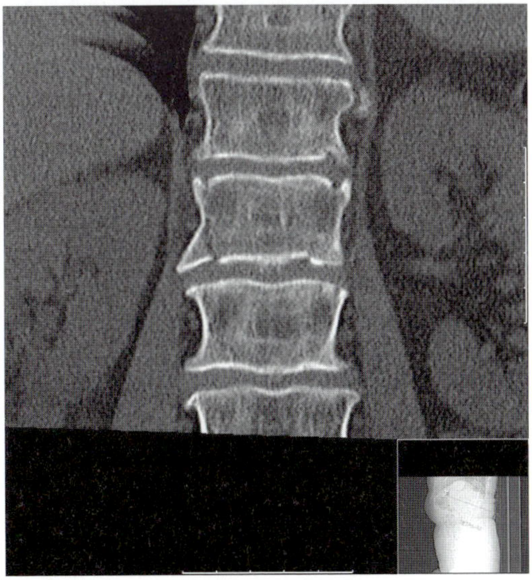

Abb. 13-7 CT der Lendenwirbelsäule in a.p. Rekonstruktion (koronar); frische LWK-1-Fraktur.

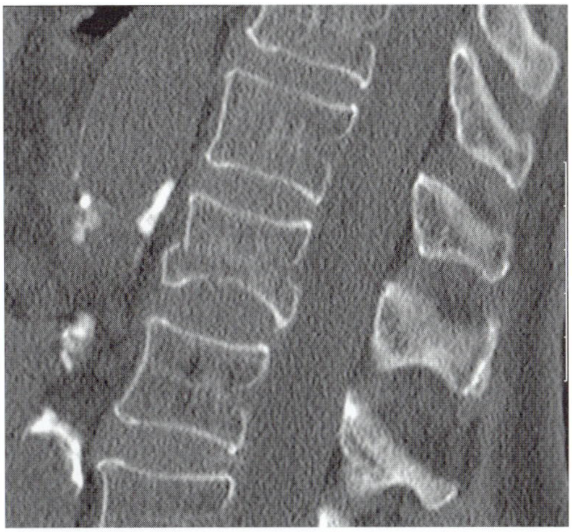

Abb. 13-8 CT der Lendenwirbelsäule in seitlicher Rekonstruktion (sagittal); frische LWK-1-Fraktur der Grundplatte mit Hinterkantenbeteiligung.

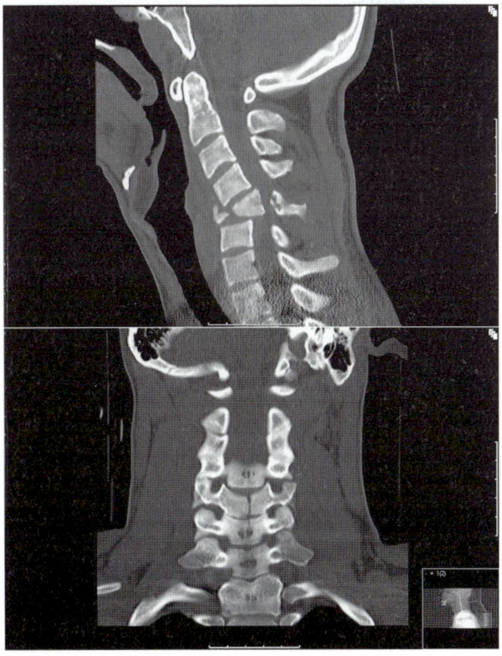

Abb. 13-9 CT-Rekonstruktionen der HWS (koronar, sagittal). 19-jähriger Patient, Z.n. Balkonsturz. Querschnittsymptomatik. Teardrop-Fraktur des HWK 5 mit deutlicher Verlegung des Spinalkanals; koronar zusätzlich sichtbarer Spaltbruch des HWK 6.

bigen Schrägebene erstellt werden, die eine weit bessere Qualität als konventionelle Röntgen-Aufnahmen oder auch alte CT-Geräte bieten. Ebenso können 2D- und 3D-Rekonstruktionen in sehr guter Bildqualität erzeugt werden (➤ Abb. 13-9). Es erübrigen sich konventionelle Aufnahmen von Thorax, Wirbelsäule und Becken (inkl. der Hüftgelenke), da diese Regionen standardmäßig rekonstruiert werden.

MERKE
Die Traumaspirale ersetzt das konventionelle Röntgen von Wirbelsäule, Becken und Thorax!

Konventionelles Röntgen

Aktuell besteht die Aufgabe des konventionellen Röntgens v.a. in der sekundären und tertiären Diagnostik (Ausschluss oder Nachweis von Extremitätenverletzungen, Kontrollen nach operativer Versorgung).

Auch aus historisch-juristischen Gründen empfiehlt die ATLS® im Rahmen des Primary Survey die Anfertigung von Röntgen-Aufnahmen zunächst der seitlichen Halswirbelsäule und des Beckens (weiteres Vorgehen s.u.). Dieses Vorgehen kann in Einrichtungen, die über eine Röntgen-Einrichtung im Schockraum verfügen entsprechend in den Ablauf des Primary Survey integriert werden. Befindet sich keine Röntgen-Einrichtung im Schockraum, sondern in der benachbarten Röntgen-Abteilung, kann ein HWS- und Becken-Röntgen in den Secondary Survey verlagert werden. Diese Vorgehensweise gilt auch für Kliniken ohne CT, die allerdings keine Behandlung Schwerverletzter durchführen sollten. Da aber doch noch relativ häufig konventionell geröntgt wird, werden in Folge wichtige Kriterien des konventionellen Röntgens beschrieben.

Es ist wesentlich, Wirbelsäulenverletzungen zu erkennen, denn es kann eine Rückenmarksverletzung mit im schlimmsten Fall resultierender oder drohender Querschnittsymptomatik folgen.

MERKE
Die fatale Folge einer übersehenen Wirbelsäulenverletzung ist der Querschnitt!

Halswirbelsäule

Zunächst wird eine exakt seitliche Aufnahme angefertigt, mit deren Hilfe dann entschieden wird, ob ein Stiff neck für die weiteren Aufnahmen abgenommen werden kann, was zu einer deutlich besseren Bildqualität führt.

MERKE
Die HWS-Seitaufnahme muss von der Schädelbasis bis einschließlich HWK 7 die gesamte Halswirbelsäule erfassen!

Wichtige Beurteilungskriterien (Landmarken) der HWS-Seitaufnahme sind (➤ Abb. 13-10):
- vordere Wirbelkörperlinie
- hintere Wirbelkörperlinie
- spinolaminäre Linie
- hintere Dornfortsatzlinie der Wirbelkörper
- Clivus-Dens-Linie: sie reicht vom Dorsum sellae (dem Clivus) zum Vorderrand des Foramen magnum und zeigt mit ihrer Verlängerung auf die Densspitze, etwa auf sein mittleres Drittel
- Atlas-Dens-Abstand: der Abstand zwischen Dens und vorderem Atlasbogen darf nicht weiter als 3 mm beim Erwachsenen, max. 4 mm beim Kind betragen.
- Breite des Weichteilschattens vor den Wirbelkörpern (Retropharyngealraum = RP und Retrotrachealraum = RT):
  - der RP entspricht der Distanz hintere Rachenwand – vorderer Unterrand des HWK 2; er soll bei Kindern und Erwachsenen nicht weiter als 7 mm sein.
  - der RT ist der Abstand zwischen Trachearückwand und vorderem Unterrand des HWK 6; Grenzwerte sind hier bei Kindern Weiten bis 14 mm, bei Erwachsenen bis 22 mm. Eine Aufweitung ist bei Ödem oder Blutung zu erwarten.

Beim „Abfahren" der genannten Linien sollen sich diese Linien harmonisch in ihrem gesamten Verlauf darstellen, ohne dass Unterbrechungen oder unterschiedliche Wirbelkörperabstände zu sehen sind.

Die meisten HWS-Verletzungen sind im oberen (HWK 1 und 2) und unteren Abschnitt (HWK 7) lokalisiert, sodass in der Seitaufnahme dem HWK 7 eine große Bedeutung zukommt. Nicht selten kann dieser Wirbelkörper nur durch Schulterzug nach unten durch eine Hilfsperson während der Aufnahme gut miterfasst werden.

MERKE

Eine Aufnahme, die keine ausreichende Beurteilung zulässt, darf nicht akzeptiert werden! Deshalb: Nicht locker lassen und im Zweifel immer eine CT anfertigen!

Die Seitaufnahme ist an der oberen HWS wichtig für die Beurteilung der vertikalen Luxation im Bereich des Atlantoaxialgelenks, und natürlich für den Nachweis einer Densfraktur.

Die in der Regel lordotisch gekrümmte HWS zeigt häufig nach einem Trauma eine Aufhebung der Lordose, die Spannweite reicht von einer Streckfehlhaltung bis zu einer kyphotischen Fehlhaltung, die aber per se noch kein Hinweis auf eine ernste Verletzung der Wirbelsäule sein muss.

Zeigt die Seitaufnahme keine Besonderheiten, kann erwogen werden das Stiff neck abzunehmen. Es folgen die zusätzliche Aufnahmeprojektion im a.p. Strahlengang und die Dens-Zielaufnahme.

Ist in einer dieser Aufnahmen eine Fraktur, Dislokation bzw. Luxation zu vermuten oder nicht auszuschließen, ist unverzüglich eine weitere computertomographische Abklärung nötig. Dies gilt auch, wenn die Klinik bei unauffälligen konventionellen Aufnahmen für eine HWS-Verletzung spricht. Bei neurologisch auffälligem Befund ist ggf. zusätzlich eine MRT-Untersuchung indiziert. Eine hierzu eventuell erforderliche Verlegung an eine besser ausgestattete Klinik ist dann obligat (➤ Abb. 13-11).

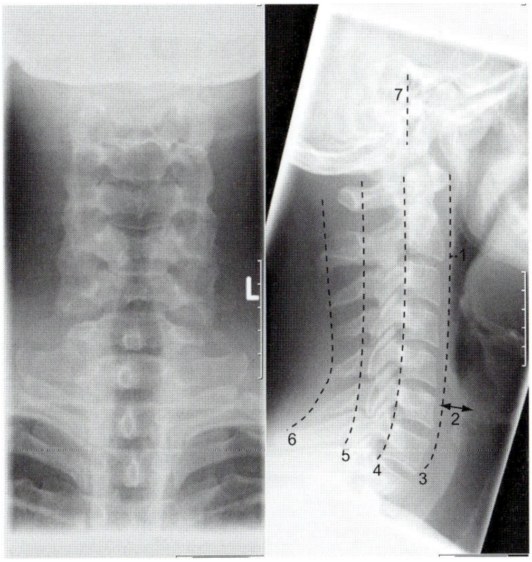

Abb. 13-10 Halswirbelsäule in a.p. und seitlicher Projektion, Normalbefund. 1: Retropharyngealraum; 2: Retrotrachealraum; 3: vordere Wirbelkörperlinie; 4: hintere Wirbelkörperlinie; 5: Spinolaminarlinie; 6: Dornfortsatzlinie; 7: Clivus-Dens-Linie.

In der a.p. und Dens-Zielaufnahme sind ebenfalls die kongruent zueinanderstehenden Wirbelkörper ein wichtiges Indiz für unversehrte HWK; die Konturen werden Wirbelkörper für Wirbelkörper betrachtet und miteinander verglichen: Auffälligkeiten können Normvarianten, aber auch Frakturen entsprechen und sind entsprechend weiter unverzüglich mittels CT abzuklären. In der Densaufnahme ist zusätzlich auf die symmetrische Stellung der Massae laterales des Atlas zum Dens zu achten, der Dens soll mittelständig stehen.

Brust- und Lendenwirbelsäule

Auch an der BWS und LWS gelten dieselben Betrachtungsregeln; zu achten ist auf:

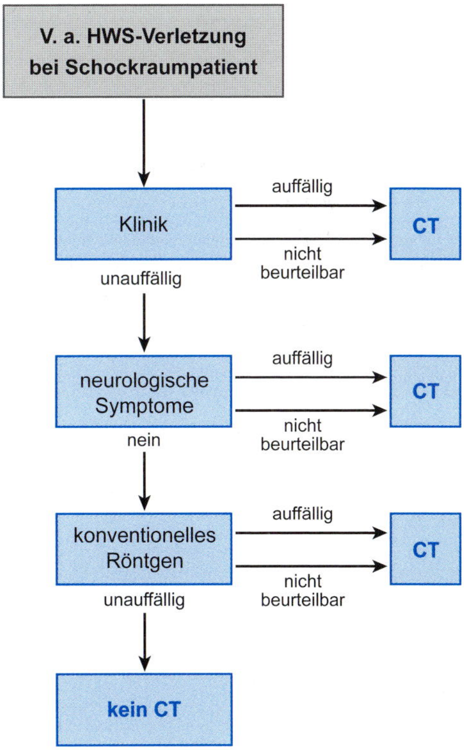

Abb. 13-11 Diagnostischer Algorithmus bei V.a. HWS-Verletzung bei Schockraumpatienten.

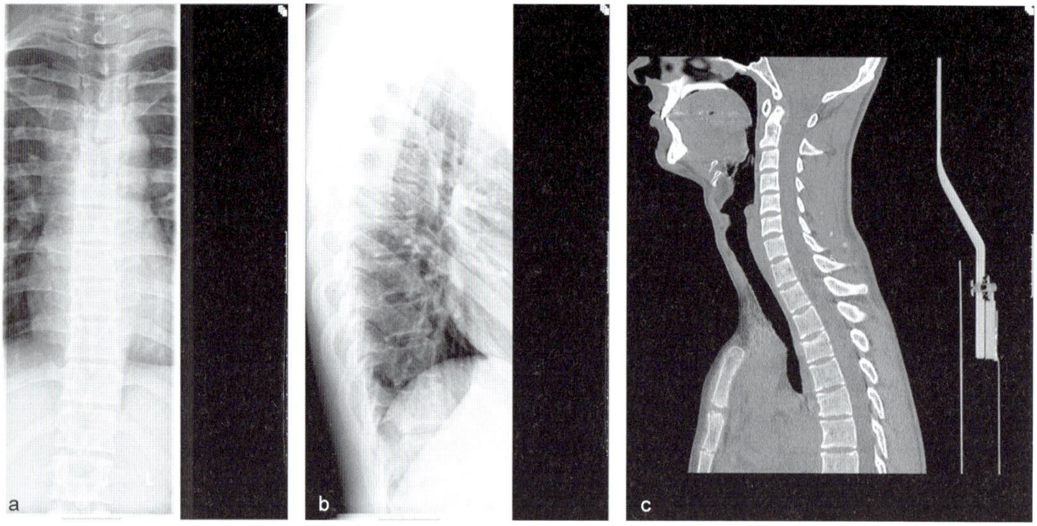

Abb. 13-12 Konventionelle Aufnahmen und sagittale CT-Rekonstruktion. Frische Deckplattenfraktur der BWK 4–6, in der seitlichen konventionellen Aufnahme sind die frakturverdächtigen BWK überlagert (b); computertomographisch bessere Beurteilbarkeit bei überlagerungsfreier Darstellung (c).

- harmonische Stellung der Wirbelkörper zueinander
- gleiche Wirbelkörperkonfigurationen und -abstände
- Wirbelbögen und -gelenke müssen kongruent zueinanderstehen (Luxation).

Scharf abzugrenzende Aufhellungslinien, unregelmäßige Deck- oder Grundplattenkonfiguration (➤ Abb. 13-12 bis ➤ Abb. 13-14) sind primär frakturverdächtig und können bei entsprechendem klinischen Verdacht oder Beschwerden mittels CT definitiv weiter abgeklärt werden. Nicht zu vergessen sind bei der Analyse der Röntgen-Aufnahmen die Quer- und Dornfortsätze.

Auch bei völlig unauffälligen Röntgen-Bildern ist im Verlauf an die Nutzung von Schnittbildverfahren zu denken. Auf keinen Fall kann eine unauffällige Röntgen-Aufnahme eine relevante Schädigung sicher ausschließen.

MERKE
Bei entsprechender Klinik kann eine Verletzung nicht durch eine unauffällige Röntgen-Aufnahme ausgeschlossen werden, die CT-Untersuchung ist dann obligat!

13.3 Diagnostik

13.3.1 Allgemeiner Untersuchungsablauf

Für den im Rahmen des Secondary Survey geplanten CT-Untersuchungsgang gelten folgende in unserem Haus dokumentierte Abläufe, die auf die hausinternen Anforderungs- und Datenverarbeitungssysteme zu übertragen sind:

- Über das PACS (**P**icture **A**rchiving and **C**ommunication **S**ystem = Bildarchivierungs- und Kommunikationssystem) sind die Patientendaten bereits erfasst (Eingabe über die Notaufnahme) und abrufbereit.
- Im RIS (**R**adiologie-**I**nformations-**S**ystem) sind die Untersuchungsanforderungen eingegeben. Hier gibt es auch eine Anforderung „Traumaspirale“, die den Standarduntersuchungsgang beim Polytrauma aufruft.
- Der im Schockraum auf die Trage umgelagerte Patient wird in die CT gefahren. Unter Nutzung des vorher untergezogenen Tuches wird der Verletzte mit fünf Personen auf den CT-Tisch umgelagert. Alternativ kann ein röntgendurchlässiges Emergency Transport Board verwendet werden. Fremdmaterial (Monitorkabel, Beatmungs- und

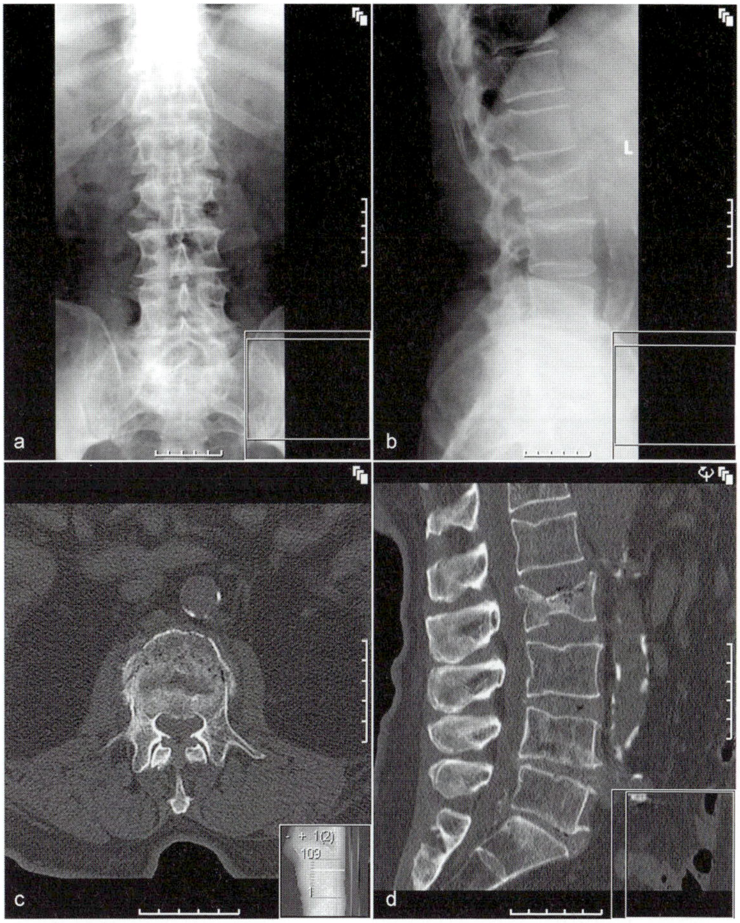

Abb. 13-13 Konventionelle Aufnahmen (a und b), axiale CT-Aufnahme und sagittale Rekonstruktion (c und d). Frische Grund- und Deckplattenfraktur des LWK 2 mit Beteiligung der Hinterkante. Nebenbefundlich alte absklerosierte Grundplattendefekte des LWK 4.

Infusionsschläuche usw.) wird an den Patientenseiten oder oberhalb des Kopfes/unterhalb der Füße positioniert; dabei ist auf eine ausreichende Länge der Infusionsschläuche bereits im Vorfeld zu achten, da es möglich sein muss, den CT-Tisch bis zu 2 m in das Gerät hinein- als auch aus dem Gerät herauszufahren.

- Das Anästhesie-Team sowie alle anderen im Raum befindlichen Personen müssen entsprechende Strahlenschutzkleidung (Röntgen-Schürze) anlegen, falls sie während der Untersuchung Tätigkeiten am Patienten oder den Gerätschaften verrichten.
- Zur Planung der Untersuchung wird ein sog. Übersichtstopogramm angefertigt: Thorax, Abdomen inkl. Becken bis proximaler Femur subtrochantär. Bei vermutetem oder bestehendem SHT wird auch ein Schädeltopogramm vor Anfertigung des cCT (kranielles CT) durchgeführt.
- Falls eine cCT anzufertigen ist, wird zunächst als Erstes eine Spiral-CT des Schädels inklusive der HWS nativ (also ohne i.v. Kontrastmittelgabe) erstellt, da die Kontrastmittelgabe eine Blutung maskieren kann.
- Die initiale Bildbetrachtung erfolgt schon an der Bedienkonsole des CT, dabei werden die Befunde bereits direkt dem Trauma-Leader übermittelt und mit ihm besprochen (➤ Abb. 13-15).
- Anschließend erfolgt die Untersuchung von Thorax und Abdomen nach i.v. Kontrastmittelgabe. Falls eine Verletzung des Harntraktes vermutet wird (Hämaturie), ist auch eine Spiral-CT in der Kontrastmittelspätphase als Zusatzuntersuchung, d.h. eine Spiral-CT der Nieren inkl. der Harnblase ca. 5 bis 10 Minuten nach der Kontrastmittel-

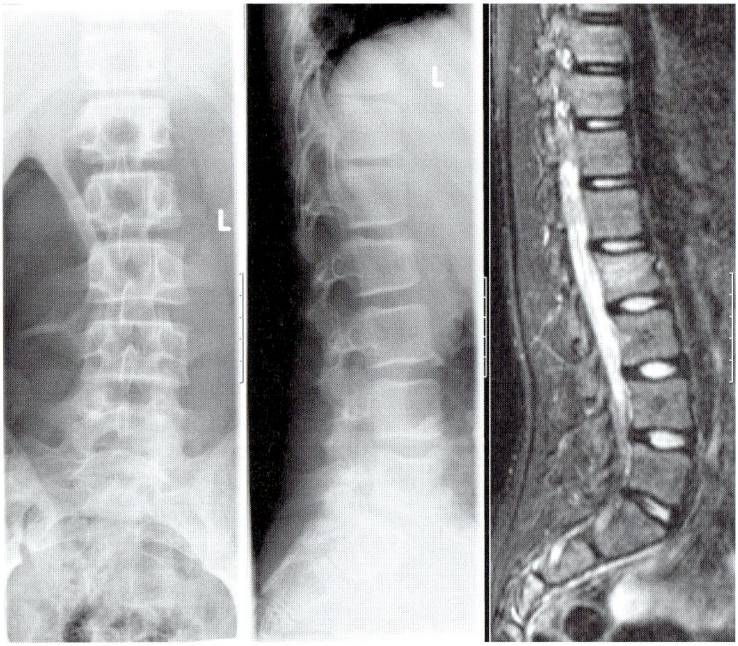

Abb. 13-14 Konventionelle Röntgen-Aufnahmen und sagittale MRT (STIR-Sequenz). Frische Fraktur des LWK 2 ohne Beteiligung der Hinterkante. Partiell signalangehobener LWK 2 im MRT als Hinweis auf eine frische Fraktur. 12-jähriges Mädchen, Z.n. Sturz vom Dreimeterbrett im Schwimmbad.

gabe möglich. Diese kann in der Regel eine retrograde Pyelographie des Urologen ersetzen.

- Auch hier erfolgt zunächst die mündliche ausführliche Befundübermittlung an den Trauma-Leader, wobei alle Bilder im Knochen- und Weichteilfenster oder in einer speziellen Parenchymfensterung (Lungenfenster) betrachtet werden.
- Danach werden durch den MTRA die Rekonstruktionen angefertigt: standardmäßig koronare und sagittale Rekonstruktionen der Wirbelsäule, der Schädelkalotte und ggf. der Schädelbasis und des Gesichtsschädels in enger Schichtung in einem hochauflösenden kantenbetonten Filter. Sämtliche vorgenannten „Standardrekonstruktionen" sind in der CT-Software bereits fertig vordefiniert, was dann bei der Anwendung wiederum einen kleinen Zeitvorteil bedeutet. Bei Kliniken mit Einzeiler-CT sind, je nach Fabrikat und Hersteller technisch bedingt Rekonstruktionen nur eingeschränkt sowie kaum in befriedigender Qualität möglich.
- Die Untersuchungsserien und Rekonstruktionen sind nach Absenden von der CT-Konsole sehr schnell im RIS (komplett nach etwa ein bis zwei Minuten) sowie an den Betrachtungsmonitoren im gesamten Klinikum verfügbar. Falls in den Rekonstruktionen Zusatzbefunde erhoben werden, werden diese telefonisch dem Trauma-Leader nachgemeldet. Eine zeitnahe schriftliche Befundung sollte angestrebt werden. Hierbei ist selbstverständlich wie sonst auch das „verspätete Unterschieben" primär übersehener oder nicht gewerteter Befunde zu unterlassen.
- Bei allem Stress ist die nötige Ruhe zu bewahren, damit eine zügige Beurteilung und Einschätzung der Verletzungen stattfinden kann. Dabei hat sich bewährt, nur einen Gesprächspartner zu haben und nur mit diesem zu kommunizieren. Dies ist der Trauma-Leader! Dies ist besonders während der noch laufenden Untersuchung wichtig, da hier oft ein deutliches Gedränge um Bedienkonsole und Monitor mit entsprechender Unruhe (Lärmpegel) entsteht. Jedes Mitglied des Trauma-Teams ist verständlicherweise neugierig und läuft bei sozusagen hoher Drehzahl im Leerlauf. Oberste Priorität hat aber die Konzentration auf das in diesem Moment Wesentliche.
- Für Kinder und Jugendliche gelten die vorgenannten Untersuchungsstrategien ohne Einschränkung ebenso, wobei zur Diagnosefindung die Strahlenbelastung hintangestellt werden muss. Wenn eine Untersuchung indiziert ist, ist dies unabhängig vom Alter der Fall.

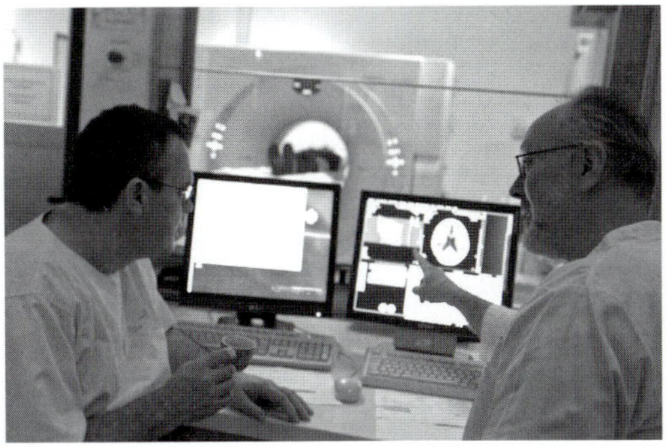

Abb. 13-15 Bildbetrachtung an der Bedienkonsole des CT.

MERKE

Kinder und Jugendliche haben das gleiche Recht auf sorgfältige Diagnostik!

13.3.2 Spezielle Aspekte

Thorax

Indikationen für eine computertomographische Thoraxabklärung sind:

- Polytrauma
- Prellmarken an Brustkorb und/oder Rücken
- klinischer Hinweis auf Rippenserienfraktur
- eingelegte Thoraxdrainage mit Fistel
- Weichteilemphysem
- Notwendigkeit einer Intubation
- Blut aus dem Tubus
- Hämoptyse
- auffälliger Befund im Röntgen-Thorax: Lungenkontusionen, Hämatothorax, Pneumothorax, Frakturen von mehr als drei Rippen, Infiltrate (Aspiration), unscharfe Zwerchfellabgrenzung, verbreitertes Mediastinum, Perikarderguss.

In der Regel wird in unserer Klinik die CT-Untersuchung des Thorax zusammen mit der des Abdomens durchgeführt, wobei ein prolongierter Kontrastmittelbolus mit etwas langsamerer Einlaufgeschwindigkeit als üblich (2 ml/sec) gewählt wird (➤ Abb. 13-16). Dadurch wird eine kombinierte Kontrastierung der arteriellen und der venösen Blutgefäße erreicht. Dies erlaubt Aussagen hinsichtlich der Herkunft einer aktiven arteriellen wie auch venösen Blutung. Gleichzeitig kann so eine Aortenruptur oder -dissektion nachgewiesen werden.

MERKE

Die Diagnostik der Wahl bei Erwachsenen mit Thoraxtrauma ist die Spiral-CT!

MERKE

Die Diagnostik der Wahl bei kindlichem Thoraxtrauma ist die Spiral-CT!

Abdomen

Indikationen für eine CT des Abdomens (➤ Abb. 13-17) sind:

- Polytrauma
- Prellmarken, Abschürfungen
- Verdacht auf Wirbelkörper-, Becken-, Femurfraktur
- sonographisch freie Flüssigkeit, retroperitoneales Hämatom,
- sonographisch Hinweis auf eine Organverletzung
- schlechte Schallbedingungen, wie etwa Meteorismus oder Adipositas
- jeder Verdacht auf ein relevantes abdominelles Trauma (Unfallmechanismus!).

Bei Hämaturie bzw. bei einem schweren abdominellen Trauma ist auch ein sog. Spät-Scan nötig, hier wird fünf bis zehn Minuten nach der Kontrastmittelgabe zusätzlich eine Spiral-CT des Harntraktes angefertigt. Nach dieser Zeit erlaubt die gute Kontrastierung eine aussagefähige Beurteilung des Nierenhohlraumsystems, der ableitenden Harnwege sowie der Harnblase (➤ Abb. 13-18).

Ebenbürtig in der Aussagekraft ist z.B. eine Aufteilung der Untersuchung in eine CT des Thorax in der arteriellen Kontrastmittelphase und des Abdomens in der portalvenösen Phase. Dieses Vorgehen ist v.a. bei einem Einzeiler-CT nötig, da diese Tomographen einen höheren Zeitbedarf haben, u.a. um die Röntgen-Röhre vor Überhitzung zu schützen.

Ein Polytraumaprotokoll für die CT-Untersuchung kann von Klinik zu Klinik durchaus deutlich differieren, je nach den Gegebenheiten und technischen Voraussetzungen. Die vorgenannten Parameter haben sich an unserem Haus bewährt, dienen aber nur als Beispiel.

Es ist wichtig im Vorfeld Vereinbarungen zu treffen, um das wichtigste Ziel der Untersuchung zu erreichen: hohe Aussagekraft der durchgeführten Un-

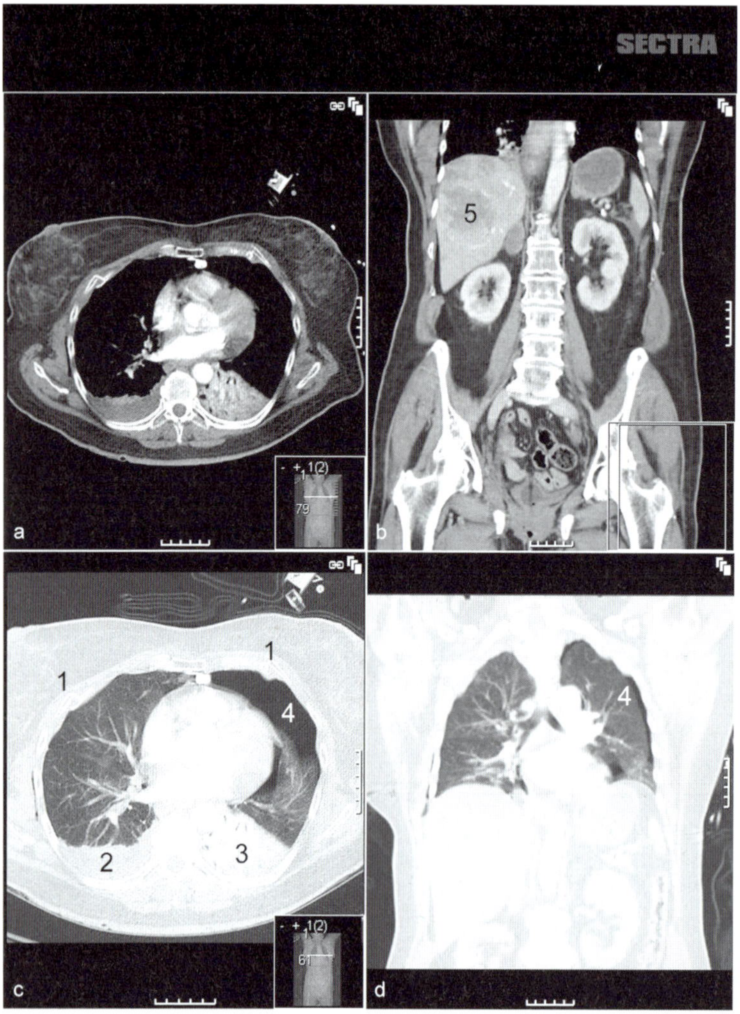

Abb. 13-16 CT-Polytraumaspirale von Thorax und Abdomen (axiale Aufnahmen und koronare Rekonstruktionen im Weichteil- und Lungenfenster). 60-jährige Patientin bei Z.n. Hochrasanztrauma mit Rippenfrakturen beidseits (1), Hämatothorax rechts (2), Lungenkontusionen (3) und Pneumothorax (4) links. Abdominell ist zusätzlich eine ausgedehnte Leberkontusion (5) sichtbar.

tersuchung in einem überschaubaren festgelegten Zeitrahmen!

Die Abdomen-CT wird regelhaft in der portalvenösen Kontrastmittelphase durchgeführt, da hier die beste Beurteilbarkeit der parenchymatösen Oberbauchorgane sowie der venösen Gefäßstrukturen besteht; gleichzeitig liegt eine ausreichende Kontrastierung der Arterien vor. Dies gilt für das Einzeilen- wie auch das Mehrzeilen-CT.

MERKE

Die Diagnostik der Wahl bei Erwachsenen mit Abdomentrauma ist die Spiral-CT.

MERKE

Die Diagnostik der Wahl bei Kindern mit Abdomentrauma ist die Spiral-CT

Kopf

Die Diagnostik von Gehirn, Gehirnschädel, Schädelbasis und Gesichtsschädel erlaubt die Abgrenzung wichtiger Verletzungsfolgen. Für uns relevante Indikationen für eine cCT-Untersuchung sind:

- Polytrauma
- Prellmarken
- tastbare Impression, Kalottenfraktur
- Verdacht auf Schädelbasisfraktur (Liquorrhoe, Hämatotympanon)

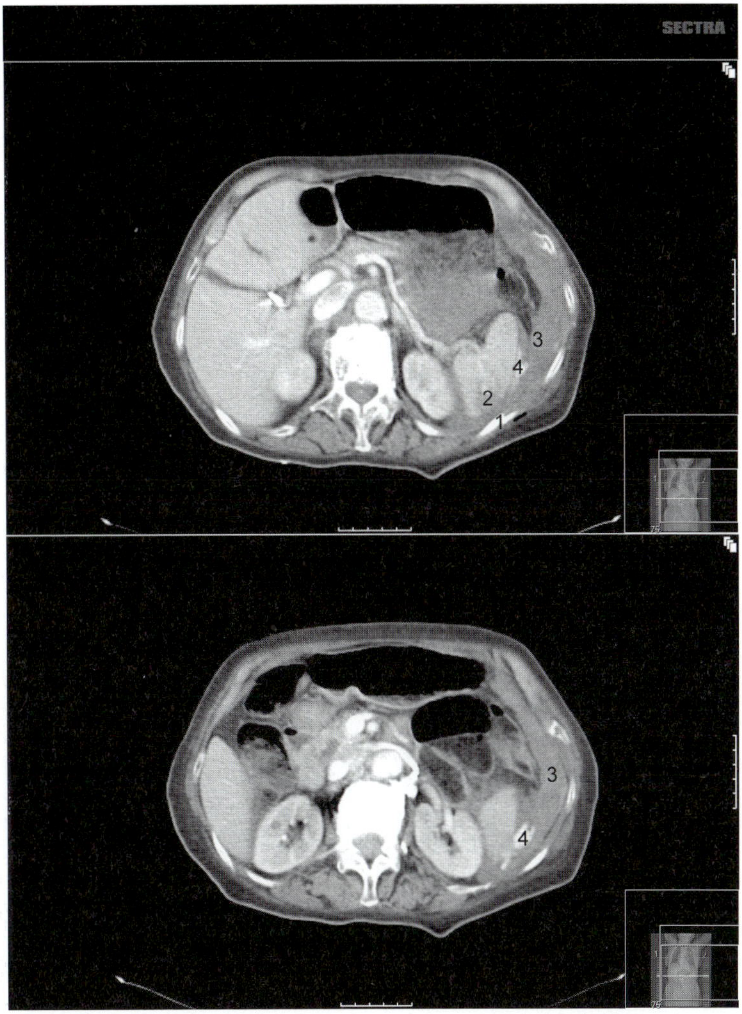

Abb. 13-17 CT-Polytraumaspirale, axiale Abdomenaufnahmen in Weichteilfensterung. 75-jährige Patientin, bewusstlos aufgefunden, Prellmarken dorsal. Dislozierte dorsale Rippenfraktur links (1), Milzriss (2) mit umgebendem Hämatom (hypodens; 3) und nachgewiesener aktiver Blutung (Kontrastmittelextravasat, hyperdens; 4).

- Monokel- oder Brillenhämatom
- Pupillendifferenz
- Bewusstseinstrübung
- bei Aufnahme noch bestehende anterograde/retrograde Amnesie
- fokal neurologischer Ausfall, Krampfanfall
- Erbrechen
- Marcumar®-Patient
- keine sichere neurologische Beurteilbarkeit (Intoxikation oder Z.n. Intubation).

Zusätzlich kann sich die Indikation für eine cCT auch bei Patienten mit einem SHT und Alter > 65 Jahre, gefährlichem Unfallmechanismus mit Sturz aus > 1 m Höhe stellen. Sowie bei leichtem SHT (GCS < 13 zu irgendeiner Zeit seit dem Unfall oder weniger als 15 Punkte zwei Stunden nach dem Unfall; Rickels 2008). Außerdem ergibt sich die CT-Indikation bei jedem intubierten, sedierten Polytraumapatienten, da die Bewusstseinslage nicht zu beurteilen ist.

MERKE
Die Diagnose einer relevanten Schädel-Hirn-Verletzung erfolgt in jedem Alter ausschließlich durch die cCT!... denn „der Inhalt ist wichtiger als die Schachtel!"

Die cCT-Untersuchung wird ohne Kontrastmittel nativ durchgeführt, um auch diskrete Blutungen nachweisen zu können, da eine Blutung im CT eine ähnliche oder gleich „helle" (= hyperdense) Signalintensität besitzt, wie das Kontrastmittel.

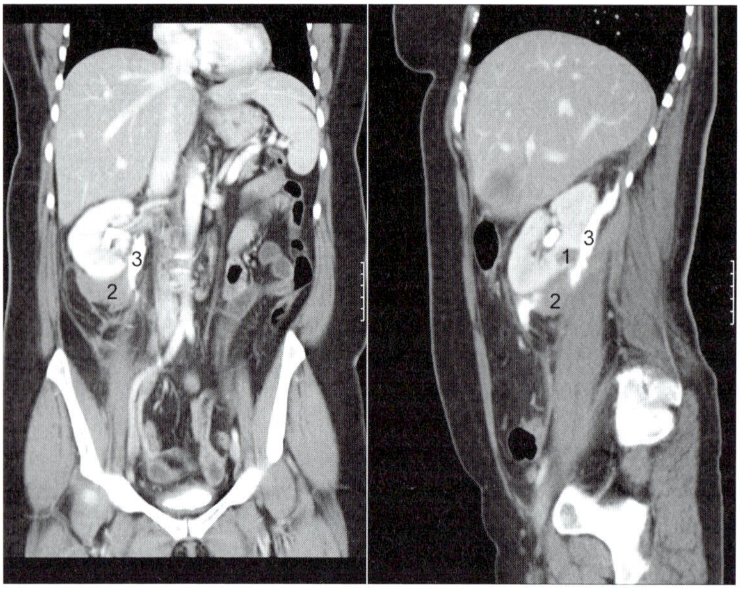

Abb. 13-18 CT-Abdomen mit zeitlich versetzter i.v. Kontrastmittelgabe (Kontrastmittelspätphase), koronare und sagittale Rekonstruktion. 32-jährige Patientin, Messerstichverletzung in den Rücken, Hämaturie. Parenchymverletzung (1) der rechten Niere mit umgebendem Hämatom (hypodens; 2); Beweis der Ureterverletzung durch sichtbares Kontrastmittelextravasat (hyperdens; 3).

Aus dem originären Datensatz werden die dann benötigten Rekonstruktionen hochauflösend im Knochenfilter berechnet, wie etwa die Schädelbasis axial oder der Gesichtsschädel koronar und sagittal.

Heutzutage besteht keine Indikation mehr für eine konventionelle Schädelaufnahme in zwei Ebenen, da es keinen Zusammenhang zwischen einer Fraktur und intrakranieller Verletzung geben muss. Anders gesagt, um Information über deren Inhalt zu bekommen, reicht es nicht, eine Schachtel oder Verpackung zu untersuchen. Ein Großteil der SHT-Patienten mit einer intrakraniellen Verletzung weist keine Schädelfraktur auf.

Zunächst sei zur Strukturierung wichtiger Untersuchungsbefunde die bewährte Einteilung in extra- und intraaxiale Verletzungen wiederholt:

- **extraaxiale Läsionen**:
  - Kalottenfraktur
  - Schädelbasisfraktur
  - Gesichtsschädelfraktur
  - Subduralhämatom (SDH)
  - Epiduralhämatom (EDH)
  - traumatische Subarachnoidalblutung (SAB)
- **intraaxiale Läsionen**:
  - Scherverletzungen, Scherblutungen (diffuse axonal injuries, DAI)
  - Kontusionen, Kontusionsblutungen
  - intrazerebrale Hämatome.

Es ist wichtig zu wissen, dass sich im kurz- aber auch längerfristigen zeitlichen Intervall (wenige Minuten bis zu mehreren Stunden) eine Befundverschlechterung einstellen kann, bedingt durch:

- progrediente Hirnparenchymblutung
- progrediente Hirnkontusion mit Einblutung oder zunehmendem Umgebungsödem
- zunehmendes EDH
- sekundäre Hirninfarkte oder Butungen
- Ausbildung oder Zunahme eines umschriebenen oder generalisierten Hirnödems mit der Gefahr einer Hirneinklemmung infratentoriell.

Deshalb ist eine großzügige Indikationsstellung für eine Kontroll-cCT sinnvoll, etwa nach 12 bis 24 Stunden bei konstanter Klinik, sofort bei Befundverschlechterung.

MERKE

SHT: großzügige cCT-Kontrollen, bei Befundverschlechterung sofort!

Frakturen der Kalotte, Schädelbasis oder Gesichtsschädel

Bei zunehmendem Schweregrad des SHT ist häufiger eine Fraktur zu sehen, v.a. im Bereich von Kalotte und/oder Schädelbasis. Die Spannbreite reicht von nichtdislozierten linearen Frakturen bis zu Impressions- und Trümmerfrakturen, wobei an diesen

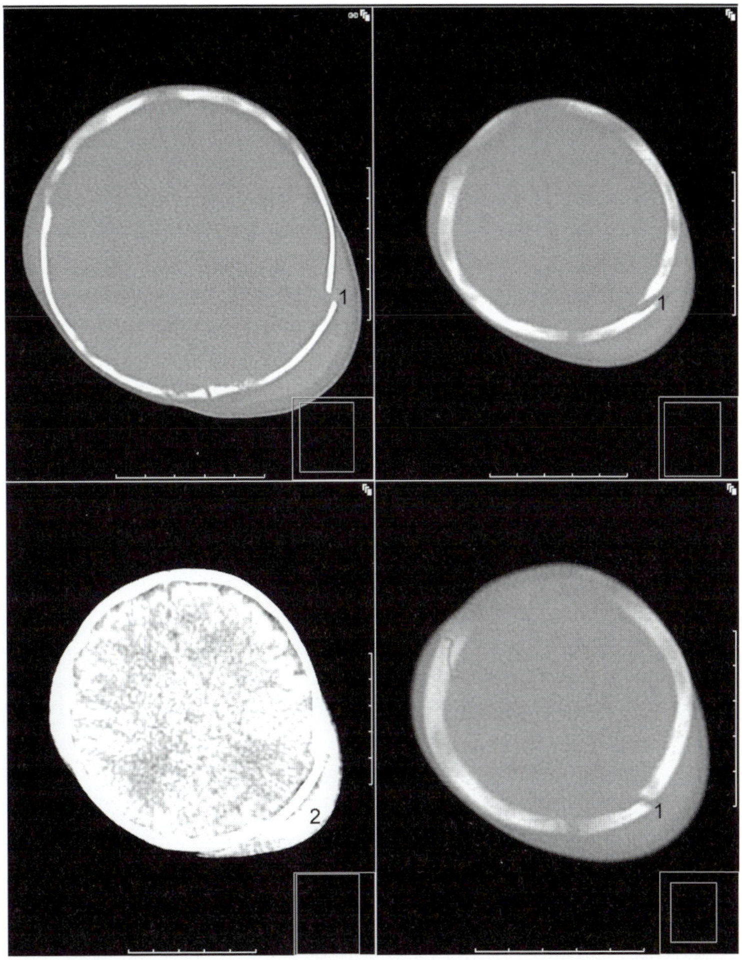

Abb. 13-19 cCT, axiale Schichtung, Knochen- und Weichteilfensterung. Vier Wochen alter Säugling, Sturz aus Kindersitz. Tastbare Stufe. Gesprengte Lambda-Naht (1), Kopfschwartenhämatom (2); keine sichtbare intrakranielle Blutung.

Lokalisationen nach Blutungen (meist Sub- und Epiduralhämatome) gefahndet werden muss. Eine Sonderform der Kalottenfraktur ist die isolierte Nahtsprengung bei Kindern (➤ Abb. 13-19).

Subduralhämatom

Ursache eines Subduralhämatoms (SDH) ist oft ein Beschleunigungstrauma. Durch den resultierenden Ab- oder Einriss von Brückenvenen und der Verletzung von Piagefäßen kann es zur Ausbildung des typischen SDH kommen.

MERKE

SDH: uni- oder bilaterales Vorkommen, konkave Begrenzung zur Schädelkalotte!

Das SDH ist fast ausschließlich oberhalb des Tentoriums zu finden.

Epiduralhämatom

Auch beim Epiduralhämatom (EDH) ist ein Beschleunigungstrauma häufig die Ursache, wodurch es zum Abriss der A. meningea media, seltener zur Verletzung eines duralen Sinus kommt (➤ Abb. 13-20).

MERKE

EDH: meist unilateral, typische konvexe Begrenzung zur Kalotte mit Duraabhebung!

Meist ist es oberhalb des Tentorium zu finden. Schwierig abzugrenzen sind basisnahe EDH oder in der mittleren Schädelgrube, da in der cCT hier regel-

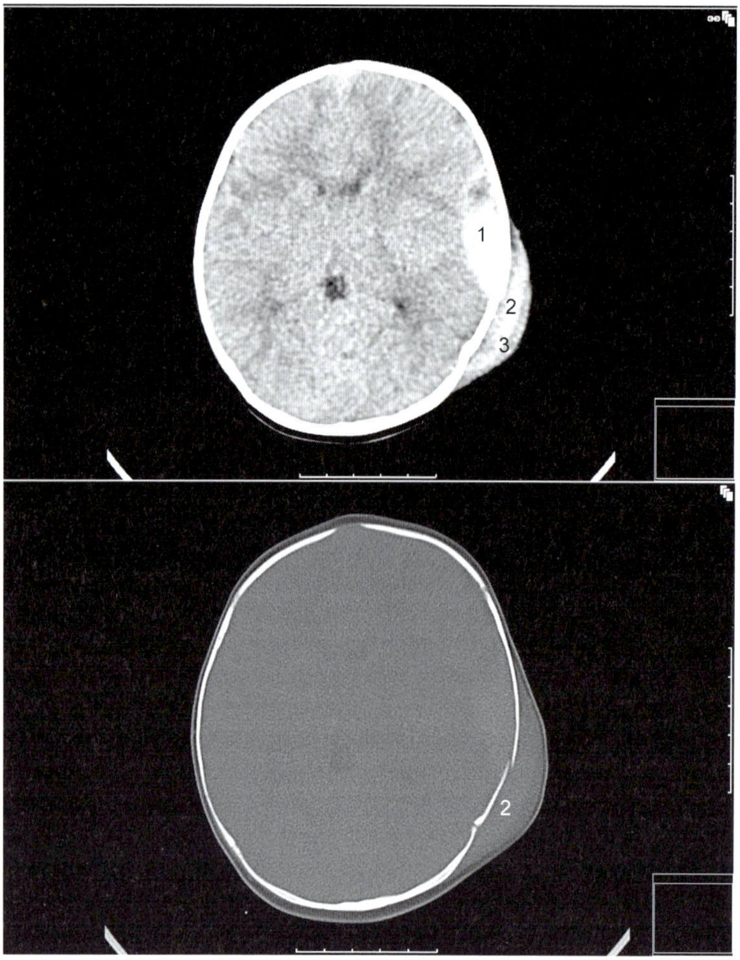

Abb. 13-20 cCT, axiale Schichtung, Knochen- und Weichteilfensterung. Fünf Monate alter Säugling, Sturz von der Wickelkommode, klinisch verlangsamt. EDH links temporal (1), Kalottenfraktur mit geringer Impression (2), Kopfschwartenhämatom (3).

haft Aufhärtungsartefakte die Beurteilbarkeit erschweren. Ein wichtiges Kriterium zur Unterscheidung vom SDH ist die Begrenzung des EDH durch Suturen. Aufgrund der arteriellen Blutungsursache kann ein EDH eine rasche Größenzunahme zeigen. Hier ist die Intervention dann zwingend. Besonders wichtig ist es auf Contrecoup-Herde zu achten.

Bei Patienten mit starkem Hb-Abfall aufgrund hohen Blutverlusts kann das normalerweise helle (= hyperdense) SDH oder EDH isodense (= gleiche) Dichtewerte wie das umgebende Hirnparenchym annehmen. Indirekte Hinweise auf ein hirnisodenses EDH oder SDH sind bedingt durch die Raumforderung und das Umgebungsödem, ein verstrichenes Hirnwindungsrelief und/oder eine Verlagerung oder Komprimierung von Seitenventrikelanteilen. Bei unklarem Befund besteht die Möglichkeit einer zusätzlichen cCT mit i.v. Kontrastmittelgabe: Hierbei zeigt das Hirnparenchym dann im Gegensatz zum Hämatom einen Dichteanstieg.

Traumatische Subarachnoidalblutungen

Subarachnoidalblutungen (SAB) kommen gehäuft bei einer Kontusionsblutung vor, können aber auch isoliert vorkommen. Bildmorphologisch ist hyperdenses Material (Blut) in umschriebenen Arealen der äußeren Liquorräume zu sehen, v.a. in den basalen Abschnitten oder im Interhemisphärenspalt (nicht zu verwechseln mit Falxverkalkungen). Bei unklarem Trauma muss zumindest an eine andere Ursache der SAB gedacht werden, da es auch bei einer Aneurysmaruptur von intrakraniellen Arterien zur SAB kommt. Die Differenzierung, ob das Subduralhämatom als Ursache oder Folge des Unfalls eingetreten ist, kann für die weitere Diagnostik und Therapie Bedeutung haben.

MERKE

SAB: Blut in den äußeren Liquorräumen, v.a. basal und im Interhemisphärenspalt!

Hat der Radiologe den V.a. ein rupturiertes Aneurysma, ist eine weitere neuroradiologische Abklärung mittels Angiographie indiziert. Dies bedeutet die Notwendigkeit einer sofortigen Verlegung des Patienten; vorgehalten wird die Neuroradiologie in spezialisierten Kliniken (Maximalversorgung). Bei Verifizierung der Verdachtsdiagnose kann der Neuroradiologe in derselben Sitzung das Aneurysma definitiv versorgen. Bekannt ist außerdem, dass nicht selten mehrere Aneurysmata vorliegen können, die dann ebenfalls interventionell versorgt werden können.

Scherverletzungen, Scherblutungen

Bei zunehmendem Schweregrad eines SHT sind vermehrt Scherverletzungen des Hirnparenchyms (diffuse axonal injuries, DAI) zu erwarten. Bei einem schweren SHT ist eine Scherblutung die häufigste intraaxiale Verletzungsform. Als Ursache sind hier ein Akzelerationstrauma und/oder die Einwirkung starker Rotationskräfte häufig. Das DAI ist oftmals nicht mit der cCT darstellbar; es handelt sich um punktförmige oder sehr kleine disseminierte Blutungen oder Ödemzonen im Hirnparenchym an der Mark-Rinden-Grenze, in Ventrikelnähe, im Hirnstamm oder Balken.

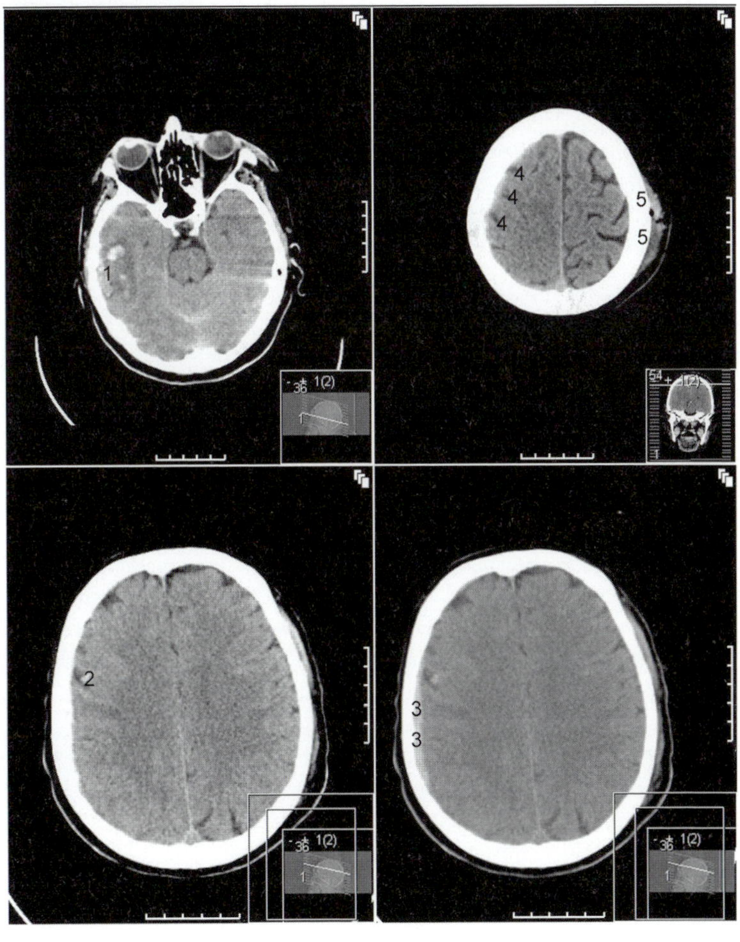

Abb. 13-21 cCT, axiale Schichtung. Z. n. Pkw-Überschlag. Kontusionsblutung (hyperdens) mit Umgebungsödem (hypodens; 1) rechts temporal, weitere kleine Kontusionsblutung rechts parietal (2) mit angrenzendem schmalem SDH (hyperdens; 3), das erst bei etwas „weicherer" Fensterung gut sichtbar wird. Rechtshirniges Ödem mit verstrichenem Hirnwindungsrelief (4), Kopfschwartenhämatom auf der Gegenseite (5).

MERKE
DAI sind im CT nicht zu sehen, hier ist die sekundäre MRT-Diagnostik hilfreich!

Hirnkontusion, Kontusionsblutung

Als Ursache findet sich hier oft direkte Druckeinwirkung, etwa durch eine Fraktur oder aber ein Dezelerationstrauma (Aufprall). Dies führt zu einer Kontusion der Hirnrinde an der Kalotte. Dabei zeigen sich punkt- oder fleckförmige Läsionen, die dunkler (hypodenser = Ödem) oder heller (hyperdenser = Blut) als das umgebende Hirngewebe imponieren (➤ Abb. 13-21).

MERKE
Kontusionen zeigen ein hypo-/hyperdenses Mischbild. Immer nach Contrecoup-Herden fahnden!

Eine Kontusionsblutung kann sich auch erst im zeitlichen Verlauf (Aufblühen) bei einer Kontroll-cCT zeigen. Zu finden sind die Kontusionen vor allem temporo- und frontobasal sowie in der mittleren Schädelgrube. Bei zunehmendem Ödem oder Einblutung kann eine Einklemmung im Tentoriumschlitz folgen, die mit schweren Infarzierungen in den abhängigen Hirnpartien einhergeht und oft einen deletären Verlauf nimmt.

Intrazerebrale Hämatome

Je nach Gewalteinwirkung zeigen die Hämatome ein unterschiedliches Verteilungsmuster im Hirngewebe, nicht selten ist auch ein Blutungseinbruch ins Ventrikelsystem zu beobachten. Davon müssen andere mögliche Ursachen einer Ventrikelblutung abgegrenzt werden:

- Verletzung subependymaler Venen
- traumatische SAB.

Im Verlauf (nach Tagen) kann es zu Verklebungen im Ventrikelsystem kommen, die zu einem Verschlusshydrozephalus führen können. Bei unklarer Anamnese sollte berücksichtigt werden, dass intrazerebrale Hämatome nicht von hämorrhagischen Infarkten oder Spontanblutung aufgrund eines arteriellen Hypertonus, einer Gerinnungsstörung (Marcumar®!) oder einer Amyloidangiopathie (bei alten Menschen) unterschieden werden können (➤ Abb. 13-22). Hier gilt, wie für die traumatische SAB schon

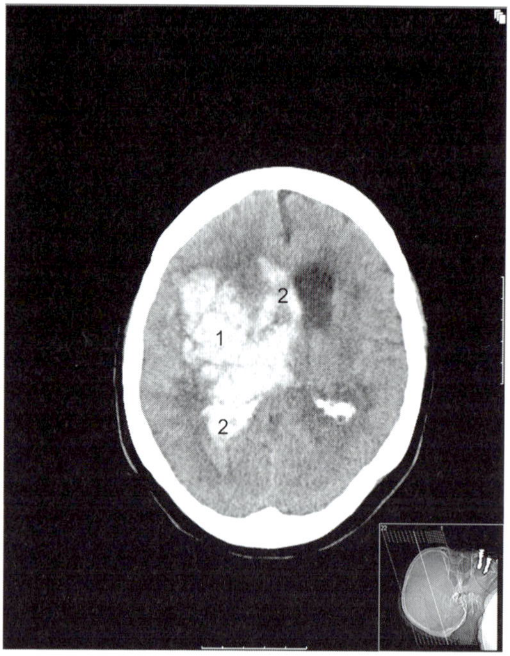

Abb. 13-22 cCT, axiale Schichtung. 73 Jahre alte Frau, die alkoholisiert auf dem Gehweg liegend aufgefunden wurde, kaum ansprechbar (GCS 7). Rechtsseitige Hirnmassenblutung (1) mit deutlichem Umgebungsödem, Mittellinienverlagerung und Ventrikeleinbruch (Blut im rechten Seitenventrikel; 2).

ausgeführt, dass ggf. in der Blutung die Unfallursache liegen kann.

MERKE
Intrazerebrale Hämatome: Unfallursache oder Unfallfolge? Ein Einbruch in das Ventrikelsystem ist möglich!

Die MRT kommt lediglich als ergänzendes Verfahren bei der Bildgebung des polytraumatisierten Patienten in Betracht, liefert jedoch wertvolle Zusatzinformationen in der nicht mehr akuten Phase: Läsionen im Hirnstamm, Kleinhirn und Halsmark sind sehr gut abgrenzbar, auch DAI-Herde können hervorragend nachgewiesen werden.

MERKE
SHT: Primärdiagnostik cCT, Sekundärdiagnostik MRT!

LITERATUR

Rickels E (2008) Schädel-Hirn-Verletzungen bei Polytrauma. In: Oestern H-J (Hrsg) Das Polytrauma. Elsevier Urban & Fischer, München.

KAPITEL

14 Anästhesie: Diagnose und Therapie

Maria Palfi

Die rasche und präzise Diagnosestellung sowie die daraus resultierende adäquate Therapie können bei relevant verletzten Patienten lebensrettend sein. Dieses Management so gut als möglich durchzuführen, ist gemeinsame Aufgabe der an der Notfallversorgung beteiligten ärztlichen und nichtärztlichen Mitarbeiter.

14.1 Allgemeines

Ausgehend von der vollständigen Übergabe des Patienten durch den einliefernden Notarzt (➤ Kap. 3) wird die Anästhesie zunächst mit der Überprüfung der Vitalfunktionen (➤ Kap. 5), der von Notarzt gelegten Zugänge (i.v. Zugänge, Beatmungstubus) und deren Komplettierung beschäftigt sein. Die dabei erhobenen Befunde werden dem Trauma-Leader mitgeteilt, um notwendige diagnostische Schritte planen und organisieren zu können.

14.2 Spezielle Aufgaben der Anästhesie

Die besondere Aufgabe der Anästhesie im Schockraum besteht in der Kontrolle und dem Erhalt der Vitalfunktionen. Weiter ist eine Schmerzbehandlung durchzuführen, falls erforderlich muss auch eine Narkose gemacht werden. Dies klingt eher übersichtlich, wer aber einige Schockraumbehandlungen mitgemacht hat, weiß, dass hier oft viele Aufgaben und Abläufe in engen Zeitfenstern gut und regelrecht zu integrieren sind.

Während der Chirurg die Erstuntersuchung durchführt (Primary Survey), wird der Anästhesist mit dem Freihalten der Atemwege und Sicherstellung einer ausreichenden Ventilation (**A**irway und **B**reathing nach ATLS®-Schema) beschäftigt sein. Gleichzeitig sorgt er für die Kreislaufstabilisierung durch das Verabreichen von kristalloiden und kolloidalen Lösungen und Blutkomponenten (**C**irculation). Dafür werden ausreichend i.v. Zugänge benötigt und in den meisten Fällen auch ein Beatmungszugang. Diese müssen alle in kürzester Zeit gelegt werden und dürfen nicht die weiteren notwendigen diagnostischen Schritte behindern. Auch wenn der Anästhesist mit dem Legen von zentralvenösen und arteriellen Zugängen beschäftigt ist, darf er in keinem Moment die Kontrolle der Vitalfunktionen vergessen.

14.2.1 Vitalfunktionen

Unter Vitalfunktionen versteht man lebenswichtige Körpervorgänge: Atmung, Kreislauf, Bewusstsein und Thermoregulation. Diese werden durch das Erheben einiger sehr wichtiger Messwerte, der Vitalparameter, überwacht.

MERKE

Vitalparameter sind vital: Atemfrequenz, Herzfrequenz, Blutdruck, Puls, Körpertemperatur!

Im Schockraum werden Atemfrequenz, Herzfrequenz, Blutdruck, Puls und Körpertemperatur möglichst kontinuierlich überwacht.

MERKE

Jede Bedrohung der Vitalfunktionen muss unverzüglich behandelt und falls möglich kausal behoben werden!

Abhängig von der Befundkonstellation aus der Summe der erhobenen Daten, Vitalparameter und Ergebnisse der chirurgischen Untersuchung, werden vom Trauma-Leader, in Absprache mit dem Anästhesisten, Prioritäten und Ablauf der diagnostischen und therapeutischen Maßnahmen festgelegt. So werden z.B. **kreislaufstabile** bewusstlose Patienten meist zuerst einer cCT Untersuchung zugeführt, bei **kreislaufinstabilen** bewusstlosen Patienten wird als Erstmaßnahme nach einer intraabdominellen oder intrathorakalen Blutung gesucht und zur Kreislaufstabilisierung eine chirurgische Blutstillung als Erstmaßnahme durchgeführt.

In der Regel hat der Notarzt am Unfallort und während des Transportes v.a. Herzfrequenz, Puls, Blutdruck, Sauerstoffsättigung und GCS überwacht und protokolliert. Diese werden als Ausgangswerte in der Verlaufsbeobachtung herangezogen.

Viele dieser Werte wie etwa GCS, Herzfrequenz und systolischer Blutdruck können auch über bestimmte Scores eine Prognosewahrscheinlichkeit für den Verletzten angeben (➤ Kap. 11). Da diese aber keine therapeutischen Konsequenzen haben und folglich nicht zu Änderungen im Handlungsablauf führen, haben sie im Schockraum keinen Platz.

Die GCS (➤ Kap. 11) ist ein wichtiges Instrument, mit dessen Hilfe die Schwere eines SHT eingeschätzt werden kann und somit auch die weiterführende Diagnostik und Therapie wesentlich beeinflusst wird: bei einem Patienten mit einem GCS ≤8 ist die sofortige Intubation und Beatmung indiziert. Die GCS wird bei der Aufnahme vom Unfallchirurgen erfasst und sollte nach Stabilisierung der Vitalfunktionen erneut erhoben werden. Die Angabe der verabreichten Medikamente und deren zeitlicher Zusammenhang zu der Erhebung der GCS, helfen Fehlinterpretationen zu verhindern. Die Häufigkeit der Kontrollen hängt vom Anfangsbefund ab. So muss ein Patient mit einem leichten SHT (z.B. retrograde Amnesie ohne Bewusstlosigkeit) nicht so häufig reevaluiert werden; auch entfallen die Kontrollen bei schwerem SHT (mit GCS ≤8), die dann schon intubiert sind. Bei diesen stehen dann andere Kontrollparameter (cCT, Hirndruck-Monitoring) im Vordergrund. Besondere Bedeutung kommt der GCS aber zu, wenn der Wert um 9 oder knapp darüber liegt und so eine auch kleine Änderung zu therapeutischer Konsequenz führen kann.

14.2.2 Patienten-Monitoring

Von den vielen möglichen Verfahren zum Patienten-Monitoring sollten nur die eingesetzt werden, von denen ein relevanter Nutzen für die Überwachung des Patienten erwartet werden kann. Alles was keine relevante Information zu Diagnose und Therapie liefert, führt zu Zeitverlust und sollte unterlassen werden. Notfallmedizin muss einfach strukturiert sein, nur so funktioniert sie auch nachts um 3 Uhr zuverlässig.

Als Mindestanforderung für das **präklinische** Monitoring bei der Versorgung eines relevant verletzten Patienten gelten:

- EKG
- Pulsoxymetrie
- Blutdruckmessung.

Der **Arbeitsplatz im Schockraum** muss zusätzlich die Basisanforderungen eines Anästhesie- und Intensivarbeitsplatzes erfüllen. Die technische Basisüberwachung des Patienten im Schockraum umfasst:

- engmaschige Blutdruckmessung: oszillometrisch und nur ersatzweise auskultatorisch. Ein automatisch, alle drei bis fünf Minuten gemessener Blutdruck, in Kombination mit kontinuierlicher peripherer Sauerstoffsättigung liefert wertvolle Information über die aktuelle Kreislaufsituation des Patienten
- kontinuierliche EKG-Ableitung zur Überwachung des Herzrhythmus und Auszählung der elektrischen Herzaktionen
- kontinuierliche Messung der peripheren Sauerstoffsättigung und Auszählung der mechanischen Herzaktionen mittels Pulsoxymeter
- kontinuierliche Messung des endexpiratorischen CO_2-Partialdruckes mittels Kapnometrie, wodurch eine Tubusfehllage zuverlässig nachgewiesen und bei laufender Beatmung eine Hypo- bzw. Hyperventilation vermieden werden können.

Trotz der apparativen Ausstattung und der Fülle der von den Geräten gelieferten Befunde und Parameter, darf man den klinischen Blick auf den Patienten nicht vernachlässigen; auch hiermit können rechtzeitig Funktionsstörungen erkannt und eine Therapie zur Behebung dieser Störungen frühzeitig eingeleitet werden.

MERKE
Auch und gerade im Schockraum ist der klinische Blick Gold wert!

14.2.3 Monitoring der Vitalfunktionen und davon abgeleitete therapeutische Maßnahmen

Kreislauf

Herzfrequenz und Herzrhythmus

Herzfrequenz und Herzrhythmus werden durch eine kontinuierliche EKG-Ableitung überwacht. Die Überwachung ist notwendig, um therapierelevante Störungen rechtzeitig zu erkennen und zu behandeln. Neben anderen (z.B. Herzkontusion, Herzbeuteltamponade, Spannungspneumothorax) sind Blutverlust, Hirndruckanstieg oder spinaler Schock wichtige Ursachen für Veränderungen im Herz-Kreislauf-System.

- Eine Tachykardie in Verbindung mit Hypotonie ist nach einem Unfall meist Zeichen einer **Hypovolämie**. Eine länger bestehende Hypovolämie kann deletäre Folgen für die Perfusion der inneren Organe haben und die Entwicklung eines Multiorganversagens im Verlauf bewirken.
- Bei Patienten mit einem SHT kann eine Bradykardie zusammen mit einer arteriellen Hypertonie Anzeichen für eine **Hirndrucksteigerung** und eine drohende Einklemmung sein (**Cushing-Reflex**). Diese kann auch unter Narkose meist beobachtet werden und sollte den Anästhesisten zur sofortigen Pupillenkontrolle veranlassen. Weiter muss dem Trauma-Leader die Notwendigkeit der baldigen radiologischen Diagnostik (cCT) mitgeteilt werden. Bei Patienten mit Spontanatmung ist auch auf Änderungen des Atemmusters im Sinn einer **Cheyne-Stokes-Atmung** (Crescendo-Decrescendo-Charakter) oder einer Maschinenatmung (keine Modifikation auf Schmerzreize) zu achten, die ebenfalls auf einen erhöhten Hirndruck hinweisen können.
- Traumapatienten haben eine ausgeprägte Katecholaminausschüttung und sind deswegen bei ausreichendem Volumenstatus meist leicht tachykard und hyperton. So kann ein eher bradykarder Herzrhythmus bei entsprechendem Unfallmechanismus auf ein **spinales Trauma** und **Rückenmarksverletzung** hinweisen.

MERKE
Typische Befundkonstellationen:
- Hypotonie + Tachykardie = Volumenmangel
- Hypertonie + Bradykardie = ZNS

Blutdruck

Der Blutdruck wird in erster Linie nichtinvasiv und diskontinuierlich sphygmomanometrisch oder oszillometrisch gemessen. Wichtig bei der Messung ist die Breite der Blutdruckmanschette. Diese sollte 40% des Umfangs der Extremität betragen. Mit zu breiten Manschetten können falsch-niedrige Werte gemessen werden, mit zu schmalen Manschetten falsch-hohe. Bei Kindern ist auf die richtige Manschettenbreite besonders zu achten. Diese sollte 25% größer als der Extremitätendurchmesser sein, bzw. zwei Drittel der Länge des Extremitätenabschnitts sollte durch die Manschette bedeckt sein.

Meist erfolgt die Messung automatisch alle drei bis fünf Minuten, durch eine entsprechende Software, die in den meisten transportablen Monitoren integriert ist. Die manuelle Messung soll nur in Ausnahmefällen, v.a. bei eventuell notwendiger Kontrolle der automatisch gemessenen Werte zum Einsatz kommen.

Für Patienten mit einem höheren Überwachungsaufwand steht die invasive, kontinuierliche Blutdruckmessung zur Verfügung. Diese sollte bei Patienten mit Polytrauma eingesetzt werden, bei denen ein Messintervall von drei bis fünf Minuten für eine suffiziente Kreislaufüberwachung zu lang ist. Hilfreich ist die kontinuierliche Messung auch beim beatmeten Patienten. Sie liefert durch Beobachtung der arteriellen Druckkurve wertvolle Informationen über den Volumenstatus des Patienten.

MERKE
Hohe Blutdruckschwankungen zwischen Inspiration und Exspiration deuten auf eine Hypovolämie hin!

Bei beatmeten Patienten ist regelmäßig eine arterielle Blutgasanalyse zur Überprüfung der Beatmungseinstellung, Kontrolle der Oxygenierung und der

Ventilation notwendig. Ein arterieller Katheter ist in diesen Fällen sehr hilfreich (> Abb. 14-1).

Wenn für eine ausreichende Flüssigkeitstherapie beide Arme notwendig sind und ein Arm ständig durch die regelmäßige Blutdruckmessung blockiert ist, der freie Arm durch Frakturen nicht für Flüssigkeitszufuhr benützt werden kann, sollte bald an eine invasive Blutdruckmessung gedacht werden, wodurch die „lästige" Blutdruckmanschette vom Oberarm entfernt werden kann.

Allerdings darf die arterielle Punktion bei kreislaufinstabilen Patienten oder Patienten mit SHT mittleren oder schweren Grades auf keinen Fall die Diagnostik verzögern. Der Anästhesist kann für den arteriellen Zugang eine Extremität auswählen, die während der Diagnostik (Sonographie, CT-Untersuchung) frei ist und kann dann versuchen, die arterielle Punktion während der laufenden Diagnostik durchzuführen.

Bevorzugt wird die Punktion der A. radialis, bei Extremitätenverletzungen natürlich auf der nicht verletzten Seite. Manchmal ist aber besonders bei kreislaufinstabilen Patienten die Punktion der A. radialis schwierig. In solchen Fällen ist es oft besser, gleich die A. femoralis zu punktieren, denn diese hat einen größeren Durchmesser und ist auch bei hypotonen Patienten meist noch gut zu tasten. Auf keinen Fall darf durch längere Punktionsversuche die notwendige Diagnostik und Versorgung verzögert werden.

Klare Absprachen mit dem Trauma-Leader können auch hier unnötige Wartezeiten verhindern. Die Versorgung erfolgt als Team-Arbeit und in der für die Situation erforderlichen Reihenfolge. Was das Monitoring betrifft gilt in der Akutsituation: nur so

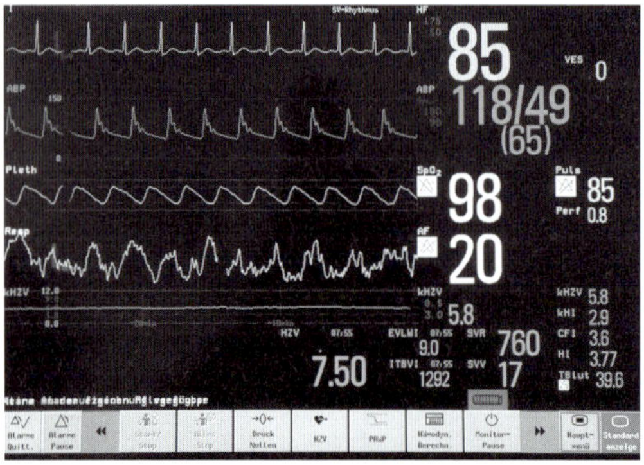

Abb. 14-1 Druckkurve am Monitor.

viel wie unbedingt zur Patientensicherheit notwendig. Eine Komplettierung ist in der Stabilisierungsphase immer noch möglich.

MERKE

Multitalent: der arterielle Katheter ist wichtig für die Kontrolle von Beatmung und Kreislauf!

Urinausscheidung

Die Urinausscheidung ist ein guter Parameter um die Kreislauffunktion einzuschätzen. Eine ausreichende Urinausscheidung (1 ml/kg KG/h) ohne Diuretikagabe belegt ausreichendes intravasales Volumen und regelrechte Perfusion der inneren Organe, v.a. der Nieren. Die Messung der Urinausscheidung erfolgt mit einem Blasenkatheter, wünschenswert mit Möglichkeit der Stundenurinmessung, evtl. sogar mit Temperatursonde. Auch bei Kindern ist die Urinausscheidung ein ganz subtiler Parameter zur Erfassung eines sich entwickelnden Kreislaufschocks. Der Katheter wird im Lauf der Untersuchung, am besten nach der Durchführung der Notfallsonographie von der Nothilfepflegekraft gelegt. Bei Nachweis einer Hämaturie muss dies auch in der Diagnostik besondere Aufmerksamkeit in Richtung Nieren- oder Beckenverletzung lenken.

MERKE

Die Urinproduktion ist ein oft unterschätzter subtiler Parameter zur Einschätzung der Kreislaufsituation, besonders bei Kindern!

Erweitertes hämodynamisches Monitoring

Ein erweitertes hämodynamisches Monitoring (Pulmonaliskatheter, PiCCO) wird im Schockraum sehr selten eingesetzt. Nur bei ganz speziellen Indikationen (z.B. kardiogener Schock) können die damit verbundenen Maßnahmen sinnvoll sein, ansonsten wird nur wertvolle Zeit vergeudet.

Die kontinuierliche Messung des Herzzeitvolumens, als globales Maß für die Organperfusion, ist ein wertvoller Parameter zu differenzierten Therapieentscheidungen in der Intensivmedizin. Für den interessierten Leser hier eine kurze Zusammenfassung der Methoden.

Pulmonaliskatheter

Eingeführt durch Swan und Ganz (1970) hat der Pulmonaliskatheter erstmalig die weit verbreitete klinische Messung des Herzzeitvolumens mittels pulmonalarterieller Thermodilution ermöglicht. Der Katheter wird über eine in einer zentralen Vene gelegte Schleuse (meistens V. jugularis interna rechts), durch das rechte Herz in einen Seitenast der Pulmonalarterie eingeschwemmt. Durch den proximalen Schenkel des Katheters, Öffnung im rechten Vorhof, wird ein Kältebolus (20 ml auf ca. 4 °C gekühlter physiologischer Kochsalzlösung) appliziert. Diese vermischt sich mit dem Blut und kühlt dieses ab. Die Temperaturschwankung wird durch den an der Spitze des Katheters befindlichen Thermistor, der in einem Pulmonalarterienast platziert ist, erfasst und daraus der Blutfluss (HZV) berrechnet. Heutzutage stehen auch Katheter zur semikontinuierlichen pulmonalarteriellen Thermodilution (CCO-Pulmonaliskatheter) zur Verfügung, die ein integriertes Heizfilament für die Abgabe des Wärmeimpulses an das Blut verwenden.

Mit Hilfe des Pulmonalarterienkatheters können zusätzlich die Drücke im Pulmonalkreislauf gemessen werden: der pulmonalarterielle Druck (PAP), der Lungenkapillardruck (PCWP, pulmonary capillary wedge pressure), sowie die gemischtvenöse Sauerstoffsättigung (S_vO_2).

Ziel dieser Messungen ist die Optimierung der Vorlast und damit der Füllung des Herzens.

Seit der Studie von Connors et al. (1996) wird bis heute die Diskussion über das Nutzen-Risiko-Verhältnis des Pulmonaliskatheters geführt. Trotzdem gilt diese Methode als Goldstandard des erweiterten hämodynamischen Monitorings.

Die Therapiesteuerung mittels Pulmonaliskatheter ist indiziert bei:

- Patienten mit kardiogenem Schock, v.a. im Rahmen einer Erkrankung, die mit erhöhten Drücken in Pulmonalkreislauf verbunden ist, wie z.B. Lungenembolie mit hämodynamischer Instabilität oder bei Rechtsherzinfarkt
- bei kreislaufinstabilen Patienten mit bekannter pulmonaler Hypertonie
- zur intra- und postoperativen Überwachung von Patienten mit chronischer oder akuter Herzerkrankung
- zur Therapieführung bei septischen, kritisch kranken Patienten auf der Intensivstation.

Die vielen möglichen Komplikationen (z.B. Pneumothorax, Blutungen, Herzrhythmusstörungen bei der Katheteranlage, katheterassoziierte Infektionen, intrapulmonale Blutungen, Luftembolie bei Ballonruptur, Lungenteilinfarkt bei längerer Wedge-Position), die bessere Steuerung der Flüssigkeitstherapie durch Messung von Volumina (intrathorakaler Blutvolumenindex, ITBVI; gesamt enddiastolischer Volumenindex, GEDVI – PiCCO-Messung), die nicht immer eindeutige Abbildung des Volumenstatus durch den PCWP und die manchmal schwierige und aufwendige Anlage des Katheters haben in den letzten Jahren zur Entwicklung weniger invasiver Verfahren zur Messung des Herzzeitvolumens geführt.

PiCCO-Monitor

Das PiCCO (pulse indicated continuous cardiac output)-System kombiniert die transkardiopulmonale Thermodilution mit der kontinuierlichen arteriellen Pulskonturanalyse. Zur Messung wird ein spezieller arterieller Katheter (PiCCO-Katheter) benötigt, in dessen Spitze ein Thermistor integriert ist, der in eine zentrale Arterie, meist die A. femoralis gelegt wird. Die Anlage ist nicht aufwendiger als die eines normalen arteriellen Katheters. Zusätzlich wird ein zentraler Mehrlumenkatheter benötigt, über dessen distales Lumen der Kältebolus (10–20 ml physiologische Kochsalzlösung, auf ca. 4 °C gekühlt) appliziert wird. Nach der initialen Kalibrierung mit der Thermodilution ermöglicht die Pulskonturanalyse eine Schlag-für-Schlag-Berechnung des linksventrikulären Schlagvolumens und nach Multiplikation mit der Herzfrequenz die kontinuierliche Anzeige des HZV. Aufgrund der transpulmonalen Passage des Kältebolus können das intrathorakale Blutvolumen (ITBV), das gesamte enddiastolische Volumen (GEDV) sowie das extravaskuläre Lungenwasser (EVLW) berechnet werden.

Durch einfachere Interpretation der Werte, die schnellere Anlage der Katheter und kontinuierliche Messung des HZV hat das PiCCO-System (Bein et al. 2004) seinen Stellenwert im Monitoring schwerkranker, kreislaufinstabiler Patienten. Die Komplikationen sind in der Regel katheterassoziiert und gegenüber dem Pulmonaliskatheter weniger häufig und schwerwiegend.

Für die eigentliche Schockraumbehandlung ist nur selten eine Indikation zum erweiterten hämodynamischen Monitoring gegeben; es können aber auch schon bei geplantem erweiterten hämodynamischen Monitoring geeignete Katheter (PiCCO-Katheter statt normaler arterieller Katheter) gelegt werden.

MERKE
Erweitertes hämodynamisches Monitoring im Schockraum ist die absolute Ausnahme!

Atmung

Pulsoxymetrie

Die Pulsoxymetrie liefert wertvolle Informationen über die Oxygenierung des Patienten und ermöglicht die Auszählung der mechanischen Herzaktionen, wenn sie funktioniert. Gerade beim Traumapatienten und hier v.a. in der präklinischen Phase hat sie aber ihre Probleme. Die hohe Störanfälligkeitsrate bei Zentralisation, die meist bei Katecholaminausschüttung oder bei Hypovolämie auftritt, macht eine aussagekräftige Messung sehr oft unmöglich. Das gleiche Problem kann auch bei einer Hypothermie oder Verschmutzung der Finger auftreten. Bei Problemen mit der Pulsoxymetrie müssen für die Sicherstellung einer adäquaten Oxygenierung und Ventilation regelmäßige Blutgasanalysen (je nach Situation ca. halbstündlich) durchgeführt werden.

MERKE
Pulsoxymetrie – immer wenn man sie wirklich braucht, funktioniert sie nicht!

Intubation

Bei Atemstillstand, Bewusstlosigkeit, respiratorischer Insuffizienz, drohender Aspiration, Verlegung der Atemwege, drohendem und manifestem Schock wird eine Intubation so bald wie möglich durchgeführt.

Tendenziell wird die Indikation zur Intubation bei Traumapatienten eher großzügig gestellt. So kann nämlich eine für die weitere Diagnostik notwendige Analgosedierung schnell eine noch eben suffiziente Spontanatmung verschlechtern und dann zur Notfallintubation zu einem ungünstigen Zeitpunkt zwingen. Die dann erforderliche Intubation, z.B. während einer CT-Diagnostik, findet unter wesentlich erschwerteren Bedingungen statt und erhöht das Risiko für den Patienten.

Bei Patienten mit relevanten Verletzungen, hier v.a. SHT, Thoraxverletzungen, Abdominaltrauma (mit möglicher Zwerchfellruptur) sowie bei großen Blutverlusten (hämorrhagischer Schock), kann die Prognose der Patienten durch frühzeitige Intubation und Sicherung der Sauerstoffversorgung positiv beeinflusst werden.

Die Intubation von Notfallpatienten erfolgt immer als sog. **Crush-Intubation** (RSI, rapid sequence induction). Dabei werden einige der Schritte zur Intubation verkürzt oder übersprungen, mit dem Ziel, die Zeit zwischen Verlust der Schutzreflexe durch Einleitung der Narkose und Sicherung der Atemwege durch Intubation auf ein Minimum zu verkürzen. Um eine zusätzliche Gefährdung des Patienten zu vermeiden, muss die Vorbereitung zur Intubation mit größter Sorgfalt durchgeführt werden. Mit folgenden Intubationsschwierigkeiten ist zu rechnen:

- schlechte Sichtverhältnisse
- Schleimhautschwellung
- Verlegung der Atemwege durch Blut oder Knochenteile
- Präoxygenierung bei nicht kooperativem Patienten nur unter vorsichtiger, assistierter Beatmung über Maske möglich
- schwierige oder sogar unmögliche Maskenbeatmung, wenn die Intubation nicht gelingt (v.a. bei Verletzungen im Kopf- und Halsbereich).

Alle zur Verfügung stehenden Intubationshilfen (Führungsstab, Coock- und Eschmann-Stab, Larynxmaske, Intubationslarynxmaske) müssen in funktionsfähigem Zustand griffbereit gehalten werden (➤ Abb. 5-1).

Alle Medikamente die zum Einsatz kommen können, Hypnotikum, Opioid, ein depolarisierendes Muskelrelaxans zur Präkurarisierung und Suxamethonium oder bei Kontraindikation für depolarisierende Muskelrelaxanzien Rocuronium, werden aufgezogen und beschriftet (➤ Tab. 14-1).

Tab. 14-1 Medikamente und deren Dosierung für die Crush-Intubation.

Medikament	Handelsname	Dosierung Erwachsene	Dosierung Kinder
Hypnotika			
Ketamin	Ketanest®	2 mg/kg KG	2 mg/kg KG
Etomidate	Hypnomidate®	0,3 mg/kg KG	0,3 mg/kg KG
Propofol	Propofol Lipuro®	1,5–2,5 mg/kg KG	2-4 mg/kg KG
Opioide			
Fentanyl	Fentanyl®	1–2 µg/kg KG	1–2 µg/kg KG
Sufentanil	Sufentanil®	0,1–0,2 µg/kg KG	0,1–0,2 µg/kg KG
nichtdepolarisierende Muskelrelaxanzien			
Atracurium	Tracrium®	0,05 mg/kg KG	0,05 mg/kg KG
Vecuronium	Norcuron®	0,01 mg/kg KG	0,01 mg/kg KG
Rocuronium	Esmeron®	0,6 mg/kg KG	0,6 mg/kg KG
depolarisierende Muskelrelaxanzien			
Suxamethonium	Lysthenon®	1 mg/kg KG	1 mg/kg KG

Ablauf der Intubation

Eine ausreichende **Präoxygenierung** wird unter Spontanatmung oder als vorsichtige, assistierte Maskenbeatmung durchgeführt. Hierzu wird eine Spontanatmung mit 100% O_2 über 3 bis 5 Minuten mit normalen Atemzügen oder 8 tiefen Atemzügen (Kashyap et al. 1993) durchgeführt. Dies ist ausreichend, um eine suffiziente Denitrogenisierung und Oxygenierung während der Anoxiezeit (ohne Maskenbeatmung) bei der Notfallintubation zu gewährleisten (Drummond und Park 1984).

Der Patient bekommt zur **Analgesie** ein Opioid, z.B. Fentanyl 0,1 mg i.v., und ein nichtdepolarisierendes Muskelrelaxans zur Präkurarisierung (Priming-Dosis) i.v. verabreicht.

Anschließend wird für ca. 2 Minuten eine **weitere Präoxygenierung** per Maske durchgeführt.

Nach Verabreichung des **Hypnotikums**, meist Etomidate, bei hämorrhagischem Schock Ketanest, wird sofort Succinylcholin (Syn. Suxamethonium) als depolarisierendes Muskelrelaxans appliziert. In dieser Zeit erfolgt keine Maskenbeatmung mehr. Die Anschlagszeit von Suxamethonium beträgt 40 bis 60 Sekunden. Je schneller das Medikament verabreicht wird, umso kürzer ist die Anschlagszeit. Die Intubation kann anschließend durchgeführt werden.

Bei Kontraindikationen für Succinylcholin kann alternativ Rocuronium 0,6 mg/kg KG als Muskelrelaxans verwendet werden. Folgende Bedingungen sind eine Kontraindikation für Succinylcholin:

- maligne Hyperthermie in der Anamnese
- Myotonien
- Patienten mit länger bestehender Querschnittslähmung
- Patienten die über längere Zeit (ca. zwei Wochen) immobilisiert waren.

Bei einer Rocuronium-Dosierung von 0,6 mg/kg KG wird mit einer Anschlagszeit von 1 bis 2 Minuten gerechnet. Eine Metaanalyse aus dem Jahre 2003 (Perry et al. 2003) zeigte, dass die Wahrscheinlichkeit für klinisch gute Intubationsbedingungen für beide Substanzen in der oben angegebenen Dosierung gleich sind, aber unter Succinylcholin häufiger exzellente Intubationsbedingungen auftreten, weswegen diese Substanz bei der RSI meist zum Einsatz kommt.

MERKE
Trotz aller Maßnahmen kann eine Aspiration nicht immer verhindert werden.

Bei Intubationsschwierigkeiten wird zur Sicherstellung einer adäquaten Oxygenierung eine vorsichtige Maskenbeatmung durchgeführt. Nach ausreichender Präoxygenierung wird eine erneute Intubation, evtl. mit einem Eschmann- oder Coock-Stab versucht.

Bei Unmöglichkeit einer suffizienten Maskenbeatmung wird eine Larynxmaske oder eventuell eine Intubationslarynxmaske vorgeschoben und versucht den Patienten darüber zu beatmen. Gelingt es damit eine ausreichende Ventilation durchzuführen, wird man versuchen einen Tubus, manchmal bronchoskopisch gesteuert, über die Intubationslarynxmaske vorzuschieben. Wenn diese nicht gelingt, wird eine Koniotomie oder eine Notfalltracheotomie durch den Unfallchirurgen durchgeführt. Der Anästhesist ist in dieser Zeit für die Oxygenierung des Patienten verantwortlich.

MERKE
In case of intubation – take your own pulse first!

Kapnometrie

Die Kapnometrie erlaubt, bei aufrechterhaltenem Kreislauf, eine sichere Aussage über die Tubuslage und sollte bei intubierten Patienten zum Basis-Monitoring gehören.

Hierbei wird der CO_2-Partialdruck in der Ausatemluft gemessen und kann wertvolle Hinweise auf die aktuelle Beatmungssituation und die Druckverhältnisse im Thorax liefern. Steigende endexspiratorische CO_2-Werte bei unveränderter Einstellung des Beatmungsgerätes sollten den Anästhesisten zunächst zur Überprüfung der Sedierungstiefe veranlassen. Ebenso muss nach einer Verletzung mit Einschränkungen der Lungen-Compliance (z.B. Hämato-/Pneumothorax) gesucht werden.

MERKE
Kapnometrie – gut wenn man sie hat, denn sie funktioniert immer!

Beatmung

Die Beatmung im Schockraum erfolgt als volumen- oder druckkontrollierte Beatmung. Jede dieser Beatmungsformen hat Vor- und Nachteile, die bei ihrem Einsatz berücksichtigt werden müssen.

Bei der **volumenkontrollierten Beatmung** wird der Patient mit einem voreingestellten Atemminutenvolumen (Atemzugvolumen und Atemfrequenz) beatmet. Veränderungen der Lungen-Compliance führen zu Veränderungen der Atemdrücke. Diese können bei Überschreitung bestimmter Grenzen zu einer Traumatisierung der Lunge führen (Barotrauma).

MERKE
Volumenkontrollierte Beatmung kann zu Barotrauma führen. Vermeidbar durch engmaschiges Einstellen der oberen Druckgrenze: ca. 5 mbar oberhalb des gemessenen Beatmungsdruckes, max. 35 mbar!

Bei Alarm des Gerätes wegen Überschreitung der oberen Druckgrenze ist zunächst immer die Narkosetiefe zu überprüfen („Patient presst gegen das Gerät"). Anschließend muss eine Verlegung der Atemwege (Sekret, Tubus abgeknickt) oder Verschlechterung der Lungen-Compliance durch Hämato- oder Pneumothorax ausgeschlossen werden.

Bei der **druckkontrollierten Beatmung** werden der Inspirationsdruck (obere Druckgrenze) und der endexspiratorische Druck (PEEP) am Gerät eingestellt. Der Unterschied zwischen den beiden Drücken (ΔP) und der Lungen-Compliance bestimmen die Größe des Atemzugvolumens.

Bei der druckkontrollierten Beatmung weist eine Erniedrigung der Atemzugvolumina auf eine Reduktion der Lungen-Compliance hin. Dies sollte zum Ausschluss einer ungenügenden Narkoseführung, einer Atemwegsverlegung oder eines Hämato- bzw. Pneumothorax führen. Dagegen kann eine Verbesserung der Compliance und die Erhöhung der Atemzugvolumina als Therapieerfolg nach Thoraxentlastung durch eine Bülau-Drainage gewertet werden (➤ Kap. 6).

MERKE
Bei druckkontrollierter Beatmung ist unbedingt das Atemzugvolumen zu überprüfen!

Bewusstsein

Ein wacher Patient, der zur Zeit, Ort, Person und Situation orientiert ist, hat zum Zeitpunkt der Untersuchung eine normale Hirnfunktion, die ein höhergradiges SHT ausschließt (Ausnahme: beschwerdefreies Intervall beim epiduralen Hämatom). Ebenso kann man in dieser Situation noch von einer suffizienten Organperfusion und stabilen Kreislaufsituation ausgehen.

Wichtig ist es auch bei einer Bewusstseinsstörung alle anderen Ursachen hierfür, wie z.B. Verabreichung sedierender Medikamente oder metabolische

Störungen (z.B. Hypoglykämie) so weit wie möglich auszuschließen.

Nach einem Trauma sollte jede Bewusstseinsstörung mittels cCT (➤ Kap. 13) abgeklärt werden, wobei auch bei unauffälligem Befund und weiterbestehender Bewusstseinsstörung eine intensivmedizinische Überwachung für mindestens 24 Stunden veranlasst werden sollte. cCT-Kontrollen sind großzügig zu indizieren, gerade wenn eine klinische Untersuchung nur eingeschränkt möglich ist (➤ Kap. 13). Bewusstlose oder stark eingetrübte Patienten mit einem GCS < 9 werden zur Sicherung der Atemwege, zum Aspirationsschutz und zur Sicherung einer ausreichenden Oxygenierung und Ventilation, so bald wie möglich intubiert und beatmet.

MERKE

Immer wenn man an ein Kontroll-cCT denkt, sollte man es machen!

Körpertemperatur

Traumapatienten sind beim Eintreffen im Schockraum meist unterkühlt: Lange Rettungszeiten, kühle Jahreszeit und durchnässte Kleidung können zum Auskühlen des Patienten beitragen.

Das Kältezittern verursacht zunächst einen erhöhten Sauerstoffbedarf. Bei Temperaturen unter 35 °C können Herzrhythmusstörungen auftreten, die im Extremfall bis zum Kammerflimmern und Kreislaufstillstand führen können (➤ Kap. 22).

Eine Hypothermie und eine metabolische Azidose, die bei ungenügendem Kreislauf immer vorhanden ist, verstärken eine durch massive Infusionstherapie verursachte Gerinnungsstörung. Während der Schockraumversorgung muss aus diesem Grund eine weitere Auskühlung verhindert werden:

- Der Patient wird bei der Aufnahme nach einer schnellen Untersuchung mit warmen Decken zugedeckt.
- Während der Untersuchungen und der Versorgung werden nur die Körperteile aufgedeckt, die unbedingt für die Versorgung notwendig sind.
- Der Patient wird nach einer Untersuchung sofort wieder zugedeckt (angewärmte Decken).
- Es werden nur aufgewärmte Infusionen verabreicht.
- Die Verwendung von Infusionswärmern während des Transportes ins CT behindert leider den Ablauf und ist bei der Notfallversorgung meist nicht praktikabel.
- Auf keinen Fall sollten kalte Blutkonserven transfundiert werden. Ein Blutwärmer sollte in der Nähe des Schockraums vorhanden sein oder aber es muss die Möglichkeit bestehen, die Konserven anderweitig aufzuwärmen und rechtzeitig in den Schockraum zu bringen.

Die Temperaturmessung kann mit Hilfe eines Blasenkatheters mit Temperatursensor kontinuierlich erfolgen. Alternativ kann halbstündlich die Temperaturmessung mit einem Ohrthermometer durchgeführt werden.

MERKE

Eine Hypothermie beeinträchtigt alle Körperfunktionen, deshalb:

- Vermeiden ist besser als Beheben!
- Beheben ist besser als Belassen!
- Ganz schlimm ist Verursachen!

FALLBEISPIEL

In den Morgenstunden wird, nach Voranmeldung durch den Notarzt, ein männlicher Patient, 27 Jahre alt, ca. 80 kg schwer, bei Z.n. Verkehrsunfall in die Notaufnahme eingeliefert. Der Patient sei als Fahrer eines Pkws bei einem Überholmanöver mit einem entgegenkommenden Pkw frontal kollidiert. Im Auto eingeklemmt, war der Patient beim Eintreffen des Notarztes bewusstseinsklar, gab starke Schmerzen im Bereich des linken Oberschenkels sowie atemabhängig auf der rechten Thoraxseite an. Vom Notarzt wurden zwei großlumige venöse Zugänge am linken Unterarm gelegt und während der Rettung und des Transportes insgesamt 1000 ml Ringerlösung und 500 ml Voluven® zur Kreislaufstabilisierung verabreicht. Zur Analgesie wurde während der Rettung 25 mg (1 ml) S-Ketamin i.v. verabreicht und nach ca. 10 Minuten die Hälfte der Dosis (12,5 mg) erneut appliziert. Im Notarztwagen erhielt der Patient zusätzlich 1 mg Midazolam i.v., fraktioniert nochmals 25 mg S-Ketamin und 4 l O_2/min über eine Gesichtsmaske.

Beim Eintreffen im Schockraum atmete der Verletzte spontan, war aber nicht mehr ansprechbar (GCS 7) und die Sauerstoffsättigung betrug trotz Applikation von 6 l O_2/min über eine Gesichtsmaske nur noch 93%. Blutdruck 100/60 mmHg, Herzfrequenz 120/min.

Der Anästhesist stellte die Indikation zur Notfallintubation und begann parallel zu den Vorbereitungen eine assistierte Maskenbeatmung mit 100% O_2.

In dieser Phase wurden dem Patienten 250 ml HyperHAES und 1000 ml Ringer-Lösung infundiert, worunter es nur zu einer geringfügigen Kreislaufstabilisierung kam.
Nach Gabe von 5 mg Atracurium und 2 mg Midazolam i.v. wurde die assistierte Maskenbeatmung für ca. 2 Minuten weitergeführt. Die Narkoseeinleitung erfolgte dann mit 100 mg S-Ketamin und sofort anschließend die Relaxierung mit 100 mg Succinycholin i.v. Die Sauerstoffsättigung besserte sich unter Maskenbeatmung auf 98%. Nach ca. 80 Sekunden erfolgte die problemlose orotracheale Intubation mit einem mit Führungsstab armierten Tubus der Größe 8,0 mm ID. Nach Intubation wurde der Tubus bei 23 cm im Mundwinkel fixiert.
Zunächst folgte eine druckkontrollierte Beatmung mit 100% O_2. Darunter konnte zwar eine gute O_2-Sättigung erreicht werden, allerdings zeigten sich abnehmende Atemzugvolumina und eine Verschlechterung der Kreislaufsituation (Blutdruck 80/50 mmHg, Herzfrequenz 125/min). Bei der Auskultation des Thorax war über der rechten Thoraxseite ein reduziertes Atemgeräusch festzustellen. Bei der zur selben Zeit vom Unfallchirurgen vorgenommenen Ultraschalluntersuchung des Abdomens (unauffälliger Befund) wurde nach Hinweis des Anästhesisten diese erweitert. Sonographisch konnte mäßig viel Flüssigkeit intrapleural rechts bei unauffälligem Herzbefund festgestellt werden. Bei Hämatopneumothorax rechts erfolgte die Anlage einer Bülau-Drainage durch den Unfallchirurgen. Gleichzeitig erfolgte die Anlage eines dreilumigen Sheldon-Katheters in die V. jugularis interna rechts durch den Anästhesisten. Kurz darauf konnten über einen ebenfalls eingeführten arteriellen Katheter in die A. radialis links, die invasiv gemessenen Werte mit den nichtinvasiven arteriellen Messungen korreliert werden.
Die Nothilfepflegekraft brachte zur selben Zeit einen Blasendauerkatheter ein, worüber 300 ml stark konzentrierter Urin abfließen konnte.
Über die Bülau-Drainage rechts entleerten sich Luft und 400 ml blutiges Sekret. Die Kreislaufverhältnisse besserten sich daraufhin rasch (Blutdruck 120/70 mmHg, Herzfrequenz 100/min). Bei stabilen Kreislaufverhältnissen konnte dann die radiologische Diagnostik mittels Traumaspirale begonnen werden.

Nicht immer verläuft die Versorgung von Notfallpatienten so optimal. Durch die adäquate Kommunikation zwischen Anästhesie und Chirurgie konnten gleichzeitig mehrere Eingriffe am Patienten vorgenommen werden und damit eine schnelle Versorgung mit optimalem Ergebnis gewährleistet werden.

ÜBUNGSANLEITUNG

Auch im Klinikalltag ergeben sich immer wieder Situationen, die eine notfallmäßige Intubation unter geordneten Verhältnissen erfordern. Diese sollte am besten anhand eines Logbuchs während der Facharztausbildung, aber auch während der Weiterbildung in der Notfallmedizin systematisch geübt werden. So kann ein gutes Zeitgefühl entwickelt werden und der Lernende kann in praxi erkennen, dass alle geplanten Maßnahmen in Ruhe vorbereitet werden können, ohne den Zeitrahmen bei der Durchführung zu überschreiten.

LITERATUR

Connors AF Jr, Speroff T, Dawson NV et al. (1996) The effectiveness of right heart catheterisation in the initial care of critically ill patients. JAMA 1996; 276: 889–897

Bein B, Worthmann F, Tonner PH et al. (2004) Comparison of esophageal Doppler, pulse contour analysis, and realtime pulmonary artery thermodilution for the continuous measurement of cardiac output. J Cardiothorac Vasc Anesth 18: 186–189

Kashyap L, Yaddanapudi LN, Sandhya (1993) Arterial desaturation during induction with and without preoxygenation: evaluation of four techniques. Anaesth Intensive Care 21: 811–813.

Drummond GB, Park GR (1984) Arterial oxygen saturation before intubation of the trachea. An assessment of oxygenation techniques. Br J Anaesth 56: 987–93.

Perry J, Lee J, Wells G (2003) Rocuronium versus succinylcholine for rapid sequence induction intubation. Cochrane Database Syst Rev 1: CD002788.

Neilipovitz DT, Crosby ET (2007) No evidence for decreased incidence of aspiration after rapid sequence induction. Can J Anaesth 54: 748–764.

KAPITEL

15 Patientenbezogene Besonderheiten: Alter, Geschlecht, Krankheit

Ludwig Gutermuth und Maria Palfi

Die Notfallbehandlung von Patienten im Schockraum schließt eine Selektion der Patienten egal gemäß welchen Kriterien aus. Man wird also zu jedem beliebigen Zeitpunkt mit jeder beliebigen Verletzung bei jedem nur denkbaren Patienten konfrontiert. Die Patienten können jung oder alt, Frau oder Mann, gesund oder krank sein, um nur einige Kriterien hier anzuführen. Das Schockraum-Team, allen voran der Trauma-Leader, muss in der Lage sein, den daraus resultierenden Besonderheiten und Komplikationsmöglichkeiten kompetent zu begegnen. Dies gilt natürlich ebenso in der Prähospitalphase. Auf einige wesentliche Faktoren soll in der Folge eingegangen werden; dies geschieht entsprechend der Bedeutung in unterschiedlicher Ausführlichkeit.

MERKE

Jeder Mensch, der einem im Alltag begegnet, kann auch in den Schockraum kommen!

15.1 Alter

15.1.1 Kinder im Schockraum

Deshalb ist es wichtig auch für den pädiatrischen Schockraumfall gerüstet zu sein, denn wir können nicht davon ausgehen dass verletzte Kinder grundsätzlich in spezialisierten Abteilungen behandelt werden. Vielmehr lässt sich sogar eine Tendenz vermuten, dass erstversorgende Notärzte kindliche Patienten eher zurückhaltend am Notfallort versorgen, um sie rasch in einen Schockraum zu bringen, der ihnen dann die als belastend und stressend empfundene Verantwortung abnehmen soll. Die Vorbereitung auf den kindlichen Notfallpatienten darf also nicht als Spezialaufgabe der darauf trainierten Kollegen an entsprechenden Zentren gesehen werden, sondern muss auch auf Ebene aller zur Erstversorgung unfallverletzter Patienten gerüsteten Einrichtungen gewährleistet sein. Das unbewusste Ausklammern kindlicher Patienten führt zu einem wohl nicht zu Unrecht vermutetem Versorgungsdefizit.

MERKE

Kinder haben das gleiche Recht auf eine gute und an sie angepasste Versorgung wie Erwachsene!

Allein die Tatsache, dass Kinder einfach kleiner sind, stellt uns neuen Herausforderungen gegenüber. Wir können schlicht nicht in so breiter Front agieren wie bei Erwachsenen, da der räumliche Zugang, das Platzangebot geringer ist. Hier helfen die strikte Disziplin nach erledigter Aufgabe sofort zurückzutreten und Platz für andere zu machen. Ansonsten ergeben sich weitere Besonderheiten, um nur einige anzuführen:

- Kinder kühlen rascher aus als Erwachsene
- Kinder haben geringere Reserven als Erwachsene
- Kinder erholen sich rascher als Erwachsene
- Kinder haben ein geringeres Blutvolumen.

Kinder können zwischen Angst und Schmerz nicht gut unterscheiden, sie empfinden Notfallsituationen als grundsätzliche Bedrohung und brauchen mindestens ebenso viel Zuwendung wie Erwachsene.

Weiter kann es erforderlich werden, die Eltern der Kinder in das Geschehen einzubeziehen. Ob man die Eltern mit in den Schockraum lässt, ist nicht mit „ja“ oder „nein“ zu beantworten, allerdings übertreffen oft die negativen Auswirkungen die erhofften positiven. Juristisch gesehen haben die Eltern ein Recht darauf bei ihrem Kind zu sein, wenn sie dies ausdrücklich verlangen. Am besten ist es aber solche Situationen mit Fingerspitzengefühl zu lösen und die Eltern ebenfalls einer entsprechenden Betreuung zuzuführen. Auch die Behandlung durch einen KID ist möglich. Ob, wann und unter welchen Umständen (ebenfalls verletzte Eltern liegen im gleichen oder in einem anderen Krankenhaus) eine Verlegung eines

Kindes in eine spezialisierte Abteilung erforderlich ist, kann nicht allgemein formuliert werden. Hilfestellung bei solchen Entscheidungen kann aber das Heranziehen von Score-Systemen, hier besonders der Pediatric Trauma Score (PTS; ➤ Kap. 11) leisten, denn die Entscheidung sollte eher medizinisch begründet sein, auch wenn andere Komponenten (Eltern, Familie, etc.) einfließen können und sollen. Der Schockraum, und zwar jeder Schockraum, muss zur Behandlung von Kindern ausgerüstet sein. Das entsprechende Gerät und Material muss in geeigneter Qualität und Größe auch für Kinder vorgehalten werden (➤ Abb. 15-1).

INTERNET

Unter www.elsevier.de (Registrierung und Eingabe der PIN-Nummer von der Innenseite des Buchdeckels notwendig) finden Sie ein Programm, das die schnelle Notfallbehandlung von Kindern deutlich erleichtert. Nach Eingabe der Größe des Kindes errechnet das Programm automatisch alle relevanten Daten wie z.B. Vitalparameter, Größen der zu verwendenden Atemmasken, Tuben, Kanülen etc. und Dosierungen von Notfall- und Anästhesiemedikamenten.

A – Atemwege

Im Gegensatz zum Erwachsenen, bei dem die engste Stelle des Larynx in der Höhe der Stimmbänder ist, ist beim Säugling und Kleinkind die engste Stelle tiefer, in der Höhe des Krikoids. Deswegen werden sowohl für die orotracheale als auch die nasotracheale Intubation kleinere Tuben gewählt als der Stimmbänderdurchgang ermöglichen würde.

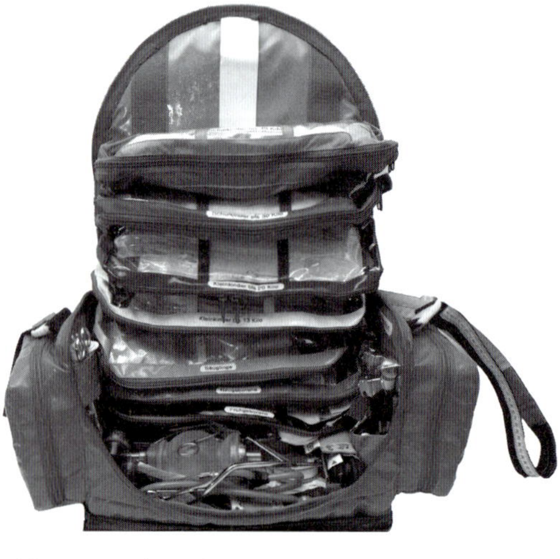

Abb. 15-1 Pädiatrische Ausrüstung im Schockraum.

Eine allgemein gebräuchliche Formel zur Berechnung der notwendigen Tubusgröße ab dem 2. Lebensjahr ist:

- Tubusinnendurchmesser in mm: 4 + (Alter in Jahren/4)
- Tubusaußendurchmesser in mm: 18 + Alter in Jahren.

Für die Intubation können Laryngoskope mit verschiedenen Spateln verwendet werden:

- Macintosh (leicht gebogen) der Größe 1 bis 2 für Kinder
- Miller (gerade) der Größe 0 bis 1 für Neugeborene und Säuglinge.

Neugeborene werden je nach Geburtsgewicht mit Beatmungstuben der Größe 2,5–3,5 mm, Säuglinge meistens mit Tuben der Größe 3,5 mm intubiert (➤ Tab. 15-1 und ➤ Abb. 5-5b). Auch die Durchmesser von äußerer Nasenöffnung oder kleinem Finger des Patienten kann zur groben Abschätzung der Tubusdurchmesser herangezogen werden.

Weil der Durchmesser der Luftwege bei den Kindern sehr unterschiedlich sein kann, wird wie sonst auch, immer zusätzlich zu der errechneten Tubusgröße je ein Tubus eine Nummer größer sowie kleiner bereitgestellt.

Neugeborene, Säuglinge und meistens auch Kleinkinder werden nasal intubiert. Die Tuben können besser fixiert werden und es besteht weniger Dislokationsgefahr. Ab Schulkindalter erfolgt die Intubation wie bei Erwachsenen orotracheal.

Wegen der ausgeprägten Schwellungsneigung der Schleimhäute im Bereich der oberen Luftwege wird bei Neugeborenen und Kleinkindern bis sechs Jahre auf Tuben mit Cuff, so weit möglich, verzichtet.

Tab. 15-1 Empfehlung für Tubusgrößen bei Kindern.

Alter	Innendurchmesser (mm)
Neugeborene und Säuglinge	2,5–3,5
Kinder 1–2 Jahre	3,5–4,0
Kinder 2–6 Jahre	4,5–5,5
Kinder 7–10 Jahre	5,5–6,5
Kinder 11–14 Jahre	6,5–7,5
Kinder ab 14 Jahre	wie Erwachsene

Auch ein zu groß gewählter Tubus kann Ursache für Stridor und Mukosaödem nach der Extubation sein.

Die Trachea ist bei Kindern sehr kurz (Neugeborene ca. 4 cm), so dass die Gefahr einer einseitigen Intubation sehr hoch ist. Umso wichtiger ist es durch aufmerksame Auskultation der Lungen eine Bronchialintubation zu vermeiden.

Die Notfallintubation sollte nach ausreichender Oxygenierung wenn möglich nur von einem erfahrenen Anästhesisten durchgeführt werden. Bei Kindern bis zwei Jahre wird auf eine Präcurarisierung vor Suxamethoniumgabe meistens verzichtet. Eingesetzte Medikamente und deren Dosierungen ➤ Tabelle 15-2.

MERKE
Die Intubation bei Kindern ist nicht schwieriger als bei Erwachsenen, aber anders!

B – Atmung

Neugeborene haben eine Ruheatemfrequenz von 30–40 Atemzügen pro Minute. Die Ruhefrequenz fällt bis zur späten Kindheit langsam auf das Niveau von Erwachsenen mit 10 bis 14 Atemzügen pro Minute ab.

Das Atemzugvolumen sollte entsprechend den Prinzipien der lungenprotektiven Beatmung 6–7 ml/kg KG nicht überschreiten. Das Atemminutenvolumen ist pro kg KG etwa doppelt so groß wie beim Erwachsenen und beträgt ca. 220 ml/kg KG.

Das Zwerchfell ist für die Atmung des Neugeborenen von größter Bedeutung. Allein durch Einschränkung der Beweglichkeit des Zwerchfells durch ein aufgeblähtes Abdomen oder durch Luft im Magen (Achtung bei Maskenbeatmung!) kann eine Ateminsuffizienz entstehen, oder eine weitere Beatmung über Maske unmöglich werden.

Eine Überblähung der Lungen im Säuglingsalter kann sehr schnell zur Ausbildung eines Pneumothorax bzw. zu Haut- oder Mediastinalemphysem führen. Auch beim Abknicken der Tubus und nicht ausreichender Entleerung der Lungen kann es schnell zur Überblähung der Lungen kommen. Diese ist durch entsprechende Maßnahmen unbedingt zu vermeiden.

MERKE
Hypoxie ist oft Ursache von Bradykardie bei Neugeborenen und Säuglingen, Sauerstoff hilft!

C – Kreislauf

Die Herzfrequenz im Kindesalter ist deutlich höher als beim Erwachsenen (➤ Tab. 15-3).

MERKE
Herzfrequenz: Schulkinder sind „erwachsen", Neugeborene doppelt so schnell!

Der systolische Blutdruck beträgt bei Säuglingen ca. 90 mmHg, steigt in den ersten fünf Jahren auf 100 mmHg und beträgt im Schulkindalter 120 mmHg.

Das Blutvolumen beträgt 70–85 ml/kg KG, sodass ein Neugeborenes ca. 250 ml Blutvolumen, ein einjähriges Kind ca. 700 ml und ein zweijähriges Kind ca. 950 ml Blutvolumen hat. Der Hämoglobingehalt liegt, nach der Neugeborenenperiode etwas unter dem vom Erwachsenen. Das bedeutet für den kleinen polytraumatisierten Patienten, dass eine genaue Beobachtung des Blutverlustes notwendig ist, um rechtzeitig mit der Blutkomponententherapie zu beginnen, um ihn nicht unnötig zu gefährden. Je kleiner der Patient, umso schwieriger kann es werden

Tab. 15-2 Mögliche Dosierungen zur Intubation üblicher Medikamente bei Kindern.

Medikament	Handelsname	Dosierung
Ketamin	Ketanest®	2 mg/kg KG
Etomidate	Hypnomidate®	0,3 mg/kg KG
Propofol	Propofol Lipuro®	2-4 mg/kg KG
Fentanyl	Fentanyl®	1–2 µg/kg KG
Sufentanil	Sufentanil®	0,1–0,2 µg/kg KG
Atracurium	Tracrium®	0,05 mg/kg KG
Vecuronium	Norcuron®	0,01 mg/kg KG
Suxamethonium	Lysthenon®	1 mg/kg KG

Tab. 15-3 Herzfrequenz bei Kindern.

Alter	Herzfrequenz (Schläge/min)
Neugeborene	140–160
Säuglinge	120–140
Kleinkinder	100–120
Schulkinder	80–100

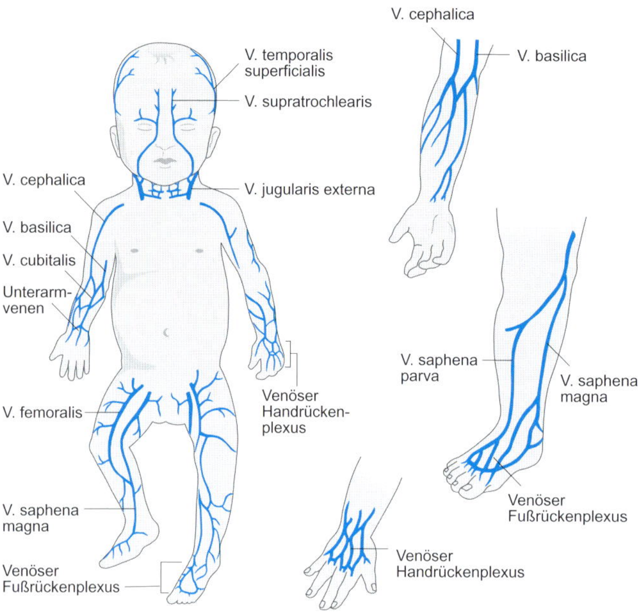

Abb. 15-2 Mögliche Venenpunktionsorte beim Kind.

die Blutverlustmenge genau zu ermitteln. Da hilft nur regelmäßig die Kreislaufparameter (Blutdruck, Herzfrequenz) und die Laborwerte (Hämatokrit, Hämoglobin) zu messen und bei Veränderungen rechtzeitig zu reagieren.

Zunächst gilt es bei Kindern einen venösen Zugang zu schaffen. Dies ist nicht immer leicht, aber gerade bei Säuglingen und Kleinkindern ist der Zugang in eine Skalpvene eine gute Alternative (➤ Abb. 15-2).

Das Legen zentraler Zugänge ist für den geübten Anästhesisten eine weitere Möglichkeit, einen gut gesicherten Zugang zu erreichen. Unterschätzt wird oft der intraossäre Zugang, der entgegen häufig geäußerter Bedenken einfach zu realisieren und nahezu schmerzfrei einzubringen ist. Vor allem im präklinischen Behandlungsbereich kann er eine sehr wertvolle Alternative darstellen.

MERKE

Bei Kindern: nach drei Minuten frustraner Venenpunktion an intraossären Zugang denken!

Flüssigkeitssubstitution

Die Flüssigkeitssubstitution bei Kindern hat folgende Ziele:

- Ersatz des Erhaltungsbedarfs (Basisbedarf)
- Ausgleich der entstandenen Defizite
- Ausgleich des Korrekturbedarfs während der Versorgung
- Ersetzen von Blutverlusten.

Dies gilt es bei der Abschätzung des Flüssigkeits- und Volumenbedarfs getrennt zu betrachten und dann zu summieren.

Tab. 15-4 Berechnung des Erhaltungsbedarfs bei Kindern.

Körpergewicht im kg	Basisbedarf ml/Stunde	Basisbedarf ml/Tag
0–10 kg	4 ml/kg/h	100 ml/kg/Tag
10–20 kg	40 ml + 2 ml/kg/h über 10 kg	1000 ml + 50 ml/kg über 10 kg
20–30 kg	60 ml + 1 ml/kg/h über 20 kg	1500 ml + 20 ml/kg über 20 kg

Erhaltungsbedarf

Kleinere Kinder haben in Verhältnis zum Erwachsenen größere Wasserverluste. In der Praxis hat sich zur Kalkulation des Erhaltungsbedarfs die 4-2-1- oder 100-50-20-Regel bewährt (➤ Tab. 15-4). Verwendet werden meistens balancierte Vollelektrolytlösungen, mit Zusatz von metabolisierbaren Anionen.

Beispielberechnung für den Basisbedarf:

- Kind mit 15 kg: 10 kg × 4 ml/h + 5 kg × 2 ml/h = 40 + 10 ml/h= 50 ml/h
  oder entsprechend: 10 kg × 100 ml/Tag + 5 kg × 50 ml/Tag = 1250 ml/Tag
- Kind mit 25 kg: 10 kg × 4 ml/h + 10 kg × 2 ml/h + 5 kg × 1 ml/h = 65 ml/h
  oder entsprechend: 10 kg × 100 ml/Tag + 10 kg × 50 ml/Tag + 5 kg × 20 ml/Tag = 1600 ml/Tag.

Defizitausgleich

Die entstandenen erhöhten Verluste durch das Trauma können initial durch Vollelektrolytlösungen und Kolloidlösungen ersetzt werden. Unter regelmäßiger Kontrolle der Kreislaufparameter (Blutdruck, Herzfrequenz), der Hämoglobinkonzentration, der Thrombozytenzahl und der globalen Gerinnungsparameter wird individuell die Indikation zur Bluttransfusion und zur Gabe von Gerinnungsfaktoren, meistens in Form von FFP gestellt.

Von den kristalloiden Lösungen werden in der letzten Zeit die Halb- und Zweidrittelelektrolytlösungen mit Zusatz von 5% Glukose nicht mehr empfohlen. Ihr Einsatz kann zu Hyponatriämien mit intrazellulären Wassereinlagerungen führen, die im Extremfall zum Hirnödem und respiratorischer Insuffizienz führen könnten. Der hohe Glukoseanteil wurde mit Hyperglykämien in Zusammenhang gebracht, die eine Immundeffizienz und schlechte Wundheilung bewirken können.

Derzeit wird auch bei Kindern die Gabe von balancierten Vollelektrolytlösungen mit Zusatz von metabolisierbaren Anionen (Laktat, Azetat, Malat) propagiert. Bei Neugeborenen und Säuglingen wird diesen Lösungen zum Vermeiden von Hypoglykämien 1 bis 2% Glucose zugesetzt.

Beispiel:

- 250 ml balancierte Vollelektrolytlösung + 6 ml Glukose 40% (~ 1% Glukoselösung)
- 250 ml balancierte Vollelektrolytlösung + 12 ml Glukose 40% (~ 2% Glukoselösung).

Von den kolloidalen Lösungen wurden bei Kindern früher meist die natürlichen Kolloide, nämlich Albuminlösungen, eingesetzt. Wegen des Infektionsrisikos und gleichwertigem Volumenersatz künstlicher Kolloide, ohne nennenswerte Nebenwirkungen, hat sich auch bei Kindern die Gabe von künstlichen Kolloiden immer mehr durchgesetzt. Über die Gabe von HAES-Lösungen, v.a. der dritten Generation mit niedrigem Molekulargewicht, wurde bei Kindern immer wieder berichtet. Durchgesetzt haben sich aber eher die Gelatinelösungen, die zur Volumentherapie bei Früh- und Neugeborenen häufiger eingesetzt werden. Der Vorteil der Gelatinelösungen besteht darin, dass sie ebenso wie Albumin aus Polypeptiden bestehen, die auch von kleinen Kindern metabolisiert und renal eliminiert werden können.

Korrekturbedarf

Die zusätzlichen Flüssigkeitsverluste aufgrund laufender Verluste durch Gewebetrauma, Verdunstung und Verluste in den sogenannten dritten Raum werden folgendermaßen berechnet:

- geringes Trauma mit limitiertem Gewebetrauma: zusätzlich zum Erhaltungsbedarf 2 ml/kg/h
- bei mittlerem und größerem Trauma werden 4–6 ml/kg/h zusätzlich zum Basisbedarf addiert.

Bei akuten Blutverlusten kann ein Mehrfaches der errechneten Werte zur Aufrechterhaltung eines suffizienten Kreislaufs notwendig sein. Deswegen wird die Flüssigkeitssubstitution immer eine individuelle Entscheidung, mit Berücksichtigung der aktuellen Patientensituation darstellen.

Ersetzen von Blutverlusten

Bei höhergradigen Blutverlusten wird das Blutvolumen zunächst mit Vollelektrolytlösungen und Kolloiden substituiert. Ab einem Verlust von 20% des Blutvolumens, abhängig von der Ausgangssituation vor dem Trauma, kann die Substitution von Blut und Blutprodukten eventuell notwendig werden. Die Indikation zur Bluttransfusion wird in Abhängigkeit von der entstandenen Hämodilution(regelmäßige Kontrollen der Hämoglobinwerte notwendig) individuell gestellt.

D – Neurologischer Status

Die neurologische Untersuchung bei Kindern ist naturgemäß oft erschwert, gerade auch wenn diese sich in einer extremen Ausnahmesituation befinden. Wir empfehlen, sich hier auf die eigenen Beobachtungen zu verlassen, da Aufforderungen oft gar nicht oder nur unvollständig nachgekommen wird. Gelegentlich muss man wie beim Erwachsenen auch mit

Tab. 15-5 Pädiatrische Glasgow Coma Scale (pGCS).

Parameter	Befund	Punkte
Augenöffnen	spontan auf Aufforderung auf Schmerzreiz kein Augenöffnen	4 3 2 1
beste motorische Reaktion	auf Aufforderung gezielte Abwehr ungezielte Abwehr Beugesynergismen Strecksynergismen keine	6 5 4 3 2 1
beste verbale Reaktion	wach, zugewandt, reagiert adäquat weint, kann getröstet werden, reagiert inadäquat weint, nicht beruhigbar, unruhig ruhelos, agitiert, Stöhnen keine	5 4 3 2 1
Summe		**3 bis 15**
Leichtes SHT: 13–15 Punkte; mittelschweres SHT: 9–12 Punkte; schweres SHT: 3–8 Punkte		

unvollständigen Befunderhebungen zufrieden sein. Die pädiatrische Glasgow Coma Scale (pGCS) kann bei Säuglingen und Kleinkindern, die noch nicht zu adäquaten verbalen Äußerungen fähig sind, eingesetzt werden (➤ Tab. 15-5). Die Konsequenzen, die aus einer Beurteilung der pGCS resultieren, betreffen sowohl die weiterführende Diagnostik (cCT) als die Therapie (Intubation bei GCS < 9). Weiter erlaubt sie eine Beurteilung einer Schädel-Hirn-Verletzung im Verlauf.

MERKE

Bei Kindern ist häufiger der Inhalt als die „Schachtel" verletzt (Schädel, Lunge, Abdomen)!

E – Entkleidung/Schutz vor Hypothermie

Kinder kühlen viel schneller aus als Erwachsene. Dies ist durch ihre größere Köperoberfläche im Vergleich zum Körpervolumen bedingt, mit einer schnelleren Wärmeabgabe. Deshalb ist bei Kindern jeder Wärmeverlust – noch akribischer als bei Erwachsenen – zu vermeiden und gleichzeitig, wann immer möglich, aktiv Wärme zuzuführen (Erhöhung der Raumtemperatur, Wärmedecken, angewärmte Infusionen, Wärmematte, externe Wärmestrahler u.a.).

MERKE

Jeder vermiedene Wärmeverlust ist ein Wärmegewinn, besonders bei Kindern und Alten!

Wer in diesem Kapitel nach Besonderheiten kindlicher Verletzungen sucht, wird diese nicht in der vielleicht gewünschten Dichte finden. Wichtig ist aber zu bedenken, dass viele dieser Informationen wie „die häufigste Verletzung bei Kindern ist das SHT", „Kinder haben eine höhere Rate an neurologischen Komplikationen bei Wirbelsäulenverletzungen", „Extremitätenverletzungen bei Kindern sind oft weniger schwerwiegend" für das eigentliche Schockraum-Management wenig hilfreich sind, weil der Einzelfall damit nicht zutreffend bearbeitet werden kann. Vielmehr ist es von wesentlicher Bedeutung, dass der einzelne Patient, ob nun Kind oder Erwachsener unbefangen und vollständig untersucht und behandelt wird.

15.1.2 Ältere und alte Menschen im Schockraum

Auch für ältere und alte Menschen ergeben sich besondere Aspekte. Dies gilt auch dann. wenn keine typischen Grunderkrankungen vorliegen. Aus unfallchirurgischer Sicht muss man feststellen, dass eine vergleichbare Traumabelastung im Alter zu wesentlich ausgeprägteren Folgen führen wird. Auch bezüglich der Belastung durch Diagnose und Therapie ist dies nachzuweisen. So kann man älteren Menschen die eine oder andere Abfolge belastender Untersuchungen nicht immer ohne zusätzliche Schädigung zumuten. Dies darf aber nicht heißen, dass der junge gesunde Patient gut diagnostiziert wird und der ältere nicht, sondern dass Alter und etwaige Gebrechen in das Untersuchungsprofil integriert werden müssen, um die jeweils individuell beste Lösung erreichen zu können. Wir müssen deshalb, ohne dies im Einzelnen quantifizieren zu können, unser Vorgehen entsprechend den geringeren physiologischen Reserven anpassen.

A – Atemwege

Die Atemwegssicherung im Alter erfolgt nach den gleichen Prinzipien wie bei jüngeren Erwachsenen. Bei älteren Menschen sind jedoch die Schutzreflexe des Larynx abgeschwächt und somit das Aspirationsrisiko erhöht. Bei Bewusstseinsstörungen sollte deswegen großzügig die Indikation zur Sicherung der Atemwege durch Intubation gestellt werden.

B – Atmung

Die Kraft der Atemmuskulatur und die Beweglichkeit der Thoraxwand nehmen im zunehmenden Alter ab. Das führt neben einem verminderten Hustenstoß zu einer ineffektiven Sekretreinigung der Atemwege und prädisponiert diese Patienten für Lungenkomplikationen wie Atelektasen oder Pneumonien, die aber erst im weiteren Verlauf ihre Bedeutung erlangen.

Dazu kommt noch eine reduzierte Reaktion auf Hypoxie und Hyperkapnie, die zusätzlich zu den o.g. Veränderungen auch durch eine veränderte Funktion des Atemzentrums verursacht wird. Die Patienten können so in Extremsituationen schneller eine respiratorische Insuffizienz entwickeln, die zu einer Hypoxämie und nachfolgender Gewebeischämie führen kann.

Für die Versorgung im Schockraum ist bei diesen Patienten, bei jeder größeren Verletzung, auf eine frühzeitige Sicherung der Atemwege und eine adäquate Ventilation besonders zu achten.

C – Kreislauf

Das Herz-Kreislauf-System ist bei älteren und alten Patienten in seinen funktionellen Reserven eingeschränkt, sodass unter Belastung leichter zu einer Dekompensation kommen kann (Puls, Blutdruck, Pumpfunktion).

Die generellen sklerotischen Veränderungen betreffen das Reizleitungssystem des Herzens, was eine Anfälligkeit älterer und alter Menschen für **Herzrhythmusstörungen** bewirkt. Geriatrische Patienten können ihre Herzfrequenz nicht entsprechend des notwendigen Herzzeitvolumens unter Belastung steigern und die Reaktion auf Blut- bzw. Flüssigkeitsverluste ist durch eine eingeschränkte Sympathikusaktivität und abgeschwächte Antwort auf adrenerge Stimulation beeinträchtigt. Zu berücksichtigen sind auch die kreislaufrelevanten Wirkungen und Nebenwirkungen (z.B. Betablocker).

Die Koronararterien können häufig auch eine altersabhängige Sklerose zeigen, weswegen bei Belastung eine reduzierte Koronarreserve vorliegt. Durch eine vorbestehende linksventrikuläre Hypertrophie und einer Erhöhung der Nachlast infolge des erhöhten peripheren Gefäßwiderstandes, kann es bei entsprechender Belastung im Rahmen einer Verletzung zu akuter Linksherzinsuffizienz mit Pumpversagen kommen, ohne dass eine entsprechende Steigerung des Schlagvolumens bei Belastung und reduzierter Sauerstoffreserve gewährleistet werden kann (Myokardischämie). Im Schockraum ist deshalb bei der entsprechenden Therapie darauf zu achten, alle Grenzparameter am Monitor streng einzustellen und noch strenger einzuhalten.

D – Neurologischer Status

Auch für alte Menschen gelten dieselben neurologischen Grundsätze wie für junge. Schwierigkeiten machen gelegentlich die bereits bestehenden Defizite und Folgen früherer Pathologien in ihrer Abgrenzung zu frischen akuten Schädigungen. Morbus Parkinson oder Alzheimer, Z.n. Apoplex oder Epilepsie bedingen für sich bereits typische neurologische Symptome. Eine mögliche Kombination mehrerer neurologischer Pathologien macht deren Zuordnung nicht immer leichter. Deshalb gilt, im Zweifel eher abklären (neurologisches Konsil, cCT) als für gegeben hinnehmen. Besonders wichtig ist es auch an metabolische (Hypo-/Hyperglykämien etc.) oder Elektrolytentgleisungen als Ursache für Bewusstseinsstörungen zu denken.

E – Entkleidung/Schutz vor Hypothermie

Der Wärmeverlust bei älteren und alten Patienten kann aufgrund einer schlechteren Thermoregulation ebenso wie bei Kindern rascher eintreten, die Patienten kühlen in kalter Umgebung schneller aus. Bei der notwendigen Diagnostik muss deswegen bei allen Maßnahmen darauf geachtet werden, keine zusätzlichen Wärmeverluste zu erzeugen: warme Decken, erwärmte Infusionen, nur für die Diagnostik unbedingt notwendige Körperteile entblößen und sofort nach den durchgeführten diagnostischen Maßnahmen wieder zudecken. Alte Menschen stellen im Schockraum besondere Anforderungen an das Zeit-Management und erfordern oft ein äußerst präzises und abgestimmtes Vorgehen bei der Entscheidungsfindung hinsichtlich Diagnose und Therapie. Gerade bei älteren und alten Traumapatienten ist das Damage-control-Prinzip von größter Bedeutung (Bouillon und Paffrath 2008).

MERKE

Jeder vermiedene Wärmeverlust ist ein Wärmegewinn, besonders bei Alten und Kindern!

15.2 Geschlecht

Neben dem allgemein bekannten Unterschied zwischen den Geschlechtern, die sich sowohl anatomisch als auch gesellschaftlich ergeben, ist ein besonderer Zustand zu beachten, der uns dann mit zwei Patienten gleichzeitig konfrontiert: die schwangere Traumapatientin.

15.2.1 Versorgung der schwangeren Traumapatientin

Da der plazentare Blutfluss keine relevante Autoregulation aufweist, hängt er allein vom systemischen Blutdruck ab. Während einer Blutung werden endogene Katecholamine freigesetzt, die durch eine Vasokonstriktion eine ausreichende Versorgung der inneren Organe mit Blut gewährleisten sollen. Durch die erhöhte Dichte der Uterusgefäße an α-Rezeptoren kann jede systemische Vasokonstriktion zu einer uteroplazentaren Minderperfusion führen. Deswegen gelten als oberste Priorität bei schwangeren Verletzten, durch eine ausreichende Volumen- und Flüssigkeitssubstitution eine Vasokonstriktion der Uterusgefäße und dadurch eine Minderperfusion mit einer Gefährdung des Kindes zu vermeiden.

Zusätzlich zu beachten ist ab dem 3. Trimenon der Schwangerschaft, dass sog. V.-cava-Kompressionssyndrom, bei dem in Rückenlage der gravide Uterus die V. cava inferior komprimieren kann und dadurch den Rückfluss zum Herzen so weit senken kann, dass es zu einer bedrohlichen Senkung des Herzzeitvolumens der Mutter kommt. Die dadurch verursachte Hypotension kann ebenfalls zu einer uteroplazentaren Minderperfusion mit Gefährdung des Kindes führen. Durch leichte Linksseitenlagerung (Unterpolsterung der rechten Hüfte) und ausreichende Flüssigkeitszufuhr kann man ein V.-cava-Kompressionssyndrom vermeiden.

Bezüglich des diagnostischen Vorgehens gibt es bei der schwangeren Patientin nur dahingehend eine Änderung, dass eine gynäkologische Untersuchung zu gegebenem Zeitpunkt durchgeführt werden sollte. Diese soll hauptsächlich auch die Frage nach dem Zustand des zweiten Patienten klären, insbesondere dann wenn eine Sectio praktisch möglich wäre. Priorität hat in jedem Fall das Leben der Mutter. Dies gilt auch bei entsprechenden Verletzungen im Beckenbereich oder starken Blutungen aus der Vagina. Hier ist nach einem gynäkologischen Konsil das weitere Vorgehen zu planen und zu vereinbaren. Droht eine Frühgeburt, ist das weitere Vorgehen, auch bezüglich des Kindes, zu organisieren. Ist an der eigenen Einrichtung keine Neugeborenenintensivstation eingerichtet, so ist der Transport an eine geeignete Klinik zu organisieren (Inkubatortransport).

Die durchzuführende Bildgebung ändert sich nicht. Wenn eine erforderliche Diagnostik indiziert ist, ist sie auch bei einer Schwangeren angezeigt, wenn nicht, dann auch nicht bei Nichtschwangeren. Eine Notsectio kann auch im Schockraum stattfinden, im Idealfall durch einen Gynäkologen, ansonsten als Ultima Ratio auch durch einen Chirurgen.

15.3 Grunderkrankungen

Infolge der veränderten Bevölkerungsstruktur sind wir im Schockraum mittlerweile sehr oft z.B. mit rüstigen, unternehmungslustigen älteren Motorradfahrern konfrontiert, die aufgrund möglicher Grunderkrankungen eine respektable Medikamentenmenge einnehmen, aber trotzdem im Alltagsleben ganz gut kompensiert sind. Dies kann sich im Schockraum rasch ändern. Da besonders bezüglich kardialer Medikation eine große Variabilität besteht, kann es manchmal nützlich werden, einen Internisten in den Schockraum zu holen, der dann auch die feinen Zusammenhänge therapeutischer und unerwünschter Wirkungen der eingenommenen Substanzen kennt.

15.3.1 Arterielle Hypertonie

Patienten mit vorbestehender arterieller Hypertonie benötigen höhere Blutdruckwerte, um eine ausreichende Organperfusion und adäquate Versorgung der Gewebe mit Sauerstoff zu gewährleisten. Bei diesen Patienten können normale RR-Werte um 130/80 mmHg schon eine beginnende arterielle Hypotonie anzeigen. Leider liegen im Schockraum nur in den seltensten Fällen Informationen über die Blutdruckwerte vor, die der Patient vor dem Trauma hatte. Die bei dem Trauma stattgehabte Katecholaminausschüttung kann über längere Zeit eine Hypovolämie und damit verbundene Hypotonie verschleiern. Wichtig ist, daran zu denken und je nach Ausmaß der Verletzung und geschätztem Blut- bzw. Flüssigkeitsverlust (➤ Kap. 22) den Patienten ausreichend mit Volumen, Flüssigkeit und bei Notwendigkeit Blutkomponenten zu behandeln Die Durchblutung der inneren Organe ist durch das Basis-Monitoring im Schockraum nicht erfassbar, aber als Goldstandard gilt auch bei diesen Patienten: eine ausreichende Urinausscheidung (1 ml/kg KG/h) zeigt meist einen ausreichenden Volumenstatus und eine gute Perfusion der Nieren an.

15.3.2 Gerinnungsstörungen

Gerinnungsstörungen sind in den allermeisten Fällen heute medikamentös begründet. Der in der Notfallversorgung tätige Arzt wird zunehmend mit Patienten konfrontiert, die wegen einer koronaren Herzkrankheit, Herzrhythmusstörungen, peripheren Gefäßerkrankungen oder nach einem zerebralen Insult mit hochwirksamen antikoagulatorischen Medikamenten (Phenprocoumon, niedermolekulare Heparine) oder mit Thrombozytenaggregationshemmern behandelt werden. Die Einnahme dieser Medikamente ist mit einer relevant erhöhten Blutungsneigung verbunden und kann im Fall einer Verletzung deletäre Folgen haben.

Die Wirkung einiger dieser Medikamente ist in den globalen Gerinnungstests (Quick, PTT, Thrombozytenzahl) nicht nachweisbar. Nicht alle Kliniken verfügen über moderne Gerinnungstests zum Nachweis von Thrombozytenfunktionsstörungen (In-vitro-Blutungszeitmessung z.B. mit PFA-100® oder umfangreiche Plättchenfunktionsmessung mit z.B. Multiplate®) oder die Bestimmung der Faktor-Xa-Aktivität (niedermolekulare Heparine). Mit der Thrombelastographie kann ein Teil dieser Gerinnungsstörungen quantifiziert werden, einige der Störungen werden aber auch mit dieser Gerinnungsdiagnostik nicht erfasst.

Vorgehen bei einem polytraumatisierten Patienten

- Beim Vorliegen einer Gerinnungsstörung ist die sofortige Labordiagnostik mit den zur Verfügung stehenden Gerinnungstests und möglichst genaue Medikamentenanamnese durchzuführen. Bei einer Blutung, egal ob begründet vermutet oder nachgewiesen, muss dann die Gerinnung rasch normalisiert werden (➤ Tab. 15-6).

15

Tab. 15-6 Übersicht zur Antagonisierung von Antikoagulanzien und Thrombozytenaggregationshemmern.

Medikament	Labortest	Antagonisierung	Dosierung des Antagonisten/ Therapie
orale Antikoagulation (Marcumar®)	• Prothrombinzeit (Quick), besser INR	• Vitamin K (Konakion®) • PPSB	• 10–20 mg Vitamin K • PPSB: Ziel Quick – aktueller Quick × kg KG
unfraktioniertes Heparin	• aktivierte partielle Thromboplastinzeit (aPTT) • Thrombelastographie (Hep-Test)	• Protamin	• ml Protamin 1000 antagonisiert 1000 I.E. Heparin
niedermolekulare Heparine	• anti-Faktor-Xa-Aktivität	• Protamin (eingeschränkt wirksam) • rFVIIa	nach Gerinnung
Fondaparinux	• anti-Faktor-Xa-Aktivität	• r FVIIa	nach Gerinnung
Argatroban	• aPTT • anti-Faktor-IIa-Aktivität	• FFP	nach Gerinnung
ASS	• PFA 100® • Multiplate®	• Desmopressin (Minirin®)	• 0,3 µg/kg KG
Clopidogrel, Ticlopidin	• Multiplate®	• Desmopressin • Thrombozytenkonzentrate • r FVIIa	• 0,3 µg/kg KG • ein Apherese-TK • nach Gerinnung
Abciximab		• Desmopressin • Thrombozytenkonzentrate • r FVIIa	• 0,3 µg/kg KG • ein Apherese-TK • nach Gerinnung

Dies geschieht bei den üblichen Präparaten wie folgt:

- Bei Einnahme von Marcumar® (Phenprocoumon) erfolgt die Gabe von **Vitamin K** 20 mg als Kurzinfusion und je nach Quick-Wert die Infusion von **Prothrombinkomplexkonzentrat** (PPSB), sodass der Quick-Wert über 60% angehoben wird.
- Eine Therapie mit niedermolekularen Heparinen kann nur teilweise mit **Protamin** antagonisiert werden. Bei relevanten Blutungen müssen entweder **Gefrierplasma** (FFP) oder **Gerinnungsfaktoren** substituiert werden.
- Die Wirkung einiger Thrombozytenaggregationshemmer der älteren Generation (Acetylsalicylsäure) kann teilweise durch Gabe von **Desmopressin** (Minirin®) 0,3 µg/kg KG antagonisiert werden. Die Wirkung der neueren Substanzen kann nicht aufgehoben werden. Hier hilft nur die rechtzeitige Gabe von **Thrombozytenkonzentraten**, die Thrombozyten mit normaler Funktion enthalten. Bei der Dosierung ist zu berücksichtigen, dass nur die transfundierten Thrombozyten eine normale Aggregation haben, sodass bei einem 70 kg schweren Patienten meistens zwei **Apheresethrombozytenkonzentrate** für die Wiederherstellung der Hämostase notwendig sind.

15.3.3 Osteoporose

Viele der älteren Menschen leiden an Osteoporose, bedingt oder verstärkt durch Medikamente und Genussmittel. Natürlich bricht der Knochen nicht nur leichter, sondern ist auch den möglichen Versorgungskonzepten eingeschränkt zugänglich. So resultieren bei der kardiopulmonalen Wiederbelebung gehäuft Rippenfrakturen, um nur ein Beispiel anzuführen. Da man dies aber nicht verhindern kann, hat die Osteoporose keinen weiteren Einfluss auf das Vorgehen im Schockraum.

15.3.4 Niereninsuffizienz

Hier ist die Gabe von Flüssigkeit besonders sorgfältig abzuwägen, da die natürliche Ausscheidung nur begrenzt in das Kalkül eingerechnet werden kann. Blutverluste werden durch Transfusion von Blutkomponenten, nach Bedarf Gerinnungsfaktoren und eine Kombination aus kristalloiden und kolloidalen Lösungen, möglichst **ohne Kaliumgehalt** ersetzt. Sonst ist die Bedeutung für die Abläufe eher gering. Bei Dialysepatienten ist der Shunt-Arm, wenn möglich zu schonen, allerdings kann der Shunt auch bei ausgeprägtem Volumenverlust den noch möglichen Zugang darstellen. Weiter können niereninsuffiziente Patienten bei einer Dysregulation als Ursache für eine Bewusstseinsstörung in Frage kommen.

15.3.5 Diabetes mellitus

Pathologische Blutzuckerwerte sollten auch im Schockraum erfasst und korrigiert werden, ihnen kommt aber keine besondere Priorität zu. Zu bedenken ist, dass eine eventuelle Bewusstseinsstörung durch Hypo- oder Hyperglykämie verursacht werden kann. Alle anderen bekannten Probleme (Metformin, reduzierte Abwehrsituation) haben ihre Wirkungen hauptsächlich im weiteren Verlauf, also nach Abschluss der Schockraumbehandlung.

15.3.6 Obstruktive Lungenerkrankungen

Bei den obstruktiven Lungenerkrankungen wie dem Asthma bronchiale oder einer COPD sind effektive Therapieansätze im Schockraum nicht vorhanden. Einzig sollte bei Beatmungsnotwendigkeit eine ausreichend lange Exspirationszeit (I : E Verhältnis 1 : 2 oder größer) gewählt werden, um eine Überblähung zu vermeiden.

FALLBEISPIEL

Nach einem Motorradunfall wird ein 82 Jahre alter Patient in die Nothilfe gebracht. Er wird vom Notarzt im Schockraum übergeben, mit der Diagnose: Z. n. Motorradunfall, V.a. Polytrauma. Dies ist auf dem Notarzteinsatzprotokoll angegeben, sonst finden sich dort nur die persönlichen Daten des Verletzten, seine Krankenkasse sowie einige Vitalparameter wie Druck und Puls, die, soweit angegeben, im Normbereich sind. Weiter wird angegeben, dass dem Patienten 500 ml Jonosteril infundiert wurden, sowie eine Ampulle Paspertin gegeben wurde. Der Notarzt ist sehr in Eile, da er zu einem Folgeeinsatz gerufen wird und verlässt den Schockraum ohne korrekte Übergabe. Der Patient wirkt blass, etwas fahrig, aber dennoch bezüglich Ort und Situation hinreichend orientiert.

Nach Durchführung des Primary Survey beginnt die genauere Untersuchung des Verletzten. Ein Labor wurde am Unfallort nicht abgenommen, dies geschieht jetzt, ein Hb-Stix ergibt 12 mg/dl. Die Ultraschalluntersuchung des Patienten ergibt keine freie Flüssigkeit im Abdomen, der Blutdruck ist mit 120/70 mmHg, der Puls mit 79/min im Normbereich. Der Patient trübt nun zunehmend ein und erzählt wirres Zeug, schließlich ist er nicht mehr ansprechbar. Verletzungsfolgen können auch bei nun erfolgter weiterer körperlicher Untersuchung nicht gefunden werden. Er wird schließlich unter der Annahme eines SHT intubiert und beatmet. Anschließend wird eine Traumaspirale mit cCT, CT-Wirbesäule, CT-Thorax und CT-Abdomen veranlasst, die keinen pathologischen Befund ergibt. Noch während der Diagnostik wird der Trauma-Leader vom Labor benachrichtigt, dass der Patient einen Blutzuckerwert von 610 mg/dl hat. Der Verletzte wird dem Internisten übergeben, der anschließend auf der Intensivstation das hyperglykämische Koma behandelt.

Natürlich ist man hier wie sooft im Nachhinein schlauer, aber einige Sachverhalte spiegeln doch typische Fehlerursachen wider. Durch fehlende Übergabe verschweigt der Notarzt, dass der Unfallort eher nicht so recht nach einem schweren Verkehrsunfall ausgesehen hatte, sondern das Motorrad nur leicht beschädigt im Straßengraben, fast neben dem Verletzten aufgefunden wurde. Es wurde ebenfalls nicht mitgeteilt, dass kein zweites Fahrzeug beteiligt war. Auch über eine schon am Einsatzort als eigenartig empfundene Atmung wird nicht berichtet. Eine funktionierende Übergabe ist in ca. einer Minute möglich, man sollte sich diese Zeit auch bei einem Folgeeinsatz nehmen oder aber alternative Übergabemöglichkeiten (Handy-Gespräch während der Fahrt zum Folgeeinsatz) überlegen.

Fehlgeleitet durch die nicht erfolgte Übergabe und die protokollierten Diagnose „Z.n. Motorradunfall, V.a. Polytrauma" hat dann der Trauma-Leader auch andere mögliche Ursachen für eine Bewusstseinstrübung nicht konsequent genug überprüft und auf die Durchführung eines Blutzucker-Stix verzichtet. Hätte er diese durchgeführt, wäre die richtige Diagnose rascher gestellt worden.

ÜBUNGSANLEITUNG

Wie bereits in anderen Übungsbeispielen sollte ein simulierter Patient mit der Kombination seiner möglichen patientenbezogenen Besonderheiten konstruiert werden, um ihn im Sinne eines Planspiels interdisziplinär, wenn möglich unter Einbeziehung eines Internisten, zu besprechen. Dies kann, einfach beginnend, immer schwieriger gestaltet werden, wobei man in der Praxis, wie auch oben beschrieben, auch immer wieder dem Häufigem aufsitzt.

LITERATUR

Bouillon B, Paffrath T (2008) Polytrauma des älteren Menschen. In: Raschke MJ, Stange R (Hrsg) Alterstraumatologie. Elsevier Urban & Fischer, München.
Jakob H, Marzi I (2008) Das Polytrauma im Kindesalter. In: Oestern H-J (Hrsg) Das Polytrauma. Elsevier Urban & Fischer, München.

KAPITEL

16

Ludwig Gutermuth und Maria Palfi

Schädel-Hirn-Trauma

In Deutschland erleiden ca. 290 000 Menschen pro Jahr ein Schädel-Hirn-Trauma (SHT). Davon haben über 90% ein leichtes SHT, das ohne Residuen bleibt. Allerdings ist ein SHT überdurchschnittlich häufig (60–70%) bei Polytraumatisierten nachzuweisen, woraus eine besondere praktische Relevanz in der Schockraumbehandlung resultiert.

Als SHT wird eine Gewalteinwirkung auf den Schädel mit Hirnbeteiligung bezeichnet. Diese kann als **direkte** Gewalteinwirkung (spitzes, scharfes, stumpfes Trauma und Schussverletzung) oder **indirekte** Gewalteinwirkung (Akzelerations- und Dezelerationstrauma) auftreten. Diese Definition gilt unabhängig davon, ob ein pathomorphologisches Korrelat im Gehirnparenchym, an der Schädelkalotte oder an der Kopfschwarte nachzuweisen ist.

Abzugrenzen ist das SHT von der **Schädelprellung**, bei der zu keinem Zeitpunkt eine Hirnschädigung vorliegt.

Weiter wird zwischen **geschlossenen** und **offenen** Schädel-Hirn-Verletzungen unterschieden, wobei hier die Eröffnung der Dura mater das entscheidende Kriterium ist. Dies kann schon während der Schockraumphase zu unterschiedlicher diagnostischer und therapeutischer Abfolge führen (z.B. Antibiotikagabe, geänderte Versorgungsstrategie mit früher operativer Versorgung oder früher Verlegung).

Bezüglich der Einteilung gibt es hier verschiedene Konzepte. Zunächst sei die noch gelegentlich eingesetzte, aber eigentlich schon historische Einteilung in Commotio cerebri, Contusio cerebri und Compressio cerebri genannt. Sie teilt das SHT nach anatomischem Korrelat ein:

- Commotio cerebri (differenziert in leicht und schwer): keine fassbare anatomische Hirnschädigung, jedoch kann eine schwere Commotio auch zum Exitus letalis führen.
- Contusio cerebri: Hirnprellung (sichtbare Folgen sind Blutung, Ödem, Substanzverlust)
- Compressio cerebri: Hirnquetschung (primär durch Trauma oder sekundär durch Hirnödem).

MERKE

Die Commotio cerebri ist eine Indikation für eine stationäre Aufnahme, keine geeignete Klassifikation beim SHT!

Aktuell ist v.a. aber noch der Terminus „Commotio cerebri" ein sehr häufiger Grund für eine stationäre Aufnahme nach SHT mit kurzzeitiger Bewusstlosigkeit oder Bewusstseinstrübung (< 3 Stunden), evtl. Erbrechen, Übelkeit, Amnesie (antero- und weit häufiger retrograd) in klinischer Verwendung. Für das Schockraum-Management ist diese wie auch andere Klassifikationen, die eher Einschätzungen bezüglich Prognose oder Outcome erlauben (z.B. Russel 1946, Tönnis und Loew 1949) nicht geeignet. In der Notfallmedizin, präklinisch wie klinisch, kommt die GCS zur Anwendung. Sie erlaubt die Einteilung in leichte (GCS 13–15), mittelschwere (GCS 9–12) und schwere (GCS 3–8) SHT, mit entsprechender diagnostischer und therapeutischer Relevanz. Einzige Nachteile sind die nicht mögliche Einschätzung beim narkotisierten Patienten und die Unmöglichkeit, die betreffende Hirnleistungsstörung einer definierten Ursache zuordnen zu können. Dies können andere Einteilungen jedoch auch nicht leisten. Ein wichtiger Vorteil der GCS ist die Verlaufsbeurteilung (➤ Kap. 11). Die klinische Einteilung nach Herrmann (1991) integriert den GCS mit weiteren klinischen Kriterien (➤ Tab. 16-1).

MERKE

Im Schockraum wird das SHT mit Pupillenreaktion und GCS beurteilt und mit cCT diagnostiziert!

Durch die unmittelbare Gewalteinwirkung des Traumas kann es zu Verletzungen und Zerreißungen von Gewebe, Blutgefäßen, der Dura mater und

Tab. 16-1 Klinische Einteilung des SHT nach Herrmann (1991).

Grad 0 – Schädelprellung	Zu keiner Zeit bestand Bewusstlosigkeit oder Amnesie
Grad 1 – leichte Schädel-Hirn-Verletzung	• GCS 15: Patient war kurzfristig (< 5 Minuten) bewusstlos und ist zum Zeitpunkt der Untersuchung voll orientiert und ohne neurologische Störungen; evtl. Kopfschmerzen oder Übelkeit • GCS 14, 13: Patient ist wach, hat aber neurologische Störungen, posttraumatische Anfälle oder Epilepsieanamnese oder offenes SHT oder Impressionsfraktur; Patient ist bewusstseinsgetrübt, befolgt aber einfache Aufforderungen; die mögliche Wirkung von Drogen oder Alkohol kann nicht ausreichend eingeschätzt werden.
Grad 2 – mittelschwere Schädel-Hirn-Verletzung	GCS 12–9: Patient ist schwer bewusstseinsgetrübt oder verwirrt
Grad 3 – schwere Schädel-Hirn-Verletzung	GCS 8–3: Patient ist im Koma; hierzu werden auch Patienten gezählt, die nach einem freien Intervall komatös werden.

anderen Strukturen kommen, die in Abflussbehinderungen, Blutungen, Liquorlecks oder einem Prolaps von Hirngewebe resultieren können. Dieser **primäre Hirnschaden** ist also direkte Folge der Gewalteinwirkung auf die Hirnstrukturen und somit irreversibel und nicht therapeutisch zu beeinflussen.

Als Folge des primären Hirnschadens treten dann sekundäre Veränderungen auf, die sich sowohl auf Systemebene (Atemstörung, Kreislaufdysregulation) als auch auf Organebene (Hirnödem, Raumforderung, Minderperfusion, Zellschaden) manifestieren können. Diesen **sekundären Hirnschaden**, der sehr wohl therapeutisch angegangen werden kann, gilt es so weit als möglich zu verhindern. Hier beginnt die Therapie schon in der präklinischen Phase. Besondere Bedeutung haben hierbei das generalisierte Hirnödem und der daraus resultierende erhöhte intrakranielle Druck. Sie können zu einer Kompression des Hirnparenchyms führen, was wiederum einen irreversiblen Zellschaden bedingen kann oder, infolge der anatomischen Enge, zur Einklemmung und daraus folgender Atemlähmung und Kreislaufzusammenbruch mit letalem Ausgang führen kann.

MERKE

Der primäre Hirnschaden ist Schicksal, der sekundäre nicht!

16.1 Versorgung in der Prähospitalphase

Die Qualität der Erstversorgung hat einen entscheidenden Einfluss auf die Prognose der Patienten mit mittelschwerem und schwerem SHT. Wichtigstes Instrument der präklinischen Diagnostik ist die genaue und wiederholte Erhebung und Beurteilung des neurologischen Status. Im Rahmen des Primary Survey wird am Unfallort nach dem ABCDE-Schema zunächst eine Sicherung der Vitalfunktionen gewährleistet und eventuelle lebensrettende Maßnahmen durchgeführt. Für einen Patienten mit einem mittelschweren oder schweren SHT (GCS < 9) bedeutet dies eine großzügige Indikation zur Intubation noch am Unfallort. Bei der Erfassung des Gesamtverletzungsmusters in einem zweiten Untersuchungsgang (Secondary Survey) werden neben einem erneuten neurologischen Status die Schädelkalotte und der Gesichtsschädel nach offenen Verletzungen, Instabilitäten sowie Austritt von Blut oder Liquor aus Nase oder Ohren untersucht, vorhandene Wunden werden steril abgedeckt und verbunden. Da 10% der Patienten mit einem SHT zusätzlich eine Verletzung der Wirbelsäule erlitten haben, ist die Anlage eines Stiff neck spätestens zum Zeitpunkt des zweiten Untersuchungsganges vorzunehmen.

MERKE

Bei bewusstlosen oder narkotisierten Patienten muss die HWS immobilisiert werden!

Ein kurzer neurologischer Status umfasst die Untersuchung der Pupillen bezüglich Weite und Reaktion, sowie die Erhebung des GCS (➤ Kap. 11). Alle diese Parameter werden durch Narkose beeinflusst und sind deshalb nach Intubation nur eingeschränkt oder gar nicht zu verwerten. Die Diagnostik des SHT wird in der Klinik mit dem cCT durchgeführt.

MERKE

Neurologischer Status = Pupillenweite + Pupillenreaktion + GCS!

Neben dem neurologischen Status sollte auch der Verletzungsmechanismus schriftlich festgehalten werden, um eventuelle Begleitverletzungen nicht zu übersehen bzw. die Information und Hinweise darauf nicht zu verlieren.

Schon am Notfallort kann eine für den Verletzten wesentliche Entscheidung zu treffen sein: wohin und mit welchem Rettungsmittel. Einheitliche Richtlinien erscheinen schwierig, da neben Verletzungsart und -schwere auch die Situation (z.B. Flugwetter) in das Entscheidungsverfahren einbezogen werden müssen. So können die nur allgemein formulierten Empfehlungen bei der individuellen Entscheidungsfindung helfen; sie haben aber keinen Anspruch auf absolute Gültigkeit. Die Zielklinik für einen Patienten mit einem GCS < 12 sollte unbedingt einen Schockraum, eine Intensivstation, CT-Bildgebung sowie die Möglichkeit der dringlichen operativen Versorgung (Hirndrucksonde, Trepanation) bieten. Im Hinblick auf die Transportsituation ist das für die Situation und den Kontext ideale Transportmittel auszuwählen, die Verfügbarkeit natürlich immer vorrausgesetzt.

MERKE

Verletzte mit SHT brauchen Schockraum, Intensivstation, cCT, neurochirurgische Notfall-OP!

16.2 Primary Survey im Schockraum

Das Vorgehen im Schockraum bei einem Patienten mit einem SHT beruht wiederum auf dem primären Untersuchungsschema der ATLS®, das im Folgenden in besonderem Hinblick auf das SHT dargestellt wird.

16.2.1 Atemwege und Atmung

Dic Indikation zur Intubation, ggf. noch am Unfallort, wird v.a. bei Kombinationsverletzungen großzügig gestellt. Bei isoliertem SHT wird jeder Patient mit einem GCS ≤ 8 intubiert und beatmet. Weitere Indikationen, die zur Intubation – präklinisch oder bei der Übernahme im Schockraum – führen können sind:

- respiratorische Insuffizienz bei Begleitverletzungen (z.B. Thoraxtrauma, Gesichtsschädelverletzungen)
- Aspiration
- Polytrauma
- Analgosedierung
- Hubschraubertransport.

Bei der Intubation ist immer an eine mögliche HWS-Verletzung zu denken. Eine Anteroflexion oder Rotation des Kopfes muss unbedingt vermieden werden. Bei bewusstlosen oder narkotisierten Patienten muss die HWS, bis zur radiologischen Beurteilung einer möglichen Verletzung, immobilisiert werden (Stiff neck).

Wenn genügend Zeit vorhanden ist und der Mund-Rachen-Raum nicht voller Blut ist, kann auch die fiberoptische Intubation durchgeführt werden. Zur Vermeidung von Hirndruckspitzen bei der Intubation sollte der Patient in tiefer Analgosedierung intubiert werden. Die Intubation erfolgt orotracheal als Crush-Intubation (➤ Kap. 15).

Die Narkoseeinleitung erfolgt bei isoliertem SHT bevorzugt mit Propofol (2 mg/kg) oder Trapanal® (Thiopenthal; 4–6 mg/kg), vorausgesetzt der Patient ist kreislaufstabil. Bei kreislaufinstabilen Patienten kann Ketanest® (2 mg/kg) oder Etomidat (0,3 mg/kg) zum Einsatz kommen. Die Vorgabe von 2–3 mg Midazolam i.v. und eines Opioids (z.B. Fentanyl 0,1–0,15 mg i.v, oder Sufentanil 10–15 µg i.v.) reduziert den Intubationsreiz und hilft Hirndruckspitzen zu vermeiden.

Die Beatmung selbst wird mit erhöhter inspiratorischer Sauerstoffkonzentration durchgeführt, sodass die Sauerstoffsättigung > 95% beträgt. Ein PEEP von 5–10 cmH_2O kann auch bei einem SHT eingesetzt werden. Der Beatmungsspitzendruck soll 35 cmH_2O nicht überschreiten. Präklinisch und dann auch im Verlauf wird für Patienten mit einem SHT **Normoventilation** angestrebt. Eine Hypoventilation, mit endexspiratorischen CO_2-Werten über 40 mmHg, sollte wegen der zerebralen Vasodilatation und der darin begründeten Gefahr einer Zunahme des ICP unbedingt vermieden werden.

Die arteriellen pCO_2-Werte sollten zwischen 35 und 38 mmHg gehalten werden. Eine **milde Hyperventilation** mit pCO_2-Werten zwischen 32 und 35 mmHg kann bei V.a. erhöhten ICP während der Diagnostik durchgeführt werden. Eine ausgeprägtere Hyperventilation wird nur unter zusätzlichem Monitoring der zerebralen Durchblutung (zerebrovenöse Oxymetrie, zerebrale Gewebesauerstoffpartialdruckmessung) empfohlen und ist wegen dem technischen und personellen Aufwand der Intensivtherapie vorbehalten.

16.2.2 Kreislauf

Zur Vermeidung eines sekundären ischämischen Hirnschadens (s.o.) wird ein zerebraler Perfusionsdruck von 70 mmHg angestrebt.

MERKE

Zerebraler Perfusionsdruck (CPP) = arterieller Mitteldruck (MAP) – intrazerebraler Druck (ICP)!

Bei einem etwas erhöhten ICP (Werte um 20 mmHg) sollte deswegen ein MAP von mindestens 90 mmHg angestrebt werden, um einen CPP von 70 mmHg zu erhalten. Oft wird dieses Ziel durch alleinige Flüssigkeits- und Volumengabe nicht erreicht. In diesen Fällen wird zusätzlich die Gabe von Katecholaminen notwendig werden, wobei Noradrenalin als Mittel der Wahl gilt. Wir verwenden eine Lösung mit 0,1 mg Noradrenalin/ml, davon werden je nach MAP zwischen 3 bis 15 ml/h über einen Perfusor verabreicht. Ist hier ein größerer Bedarf festzustellen, muss man an eine ungenügende Therapie mit Flüssigkeit, Volumen und/oder Blutprodukten denken und unbedingt Verletzungen, die die kardiale Füllung beeinträchtigen (Spannungspneumothorax, Herzbeuteltamponade) ausschließen.

Die Gabe von Glukoselösungen ist kontraindiziert. Ebenso sollten größere Mengen hypoosmolarer Lösungen (z.B. Ringerlactat mit einer Osmolarität 273 mosm/l) wegen der Gefahr der Verstärkung eines Hirnödems vermieden werden. In seltenen Fällen kann es nach erfolgter CT-Diagnostik im Schockraum erforderlich werden, mit einer Mannitol-Therapie in üblicher Dosierung (0,25–1 g/kg) zu beginnen.

Bei kreislaufstabilen Patienten wird in 15 bis max. 30° Oberkörperhochlagerung gelagert. Kreislaufinstabile Patienten werden flach gelagert. Um eine venöse Abflussbehinderung zu vermeiden, wird auf eine achsengerechte Lagerung des Kopfes in Kopfneutrallage besonders geachtet. Die HWS muss weiterhin gesichert werden.

16.2.3 Neurologischer Status

Der neurologische Status umfasst die Erhebung und Dokumentation des GCS und des Pupillenstatus (Größe, Form, Lichtreaktion). Der GCS wird idealerweise vom Notarzt am Unfallort und bei der stationären Aufnahme vom Unfallchirurgen im Schockraum erfasst und dokumentiert. Nach Stabilisierung der Vitalfunktionen soll bei nicht intubierten und analgosedierten Patienten eine erneute Erhebung stattfinden.

Bei Schmerzen, Angst und bei notwendiger Intubation muss der Patient analgosediert werden.

Nach Narkoseeinleitung ist eine aussagekräftige Untersuchung zur GCS-Evaluation nicht mehr möglich. Die einzige verwertbare klinisch-neurologische Untersuchung ist bei diesen Patienten die Pupillenanalyse. Erweiterte, entrundete oder lichtstarre Pupillen sowie eine Blickdeviation können Hinweise für eine zerebrale Schädigung sein und sollten baldmöglichst durch eine cCT-Untersuchung abgeklärt werden.

16.2.4 Entkleiden, Vermeiden von Hypothermie

Selbstverständlich ist auch bei Schädel-Hirn-Verletzungen eine zusätzliche Schädigung durch umgebende Einflüsse zu vermeiden. Ganz besonders ist bei komatösen oder intubierten Patienten auf eine druckfreie Lagerung (Leeren der Taschen) und den Wärmehaushalt zu achten. Die früher proklamierte Hypothermiebehandlung wird nicht durchgeführt, auf keinen Fall darf sie im Schockraum durch Unterlassen von Wärmeschutz de facto begonnen werden, denn die Nebenwirkungen (z.B. Gerinnungsstörungen) überwiegen den Benefit (herabgesetzter Stoffwechsel) bei Weitem.

16.3 Secondary Survey im Schockraum

Sowohl im präklinischen als auch im klinischen Bereich ist die Vermeidung der sekundären Schädigung oberstes Gebot. Die Maßnahmen hierfür sind am Unfallort zu beginnen und müssen nach Aufnahme in der Klinik fortgeführt und ggf. intensiviert werden.

Folgende Maßnahmen sind hier von besonderer Bedeutung:

- Aufrechterhaltung der Vitalfunktionen (➤ Kap. 5 und ➤ Kap. 14)
- Monitoring (➤ Kap. 5 und ➤ Kap. 14)
- Präzisieren der Diagnose mittels klinischer Untersuchung im Rahmen des Secondary Survey und der Bildgebung (v.a. cCT nativ oder ggf. mit Kontrastmittel; ➤ Kap. 13)
- Veranlassen der notwendigen Therapie (operative Versorgung).

MERKE

Die Entscheidung über die primär durchzuführende apparative Diagnostik orientiert sich jedoch am klinischen Zustand des Patienten!

Kreislaufstabile bewusstlose Patienten werden, nach sorgfältiger Überprüfung aller präklinisch eingeleiteten Maßnahmen (Tubuslage, periphere venöse Zugänge) zuerst einer cCT-Untersuchung zugeführt (➤ Abb. 16-1). Hier sollte immer an die Untersuchung der HWS durch die CT in einem Untersuchungsgang gedacht werden. Steht ein modernes CT-Gerät zur Verfügung, kann die Traumaspirale bereits in diesem ersten Untersuchungsgang gefahren werden. Wichtig ist hier aber, dass die Auswertung der Schädeluntersuchung vorrangig durchgeführt wird, da der limitierende Faktor bei den modernen Geräten nicht die Untersuchungs- sondern die Auswertungszeit ist.

Bei **kreislaufinstabilen bewusstlosen** Patienten wird nach einer Blutung (intraabdominell, intrathorakal) gesucht und bei Notwendigkeit eine Laparotomie oder Thorakotomie diese als Erstmaßnahme durchgeführt, auch wenn der Patient in der Zwischenzeit einen zusätzlichen sekundären Hirnschaden durch verzögerte Diagnostik und Therapie erleiden kann. Besser ist es, ein simultanes Vorgehen zu etablieren.

Mit Hilfe der arteriellen Blutgasanalyse werden die Ventilationsparameter sowie der Säure-Base-Haushalt überprüft. Wichtig bei bewusstlosen bzw.

16

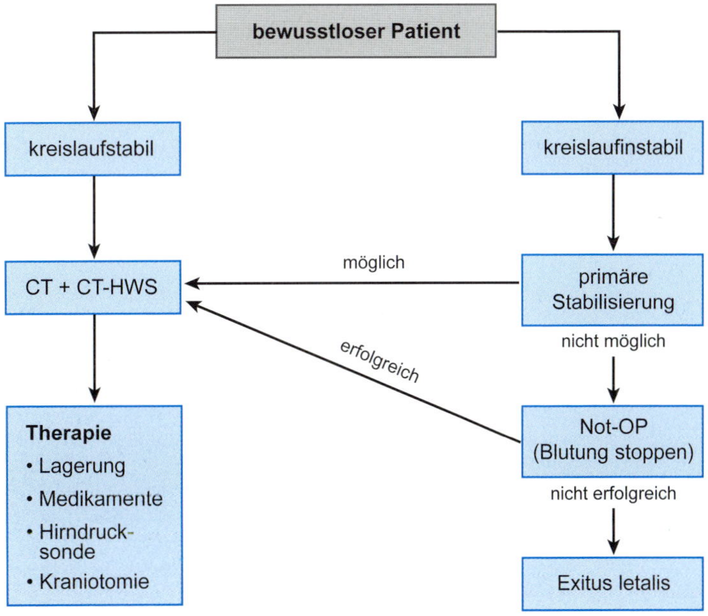

Abb. 16-1 Algorithmus des Secondary Survey beim Patienten mit SHT.

bewusstseinsgetrübten Patienten ist die Durchführung einer Blutzuckerbestimmung, Blutalkoholbestimmung sowie ggf. ein Drogen-Screenings aus dem Urin.

16.4 Therapie

Die Versorgung des Patienten mit SHT im Schockraum hat als primäres Ziel die Vermeidung bzw. die Minimierung des sekundären Hirnschadens. Hauptursachen hierfür sind arterielle Hypotonie und Hypoxämie. Zur Vermeidung einer Hypoxämie erhalten nicht bewusstlose Patienten mit leichten Verletzungen (GCS ≥13) Sauerstoff (3–6 l/min) über die Maske oder Nasenbrille. Die Oxygenierung wird pulsoxymetrisch überwacht.

MERKE

Eine periphere Sauerstoffsättigung von 95% sollte nicht unterschritten werden!

Indikationen für eine endotracheale Intubation und Beatmung sind:

- GCS < 9
- bewusstloser Patient
- Patient mit respiratorischer Insuffizienz bei Begleitverletzungen (Thoraxtrauma, Gesichtsschädelverletzungen, Polytrauma)
- Patient mit Aspirationsgefahr.

Da Patienten mit SHT durch Hypotonien besonders gefährdet sind einen zerebralen Sekundärschaden durch Minderdurchblutung zu erleiden, wird sobald als möglich eine invasive arterielle Druckmessung installiert.

Die Indikation zur Implantation einer Drucksonde zur ICP-Messung sollte eher großzügig gestellt werden, eine Festlegung über entsprechende Entscheidungskriterien dafür oder dagegen sollte im Vorfeld vereinbart sein. Wir empfehlen die Anlage einer intrazerebralen Drucksonde bei Hinweisen auf erhöhten Hirndruck, generalisiert und regional. Die epidurale Drucksonde ist hinsichtlich Messgenauigkeit, Verlässlichkeit und Haltbarkeit unterlegen, kann aber im Verbund mit cCT-Kontrollen auch reliable Hirndruckmesswerte liefern. Besser ist jedoch die intraventrikuläre oder intraparenchymale Sondenanlage.

Eine sofortige neurochirurgische Versorgung ist bei weniger als 10% der Patienten mit einem SHT notwendig (ca. 4–7%). Indikationen für eine rasche neurochirurgische Intervention sind:

- raumfordernde intrakranielle Blutungen (epidural, subdural)
- Impressionsfrakturen über Kalottenbreite
- offene SHT mit Lazerationen.

Die Notfalleingriffe in der Neurochirurgie beschränken sich i.d.R. auf Implantation von Hirndrucksonden, Entlastung von epi- und subduralen Hämatomen sowie Dekompressionskraniotomien. Oft ist die sekundäre Verlegung nicht mehr möglich. Umso wichtiger ist die präklinische Entscheidung in welche Klinik der Patient zur Primärversorgung gebracht wird.

FALLBEISPIEL

Ankündigung für den Schockraum: Unbekannter Patient, männlich, ca. 25 Jahre alt. Z.n. Verkehrsunfall als Pkw-Fahrer, angeschnallt, Frontalzusammenstoß mit einem überholenden Pkw, wegen Bewusstlosigkeit am Unfallort vom Notarzt intubiert.

In der Übergabedokumentation ist ohne nähere Erläuterung ein GCS von 6 dokumentiert. Eine Kopfplatzwunde links frontoparietal wurde mit einem Druckverband versorgt.

Bei der Aufnahme in der Klinik ist der Patient intubiert, beatmet, mit regelrechten Vitalparametern. Neurologisch kann der narkotisierte Patient nicht gut beurteilt werden. Einzig eine Pupillenerweiterung links mit zögerlicher Lichtreaktion fällt auf. Aus der Kopfwunde besteht eine sickernde Blutung, der Druckverband erscheint nicht wirklich suffizient.

Die Kreislaufparameter sind nach Volumengabe kompensiert (RR: 120/80 mmHg, Puls 98/min). Nach einer kurzen sonographischen Untersuchung des Abdomens, die keinen auffälligen Befund ergibt, wird die CT-Untersuchung mittels Traumaspirale durchgeführt. Da die Befundung in üblicher Reihenfolge nach der Aufnahmereihenfolge (Thorax, Abdomen, Schädel, HWS) durchgeführt wird und etwas dauert, wird der Patient zwischenzeitlich in den Schockraum zurückgebracht.

In relativ kurzer Zeit steigt der Blutdruck auf 160/70 mmHg, die Pulsfrequenz sinkt und ist nun mit 52/min im unteren Normbereich. Neurologisch ist der Patient weiterhin nicht gut beurteilbar, die Pupillen reagieren links weiterhin zögerlich, unverändert zum Vorbefund. In Folge treffen der Reihe unauffällige CT-Befunde bezüglich Abdomen, Thorax, Wirbelsäule und Becken ein.

Der nach 25 Minuten eintreffende cCT-Befund zeigt linksseitig eine Impressionsfraktur mit epiduralem Hämatom sowie mehrere kleine Kontusionen linksbetont mit jeweils kleinerem Begleitödem. Weiter zeigt sich eine leichte Mittellinienverlagerung nach rechts. Der Patient wird für die Operation vorbereitet, der Eingriff soll als Notfalleingriff sofort erfolgen.

Auf dem Weg in den OP erleidet der Patient einen Herzkreislaufstillstand, der trotz rascher kardiopulmonaler Reanimation irreversibel bleibt.

Der oben geschilderte Verlauf ist ein Beispiel inwieweit ein einziger Fehler im Ablauf letztendlich einen deletären Verlauf zulassen kann. Nachdem allein der neurologische Befund wirklich auffällig war, hätte die Auswertung der Traumaspirale mit der cCT- und HWS-Untersuchung erfolgen müssen.

ÜBUNGSANLEITUNG

Eine gute Möglichkeit ist das Erstellen eines Kartenspiels, in dem wie oben im Beispiel mögliche neurologische Befunde (Pupillen, Ansprechbarkeit und viele andere) kombiniert werden und diese dann noch ggf. mit anderen relevanten Befunden (Kreislauf, Begleitverletzungen) zu einer jeweils wechselnden Befundkonstellation führen. Dann kann über diagnostisches und therapeutisches Procedere diskutiert werden, was bei allen anderen positiven Effekten auch zu einer ständigen Wiederholung aller möglichen Maßnahmen führt.

LITERATUR

Herrmann HD (1991) Neurotraumatologie. Edition Medizin VCH, Weinheim.

KAPITEL

17

Michael Gerstorfer und Ludwig Gutermuth

Wirbelsäulen- und Rückenmarksverletzungen

17.1 Allgemeine Überlegungen

Die Wirbelsäule ist als zentrales knöchernes Achsenorgan sehr häufig von Verletzungen betroffen. Diese Verletzungen reichen von einfachen Zerrungen des umgebenden Bandapparates bis zu komplexen Frakturen mit kompletter Funktionsstörung des Rückenmarks.

In Deutschland geht man von 10 000 Wirbelsäulenverletzungen pro Jahr aus, bei einem Fünftel dieser Patienten liegt eine neurologische Funktionsstörung im Sinne einer Querschnittssymptomatik vor.

Am häufigsten betroffen von einem Wirbelsäulentrauma sind die HWS und die LWS. Die BWS ist durch anatomische Besonderheiten, wie das knöcherne Thoraxkorsett, weniger häufig Lokalisation von Verletzungen. Die HWS ist am häufigsten infolge von Verkehrsunfällen und Stürzen aus großen Höhen (Hochrasanztraumen) verletzt. Es überwiegen dabei die **Distraktionsverletzungen**. Im Bereich der LWS finden sich hauptsächlich **Kompressionsverletzungen**. Insgesamt sind in ca. 40% der Fälle neurologische Auffälligkeiten zu bemerken, die in schweren Fällen zu einer lebenslangen Einschränkung des Patienten oder zum Tod führen können.

17.2 Grundlagen der Anatomie, Physiologie und Neurologie

Die Kenntnis der Anatomie und der Neurologie von Wirbelsäule und Rückenmark sind, neben einem Versorgungsplan zur Behandlung von Verletzungen der Wirbelsäule, von herausragender Bedeutung.

17.2.1 Anatomie der Wirbelsäule

Die Wirbelsäule stellt ein zentrales Element des knöchernen Achsenskeletts dar und wird in verschiedene Abschnitte eingeteilt.

Knöcherne Bestandteile

Die Wirbelsäule wird unterteilt in:

- **Halswirbelsäule** bestehend aus sieben Halswirbelkörpern (HWK 1 bis 7). Dieser Teil der Wirbelsäule ist für Verletzungen wegen der hohen Beweglichkeit und der starken Exposition am empfindlichsten
- **Brustwirbelsäule** bestehend aus 12 Brustwirbelkörpern (BWK 1 bis 12). Wegen des Rippengerüstes und der Bauweise der Wirbelkörper ist dieser Teil der Wirbelsäule am wenigsten für Verletzungen empfindlich
- **Lendenwirbelsäule** bestehend aus fünf Lendenwirbelkörpern (LWK 1 bis 5)
- **Os sacrum** (Kreuzbein) bestehend aus fünf Kreuzwirbeln, die bis zum etwa 20. Lebensjahr zu einem Knochenkörper verschmelzen.
- **Os coccygis** (Steißbein) bestehend aus drei bis fünf Wirbelrudimenten, die synostotisch verschmolzen sind.

Im Notfall klinisch wichtig sind v.a. die HWK, BWK und LWK, weshalb sie im folgenden Kapitel besonders besprochen werden.

Ligamentäre Bestandteile

Die knöchernen Wirbelkörper sind durch eine Vielzahl von Bändern miteinander verbunden, wobei hier die wichtigsten genannt werden:

- **Lig. longitudinale anterius:** Verbindet die Wirbelkörper vom Os occipitale bis zum Os coccygis

im Bereich der Wirbelvorderkante und hemmt die Streckung des Rumpfes
- **Lig. longitudinale posterius:** Verbindet dorsal die Wirbelkörper miteinander und reicht ebenfalls vom Os occipitale bis zum Os coccygis. Es hemmt im Wesentlichen die Beugung des Rumpfes und sichert die Disci intervertebrales
- **Lig. flavum:** Spannt sich zwischen benachbarten Wirbelbögen und unterstützt das Aufrichten und die Beugung des Rumpfes
- **Lig. supraspinale:** Verbindet die Pp. spinosi der Wirbelkörper vom HWK 7 bis zum Os sacrum und hemmt die Beugung des Rumpfes.

Disci intervertebrales

Zwischen den Wirbelkörpern liegen die Bandscheiben. Dabei handelt es sich um knorpelige Faserringe (Anulus fibrosus) mit einem mittig liegenden Gallertkern (Nucleus pulposus), der für eine gleichmäßige Druckverteilung auf die Wirbelkörperdeckplatten sorgt.

17.2.2 Anatomie des Rückenmarks

Das Rückenmark reicht vom unteren Ende der Medulla oblongata am Foramen magnum des Os occipitale und geht beim Erwachsenen etwa in Höhe des LWK 1 in den Conus medullaris über. Wie auch die knöcherne Wirbelsäule wird das Rückenmark in einen Hals-, Brust-, Lenden-, Kreuz- und Steißbeinmark unterteilt, diese funktionelle Unterteilung entspricht aber nicht der Lage in Projektion auf den jeweiligen knöchernen Wirbelsäulenabschnitt (➤ Tab.17-1).

Aus dem Rückenmark treten beidseits die Fila radicularia, die sog. Wurzelfäden, aus. Diese bilden in ihrer Gesamtheit die jeweiligen Spinalnerven. In den Spinalnerven werden sowohl motorische als auch sensible Informationen weitergeleitet. Aus dem Rückenmark gehen auf beiden Seiten jeweils 31 Spinalnerven hervor (➤ Tab. 17-2).

Im Bereich des Rückenmarks findet sich eine große Anzahl von Leitungsbahnen. Unfallchirurgisch wichtig und somit hier genannt sind jedoch nur:

Tab. 17-1 Übersicht über die Rückenmarkssegment und ihre Projektion auf die Wirbelkörper.

Rückenmarkssegment	Wirbelkörperprojektion
C1–C5	HWK 1 bis HWK 5
C6–C8	HWK 6 bis HWK 7
Th1–Th6	BWK 1 bis BWK 5
Th7–Th12	BWK 6 bis BWK 9
L1–L5	BWK 10 bis BWK 12
S1–S5 und Co1	LWK 1 bis LWK 2

Tab. 17-2 Übersicht über die Spinalnervenpaare.

Spinalnervenpaare	Anzahl	Bezeichnung
Halsnerven (Nn. cervicales)	8	C1–C8
Brustnerven (Nn. thoracici)	12	Th1–Th12
Lendennerven (Nn. lumbales)	5	L1–L5
Kreuzbeinnerven (Nn. sacrales)	5	S1–S5
Steißbeinnerven (Nn. coccygei)	1 (selten 2)	Co 1 (2)

- **Tractus corticospinalis (Pyramidenbahn, corticospinal tract):** Diese Bahn verläuft absteigend in ihrem Hauptanteil als Tractus corticospinalis lateralis posterolateral im Seitenstrang des Rückenmarks und dient der Leitung der Information für die Willkürmotorik des jeweiligen ipsilateralen Segments.
- **Tractus spinothalamicus anterior** und **lateralis:** Der Tractus spinothalamicus anterior verläuft aufsteigend anterolateral im Bereich des Vorderstrangs und ist für die Leitung der protopathischen Sensibilität (Druck und grobe Berührung) der kontralateralen Seite verantwortlich. Der Tractus spinothalamicus lateralis ist eine aufsteigende Bahn im Bereich des Seitenstranges und dient der Leitung der protopathischen Sensibilität (Schmerz und Temperatur) aus Haut und Eingeweiden der kontralateralen Seite.
- **Tractus spinobulbaris (Hinterstrangbahn):** Dabei handelt es sich um eine aufsteigende Bahn im Bereich des Hinterstrangs. Er dient der Leitung der epikritischen Sensibilität (Tasten, Berührung, Druck und Vibration) und der propriozeptiven Impulse der ipsilateralen Seite.

17.2.3 Neurologie

Im Rahmen einer Wirbelsäulen-/Rückenmarksverletzung wird zwischen sensiblen und/oder motorischen Ausfällen unterschieden (auch ➤ Kap.12).

Sensible Innervation

Ein Dermatom ist ein Hautareal das von einem bestimmten Rückenmarksegment sensibel innerviert wird. Die Hautoberfläche des Menschen ist in 30 Dermatome unterteilt, wobei diese Dermatome den 31 Spinalnerven zugeordnet sind (➤ Abb. 17-1).

Motorische Innervation

Die Innervation der Skelettmuskulatur erfolgt durch die motorischen Vorderhornzellen nach segmentale Zuordnung entlang der Rückenmarksegmente. Ein Skelettmuskel wird i.d.R. von zwei benachbarten Rückenmarksegmenten innerviert. Zur Diagnostik der Verletzungshöhe wird u.a. die Untersuchung von Kennmuskeln eingesetzt. Ein Kennmuskel ist dadurch charakterisiert, dass er von den motorischen Nervenfasern nur eines Spinalnerven innerviert wird, sodass der selektive Ausfall der Kennmuskelfunktion Rückschlüsse auf die Lokalisation der Läsion (einzelnes Rückenmarksegment, Läsion der Vorderwurzel) ermöglicht.

Um zwischen einer Parese (Kraftminderung) und einer Paralyse oder Plegie unterscheiden zu können, wird die aktive Beweglichkeit mit Hilfe von Kraft-

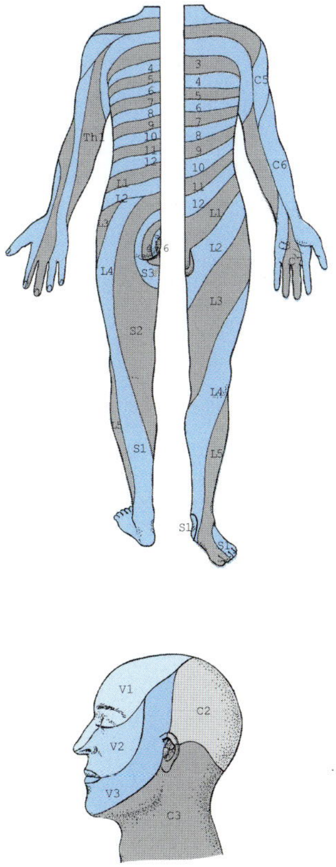

Dermatome

Abb. 17-1 Dermatome des menschlichen Körpers.

Tab. 17-3 Kennmuskeln der Rückenmarksegmente.

Rückenmarksegment	Kennmuskel	Untersuchung
C5	M. deltoideus	Patient wird aufgefordert den Arm zu heben, dabei wird die Hand des Untersuchers auf den Muskel gelegt und auf Kontraktion geachtet
C6	M. biceps brachii	Patient wird aufgefordert den Arm zu beugen
C7	M. triceps brachii	Patient wird aufgefordert den Arm zu strecken
C8	M. abductor digiti minimi/ Mm. interossei	Patient wird aufgefordert die Finger gegen den Druck des Untersuchers von medial und lateral zu spreizen
L1–L3	M. iliopsoas	Patient wird aufgefordert das ausgestreckte Bein zu heben
L4	M. quadriceps femoris	Patient wird aufgefordert das Bein auszustrecken
L5	M. extensor hallucis longus/M. extensor digitorum longus	Patient wird aufgefordert die Zehen in Richtung Körper gegen Widerstand zu bewegen
S1	M. triceps surae	Patient wird aufgefordert die Fußspitze gegen den Widerstand von sich wegzudrücken („Gas geben“)

graden angegeben (➢ Tab. 17-4). Diese Untersuchungen können nur beim wachen Patienten durchgeführt werden.

Reflexe

Anhand von Kennreflexen wird auf verschiedenen Höhen des Rückenmarks die Intaktheit des Reflexbogens untersucht, und ob der Reflexbogen supraspinalen Einflüssen unterliegt. Dazu werden verschiedene Muskeleigenreflexe und Fremdreflexe überprüft und anhand einer Reflexskala (➢ Tab. 17-5 und ➢ 17-6) beurteilt.

Tab. 17-4 Bewertungsskala für die aktive Kraftprüfung.

Wert	Untersuchungsergebnis
5/5	normale Kraft
4/5	Bewegung gegen leichten Widerstand möglich
3/5	Anheben gegen die Schwerkraft möglich
2/5	schwache Muskelbewegung nur unter Aufheben der Schwerkraft möglich
1/5	sichtbare Muskelkontraktion aber kein Bewegungseffekt
0/5	Keine Muskelkontraktion sichtbar, keine Muskelkraft
n.u.	Nicht untersuchbar

Tab. 17-5 Kennreflexe und deren Untersuchung.

Rückenmarksegment	Kennreflex	Untersuchung
C4	Atmung	Atemstörung, Zwerchfellhochstand
C5–C6	Bizepssehnenreflex (BSR)	Finger des Untersuchers wird oberhalb des Ellbogengelenks auf die Bizepssehne gelegt und dieser beklopft
C6–C7	Trizepssehnenreflex (TSR)	Arm des Patienten wird um 90° angewinkelt und auf den Bauch gelegt. Schlag auf die Sehne des M. triceps brachii oberhalb des Olekranons führt zur Streckung des Armes
L1–L2	Kremasterreflex (nur bei Männern)	Beim Bestreichen des Oberschenkels hebt sich der ipsilaterale Hoden im Skrotum
L3–L4	Patellarsehnenreflex (PSR)	Linker Arm des Untersuchers unter das Knie des Patienten, Knie wird auf ca. 60% gebeugt und die Patellarsehne beklopft. Reflex führt zur Kniestreckung
S1–S2	Achillessehnenreflex (ASR)	In Rückenlage wird der gekreuzte Unterschenkel des Patienten über den anderen Unterschenkel gelegt und der Reflex durch Schlag auf die Achillessehne ausgelöst. Reflex führt zur Plantarflexion
S4–S5	Analreflex	Kurzes Bestreichen oder Einstechen in die Haut des Analrandes. Beim Gesunden kommt es zu einer Kontraktion des Analsphinkters
Pyramidenbahn	Babinski-Reflex	Druckvolles Bestreichen der lateralen Fußsohle führt zur ausgeprägten Dorsalflexion der Großzehe. Ein Normalbefund hier ist das Fehlen des Reflexes

Tab. 17-6 Reflexstärke.

Beschreibung	Beurteilung
fehlend/seitendifferent	
±	nur mit Bahnung auslösbar
+	normal auslösbar
++	lebhaft
+++	sehr lebhaft gesteigert

Wichtig zur Beurteilung der Reflexprüfung ist immer der Seitenvergleich der Reflexauslösbarkeit: im Normalfall sind die Reflexe seitengleich auslösbar.

MERKE
Reflexe immer im Seitenvergleich prüfen!

Auch die Beurteilung der Stärke der Reflexantwort kann nur im Vergleich mit den anderen Reflexen erfolgen: eine Reflexantwort ist nur dann „gesteigert", wenn die anderen Reflexe normal oder abgeschwächt sind. Eine Bahnung der Reflexe, z.B. durch den Jendrassik-Handgriff oder Zähnezusammenbeißen kann beim wachen Patienten einen schwachen Reflexerfolg verstärken.

Fremdreflexe sind der Kremasterreflex, der Analreflex und das Babinski-Zeichen. Letzteres gehört zu einer Gruppe von pathologischen Reflexen (Pyramidenbahnzeichen), die bei Nachweis auf eine Schädigung der motorischen Großhirnrinde bzw. der Pyramidenbahn weisen, und damit Anzeichen einer diffusen Hirn- oder Rückenmarkschädigung sein können.

Neurologische Ausfallssyndrome

Man unterscheidet je nach Höhe und Ausmaß der Schädigung des Rückenmarks typische Ausfallssyndrome, die ggf. auch schon in der Akutsituation zu erkennen sind und somit einen wichtigen diagnostischen Hinweis liefern können:

- **zentrales Halsmarksyndrom (central cord):** Dabei findet sich häufig im Verlauf eine spastische Tetraparese, wobei die Arme die Beine im Hinblick auf Spastik überwiegen. In der Akutsituation wird bei den Patienten mit einer Läsion unter C4 eine reine Bauchatmung bei der körperlichen Untersuchung auffällig. Läsionen kranial von C4 werden ohne Beatmung nicht überlebt.
- **Brown-Séquard-Syndrom (halbseitiges Querschnittsyndrom):** Hier findet sich eine spastische Monoparese mit aufgehobener Tiefensensibilität auf der verletzten Seite des Rückenmarks, mit einer dissozierten Sensibilitätsstörung (Temperatur und Schmerz) auf der unverletzten Seite. Dieses Verletzungsbild liegt in seiner Reinform äußerst selten vor.
- **Vorderes Rückenmarksyndrom (A.-spinalis-anterior-Syndrom):** Bei diesem, in der Traumatologie selteneren Krankheitsbild, finden sich je nach Höhe spastische Para- oder Tetraparesen kaudal der Läsion mit aufgehobenem Schmerz- und Temperaturempfinden zusätzlich dazu finden sich Lähmungen der Blasen und des Mastdarms.
- **Conus-medullaris-Syndrom**: Je nach Höhe der Läsion findet sich eine Paraparese mit schlaffen oder spastischen Anteilen, sog. Reithosenanästhesie, Blasen- und Mastdarmlähmung.
- **Cauda-equina-Syndrom (Läsion der Nervenfaserbündel von L5 bis S2):** Hierbei finden sich schlaffe Paresen und Sensibilitätsstörungen der unteren Extremität, ggf. in Kombination mit Blasen- und Mastdarmlähmung.

17.3 Einteilung der Verletzungen

Die Einteilung der Wirbelsäulenverletzungen erfolgt nach verschiedenen Gesichtspunkten:

- Art der knöchernen Verletzung
- Höhe der Verletzung
- Schwere des neurologischen Schadens

17.3.1 AO-Klassifikation der knöchernen Verletzung

Nach der AO-Klassifikation werden drei Typen der Wirbelkörperfraktur (A, B und C) unterschieden (➤ Abb. 17-2), diese werden in weitere Untergruppen unterteilt. Wichtig sind jedoch die Art der Verletzung und die orientierende Einteilung:

- **Typ A – Kompressionsverletzungen** (v.a. der ventralen Wirbelkörperanteile, ➤ Abb. 17-2a):
  - A1: stabile Impaktionsfraktur
  - A2: Spaltfraktur
  - A3: instabile Berstungsfraktur
  - Letztere sind instabil insbesondere für Stauchung. Im Bereich der HWS finden sich ca. 30% Typ-A-Frakturen, im Bereich der LWS etwa 65%.
- **Typ B – Distraktionsverletzungen** (betroffen sind ventrale und dorsale Wirbelsäulenelement; ➤ Abb. 17-2b):
  - B1: Flexions-/Distraktionsverletzung mit Zerreißung der dorsalen Ligamente

- B2: Flexions-/Distraktionsverletzung mit dorsaler transossärer Zerreißung
- B3: Hyperextensionsverletzung mit Zerreißung ventral (durch die Bandscheibe)
- Diese Verletzungen sind als hochgradig instabil anzusehen, v.a. für Zug. Im Bereich der HWS sind die häufigsten Verletzungen (ca. 50%), im Bereich der LWS finden sich diese Verletzungen mit 15% eher selten.

• **Typ C – Rotationsverletzungen** (➤ Abb.17-2c):
  - C1:Typ-A-Verletzung mit Rotation
  - C2: Typ-B-Verletzung mit Rotation
  - C3: Rotationsscherbrüche.
  - Diese Verletzungen sind instabil für Zug, Kompression und Rotation und haben eine hohe Inzidenz für neurologische Begleitverletzungen. Im Bereich der HWS finden sich diese komplexen Verletzungen in ca. 20%, im Bereich der LWS in ca. 20% der Patienten.

17.3.2 Schadenshöhe

Ein weiterer wichtiger Faktor ist die Schadenshöhe der Verletzung des Rückenmarks. Es wird zwischen sensibler oder/und motorischer Schädigung unterschieden. In der Traumatologie finden sich Schäden am häufigsten im Bereich C5/C6 und Th12/L1 (thorakolumbaler Übergang).

Die Höhe des Schadens wird immer mit dem Segment bezeichnet, dessen normale (sensible und/oder motorische) Funktion erhalten ist. Im Rahmen der motorischen Untersuchung werden orientierend die Kennmuskeln abgefragt (s.o.). Zudem müssen die Defizite immer auf beiden Körperseiten untersucht werden. Beim intubierten Patienten ist diese Untersuchung schwierig, man behilft sich hier mit der Prüfung der Reflexe.

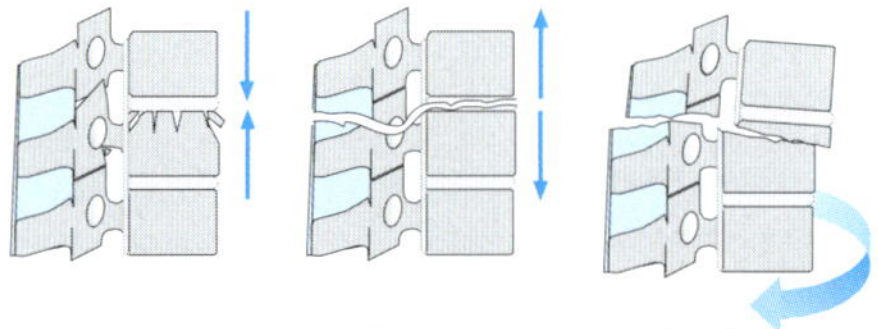

Abb. 17-2 Einteilung der Wirbelsäulenfrakturen nach AO.

Bei inkompletten Defiziten wird die Höhe des Schadens ebenfalls mit der Höhe des letzten unbeeinträchtigten Segments bezeichnet.

Neben den neurologischen Schäden, die im Rahmen der körperlichen Untersuchung festgestellt werden, müssen auch die knöchernen Verletzungen im Bereich der Wirbelsäule beachtet und wenn möglich korreliert werden.

MERKE
Bei V.a. eine Fraktur der Halswirbelsäule sollte der Patient **primär** an ein Krankenhaus der Maximalversorgung oder ein Traumazentrum verlegt werden.

17.3.3 Schwere des neurologischen Schadens

Beim neurologischen Schaden wird sowohl die Sensibilität als auch die Motorik einzeln beurteilt. Häufig treten beide Schadensqualitäten miteinander auf. Im weiteren Verlauf ist es von großer Bedeutung, dass die genaue Lokalisation des Schadens und die Qualität des Schadens festgestellt und dokumentiert wird.

Die Schwere des neurologischen Schadens drückt sich in einer Störung der Funktionen und der Qualität der Reflexe aus, d.h. bei Fehlen von Reflexen, fehlender Kraft und Sensibilität liegt ein schwerer Schaden vor.

17.4 Versorgung in der Prähospitalphase

MERKE
Jedes Polytrauma muss als potenzielle Wirbelsäulenverletzung angesehen werden und wird bis zum Beweis des Gegenteils als solche behandelt!

Präklinisch sollte die Anamnese im Hinblick auf den Verletzungsmechanismus und, wenn in einem absehbaren Zeitrahmen möglich, auf Vorerkrankungen erfolgen. So kann aufgrund des Unfallmechanismus zum einen die potenzielle Verletzung und deren Schwere in etwa abgeschätzt werden, zum anderen können relevante Vorerkrankungen (Herzinsuffizienz, Niereninsuffizienz, Osteoporose, rheumatische Erkrankungen etc.) und mögliche Begleitverletzungen (Thoraxtrauma, Abdominaltrauma, Extremitätentrauma, etc.) ins Kalkül einbezogen und in ihrer Wichtigkeit eingeordnet werden.

Im Anschluss an die orientierende Untersuchung des Patienten wird die Rettung und Lagerung angestrebt. Die Rettung und anschließende Lagerung sollte **achsengerecht** erfolgen. Ausnahmen stellen lebensbedrohliche Situationen dar, die eine rasche (sog. Crush-Rettung) Rettung nötig machen.

Im Vordergrund der Rettung und Lagerung steht die Immobilisation der HWS durch eine möglichst rigide Halskrause (Stiff neck). Beim Anlegen sollten Distraktionsmanöver und übermäßiger Zug auf die HWS vermieden werden.

MERKE

Repositionsmanöver gegen Widerstand sind zu unterlassen!

Bei ausgeprägten neurologischen Defiziten, v.a. im Rahmen eines begleitenden schweren SHT, offensichtlicher Verletzung des ZNS (Austritt von Liquor oder Gehirnmasse), einer Verletzung der Wirbelsäule und eines neurogenen Schocks. kann die frühzeitige Intubation indiziert sein (➤ Kap. 15).

Oft ist hierbei die Mithilfe durch die Feuerwehr und andere Hilfsorganisationen am Unfallort, v.a. zur technischen Rettung des Verletzten, unverzichtbar und wie immer in der Notfallmedizin, abhängig von einer guten und kollegialen Kommunikation. Wichtig ist es auch die Taschen des Patienten vor der Lagerung zu leeren, um die Entstehung von Druckgeschwüren, z.B. durch Schlüssel in der Hosentasche, zu vermeiden.

Bei V.a. eine Wirbelsäulenverletzung muss ein rascher Transport in ein für die Behandlung von Wirbelsäulenverletzungen geeignetes Traumazentrum erfolgen. Dabei ist auf möglichst schonenden Transport zu achten (RTH), und ggf. das Rettungsmittel früh im Verlauf der präklinischen Versorgung anzupassen und nachzufordern.

17.5 Versorgung im Schockraum

Bei der Übergabe (➤ Kap. 3) ist besonderes Augenmerk auf den Verletzungsmechanismus zu richten, um nötige weitere unfall- bzw. notfallchirurgische (Interventionen bei Begleitverletzungen, z.B. Thoraxdrainagen etc.) oder radiologische (Trauma-CT mit Darstellung der Wirbelsäule) Maßnahmen nicht zu verzögern.

17.5.1 Primary Survey und Stabilisierung

Nach der Übergabe durch den Notarzt und der achsengerechten Umlagerung auf die Nothilfeliege: am besten ist hier die Lagerung auf ein z.B. spine board oder ein sog. emergency transport board; steht dies nicht zur Verfügung, können auch Laken unter dem Patienten hilfreich sein. Nach der Umlagerung sollte der erste Untersuchungsgang nach dem ABCDE-Schema (➤ Kap. 4) durchgeführt werden.

Atemwege

Die Sicherung der Atemwege erfolgt immer unter Schutz der HWS, also entweder unter dem Schutz eines Stiff neck oder unter manueller Sicherung der HWS. Manuelle Sicherung bedeutet das Fixieren des Kopfes mit beiden Händen unter leichtem Zug, ohne Flexions- oder Extensionsbewegungen (In-line-Stabilisation; ➤ Kap. 5).

MERKE

Sicherung der Atemwege nur unter Schutz der HWS!

Atmung

Ziel der Sicherung der Atmung ist eine ausreichende Oxygenierung und Ventilation. Bei wachen Patienten mit ausreichender Spontanatmung sollte Sauerstoff über eine Maske (4–8 l/min) verabreicht werden. Bei unzureichender Spontanatmung sollte die Intubation großzügig erfolgen. Insbesondere bei V.a. eine HWS-Verletzung sollte großzügig auf die

17

Möglichkeit einer fiberoptischen Intubation zurückgegriffen werden (➤ Kap. 5 und ➤ 14).

Kreislauf

Die Sicherstellung einer ausreichenden Zirkulation erfolgt durch:

- Therapie eines möglichen Schocks (v.a. neurogen, hämorrhagisch, hypovolämisch)
- Behandlung einer Hypovolämie durch Volumenersatz (Kristalloide und Kolloide).
- Bei einem stattgehabten Wirbelsäulentrauma wird eine kontinuierliche zentrale Venendruckmessung (ZVD) empfohlen. Ein zentraler Venenkatheter (ZVK) sollte bereits früh, am besten vor dem Secondary survey, angelegt werden.

Besonders zu beachten ist eine Schocksymptomatik im Rahmen einer Verletzung der Wirbelsäule, die sich mit einem akuten Blutungsgeschehen vereinbaren lässt. In der Regel handelt es sich hierbei um einen neurogenen Schock. Dabei kommt es infolge einer Regulationsstörung der peripheren Vasomotion (und damit dem „Versacken" von Blut in den Kapazitätsgefäßen der Peripherie) zu einem akuten Volumenmangelschock. Oftmals findet sich bei einem schweren Schaden des ZNS (z.B. schweres SHT oder hoher Querschnitt) eine neurogene negative inotrope Wirkung auf das Myokard, die die Schocksymptomatik verstärkt.

Die Therapie besteht in der sofortigen Gabe von Volumen (initial bis zu 2000 ml kristalloide und kolloidale Lösung) und Vasopressoren (Akrinor, Dopamin, Noradrenalin, etc.).

Neurologischer Status

Im Rahmen der neurologischen Erstuntersuchung erfolgt eine orientierende Untersuchung hinsichtlich:

- zentraler neurologischer Funktionen:
  - Bewusstsein, Vigilanz, GCS
  - Pupillenstatus (Größe, Form, Lichtreaktion)
  - orientierender Hirnnervenstatus (➤ Tab. 17-7).

Hinweise auf Rückenmarksverletzung und mögliche Höhenlokalisation.

Sofortmaßnahmen

Immobilisation

MERKE

Alle Patienten mit dem V.a. ein Wirbelsäulentrauma bleiben bis zum Beweis des Gegenteils immobilisiert!

Besonderes Augenmerk ist auf die Immobilisation der HWS zu legen. Ist dem Patienten durch den Notarzt kein Stiff neck angelegt worden, sollte dies spätestens bei der Übernahme im Schockraum erfolgen.

Die weitere Wirbelsäulenimmobilisation wird mittels Vakuumbett oder Emergency Transport Board.

Volumentherapie

Es sollte eine angepasste aber doch großzügige Volumentherapie erfolgen. Diese kann entweder mit kristalloiden als Mittel der Wahl oder mit kolloidalen Lösungen erfolgen. Die zugeführte Volumenmenge ist abhängig vom Blutdruck/ZVD und/oder von der Schocksymptomatik (➤ Kap. 4 und ➤ Kap. 5).

Medikamentöse Therapie

Katecholamine beim neurogenen Schock

Bei der Therapie des neurogenen Schocks kann – zusätzlich zu einer suffizienten Volumentherapie – die Gabe von Vasopressoren erforderlich werden. In „leichten Fällen" kann die Gabe von Akrinor® (1 Ampulle = 10 mg Theodrenalin und 200 mg Cafedrin; initiale Gabe von einer halben bis einer Ampulle i.v.) ausreichend sein. Bei schweren Verläufen werden Dopamin (5–20 µg/kg/min über Perfusor) oder Noradrenalin (initial 0,3 mg i.v., dann 0,05 bis 0,3 µg/kg/min über Perfusor) eingesetzt.

Additive Therapie mit Kortikosterioden

Obwohl mehrere Studien einen Nachweis der Verbesserung des neurologischen Outcomes nach 12 Monaten nachweisen konnten (Bracken et al. 1990, Otani et al. 1994, Pointillard et al. 2000), gibt es keine eindeutige Empfehlung zur Gabe von Methylprednisolon (NASCIS-II/III-Schema: 30 mg/kg KG

Tab. 17-7 Untersuchung der Hirnnervenfunktion.

Hirnnerv	Funktion (orientierend)	Untersuchungsgang
N. opticus (HN II)	Sehnerv	• Frage nach Sehstörungen • fingerperimetrsiche Gesichtsfeldbestimmung • Gegenstand zeigen und benennen lassen
N. oculomotorius (HN III) N. trochlearis (HN IV) N. abducens (HN VI)	Augenbewegungen (➤ Abb. 17-3)	• Verfolgen z.B. einer Lichtquelle oder des Zeigefinger des Untersuchers • Konvergenzbewegungen • Pupillenreaktionen • Frage nach Doppelbildern
N. trigeminus (HN V)	Sensibilität des Gesichts, Mundöffnung	• Frage Sensibilitätsausfälle bei Bestreichen des Gesichts • Öffnen des Mundes: bei Lähmung Verschiebung des Kiefers zur betroffenen Seite
N. facialis (HN VII)	mimische Muskulatur Gesicht	Patient wird aufgefordert die Stirn zu runzeln, die Backen aufzublasen oder zu pfeifen: bei zentraler Läsion ist Stirnrunzeln möglich, bei peripherer Lähmung nicht
N. vestibulocochlearis (HN VIII)	Hörnerv, Gleichgewichtssinn	Der Patient wird nach Hörverlust (Vergleich zu vorher) und Schwindel befragt (CAVE: Schwindel kann eine Vielzahl von Ursachen haben),
N. glossopharyngeus (HN IX)	Innervation von Zunge und Rachen	Auslösen des Würgereflexes beim intubierten Patienten
N. vagus (HN X)	u.a. Pharynx- und Larynxmuskulatur, vegetative Versorgung von Hals- Thorax- und Bauchorganen	• Untersuchung im Schockraum kaum differenziert möglich • bei Komplettausfall: Tachykardie/Arrhythmie, Heiserkeit, Spasmen im Bereich des Ösophagus und Magens
N. accessorius (HN XI)	Kopfbewegung	• Schulterheben • Kopfdrehung zur Gegenseite (nicht bei V.a. HWS-Verletzung!)
N. hypoglossus (HN XII)	Zungenbewegung	Zunge herausstrecken lassen: bei einseitiger Lähmung Abweichung zur gelähmten Seite

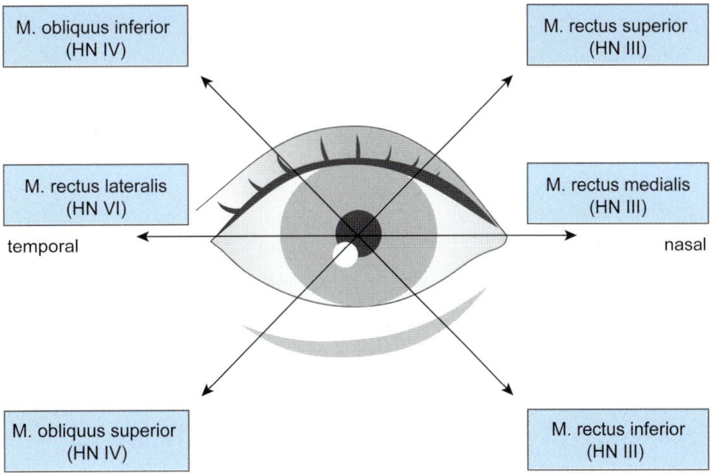

Abb. 17-3 Augenbewegungen bei Untersuchung der Hirnnerven III, IV und VI.

i.v. über 15 Minuten bis zu 8 Stunden nach Trauma, Erhaltungsdosis 5,4 mg/kg KG/h über 48 Stunden).

Andere Studien finden keinen positiven Effekt einer frühen Kortikosteroidgabe (Short 2001, Hurlbert 2000) und empfehlen die Gabe daher nicht.

Insgesamt wird derzeit die Gabe von Kortikosteroiden nach dem NASCIS-Schema eher kritisch beurteilt, da gerade der polytraumatisierte Patient durch die bekannten Komplikationen der Kortikosteroide besonders gefährdet ist. Es existiert keine allgemeingültige Empfehlung, im Einzelfall sind die Vor- und Nachteile der adjuvanten Therapie mit Kortikosteroiden genau abzuwägen und ggf. mit der definitiv versorgenden Klinik abzusprechen.

17.5.2 Secondary Survey

Nach der Stabilisierungsphase muss der Patient im zweiten Untersuchungsgang auf sein genaues Verletzungsmuster hin untersucht werden und ggf. dringliche apparativ-diagnostische Maßnahmen eingeleitet werden. Im Einzelnen erfolgen:

Anamnese nach AMPLE-Schema

Eine rasche Anamnese der Vorerkrankungen, Verletzungen und Begleitumstände erfolgt nach dem AMPLE-Schema:

- Allergies – Allergien (ggf. Allergieausweis)
- Medication – Medikamenteneinnahme (v.a. von Bedeutung sind hierbei Marcumar, Acetylsalicylsäure und Metformin)
- Past illness and pregnancy – Vorerkrankungen und Schwangerschaft (z.B. Herzschrittmacher, Diabetes mellitus, infektiöse Krankheiten wie HIV oder Hepatitis B/C, hämorrhaghische Diathese, chronischer Drogen-, Medikamente oder Alkoholabusus; Mutterpass!)
- Events/environment related to injury – Unfallhergang/-mechanismus, Alkohol- oder Drogeneinnahme.
- Zudem sollte in etwa die letzte Mahlzeit eruiert werden.

Zweituntersuchung bei Wirbelsäulentrauma

Das generelle Vorgehen beim zweiten Untersuchungsgang wird in ➤ Kapitel 12 dargestellt. Die auf das Wirbelsäulentrauma durchzuführenden klinischen Untersuchungen sind Folgende:

- erneute Bewusstseins- und Vigilanzkontrolle
- Reevaluation des GCS
- Pupillenstatus (s.o.)
- Untersuchung der Wirbelsäule:
  - **Inspektion und Palpation der Wirbelsäule:** Der entkleidete Patient sollte von mehreren Helfern vorsichtig und achsengerecht auf die Seite gedreht werden. Zunächst ist die Wirbelsäule auf Prellmarken (auch abdominelle Gurtmarken können Hinweis auf ein kombiniertes Abdominal- und Wirbelsäulentrauma sein!), größerflächige Hämatome, penetrierende Verletzungen, Schwellungen, Fehlstellungen und Deformationen zu inspizieren. Bei der Palpation sollte auf Druckschmerz, Versatz oder Fehlstellung der Dornfortsatzreihe oder Eindellungen sowie auf Krepitationen geachtet werden.
  - **Untersuchung von Schmerzen, Sensibilität und Motorik:** genaue Beschreibung von Motorik (passiv, aktiv, Kennmuskelfunktion, Kraftgrade; ➤ Tab. 17-3 und ➤ Tab. 17-4), Sensibilität (Ausfälle, Parästhesien dermatombezogen oder im Versorgungsgebiet eines peripheren Nerven), Schmerzen (radikulär oder pseudoradikulär).

    Untersuchung von physiologischen Muskeleigenreflexen (seitendifferent, fehlend, abgeschwächt, übersteigert; ➤ Tab. 17-5 und ➤ Tab. 17-6) sowie der Nachweis pathologischer Reflexe (Pyramidenbahnzeichen wie z.B. der Babinski-Reflex) und Überprüfen der Analsphinkterfunktion.

Untersuchung der übrigen Körperregionen (➤ Kap. 12), ggf. Wiederholung der Untersuchung.

17.5.3 Überwachung und Therapie

Im Vordergrund der Schockraumtherapie steht neben der Stabilisierung der Vitalfunktionen und deren Überwachung, das Vermeiden zusätzlicher Verletzungen, v.a. bei Wirbelsäulenverletzungen.

Hier empfiehlt sich eine genaue Planung der Diagnostik, um diese möglichen weiteren Verletzungsquellen zu minimieren.

Nach Ende der Diagnostik und der Schockraumphase muss der Patient verletzungsgerecht gelagert werden, v.a. ist bei Lähmungen auf eine druckfreie Lagerung und Dekubitusprophylaxe zu achten.

Überwachung

Neben dem Basis-Monitoring (EKG, Pulsoxymetrie und Beatmungs-Monitoring) sind bei Wirbelsäulenverletzten weitere Parameter von Bedeutung und sollten überwacht werden:

- **Körpertemperatur**: Die Körpertemperatur sollte kontinuierlich mittels rektaler oder ösophagealer Temperatursonde gemessen werden, um ein Auskühlen des Patienten zu vermeiden.
- **zentraler Venendruck (ZVD):** Kontrolle über die Volumentherapie (➤ Kap. 14).
- **Ausfuhrkontrolle:** Bei Verletzungen der Wirbelsäule mit etwaigen Störungen der Blaseninnervation/Verlust der Blasensphinkterfunktion ist die Anlage eines Blasendauerkatheters zum einen von sehr praktischer Bedeutung, zum anderen ist eine Überwachung der Nierenfunktion unerlässlich.
- **Magensonde:** Bei allen Patienten mit einer Paraplegie, Tetraplegie oder V.a. eine HWS-Verletzung sollte eine Magensonde als Schutz vor Aspiration eingeführt werden.

Medikamente

Beim nicht intubierten Patienten ist auf eine ausreichende Analgesie zu achten. Es ist dabei auf Opiate möglichst zu verzichten, da diese potenzielle Atem- und Kreislaufstörungen bei Hals- und oberen Brustmarkverletzungen verstärken können. Ist ein SHT ausgeschlossen, kann dann z.B. Ketamin (0,15–0,95mg/kg KG/h) oder Propofol (1–4 mg/kg KG/h) verwendet werden. Bei sehr starken Schmerzen oder massiver Unruhe sollte die Indikation zur Intubation großzügig gestellt werden.

Der intubierte Patient wird ausreichend sediert (z.B. mit Ketamin oder Propofol) um etwaige Bewegungen, die eine Verletzung verschlimmern können, zu vermeiden.

Antibiotika sollten bei offenen Frakturen grundsätzlich verabreicht werden, z.B. Cefuroxim 1,5 g i.v.

Wird eine Kortisontherapie durchgeführt, sollte unserer Meinung nach eine begleitende Antibiotikatherapie zur Vermeidung von Infekten initiiert werden. Hierbei empfiehlt sich die Gabe eines Cephalosporins der 3. Generation wie z.B. Cefuroxim (1,5 g i.v.).

17.5.4 Diagnostik

Die Diagnostik orientiert sich im Wesentlichen an den zu erwartenden Verletzungen. Bei Patienten mit diesen Verletztungen empfiehlt sich die Durchführung folgender Untersuchungen:

Sonographie des Abdomens und des Thorax zum Ausschluss freier Flüssigkeit

Trauma-CT mit besonderem Augenmerk auf die Wirbelsäule.

Einzelheiten zu den radiologischen Untersuchungsgängen entnehmen Sie bitte dem ➤ Kapitel 13.

Bei V.a. eine Wirbelsäulenverletzung sind folgende bildgebende Untersuchungsgänge Standard:

- Sonographie von Abdomen und Thorax zum Ausschluss freier Flüssigkeit. Beim Nachweis freier Flüssigkeit hat eine unverzügliche Notfalllaparotomie Vorrang vor der weiterführenden Wirbelsäulendiagnostik. Nach Stabilisierung des Patienten wird die Wirbelsäulendiagnostik zeitnah weitergeführt.
- Polytrauma-Multislice-Spiral-CT von Kopf bis zum Becken ist als diagnostisches Mittel der Wahl beim Polytrauma in der Schockraumphase anzusehen.

Je nach Ausstattung der Klinik kann der CT-Untersuchung eine Röntgen-Untersuchung der gesamten Wirbelsäule vorausgehen, verdächtige oder unklar zu beurteilende Regionen sollten jedoch immer mit einem CT weiter abgeklärt werden.

- native Röntgen-Diagnostik der HWS (➤ Kap. 13):
  - seitlich mit Darstellung aller sieben Halswirbel (ggf. bei sicherem Ausschluss einer HWS-Fraktur kann das Stiff neck im Anschluss an

die Seitaufnahme zur besseren Qualität der weiteren Aufnahmen abgenommen werden)
  - a.p. mit Dornfortsatzreihe HWK 2 bis BWK 1
  - Denszielaufnahme
- native Röntgen-Aufnahmen der BWS und LWS (➤ Kap. 13).

17.6 Weiterführende Therapie

Nach der Diagnostik ist der Patient rasch einer ggf. nötigen operativen Therapie zuzuführen (➤ Abb. 16-1). Ist eine Therapie in einem Zentrum nötig, sollte sofort ein geeignetes Zentrum informiert werden und eine Verlegung mit einem geeigneten Transportmittel (oftmals RTH) organisiert werden.

17.7 Spezielle Überlegungen

Ergänzend zu der weiter oben beschriebenen AO-Frakturklassifikation sowie den anatomischen und neurologischen Grundlagen, sei hier auf besondere Frakturformen der Wirbelsäule eingegangen.

17.7.1 Verletzungen der oberen HWS

Wegen der erheblichen Bewegungsmöglichkeiten der HWS können Verletzungen aus einer Vielzahl von Bewegungen entstehen. Neben Flexion, Extension, Rotation und Distraktion bzw. deren Kombination kommen auch seitliche Abscherbewegungen als Verletzungsmechanismus in Frage. Daraus resultiert eine große Anzahl von möglichen Verletzungsmustern, die bedacht werden sollten.

Frakturen

C1(Atlas)-Fraktur

Man unterscheidet bei der Fraktur des Atlas zwischen:

- Fraktur beider Bögen (burst fracture oder **Jefferson-Fraktur**)
- dorsale Fraktur des Atlasbogens
- ventrale Fraktur des Atlasbogens.

Diese Fraktur entsteht durch axiale Stauchung (beider Bögen) oder Hyperextension der HWS. Häufig finden sich in Kombination mit der C1-Fraktur auch begleitende C2-Frakturen.

Jefferson-Frakturen sind in der Regel **instabil** und sollten bei Verdacht und passendem Unfallmechanismus auf jeden Fall mit einem Stiff neck versorgt werden. Eine Verletzung des Rückenmarks muss nicht zwingend vorliegen.

Bei einer unilateralen Verletzung eines der Bögen (ventral oder dorsal) liegt nicht zwingend eine Instabilität vor, aber bis zum Beweis des Gegenteils werden auch diese Frakturen als Instabil angesehen.

C2 (Axis)-Fraktur

Man unterscheidet hierbei grob zwischen der Densfraktur und der Isthmusfraktur. Die Diagnosestellung erfolgt bei beiden über das konventionelle Röntgen (HWS in zwei Ebenen und Denszielaufnahme) oder die CT. Die Densfraktur wird nach Anderson in drei Typen unterschieden:

- Typ I: Fraktur der Densspitze
- Typ II: Fraktur am Übergang zum Wirbelkörper oberhalb der Densbasis
- Typ III: Frakturverlauf durch die Spongiosa des Wirbelkörpers.

Die Typen I und III sind relativ selten, am häufigsten ist die Typ-II-Fraktur.

Bei den sog. Isthmusfrakturen des Axis handelt es sich um beidseitige Bogenwurzelfrakturen, auch „hanged man's fracture" genannt (C2-Bogenfraktur mit diskoligamentärer Verletzung von C2/C3). Etwa 20 bis 25% der Axisfrakturen sind diesem Typ zuzuordnen. Es ist eine häufige Fraktur in Folge Kinnanpralltrauma beim Verkehrsunfall.

Mit den o.g. Frakturtypen der oberen HWS sind ca. 80–85% der Frakturen beschrieben. Die restlichen 15–20% sind keiner der genannten Frakturen zuzuordnen. Es handelt sich oftmals um Frakturen des Wirbelkörpers, der Pedikel und der Processus spinalis, die jeweils nach der Klinik bzw. der Diagnostik, z.B. mit Fixateuren (Halo) oder ventraler und dorsaler Stabilisierung behandelt werden.

Die Diagnose wird standardmäßig über eine konventionelle Röntgen-Aufnahme (1. seitlich, 2. a.p., 3. Denszielaufnahme) bzw. einer CT der HWS gestellt.

MERKE

Bei V.a. eine Fraktur der HWS sollte der Patient primär an ein Krankenhaus der Maximalversorgung oder ein Traumazentrum verlegt werden!

Weitere Frakturen

Die häufigsten Frakturen der Wirbelsäule finden sich auf Höhe von C5, dabei handelt es sich meist um Wirbelkörperfrakturen, die je nach Ausprägung und Genese auch Schäden des Rückenmarks verursachen können. Die Akuttherapie besteht in einer Ruhigstellung der HWS und einer raschen Diagnostik des Verletzungsausmaßes.

Luxationsverletzungen

Atlantookzipitale Luxation

Bei der atlantookzipitalen Luxation handelt es sich um die Abtrennung der hinteren Schädelbasis von der HWS. Diese Verletzung wird in der Klinik selten diagnostiziert, weil die Patienten in der Regel unmittelbar nach dem massiven Trauma (meist Flexion und Distraktion) noch an der Unfallstelle versterben. Klinisch fallen die Patienten, wenn sie das Trauma überleben, durch Beatmungspflichtigkeit und Tetraplegie auf.

Dieses Verletzungsbild findet sich häufig beim sog. Shaken-baby-Syndrom.

Atlantoaxiale Rotationssubluxation

Hierbei wird durch eine Lockerung des Lig. transversum eine Subluxation zwischen HWK 1 und HWK 2 verursacht. Häufig findet sich dieses Krankheitsbild bei Kindern. Es äußert sich in einer Schiefstellung des Halses. Es kann spontan, nach Infektionen des Rachenraumes, im Rahmen einer rheumatoiden Arthritis oder nach Trauma auftreten. Die Diagnose wird über eine konventionelle HWS-Aufnahme in zwei Ebenen und einer Denszielaufnahme gestellt. Dabei zeigt sich meist, dass der Dens nicht mittig zwischen den beiden Massae lateralia steht. Die Therapie besteht in der Ruhigstellung mittels Schanz-Krawatte.

Weitere Luxationen

Eine der häufigsten Subluxations- und Luxationsverletzungen findet sich im Bereich C5/C6.

17.7.2 Frakturen der BWS

Frakturen der Brustwirbelkörper sind aufgrund des rigiden Systems aus Rippen, Sternum und Wirbelkörpern sowie der besonderen Bauweise der Facettengelenke in diesem Bereich eher selten und treten v.a. bei schweren Stürzen, Hochrasanztraumen oder direkter Gewalteinwirkung auf. Beschreibung der AO-Klassifikation s.o.

Häufig finden sich bei Verletzungen im Bereich der BWS neurologische Defizite (v.a. bei instabilen Typ-A3 sowie -B- und -C-Frakturen). Dies ist v.a. bedingt durch die relative Enge des Spinalkanals in diesem Bereich, sodass Frakturen oder Subluxationen hier rasch zu einer höhergradigen Einengung des Spinalkanals führen können.

Bei Frakturen im Bereich der BWS sollte immer auch mit einer Verletzung der Lunge mit einem Pneumo- oder Hämatothorax gerechnet werden. Auszuschließen sind ebenfalls Verletzungen der Bauchorgane (v.a. Milz, Leber und Pankreas) und des Retroperitoneums.

Die Diagnose wird mittels konventioneller Röntgen-Aufnahmen (BWS in zwei Ebenen) und ggf. einer CT bei komplexeren Frakturen gestellt.

17.7.3 Frakturen des thorakolumbalen Übergangs

Frakturen in diesem Bereich der Wirbelsäule resultieren oftmals aus einer Kombination von Rotationskräften und einer akuten Hyperflexion. Dabei verschiebt sich die relativ starre und gut befestigte BWS gegen die LWS. Daraus ergeben sich normalerweise instabile Frakturen, die einer sofortigen Immobilisation bedürfen. Zu beachten ist dabei die strikte Vermeidung von Rotationsbewegungen. Besonders bei Sturz aus großer Höhe oder bei einem Frontalaufprall im Rahmen eines Verkehrsunfalls ist mit dieser Verletzung zu rechnen.

Typischerweise zeigen sich bei diesen Patienten Blasen- und Darmentleerungsstörungen sowie eine eingeschränkte bis fehlende Sensibilität und Muskelkraft der unteren Extremität.

Bei dieser Verletzung handelt es sich um eine häufige Verletzung im Rahmen von Verkehrsunfällen und Stürzen. Derartige Verletzungen gelten immer als instabil, die Patienten sollten dementsprechend gerettet und später in der Klinik umgelagert werden.

MERKE

Thorakolumbale Übergangsverletzungen sind immer instabil!

17.7.4 Frakturen der LWS

Die Einteilung der Frakturen im Bereich der LWS erfolgt ebenso wie im Bereich der BWS nach der AO-Klassifikation; die Verletzungsmechanismen sind ähnlich. Frakturen der LWS sind überwiegend vom Typ A (Kompressionsfrakturen).

Eine neurologische Schädigung ist unterhalb von LWK 1 wegen des Übergangs in den Conus medullaris und die Cauda equina selten und meist weniger schwerwiegend.

Die Diagnose wird üblicherweise über eine konventionelle Röntgen-Aufnahme in zwei Ebenen gestellt.

17.8 Zusammenfassung

Besondere Bedeutung bei einem Wirbelsäulentrauma kommt der präklinischen Behandlungsphase zu. Gerade in dieser Phase sollte ein besonderes Augenmerk auf die achsengerechte Lagerung und Rettung des Patienten gelegt werden.

Ebenfalls von Bedeutung ist der festzustellende neurologische Schaden, der letztlich auch die weiterbehandelnde Klinik vorgibt.

In der Klinik stehen während der Schockraumphase die Stabilisierung des Kreislaufs und die Sicherung der Atemwege an erster Stelle. Anschließend sind in der Diagnostik das Ausmaß des Schadens und die Weiterbehandlung festzulegen. Zudem ist auf Begleitverletzungen des Rumpfes (Lunge, Oberbauchorgane, Retroperitoneum) zu achten. Es kann notwendig sein, diese Verletzungen zuerst zu behandeln.

Nach Stabilisierung ist der Patient, gerade bei einer Schädigung oder infolge einer knöchernen Verletzung der Wirbelsäule mit drohender Schädigung des Rückenmarks einer raschen endgültigen operativen Versorgung zuzuführen.

Liegt eine isolierte Wirbelsäulen-/Rückenmarksverletzung ohne weitere lebensbedrohliche Verletzungen vor, sollte die definitive Versorgung primär in einem Wirbelsäulentraumazentrum angedacht bzw. durchgeführt werden.

Bei einem Polytrauma muss die Entscheidung den Patienten ggf. in ein Traumazentrum zu verlegen, von den anderen Verletzungen, z.B. schweres Thoraxtrauma, der Notwendigkeit und Möglichkeit diese zu versorgen und dem Zustand des Patienten geleitet sein.

FALLBEISPIEL

Meldebild: Z.n. Leitersturz aus unklarer Höhe mit initial bewusstlosem Patienten. Der 85-jährige Patient war beim Apfelpflücken nach hinten aus einer Höhe von ca. 3,5 m von einer Leiter gefallen. Nach Aussagen der Ehefrau sei er zuerst mit dem Rücken aufgekommen und dann zusätzlich mit dem Kopf hart aufgeschlagen. Er sei dann bis kurz vor Eintreffen des Notarztes bewusstlos gewesen. Er leide an einer arteriellen Hypertonie, einer KHK (Z.n. ACVB) und Magenschmerzen (wegen Einnahme von ASS). Ansonsten sind keine wesentlichen Erkrankungen bekannt. Neben Antihypertensiva wird noch ASS 100 täglich genommen.

Bei der Erstuntersuchung durch den Notarzt gibt der Patient Schmerzen im Bereich der LWS und des thorakolumbalen Überganges an.

Die Vitalparameter liegen im Normbereich (Puls 98/min, Atemfrequenz 25/min, RR 120/80 mmHg). Er klagt über Sensibilitätsstörungen im Bereich der unteren Extremitäten und starke Kopfschmerzen. Bei der orientierenden neurologischen Untersuchung zeigt sich der Patient nur zur Person, aber nicht zu Zeit und Ort orientiert. Der GCS liegt bei 12. Keine Pupillendifferenz. Die untere Extremität weist beidseitig Störungen der Sensibilität v.a. an den Unterschenkeln und den Füßen auf. Becken und Thorax sind stabil, Abdomen weich ohne Druckschmerz, HWS und obere BWS ohne Schmerzen.

Es erfolgt die Anlage eines venösen Zugangs und die Verabreichung von Ketamin und Dormicum zur Schmerztherapie sowie die Gabe von 500 ml Ringerlactat. Im Anschluss daran wird der Patient, nach Anlage eines Stiff neck mittels Schaufeltrage auf eine Vakuummatratze gelagert und mit dem RTW in eine Klinik der Schwerpunktversorgung gebracht.

Bei der Aufnahme zeigt sich ein zunehmend verwirrter Patient mit einer HF von 130/min und einem RR von 100/70 mmHg. Der Patient gibt starke Schmerzen im Bereich der LWS an. Bei der körperlichen Untersuchung zeigen sich eine diskrete Pupillendifferenz und ein GCS von 10.

Es wird eine Intubation vorbereitet, zusätzlich werden zwei weitere großlumige Zugänge gelegt und 1000 ml Ringerlactat sowie 500 ml HAES verabreicht. Während der Intubationsvorbereitungen wird der neurologische Status erhoben und dokumentiert. Es zeigen sich beidseits bei erhaltener, jedoch leicht abgeschwächter Motorik, Sensibilitätsstörungen der Unterschenkel und Füße. Anschließend Durchführung der Intubation und Anlegen einer arteriellen Blutdruckmessung. Zudem Sonographie des Abdomens ohne wesentlichen pathologischen Befund. Das Stiff neck und die Lagerung auf der Vakuummatratze werden belassen.

Nach Stabilisierung des Kreislaufs wird eine Traumaspirale durchgeführt. Hier zeigt sich im cCT eine kleinere intrakranielle Blutung. im Bereich des Seitenlappens rechts. Das CT der Wirbelsäule zeigt im Bereich der LWK 2, 3 und 4 Impressionsfrakturen mit diskreter Kompromittierung des Spinalkanals und ein intramedulläres Hämatom. Der Patient wird zur Ventrikelsondenanlage vorbereitet. Die Sondeneinlage lässt sich problemlos durchführen und unter hirndrucksenkender Therapie nimmt die intrakranielle Blutung nicht an Ausdehnung zu. Das Hirnödem ist nicht sehr ausgedehnt. Die Versorgung der Wirbelsäule erfolgt am ersten Tag nach der Aufnahme mittels Fixateur interne. Der Patient wacht nach drei Tagen auf der Intensivstation nach der Entfernung der Ventrikelsonde bei unauffälligem Hirndruck auf. Er gibt im Wesentlichen keine peripheren neurologischen Symptome an, hat jedoch ein ausgeprägtes Durchgangssyndrom. In den Röntgen-Kontrollen zeigt sich regelrecht einliegendes Osteosynthesematerial.

Es wird mit der Mobilisierung begonnen. Nach insgesamt sieben Tagen auf der Intensivstation wird der Patient auf Normalstation verlegt. Bei Verlegung klagt der Patient lediglich über Kopfschmerzen und einen leichten Sensibilitätsverlust im Bereich des Vorfußes. Nach insgesamt 14 Tagen wird der Patient in eine Anschlussheilbehandlung verlegt.

ÜBUNGSANLEITUNG

Vor allem ist das achsengerechte Umlagern des Patienten von der Rettungsdiensttrage oder Vakuummatratze auf die Nothilfeliege und dann nochmals auf den Röntgen-Tisch und zurück zu üben. Diese Übung sollte vom Personal des Rettungsdienstes als auch den Mitarbeitern der Nothilfe zusammen geübt werden. Wichtig dabei ist, dass das Kommando zum Umlagern vom Kopf aus gegeben wird und zwar erst dann, wenn alles bereit ist.

Auch die schnelle und effiziente Untersuchung der Wirbelsäule, mit entsprechender Seitlagerung, die ja auch mit der Anästhesie in Einklang gebracht werden sollte, kann eingeübt werden. Das Anbringen von diversen Monitor-Kabeln und Schläuchen sowie ggf. die Simulation einer Intubation am „Opfer" kann der Übung zusätzlichen Realitätsbezug geben.

LITERATUR

Bracken MB, Shepard MJ, Collins WF et al. (1990) A randomized, controlled trial of methylprednisolone or naloxone in the treatment of acute spinalcord injury. Results of the Second National Acute Spinal Cord Injury Study. N Engl J Med 322: 1405–1411.

Hurlbert RJ (2000) Methylprednisolone for acute spinal cord injury: an inappropriate standard of care. J Neurosurg Spine 93: 1–7.

Otani K, Abe H, Kadoya S et al. (1994) Beneficial effect of methylprednisolone sodium succinate in the treatment of acute spinal cord injury. Spine Spinal Cord 7: 633–647.

Pointillart V, Petitjean ME, Wiart L et al. (2000) Pharmacological therapy of spinal cord injury during the acute phase. Spinal Cord 38: 71–76.

Short D (2001) Is the role of steroids in acute spinal cord injury now resolved. Curr Opin Neurol 14: 759–763.

KAPITEL

18 Thoraxtrauma

Michael Gerstorfer und Ludwig Gutermuth

Unter dem Begriff „Thoraxtrauma" wird eine Gruppe von z.T. schweren Verletzungen der thorakalen Organe und knöchernen Strukturen zusammengefasst, die jedoch häufig wegen der fehlenden oder nur geringen äußeren Verletzungszeichen (z.B. Prellung, Rippenfraktur) unterschätzt bzw. in ihrem Ausmaß verkannt wird.

Etwa 10 bis 12% aller Unfallverletzungen sind Thoraxtraumen. Bei etwa einem Viertel dieser Patienten liegt ein isoliertes Thoraxtrauma vor, ca. 75% der Verletzten haben Kombinationsverletzungen. Bei 65 bis 70% der polytraumatisierten Patienten liegt ein Thoraxtrauma vor.

Es handelt sich somit um ein durchaus relevantes Problem bei der Behandlung von schwer traumatisierten Patienten, das in jedem Fall spezielle Beachtung finden muss.

18.1 Allgemeine Überlegungen

18.1.1 Einteilung des Thoraxtraumas

Man unterscheidet zwischen einem **stumpfen** und einem **penetrierenden** Thoraxtrauma, wobei das stumpfe Trauma in über 90% der Fälle überwiegt.

Ursache für ein stumpfes Thoraxtrauma kann ein Aufprall auf die Lenksäule bei einem Verkehrsunfall, ein Überrolltrauma, ein Sturz aus großer Höhe oder andere stumpfe Gewalteinwirkung auf den Thorax sein.

Das penetrierende Thoraxtrauma ist mit 10% der Fälle eher selten. Als Ursache liegt in der Hälfte der Fälle eine Messerstichverletzung vor. Seltener sind in Mitteleuropa Schuss- oder Pfählungsverletzungen.

18.1.2 Art der Verletzungen und betroffene Organe

Ein Thoraxtrauma kann folgende thorakalen und intrathorakalen Organe und Strukturen betreffen (➤ Abb. 18-1).

- **Verletzung der Thoraxwand** (ca. 70%)**:** Am häufigsten betroffen sind die den Thorax umgebenden knöchernen Strukturen, es finden sich Rippen(serien)- und Sternumfrakturen in verschiedener Ausprägung.
- **Lungen-/Pleuraverletzungen** (ca. 60%)**:** Hierzu zählen die Lungenkontusion, die Lungenlazeration sowie der Pneumo- oder Hämatothorax.
- **Tracheobronchiale Verletzungen:** Bei Verletzungen in diesem Bereich des Respirationstraktes liegen häufig erhebliche Beeinträchtigungen der Atmung vor. Sie sind mit schwersten Traumen assoziiert und die meisten Patienten versterben noch an der Unfallstelle.
- **Verletzungen des Herzens** (ca. 10%)**:** Hierbei handelt es sich in den meisten Fällen um eine Commotio oder Contusio cordis. Es können sich dabei als Komplikationen Myokarduntergänge, Klappeneinrisse, Rupturen des Myokards und Verschlüsse der Koronararterien finden. Zwar sind Verletzungen des Herzens selten, aber sie können wegen der Komplikationsträchtigkeit schnell zu lebensbedrohlichen Verläufen führen.
- **Verletzungen der herznahen großen Gefäße** (6–8%)**:** Verletzungen der thorakalen großen Gefäße, v.a. des Aortenisthmus in loco typico, führen sehr häufig wegen der starken Blutung zum Tod noch an der Unfallstelle.
- **Verletzungen des Zwerchfells** (5–7%)**:** Diese Verletzung liegt häufiger auf der linken Seite vor und kann die Atmung zum Teil erheblich kompromittieren.
- **Ösophagusverletzungen** (ca. 0,5–1%)**:** Rupturen des Ösophagus kommen häufiger bei penetrierenden Verletzungen des Thorax vor; bei einer

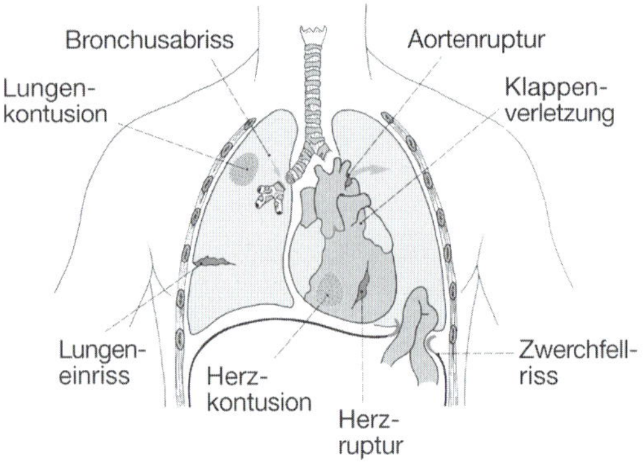

Abb. 18-1 Verletzungen intrathorakaler Organe und Strukturen beim Thoraxtrauma.

stumpfen Ösophagusruptur spricht man von einem traumatischen Boerhaave-Syndrom; Rupturen des Ösophagus können mit einem Mediastinalemphysem einhergehen.

Die Haupttodesursache bei einem Thoraxtrauma ist zum einen in einem massiven Blutverlust zu suchen, zum anderen versterben die Patienten an einer ausgeprägten respiratorischen Insuffizienz.

18.2 Prähospitale Versorgung

Eine kurze Rekonstruktion des Unfallmechanismus sollte nötigenfalls auch fremdanamnestisch erfolgen. Bei Verkehrsunfällen oder Stürzen aus großer Höhe ist die Art des Aufpralls bzw. die Höhe abzuschätzen.

Eine kurze Anamnese sollte im Hinblick auf Vorerkrankungen erfolgen, da Vorerkrankungen (z.B. COPD, Asthma bronchiale, KHK) eine zusätzliche Verkomplizierung der Therapie und damit eine unmittelbare Gefahr für den Patienten darstellen. Ist eine Anamnese nicht mit einem absehbaren Zeitaufwand (max. 2 Minuten) zu bewältigen, kann sie, besonders im Hinblick die Vorerkrankungen, zu einem späteren Zeitpunkt erfolgen.

18.2.1 Primary Survey und Secondary Survey

Das Hauptproblem der Thoraxverletzungen liegt in der z.T. schwer eingeschränkten Möglichkeit zum suffizienten Gasaustausch und der damit verbundenen, ggf. rasch einsetzenden respiratorischen Dekompensation.

Im Hinblick auf ein Thoraxtrauma gilt es deshalb im Rahmen des Primary Survey folgende Störungen so schnell als möglich zu erkennen und zu behandeln:

- Atemwegsobstruktion
- Spannungspneumothorax
- instabiler Thorax
- Perikardtamponade
- massiver Hämatothorax.

Atemwege

Inspektion

Zuerst sollte der **Thorax** des Patienten im Hinblick auf Atemexkursionen und Atemfrequenz beobachtet werden:

- Symmetrie der Atemexkursion?
- paradoxe Atmung?
- Atemfrequenz:
  - Hypoventilation < 10 Atemzüge/min?
  - Hyperventilation > 30 Atemzüge/min?
- Jugularvenenstau?

Die primäre Inspektion der **oberen Atemwege** erfolgt im Hinblick auf Fremdkörper, Erbrochenes, Blutungen oder Verletzungen (z.B. ausgeschlagene Zähne, Knochensplitter) und sollte v.a. bei eingeschränkter Atmung oder Bewusstseinseintrübung immer erfolgen; ggf. ist ein Obstruktion der oberen Atemwege manuell oder mit einer Magill-Zange, ggf. auch unter laryngoskopischer Kontrolle zu beheben.

Bei der weiterführenden Inspektion muss auch auf knöcherne Begleitverletzungen im Bereich des Schädels, der HWS, des Schultergürtels und des Thorax geachtet werden. So können z.B. Rippenfrakturen, Sternumfrakturen oder Verletzungen im Bereich der Sternoklavikulargelenke oder Klavikula zu erheblichen Beeinträchtigungen der Atmung führen. Liegen diese Verletzungen isoliert vor, können sie in der Regel mit Analgetika behandelt werden.

MERKE

Bei dem geringsten V.a. eine Verletzung der HWS erfolgen primäre und sekundäre Untersuchungen sowie erforderliche Sofortmaßnahmen unter Schutz der HWS nach Anlage eines Stiff neck!

Tab. 18-1 Typische Befundkonstellation bei Hämatothorax, Pneumothorax und Atelektasen.

	Atemgeräusch	Klopfschall
Normalbefund	• leise, keine wesentlichen Nebengeräusche • Inspiration länger als Exspiration	gleichmäßig perkutierbar
Hämatothorax	Atmung nachgeschleppt und abgeschwächt oder sogar aufgehoben	im Gegensatz zur gesunden Seite absolute Dämpfung
Spontanpneumothorax	aufgehoben	Klopfschall im Vergleich zur Gegenseite hypersonor (Schachtelton)
Atelektase	über dem atelektatischen Lungenabschnitt aufgehoben	Schallverkürzung bis -dämpfung

Palpation

Die erste orientierende Palpation umfasst eine orientierende Stabilitätsprüfung des knöchernen Thorax inkl. Klavikula sowie das Überprüfen auf Anzeichen eines Hautemphysems.

Auskultation

Bei der kurzen Auskultation sollte auf Atemgeräusche im Seitenvergleich, Rasselgeräusche oder Stridor geachtet werden.

Sofortmaßnahmen

Bei einem A-Problem sollte in der präklinischen Phase bei vorliegendem oder bestätigtem V.a. auf eine Thoraxverletzung die Indikation zur Intubation großzügig gestellt werden, bei offensichtlichen Beeinträchtigungen der Atmung sollte dies rasch erfolgen. Ebenso sollte eine Intubation erfolgen, wenn eine Verletzung der oberen Atemwege, z.B. Larynx, Trachea vorliegt. Hierbei ist jedoch zu beachten, dass dabei erhebliche Schwierigkeiten bei der Intubation auftreten können, deshalb sollten Rescue-Systeme wie z.B. ein Kombitubus oder notfalls ein Koniotomie-Set vorrätig sein. Bei der Intubation immer an eine Verletzung der HWS denken!

MERKE

Die Indikation zur Intubation sollte beim Thoraxtrauma großzügig gestellt werden!

Bei der Beatmung sollte immer auf eine Veränderung des Beatmungsdruckes geachtet werden (B-Problem, s.u.), steigt dieser rasch an, ist die Anlage einer Thoraxdrainage obligat.

Atmung

Untersuchung

Nach dem Überprüfen der Atemwege ist auf die Atmung zu achten. Wiederum sind die Atemfrequenz, die Tiefe der Atmung und evtl. Beeinträchtigungen zu suchen. Bei der Auskultation der Lungen, ist v.a. das Atemgeräusch im Seitenvergleich zu beurteilen (s.o.), was gerade im Fall eines Verkehrsunfalls, bei dem meist eine erhebliche Geräuschkulisse herrscht, ein schwieriges Unterfangen sein kann.

Sofortmaßnahmen

Indikationen für die sofortige Anlage einer Thoraxdrainage ohne vorherige radiologische Diagnostik sind:

- V.a. oder Nachweis eines Spannungspneumothorax
- Pneumothorax beim beatmeten Patienten
- Pneumothorax und geplanter Transport mit dem RTH
- Hautemphysem und einseitig abgeschwächtes Atemgeräusch
- instabiler Thorax bei Rippenserienfraktur.

Die Diagnose „Spannungspneumothorax" wird klinisch gestellt: fehlendes Atemgeräusch, gestaute Halsvenen, zunehmende Kreislaufinstabilität. Bei bereits intubierten Patienten zeigen sich zusätzlich erhöhte Beatmungsdrücke. Die Therapie besteht in der sofortigen Punktion mit einer großlumigen Kanüle unter Anlage eines Tiegel-Ventils oder der Anlage einer Thoraxdrainage! Jede Verzögerung dieser Maßnahme führt zur Verschlechterung des Gesundheitszustandes des Patienten.

MERKE
Die Diagnose „Spannungspneumothorax" wird klinisch gestellt!

MERKE
Offene Verletzungen des Thorax sind sicher auszuschließen!

Kreislauf

Als Folge eines massiven Thoraxtraumas kann es zu schweren Einblutungen in den Thorax kommen. Zusätzlich kann immer, z.B. als Folge einer Rippenfraktur, eine Verletzung der Oberbauchorgane vorliegen (z.B. Leber- und/oder Milzruptur). Die Anlage zweier großlumiger periphervenöser Zugänge zur zügigen Verabreichung von kristallinen und kolloidalen Infusionslösungen (im Verhältnis 2 : 1) sollte bereits beim primären Untersuchungsgang erfolgen. Grundsätzlich wird von der DGU die permissive Hypotonie empfohlen.

MERKE
Bei Vorliegen eines Spannungspneumothorax wird sich eine zunehmende Kreislaufinstabilität wenig durch eine forcierte Volumentherapie beeinflussen lassen. Mittel der Wahl ist eine sofortige Entlastung durch Punktion/Drainage (s.o.)!

MERKE
Bei einem massiven Hämatothorax ist eine Thoraxdrainage anzulegen!

Weitere Maßnahmen und Untersuchungen

Die präklinische Überwachung des Patienten ist mit den im Rettungsdienst üblichen Mitteln (Blutdruck, EKG, Pulsoxymetrie etc.) sicherzustellen.

Im Rahmen des Secondary Survey, wird eine zweite kurze klinische Untersuchung durchgeführt. Bei diagnostiziertem Thoraxtrauma ist wegen der häufigen Koexistenz von weiteren Verletzungen v.a. der Wirbelsäule und des Abdomens diese Regionen mit besonderem Interesse zu untersuchen und Begleitverletzungen auszuschließen.

Lagerung und Transport

Die Patienten sollten zum Transport mittels Stiff neck und Vakuummatratze oder Spine board achsengerecht immobilisiert werden. Zusätzlich wird ein Tuch unter den Patienten eingezogen, um das Umlagern in der Klinik zu erleichtern.

Liegt ausschließlich eine einseitige Thoraxverletzung vor, kann die Lagerung auf der verletzten Seite sinnvoll sein, da dann die gesunde Seite nicht kompromittiert wird.

Bei der Auswahl der primär behandelnden Klinik sollte sowohl die Schwere der Verletzung als auch die mögliche Transportzeit beachtet werden. Gerade bei einem schweren Polytrauma mit Thoraxtrauma und mit erheblichen weiteren Verletzungen oder einem isolierten Thoraxtrauma mit ggf. Herz- oder Gefäßbeteiligung ist ein Traumazentrum mit den entsprechenden thorax-/herzchirurgischen Versorgungsmöglichkeiten anzufahren.

Die Verlegungsoption mit einem RTH sollte in jedem Fall erwogen werden. Dabei muss jedoch beachtet werden, dass die engen räumlichen Verhältnisse in einem Hubschrauber eine Versorgung (z.B. die Anlage einer Drainage) erschweren oder unmöglich machen. Deshalb sollte die Indikation zur Intubation und Thoraxdrainagenanlage großzügig gestellt werden, möglichst in der Zeit bis zum Eintreffen des RTH erfolgen. Denn nur ein bereits versorgter Patient (im Hinblick auf Drainagenanlage oder andere invasivere Therapieoptionen) kann verflogen werden.

Die sich lange haltende Meinung, dass die während des Hubschrauberfluges vorliegenden Luftdruckschwankungen die Entstehung oder Ausdehnung eines Pneumothorax beeinflussen, lässt sich anhand der neuesten Literatur nicht halten (Jauch et al. 2005).

18.3 Versorgung im Schockraum

18.3.1 Übergabe

Die Übergabe orientiert sich im Wesentlich an den im ➤ Kapitel 3 beschriebenen Abläufen.

Besonderes Augenmerk ist auf den Verletzungsmechanismus zu richten, um nötige (notfall)chirurgische (Anlage einer Throaxdrainage, Thorakotomie, Perikardpunktion etc.), radiologische (Traumaspirale) Maßnahmen nicht zu verzögern.

18.3.2 Primary Survey im Schockraum

Es ist von entscheidender Bedeutung ausreichend Personal im Schockraum vorzuhalten. Es ist zu fordern, dass neben dem Aufnahmearzt (Chirurg/Unfallchirurg) ein in der Thoraxchirurgie erfahrener Kollege anwesend ist. Diese Forderung wird nicht in allen Krankenhäusern erfüllbar sein, sodass Notfalleingriffe am Thorax i.d.R. durch einen Unfallchirurgen durchgeführt werden.

Im Vordergrund der Schockraumversorgung stehen, wie auch bereits in der Prähospitalphase, die Stabilisierung der Vitalparameter und die Diagnostik lebensbedrohlicher Verletzungen nach dem ATLS®-Schema im Rahmen des Primary Survey.

Von Anfang an ist darauf zu achten, eine Hypothermie des Patienten zu vermeiden. Dazu sollten konsequent Gegenmaßnahmen (warme Raumtemperatur, warme Decken, gewärmte Infusionen, Wärme-flow-Decken etc.) getroffen werden.

Sicherung der Atemwege und Atmung

Bei einem nicht intubierten Patienten sind im Wesentlichen die gleichen Untersuchungsschritte und Überlegungen wie in der präklinischen Erstversorgung zu beachten:

- Inspektion des Thorax:
  - Symmetrie der Atemexkursion?
  - paradoxe Atmung?
  - Atemfrequenz: Hypoventilation < 10 Atemzüge/min?; Hyperventilation > 30 Atemzüge/min?
  - Jugularvenenstau?
- Inspektion der oberen Atemwege (ggf. Beseitigung der Obstruktion manuell oder mit einer Magill-Zange auch unter laryngoskopischer Kontrolle):
  - Fremdkörper?
  - Erbrochenes?
  - Blutungen?
  - Verletzungen (z.B. ausgeschlagene Zähne, Knochensplitter)?
- Palpation zur Stabilitätsprüfung des knöchernen Thorax inkl. Klavikula; Überprüfen auf Anzeichen eines Hautemphysems
- orientierende Auskultation (➤ Kap. 4, ➤ 6 und ➤ 12):
  - Atemgeräusch? Seitendifferent?
  - Rasselgeräusche?
  - inspiratorischer oder exspiratorischer Stridor?

MERKE
Alle Untersuchungen und Erstmaßnahmen erfolgen unter anhaltendem Schutz der HWS mit einem Stiff neck!

Die Erstmaßnahmen sollte immer eine möglichst einfache und v.a. schnelle Lösung für ein Problem darstellen. Probleme im Bereich der Atemwege und Atmung (A- und B-Probleme) sollten immer sofort behandelt werden, um zu vermeiden, dass es zu einer Eskalation kommt. Treten Probleme im weiteren Verlauf auf, immer wieder bei der Überprüfung der Atemwege und Atmung beginnen.

Im Rahmen der Erstmaßnahmen im Schockraum sollten beim Thoraxtrauma v.a. vier Krankheitsbilder sicher ausgeschlossen bzw. behandelt werden:

- Spannungspneumothorax
- offener Thorax
- Rippenserienfraktur mit Beeinträchtigung der Atmung
- Hämatothorax.

Spannungspneumothorax

Bei einem Spannungspeumothorax gelangt durch einen Ventilmechanismus infolge einer kleinen Lungen- oder Bronchusverletzung bei jeder Inspiration Luft in den Pleuraspalt. Diese kann bei der Exspiration nicht mehr oder nur unvollständig entweichen, in Folge steigt der intrapleurale Druck an und es kommt zur Verlagerung des Mediastinums auf die gesunde Seite (➤ Abb. 18-2). Aufgrund des erhöhten intrathorakalen Drucks nehmen der venöse Rückstrom zum rechten Vorhof, Herzzeitvolumen und Blutdruck ab, es resultiert ein **hypovolämischer Schock**; die gesunde Lunge wird komprimiert, wodurch die Abnahme der Gasaustauschfläche verstärkt wird, es kommt zur **Hypoxie**.

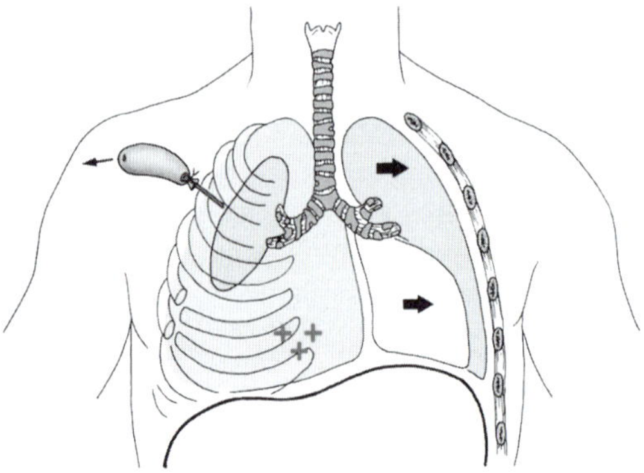

Abb. 18-2 Entstehung der Mediastinalverlagerung beim Spannungspneumothorax.

Aus jedem vorbestehenden Pneumothorax kann durch Beatmung, manuell oder maschinell, ein Spannungspneumothorax entstehen, weshalb bei intubierten Patienten hierauf ein besonderes Augenmerk gelegt werden sollte. Klinische Anzeichen sind:

- Ansteigen der Beatmungsdrücke
- Abfall der Sauerstoffsättigung
- obere Einflusstauung.

Symptome eines Spannungspneumothorax bei nicht intubierten Patienten sind, neben den klinischen Hinweisen auf einen Pneumothorax wie Schmerzen in der Brust und vermindertes einseitiges Atemgeräusch:

- Dyspnoe
- Tachykardie
- Hypotension
- Zyanose
- gestaute Jugularvenen
- Trachealverschiebung (Röntgen-Thorax, CT-Thorax).

Bei einem Spannungspneumothorax sollte eine sofortige Punktion mit einer großkalibrigen Nadel in den 2. ICR in der Medioklavikularlinie erfolgen. So kann die Luft entweichen, der intrapleurale Druck wird gesenkt und das Mediastinum und die gesunde Lungen können sich ausbreiten. Die Endgültige Versorgung wird durch die Anlage einer Bülau-Drainage (5. ICR, vordere Axillarilinie) erreicht (➤ Kap. 6).

MERKE

Wenn Sie an eine Thoraxdrainage denken, sollten Sie eine legen!

Offener Pneumothorax

Beim offenen Pneumothorax kommt es durch eine Verletzung der Thoraxwand zu einer Verbindung des intrathorakalen Raumes mit der Außenluft, bei atmosphärischem Druck im Pleuraspalt kollabiert die Lunge. Bei jedem Atemzug kommt es zum **Mediastinalpendeln** in Richtung der unverletzten Seite und wieder zu verletzten Seite zurück. Zusätzlich findet sich sog. Pendelluft, d.h. durch die veränderten Druckverhältnisse wandert die Luft bei der Atmung in den Atemwegen hin und her. Es resultierte eine Hypoxie.

MERKE

Der offene Pneumothorax ist eine akut lebensgefährliche Verletzung!

Die akute Therapie besteht im raschen Verschluss der Thoraxöffnung durch einen luftdurchlässigen Verband oder eine Fixierung des Wundrandes zur Abdichtung der Öffnung. Dabei muss aber auf die Entstehung eines Spannungspneumothorax geachtet werden. Die endgültige Versorgung besteht in der Einlage einer Thoraxdrainage. Die Indikation zur Intubation wird hierbei sehr großzügig gestellt.

Rippenserienfraktur – instabiler Thorax

Rippenfrakturen sind die häufigsten Verletzungen in Bereich des Thorax. Sind mehr als drei Rippen gebrochen, spricht man von einer **Rippenserienfraktur**. Sind mehrere Rippen einer Seite frakturiert und dadurch nicht mehr an einer physiologischen Atemmechanik beteiligt, spricht man von einem instabilen Thorax. Bei einem instabilen Thorax kann die Atemmechanik erheblich gestört sein, es kommt zur **paradoxen Atmung** des betroffenen Thoraxsegments: bei der Exspiration kommt es zur Ausdehnung, bei der Inspiration zur Einziehung (➤ Abb. 18-3). In Folge kommt es durch schmerzbedingte Einschränkung der Atemexkusion zu einer Verschlechterung der Ventilation, Abnahme des Atemzeitvolumens und damit des Gasaustausches.

Die Therapie besteht in einer forcierten Intubation mit anschließender Beatmung zur inneren pneumatischen Schienung. Die chirurgische Stabilisierung des knöchernen Thorax sollte geplant werden,

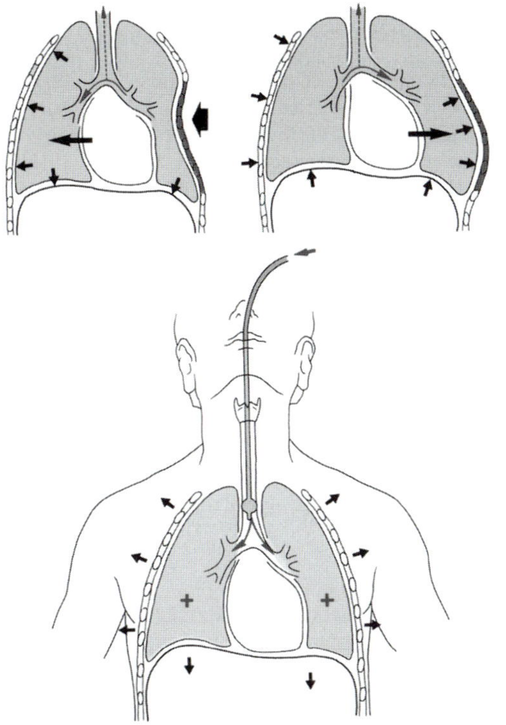

Abb. 18-3 Bewegungen des Thorax bei instabiler Thoraxwand – paradoxe Atmung.

wenn die Instabilität durch die Schienung nicht zu beheben ist.

Hämatothorax

Eine massive Ansammlung von Blut im Thorax verhindert durch Verdrängung des Lungenparenchyms eine ausreichende Oxygenierung.

Eine massive Ansammlung von Blut im Thorax verhindert eine ausreichende Oxygenierung durch Verdrängung des Lungenparenchyms, was sich klinisch in Problemen bei der Atmung bzw. Beatmung zeigen kann. Vorrangig manifestiert sich der massive Hämatothorax jedoch durch Entstehung von hämorrhagischen Schocks und Kreislaufinstabilität.

Stabilisierung des Kreislaufs

Neben der akuten Hypoxie, bedingt durch A- und B-Probleme (s.o.) verursacht durch das Thoraxtrauma, kann dieses auch zu erheblichen Störungen der Kreislauffunktion (C-Problem) durch Blutungen oder Einschränkungen der kardialen Leistung führen. Diese müssen als solche erkannt und behoben werden.

Perikardtamponade

Infolge eines meist penetrierenden Traumas (wesentlich seltener stumpfes Thoraxtrauma) kann es zu einer blutenden Verletzung des Myokards oder eines, das Myokard versorgenden Gefäßes kommen. Es kommt zur Einblutung in den epi- oder perikardialen Raum. Die rasche Füllung des Herzbeutels mit Blut führt zu einer Perikardtamponade (definitionsgemäß > 200 ml) und damit zu einer Füllungsbehinderung in der Diastole, mit den klinischen Zeichen:

- obere Einflussstauung (gestaute Jugularvenen)
- arterieller Blutdruckabfall
- abgeschwächte Herztöne.

Die Diagnosesicherung erfolgt im Rahmen einer Sonographie des Abdomens (schräger Schnitt unterhalb des Xiphoids nach kraniodorsal) oder bei dringendem Verdacht durch die direkte transthorakale Echokardiographie.

Abhängig vom klinischen Zustand des Patienten kann und muss eine Tamponade akut mittels sonographisch gesteuerter subxiphoidaler Perikardpunktion behandelt werden (➤ Abb. 18-4). Bei stärkerer Blutung besteht die Indikation zur Notthorakotomie und Blutstillung am Herzen (s.u.).

Hämatothorax

Ein Hämatothorax ist eine Ansammlung von Blut im Bereich der Brusthöhle. Am häufigsten wird er durch eine Rippenserienfraktur (Blutung aus einer oder mehrerer Aa. intercostales oder der A. mammaria interna), ein penetrierende Wunde (meist hiliäre oder parenchymatöse Gefäße) oder durch ein Thoraxkompressionstrauma (Lungengefäße, Mediastinalgefäße) verursacht.

Klinisch auffällig wird ein Hämatothorax durch eine Behinderung der Atmung (infolge des Ergusses, s.o.) und zunehmende Schocksymptomatik durch den Blutverlust. Zudem findet sich eine ipsilaterale Dämpfung des Auskultationsgeräusches.

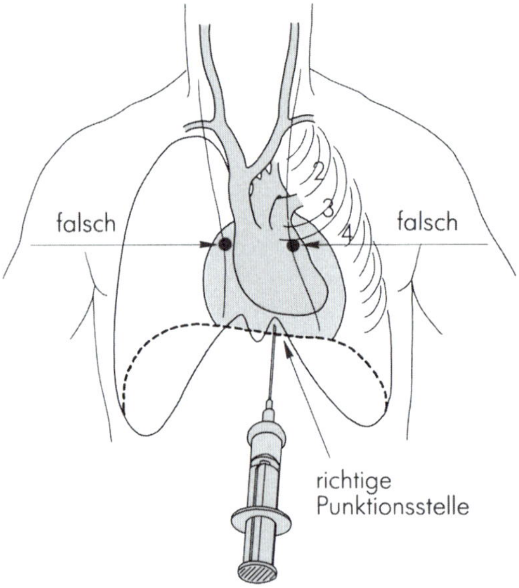

Abb. 18-4 Technik der Herzbeutelpunktion am liegenden Patienten.

MERKE

Bei linksseitigem gedämpftem Atemgeräusch ist an eine Aortenruptur oder eine Zwerchfellruptur zu denken!

Neben der Anlage einer Thoraxdrainage in loco typico, ist immer auf ausreichende Substitution von Flüssigkeit und Blutprodukten (EK und ggf. FFP; ➤ Kap. 5) zu achten.

MERKE

Ein Hämatothorax, der im Röntgen-Thorax sichtbar ist, indiziert die Anlage einer Thoraxdrainage!

- Kommt es nach der Anlage einer Thoraxdrainage zur Entleerung von mehr als 1500 ml (nach Empfehlung der DGU 1000 ml) Blut ist eine rasche Thorakotomie anzustreben. Dabei kann bei einer stabilen Kreislaufsituation ggf. die schnelle Durchführung Traumaspirale angedacht werden. Bei instabilen Kreislaufverhältnissen ist die Thorakotomie unverzüglich anzustreben.
- Entleeren sich nach Anlage der Drainage weniger als 1500 ml Blut, kommt es in der Folge aber zu einer kontinuierlichen Blutung von 200 ml/h (laut DGU > 500 ml/h innerhalb von 3 Stunden) über die nächsten zwei bis vier Stunden, ist ebenfalls eine Thorakotomie indiziert (➤ Abb. 18-5).

MERKE

Bei der Indikationsstellung für eine Thorakotomie ist die Kreislaufsituation des Patienten zu berücksichtigen!

18.3.3 Monitoring

Neben dem Basis-Monitoring von Puls, Blutdruck, Pulsoxymetrie und Temperatur kann bei einem schweren Thoraxtrauma zusätzliches invasives Kreislauf-Monitoring nötig werden, dazu gehören:

- ZVD
- arterielle Blutdruckmessung.

Eine dauerhafte und konsequente EKG-Überwachung ist gerade im Hinblick auf ein mögliches Trauma des Herzens unbedingt notwendig. Siehe dazu auch ➤ Kapitel 15.

18.3.4 Laborchemische Untersuchungen

Unmittelbar nach der Aufnahme in den Schockraum erfolgt die Blutentnahme. Diese Blutwerte dienen als Ausgangswerte für die weitere Behandlung. Neben den bei einem Polytraumapatienten obligatorischen arteriellen Blutgasen werden abgenommen:

- großes Blutbild (v.a. Hb, Hkt)
- Gerinnungsprofil (Quick, INR, PTT, Fibrinogen, AT III)
- Elektrolyte (Natrium, Kalium, Calcium)
- Retentionswerte (Kreatinin, Harnstoff)
- Leber-/Cholestasewerte (GOT, GPT, γ-GT, alkalische Phosphatase, Cholinesterase, Bilirubin)
- Schilddrüsenwerte (v.a. TSH)
- Gesamteiweiß, Albumin
- Blutgruppe mit Kreuzblut.

Je nach Verletzungsmuster bzw. erwartetem Blutverlust sollten großzügig Erythrozytenkonzentrate zur Verfügung gestellt werden.

Beim Thoraxtrauma sollte zusätzlich an die Untersuchung der Herzenzyme (Troponin T/I, CK-MB, LDH, CK) gedacht werden. So kann in etwa eine myokardiale Schädigung im Verlauf (Dauer bis zum Anstieg der Herzenzyme: 6 bis 12 Stunden nach dem Trauma) abgeschätzt werden.

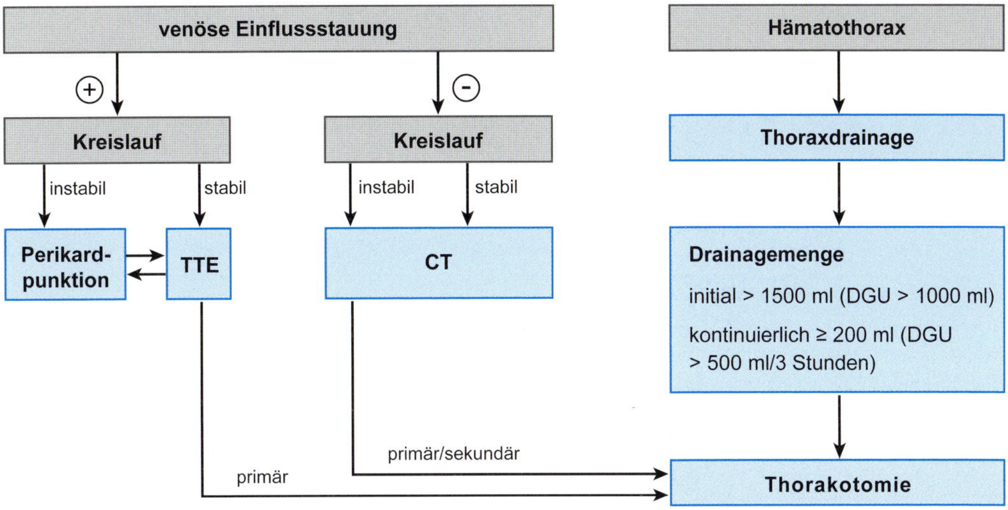

Abb. 18-5 Algorithmus zum Vorgehen bei Thoraxtrauma. Die Empfehlungen der DGU hinsichtlich der kritischen Drainagemengen sind in Klammern angegeben (siehe auch Text).

18.3.5 Bildgebende Diagnostik

Sonographie

Im Rahmen der Diagnostik im Schockraum ist eine rasche Sonographie des Abdomens des unteren Thoraxraumes und des Perikard unerlässlich und unmittelbar nach der Aufnahme in den Schockraum durchzuführen. Zur Durchführung einer transthorakalen Echokardiographie sollte das Ultraschallgerät im Schockraum mit einem entsprechenden Sektor-Scanner ausgestattet sein.

CT

Im Hinblick auf eine möglichst genaue Beurteilung sowohl der Verletzungen des Thorax als auch möglicher Begleitverletzungen (z.B. Wirbelsäulenverletzungen) empfiehlt sich die Durchführung einer Traumaspirale baldmöglichst nach der Aufnahme des Patienten in den Schockraum nach Durchführung stabilisierender Maßnahmen. Im Rahmen dieser Untersuchung können sowohl die knöchernen Verletzungen des Thorax als auch die Weichteil- bzw. Organverletzungen beurteilt werden (➤ Abb. 18-5 und ➤ Kap. 13). Ein Röntgen-Thorax sollte beim hämodynamisch instabilen Patienten erfolgen, wenn die CT-Diagnostik technisch bedingt länger als 10 Minuten in Anspruch nimmt.

Angiographie/Koronarangiographie

Sehr selten kann zur Klärung spezieller Fragestellungen eine Angiographie (z.B. Verletzung der Aorta oder eines der größeren Abgänge) bzw. Koronarangiographie (z.B. Infarktgeschehen) nötig sein.

Bronchoskopie

Bei schwieriger Intubation bzw. zum Nachweis einer bronchialen oder trachealen Verletzung (z.B. Fistel oder Blutungen), sowie bei Verdacht auf eine Aspiration, sollte die Möglichkeit einer Bronchoskopie zumindest innerhalb eines kurzen Zeitraums der Vorbereitung gegeben sein.

Mittels der Bronchoskopie können kleinere Läsionen im Bereich des Bronchialsystems ggf. vorläufig behoben (oder verbessert) werden. Indiziert ist die Bronchoskopie bei Patienten bei denen der V.a. eine Aspiration (Z.n. Erbrechen, Verschlucken von Zahnteilen etc.) oder eine Verletzung des Bronchialsystems (z.B. kleinere Läsionen im Bronchialbaumbereich) vorliegt.

18.3.6 Chirurgische Maßnahmen

Anlage einer Thoraxdrainage

Wie in der Prähospitalphase bestehen folgende Indikationen für die Anlage einer Thoraxdrainage (➤ Kap. 6):
- V.a. oder Nachweis eines Spannungspneumothorax
- Pneumothorax beim beatmeten Patienten
- Pneumothorax und geplanter Transport mit dem RTH zur Weiterverlegung
- Hautemphysem und einseitig abgeschwächtes Atemgeräusch
- instabiler Thorax bei Rippenserienfraktur.

Das Vorgehen bei Anlage einer Thoraxdrainage in Monaldi- bzw. Bülau-Position ist in ➤ Kapitel 6 beschrieben und illustriert.

Komplikationen bei der Anlage der Bülau-Drainage ergeben sich durch zu kaudale Wahl (unter dem 5. ICR) des Eintrittspunktes. Hierbei kann die Leber oder kontralateral die Milz verletzt werden. Zusätzlich kann beim Vorgehen mit dem Trokar eine Verletzung der Lungengefäße erfolgen. Weiterhin kann es zu Schäden der Interkostalnerven kommen, die für den Patienten im weiteren Verlauf schmerzhaft bleiben. Häufig wird auch eine Interkostalarterie verletzt, dies führt zu einer zusätzlichen Blutung.

Fremdblutsparende Verfahren

Gerade bei einem massiven Hämatothorax oder der Erwartung stärkerer Blutungen ist die Bereitstellung eines Cell-Savers zur Autotransfusion im Schockraum eine sinnvolle Maßnahme. Häufig ist ein Cell-Saver in der Nothilfe nicht verfügbar, er sollte dann etwa aus dem OP geholt werden. Die Anweisung zur Verwendung des Cell-Savers sollte vom Trauma-Leader getroffen werden.

Notthorakotomie

Die Notthorakotomie im Schockraum ist eine selten durchgeführte Maßnahme, die mit einer hohen Letalität verbunden ist. In Frage kommen aus diesem Grund auch nur Patienten die:
- kurz nach der Aufnahme einen Herzstillstand erlitten hatten und reanimiert wurden
- auf andere Reanimationsmaßnahmen nicht ansprechen
- bei Aufnahme einen stabilen Herzrhythmus hatten
- noch EKG-Aktivität haben
- hypoton sind
- eine Pupillenreaktion zeigen
- über Restatmung verfügen
- eine penetrierende Thoraxwunde haben.

Bei einer Thorakotomie, immer durch einen erfahrenen Chirurgen durchzuführen, wird üblicherweise im Bereich des 5. ICR ein parallel zu den Rippen verlaufender Schnitt angelegt und die Rippen anschließend mit einem Spreizer auseinandergedrängt.

Bei der Notwendigkeit einer intrathorakalen Herzkompression erfolgt eine linksseitig angelegte vordere Thorakotomie. Hierdurch kann eine deutlich bessere Auswurfleistung erreicht werden und eine mögliche Perikardtamponade kann kontrolliert ausgeräumt werden. Bei einer Verletzung der Aorta, kann diese nötigenfalls teilweise ausgeklemmt werden.

Eine Blutung aus dem Lungenparenchym als mögliche Ursache für einen massiven Hämatothorax kann manuell komprimiert werden, um die Blutung zum Stillstand zu bringen.

Eine Notthorakotomie ist nicht indiziert bei Patienten mit einem stumpfen Thoraxtrauma, da hierbei von mehreren Verletzungen ausgegangen werden muss, die nicht in der Kürze der Zeit isoliert und therapiert werden können.

18.3.7 Secondary Survey

Ist der Patient kreislaufstabil und im Rahmen der Erstmaßnahmen behandelt, sollte die rasche Diagnostik forciert werden, um weitere Verletzungen zu erkennen und die weiterführende Behandlung planen zu können.

Bei anhaltenden Atmungs- und Kreislaufproblemen sollte jedoch immer auf das Primary Survey zurückgegriffen werden, die Erstmaßnahmen auf ihre

Korrektheit und Qualität überprüft werden und entsprechende Probleme behoben werden (s.o.).

Weitere Thoraxverletzungen, die i.d.R. erst im Rahmen des Secondary Survey bzw. der bildgebenden Diagnostik als solche erkannt werden, sind im Folgenden dargestellt.

Lungenkontusion und Lungenlazeration

Bei einer **Lungenkontusion** handelt es sich um eine großflächige stumpfe Verletzung der Lunge durch direkten Druck oder Dezeleration/Scherkräfte, die je nach Schwere der Verletzung zu einer erheblichen respiratorischen Insuffizienz führen kann.

Klinisch werden nicht beatmete Patienten mit einer Lungenkontusion durch Thoraxschmerzen, Dyspnoe und Hämoptysen auffällig. Bei schwerer Verletzung bestehen zusätzlich Tachypnoe, Zyanose und Tachykardie. Der bereits intubierte Patient kann durch steigende Beatmungsdrücke auffällig werden. Die Therapie besteht in der ausreichenden Versorgung mit Sauerstoff und der Stabilisierung des Kreislaufes. Bei Verdacht auf eine schwere Lungenkontusion und Zunahme der Atemarbeit sollte die Indikation zur Intubation großzügig gestellt werden. Die klinische Diagnose der Kontusion wird durch radiologische Untersuchungen (Röntgen-Thorax und/oder CT) gestellt.

Die **Lungenlazeration** ist eine Parenchymruptur der Lunge, die meist mit einer Blutung aus dem Lungengewebe und einem Pneumothorax (Hamätopneumothorax) einhergeht. Bei V.a. eine Lungenlazeration sollte eine Thoraxdrainage angelegt werden. Auch bei einer schweren Blutung mit Hämatothorax ist eine Verlagerung des Mediastinums mit Einschränkung der Herzleistung und Atmung möglich. Auch hier ist das Mittel der Wahl die Anlage einer Thoraxdrainage. Eine unverzügliche CT-Diagnostik ist anzustreben. Zusätzlich dazu ist die Indikation zur Notthorakotomie (zur Behebung der Blutung) oder der raschen Thorakotomie im OP zur definitiven chirurgischen Versorgung frühzeitig zu überprüfen.

Tracheobronchiale Verletzungen

Zeigen sich bei liegender Thoraxdrainage immer noch Anzeichen eines Pneumothorax und liegt ein Mediastinalemphysem vor, ist von einer Verletzung des Bronchial- und/oder Trachealsystems auszugehen. Liegt eine massive Hämoptyse bei einer Bronchialverletzung vor, kann eine kurzzeitige Beatmung über den gesunden Bronchus erfolgen.

Die klinische Diagnose sollte mittels Röntgen-Thorax oder besser noch via Bronchoskopie verifiziert werden. Diese sollte bei instabilen Patienten mit dem Verdacht auf eine tracheobronchiale Verletzung durchgeführt werden. Im gegebenen Fall, z.B. bei starker Blutung oder großer Läsion, muss auch hier die Indikation zur Notfallthorakotomie im Schockraum (z.B. bei anhaltend schwierigen Beatmungsverhältnissen) oder raschen Thorakotomie im OP gestellt werden.

Herzverletzungen

Verletzungen des Herzens sind insgesamt beim Thoraxtrauma selten, sie werden i.d.R. durch ein direktes Trauma von vorne auf den Brustkorb verursacht. Unterschieden wird bei Verletzungen des Herzens zwischen einer Commotio cordis, d.h. ein Trauma ohne Substanzverlust und einer Contusio cordis, d.h. eine Verletzung, die zu einem Substanzverlust oder einer organischen Schädigung der Herzbinnenstruktur oder -durchblutung führt. Unerlässlich ist der schnelle Ausschluss einer Perikardtamponade (s.o.).

Die Diagnose einer Herzverletzung wird über ein 12-Kanal-EKG, die transthorakale Echokardiographie (TTE) und die laborchemischen Untersuchungen (Herzenzyme) gestellt und muss im Verlauf der Schockraumbehandlung rasch durchgeführt werden. Perikardergüsse müssen bei schlechter Auswurfleistung des Herzens durch Punktion (s.u.) entlastet werden. Reicht die Entlastung durch Punktion nicht aus, um die Auswurfleistung zu verbessern, etwa weil der Erguss infolge einer myokardialen Schädigung immer wieder nachläuft, muss die Notfallthorakotomie bzw. die Thorakotomie im OP als Option geprüft werden.

Aortenruptur

Die Gefahr einer Ruptur der herznahen Aorta besteht v.a. bei einem Dezelerationstrauma. Am häufigsten (90%) betroffen ist der Aortenisthmus distal des Lig. arteriosum und des Abganges der A. subclavia sinistra. Liegt eine vollständige Ruptur vor, ist die Prognose infaust und die Patienten versterben i.d.R. noch am Unfallort. Im Rahmen einer inkompletten Ruptur, Sinn eines Intima- oder Mediaeinrisses, entsteht ein akutes Aneurysma. Klinisch finden sich als Zeichen der Blutung starke Schmerzen im Bereich des Thorax mit Ausstrahlung bevorzugt in den Rücken und die linke Flanke, bei gleichzeitigem linken Hämatothorax mit Dyspnoe und Schockzeichen. Zudem kann sich eine Blutdruckdifferenz zwischen den Armen zeigen.

Die Diagnose wird mittels transthorakaler Echokardiographie oder CT gestellt. Eine schnelle Thorakotomie mit Behebung des Schadens ist unerlässlich und erfordert eine rasche Weiterverlegung, je nach Entfernung bevorzugt mit dem RTH in ein geeignetes Zentrum mit einer herzchirurgischen Abteilung. Die Verlegung sollte möglichst sofort nach der Diagnosestellung und der Stabilisierung des Patienten (der Patient muss so weit stabilisiert werden, dass auch eine Verlegung mit einem RTW möglich ist). erfolgen. Bei einer Aortenruptur hat diese, je nach Ausprägung und Gefährdung für den Patienten, Vorrang vor anderen, nicht in Kürze zum Tode führenden, Verletzungen, wie z.B. einer Abdomenverletzung oder einer Wirbelsäulenverletzung. Jedoch sollten diese Verletzungen gerade im Hinblick auf einen Transport oder eine Operation im weiterbehandelnden Zentrum so weit behandelt werden, dass kein weiterer Schaden entstehen kann (d.h. Lagerung bei Wirbelsäuleverletzung, Stiff neck, etc.)

Zwerchfellverletzungen

Traumatische Zwerchfellverletzungen finden sich i.d.R. linksseitig, meist durch ein stumpfes Trauma verursacht, das zu einem radiären Einriss führt. Klinisch findet sich bei Patienten mit einer Zwerchfellruptur (abhängig von der Größe des Defektes und vom intraabdominellen Druck) :

- Dyspnoe
- gedämpfter Klopfschall
- abgeschwächtes Atemgeräusch
- ggf. Darmgeräuschen in der Thoraxhöhle (➤ Abb. 18-6).

Aus diesem Grund wird die Diagnose selten klinisch sondern i.d.R. radiologisch gestellt. Die Versorgung erfolgt im OP, wobei frische Verletzungen von abdominell und ältere von thorakal bzw. über einen Zweihöhleneingriff versorgt werden. Abhängig ist der Zeitpunkt der Versorgung von der Klinik (hoher intrathorakaler Druck, schlechte Beatmungsmöglichkeit, etc.) und der Größe des Defektes abhängig.

Mediastinalverletzungen

Verletzungen des Mediastinums sind selten beim Polytrauma, hier ist v.a. an die Ösophagusruptur, die meist durch penetrierende Verletzungen verursacht wird. Diese Verletzung wird häufig als Zufallsdiagnose bei der Bildgebung oder erst bei der operativen Versorgung eines schweren Thoraxtraumas diagnostiziert. Die Verletzung des Mediastinums hat eine schlechte Prognose wegen der möglichen ausgeprägten Mediastinitis.

MERKE
Bei Pneumothorax ohne begleitende Rippenfraktur oder einem Pneumomediastinum im Röntgen/CT immer an eine Verletzung des Mediastinums denken!

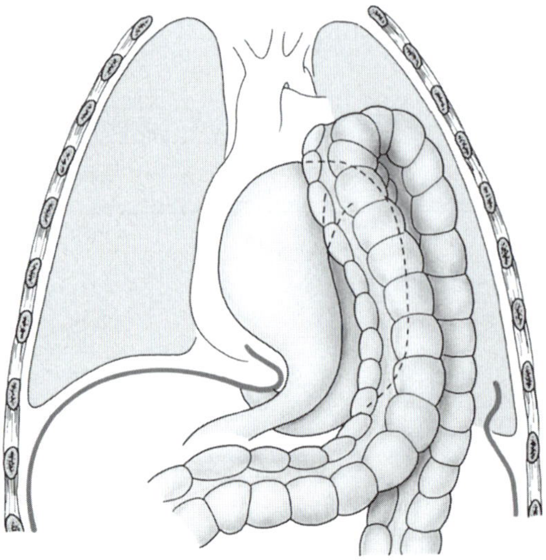

Abb. 18-6 Traumatische Zwerchfellruptur.

18.4 Zusammenfassung

Bei einem Thoraxtrauma handelt es sich um eine i.d.R. schwere Verletzung mit einer hohen Letalität. Alle intrathorakal gelegenen Strukturen und Organe können verletzt sein, wobei jedoch neben dem knöchernen Thorax die Lungen am häufigsten betroffen sind. Die Therapie richtet sich daher zuerst auf das Freimachen und Sichern der Atemwege und der Atmung und dann auf eine rasche Stabilisierung des Kreislaufs.

Im Rahmen der präklinischen Maßnahmen und des Primary Survey im Schockraum sind primär lebensbedrohliche Krankheitsbilder, wie ein Spannungspneumothorax, ein massiver Hämatothorax, ein instabiler Thorax und offene Thoraxverletzungen auszuschließen bzw. suffizient zu behandeln. Ein weiteres Augenmerk sollte v.a. auf den massiven Blutverlust, der mit einem Thoraxtrauma einhergehen kann, gelegt werden und es ist frühzeitig auf eine ausreichende Versorgung mit Fremdblut bzw. der Möglichkeit der Autotransfusion zu achten.

Von chirurgischer Seite ist die sichere Durchführung einer Thoraxdrainagenanlage und ggf. Notthorakotomie (diese in jedem Fall durch einen erfahrenen Chirurgen) und einer späteren Thorakotomie entscheidend.

Im weiteren Verlauf der Schockraumversorgung und -diagnostik sollten zusätzliche, nicht primär lebensbedrohliche Verletzungen erkannt und deren definitive Therapie eingeleitet werden.

FALLBEISPIEL

Meldebild: Ein 24-jähriger Angestellter der Deutschen Bahn war beim Rangieren mit dem Thorax zwischen zwei Waggons eingeklemmt worden. Bei Eintreffen des Notarztes und im Verlauf lag keine Bewusstlosigkeit vor, der Patient klagte jedoch seit dem Beginn des Transports über zunehmende Atemnot. Die initialen Vitalparameter waren Herzfrequenz 129/min, SpO_2 96% ohne O_2; Blutdruck 115/65 mmHg. Im EKG hätten sich keine Auffälligkeiten gezeigt.

Bei Aufnahme zeigte sich ein zyanotischer Patient mit einer Herzfrequenz von 142/min, einem Blutdruck von 90/50 mmHg und einer SpO_2 von 91% bei O_2 6 l/min. Der Patient ist tachypnoisch. Zusätzlich finden sich am Thorax ventral und dorsal größere Hämatome, bei genauerer Betrachtung meint man linksseitig eine paradoxe Atmung zu erkennen. Linksseitig gedämpftes Atemgeräusch. Der Patient hat einen venösen Zugang am linken Handrücken, insgesamt wurden bisher 500 ml Ringerlactat verabreicht.

Der Patient wird intubiert und beatmet. Zusätzlich werden zwei großlumige venöse Zugänge gelegt und initial 2000 ml Ringerlactat und 1000 ml HAES 6% verabreicht. Zusätzlich werden ein ZVK und eine invasive arterielle Blutdruckmessung (A. femoralis rechts) angelegt. Wegen eines fehlenden Atemgeräusches linksseitig wird eine Thoraxdrainage gelegt, die initial eine Hämatothorax von ca. 500 ml Blut entleert.

Zeitgleich werden eine Sonographie des Abdomens und eine transthorakale Echokardiographie durchgeführt. Intraabdominell besteht kein Hinweis auf eine Verletzung, im Herzecho kein Perikarderguss oder Hinweis für eine Herzverletzung. Bei der weiteren körperlichen Untersuchung finden sich keine weiteren relevanten Verletzungen. Tetanusschutz besteht.

In der durchgeführten CT-Untersuchung findet sich eine ausgeprägte Kontusion der linken Lunge mit Hinweis auf eine Blutung. Der Patient wird intubiert und beatmet auf die Intensivstation verlegt.

Während der nächsten 24 Stunden entleeren sich ca. 400 ml Blut aus der Drainage, sodass, beim kreislaufstabilen Patienten, keine Indikation für eine Thorakotomie bestand. Im Laufe der nächsten Tage sistiert die Blutung und die Drainage konnte nach der Extubation des Patienten entfernt werden.

In diesem Fall hätte durch den Notarzt eine schnelle Intubation und eine Thoraxdrainagenanlage erfolgen können. Bei Thoraxverletzungen ist somit die Indikation zur Intubation immer wieder zu prüfen und großzügig zu stellen. Auch die Anlage einer Thoraxdrainage hat rasch und großzügig zu erfolgen!

ÜBUNGSANLEITUNG

Von entscheidender Bedeutung ist das Beherrschen der Anlage einer Thoraxdrainage in einer Notfallsituation. Hier ist v.a. die Schulung junger Kollegen von größter Bedeutung.

Es gilt daher zum einen theoretisch den Zugang und das Procedere durchzusprechen und auf etwaige Gefahren hinzuweisen, zum anderen den jungen Kollegen bei elektiven Drainageanlagen assistieren zu lassen.

Eine weitere Möglichkeit ist die Übung am Tierkadaver, z.B. einer Schweinehälfte, so kann ein gewisses Maß an Gewebegefühl erreicht werden.

LITERATUR

Jauch K-W, Winter H, Müller C (2005) Thoraxverletzungen. In: Madler C, KJauch K-W, Werdan K, Siegrist J, Pajonk F-G (Hrsg) Das NAW-Buch, 3. Auflg. Elsevier Urban & Fischer, München.

KAPITEL

19 Abdomentrauma

Michael Gerstorfer und Ludwig Gutermuth

Bei einem Abdominaltrauma handelt es sich um eine durch äußere Einflüsse verursachte Verletzung der Abdominalregion mit ggf. damit verbundenen Organläsionen, die primäre oder sekundär lebensgefährlich sein können.

Nur ca. 5% der Schockraumpatienten weisen ein isoliertes Abdominaltrauma auf. Dagegen liegen bei über der Hälfte der Patienten mit einem Polytrauma eine abdominelle Begleitverletzung vor.

Gerade bei Hochrasanztraumen oder Stürzen ist die Gefahr eines begleitenden Abdominaltraumas sehr hoch. Dies liegt zum einen an der großen Fläche der Körperoberfläche die das Abdomen ausmacht und welches somit ein große „Angriffsfläche" bietet, zum anderen an der fehlenden knöchernen Umrandung der Abdominalorgane, die eine Verletzung, v.a. im Bereich der ventralen Bauchdecke, im Vergleich zum knöchernen Thorax leichter möglich macht.

Wegen der häufig fehlenden klinischen Zeichen, bleibt das Abdominaltrauma präklinisch meist unentdeckt oder in seiner Bedeutung unterschätzt. So liegt die Diagnosesicherheit bei einem SHT bei etwa 85%, dagegen die bei einem Abdomentrauma bei nur 30%(!).

19.1 Allgemeine Überlegungen

19.1.1 Art der Verletzungen und betroffene Organe

In Analogie zum Thoraxtrauma finden sich in etwa 95% der Fälle **stumpfe** Verletzungen (z.B. Fahrradlenker in den Bauch, Schläge auf das Abdomen, Gurtverletzungen, Überrolltrauma, Dezelerationsverletzungen) und nur in 5% **penetrierende** Verletzungen (Stich-, Explosions-, Schuss- und Pfählungsverletzungen).

Stumpfes Bauchtrauma

Das stumpfe Bauchtrauma entsteht durch eine direkte Gewalteinwirkung auf die Bauchdecken. Durch das Abfangen der kinetischen Energie des Anpralls können Verletzungen mit Ruptur der **parenchymatösen Organe** (v.a. Milz und Leber) oder der **Hohlorgane** entstehen. Gerade bei Verkehrsunfällen kommt es zu einer Kombination aus Kollisions-, Dezelerations- und Scherverletzungen. Deshalb kann es theoretisch zu Verletzungen sämtlicher Organe ohne eine genaue Zuordnung des Verletzungsmechanismus kommen.

Am häufigsten betroffene Organe bei einem schweren stumpfen Abdominaltrauma sind:

- Milz (ca. 35–40%)
- Leber (ca. 15%)
- Nieren (ca. 10%).

Penetrierendes Bauchtrauma

Das penetrierende Bauchtrauma entsteht in Mitteleuropa am häufigsten durch Stich- und Pfählungsverletzungen, seltener sind Schuss- oder Explosionsverletzungen.

Beim penetrierenden Trauma ist am häufigsten der Dünndarm (ca. 30%) betroffen, gefolgt vom Mesenterium (ca. 18%). Bei diesen Verletzungen ist zu bedenken, dass die Größe und der Ort der Eintrittswunden nicht auf die Tiefe und das Ausmaß des Schadens schließen lassen. Hier müssen zusätzliche Komponenten wie Eintrittswinkel und Kraft beim Eindringen berücksichtigt werden.

19.1.2 Symptome des Bauchtraumas

Da eine Vielzahl von Organen betroffen sein kann und die möglichen Organläsionen sehr vom Ausmaß der Verletzung abhängen, kann eine Vielzahl von Symptomen anzutreffen sein – oder fast keine. Zudem kann bei Mehrfachverletzten oder Bewusstlosen eine abdominelle Symptomatik verschleiert oder im schlimmsten Fall ignoriert sein. Auf folgende klinische Symptome ist in allen Phasen der Traumaversorgung zu achten:

- **Bauchschmerzen:** leichte bis starke Bauchschmerzen, lokal oder diffus
- **Schulterschmerzen:** v.a. links (sog. Head-Zone) bei Milz- (links) oder Leberruptur
- **Abwehrspannung:** Abwehrspannung kann ein Zeichen einer lokalen peritonealen Reizung sein, z.B. durch Blutung oder Perforation eines Hohlorgans
- **Schock:** Zeichen einer massiven Blutung
- **Flankendämpfung:** Zeichen einer Blutung in die freie Bauchhöhle
- **Prolaps von Darmschlingen:** aus Defekten der Bauchwand
- **Austritt von Darminhalt:** Zeichen einer Zerreißung von Darmstrukturen aus Defekten der Bauchwand.

MERKE
Leitsymptom einer Hohlorganverletzung ist die Abwehrspannung!

MERKE
Leitsymptom einer Gefäß- oder Parenchymverletzung ist der Volumenmangelschock!

19.2 Prähospitale Versorgung

Eine kurze Rekonstruktion des Unfallmechanismus sollte nötigenfalls auch fremdanamnestisch erfolgen. Bei Verkehrsunfällen oder Stürzen aus großer Höhe ist die Art des Aufpralls bzw. die Höhe und die kinetische Energie, die auf den Körper eingewirkt hat, abzuschätzen.

Eine kurze Anamnese sollte im Hinblick auf Vorerkrankungen erfolgen, die den unmittelbaren Krankheitsverlauf ungünstig beeinträchtigen können (Antikoagulanzien, chronische Erkrankungen).

Ist eine Anamnese nicht mit einem absehbaren Zeitaufwand, d.h. max. 1 bis 3 Minuten zu bewältigen, kann sie auch, besonders im Hinblick die Vorerkrankungen zu einem späteren Zeitpunkt erfolgen.

Bei der Inspektion des Patienten mit Stich-/Pfählungsverletzungen ist in etwa die Stichrichtung zu erfragen und zur ungefähren Abschätzung der Tiefe das Stich-/Pfählungsinstrument anzusehen. Das Stich-/Pfählungsinstrument sollte wenn möglich immer belassen werden und in der Klinik (OP!) erst entfernt werden! Präklinisch wird eine Stich-/Pfählungsverletzung steril abgedeckt (mit dem Stichinstrument, so es noch im Körper steckt) und der Patient sollte im Sinn des „Scoop and run" schnellstmöglich in eine Klinik verbracht werden.

Prolabierte Eingeweide werden erst in der Klinik reponiert (OP!) und präklinisch lediglich steril abgedeckt!

MERKE
Ein penetrierendes Abominaltrauma erfordert eine unmittelbare Klinikeinlieferung: „Scoop and run"!

19.2.1 Primary Survey und Secondary Survey

Ein erhebliches Problem beim Abdominaltrauma stellen die Blutung und der daraus resultierende hämorrhagische Schock dar. Darauf sollte bei allen Untersuchungen und Maßnahmen ein besonderes Augenmerk gelegt werden.

Atemwege und Atmung

Beim Abdominaltrauma ist die Sicherung der Atemwege v.a. als Aspirationsschutz zu verstehen. Die Indikation zur Intubation sollte bei einem nachgewiesenen oder schweren Abdominaltrauma in jedem Fall früh erwogen und durchgeführt werden.

Die oberen Atemwege sind bei eingeschränkter Atmung immer auf Fremdkörper, Erbrochenes, Blutungen oder weitere Verletzungen zu untersuchen (➤ Kap. 18). Ist bereits eine Aspiration erfolgt muss der Patient intubiert und anschließend abgesaugt werden. Die Optimierung und Weiterführung der Beatmung mit stattgehabter Aspiration sollte der folgenden intensivmedizinischen Therapie vorbehalten bleiben.

MERKE

Beim abdominellen Trauma ist mit Erbrechen und darauffolgender Aspiration zu rechnen, weswegen die Intubation zur Aspirationsprophylaxe großzügig erfolgen kann!

Kreislauf

Beim Abdominaltrauma ist die Kreislaufsituation von besonderer Bedeutung. Da die Bauchhöhle bei einer blutenden Verletzung eine erhebliche Blutmenge aufnehmen kann, ist der Blutverlust schwer abschätzbar.

MERKE

Oberste Handlungsmaxime bei einem Abdominaltrauma sind die schnelle und effiziente Volumentherapie sowie der rasche Transport in die Klinik (Scoop and run!)!

Der Patient muss mit mindestens zwei großlumigen Zugängen versorgt werden.

Im Hinblick auf die Auswahl der Infusionslösungen herrscht in der Literatur keine einheitliche Meinung. So empfiehlt das ATLS® den Einsatz von Kristalloiden und sieht den Einsatz von Kolloiden gar nicht vor. In der mitteleuropäischen Praxis jedoch haben sich kolloidale Lösungen, z.B. HAES oder Gelatine jedoch in der Schocktherapie bewährt, obwohl diese nachweislich sowohl die Gerinnung als auch den Säure-Basen-Haushalt negativ beeinflussen können.

Auch betreffend der infundierten Mengen der jeweiligen Lösungen herrscht keine Einigkeit. So wird laut ATLS® eine initiale Menge von 2000 ml empfohlen, wohingegen europäische Autoren die Infusion von 500 ml Vollelektrolytlösung und 500 ml Kolloidlösung (z.B. HAES) empfehlen. Wir empfehlen hier eine individuell abgestimmte Infusionstherapie, die sich möglichst an den Verletzungen wie auch an den Vorerkrankungen (z.B. Herzinsuffizienz) orientieren muss. Ob dazu nur Vollelektrolyt- oder zusätzlich Kolloidlösungen verwendet werden, sei dem Einzelnen überlassen.

Zusätzlich sei auch die **small-volume resuscitation** mit HyperHAES, eine 7,2% NaCl/Kolloid-Lösung, die als Bolus (250 ml) verabreicht wird, erwähnt. Diese kann zur Überbrückung bei instabilen Patienten zusätzlich eingesetzt werden.

Sowohl zum Umfang der Volumentherapie als auch zu den eingesetzten Infusionslösungen (kristalline vs. kolloidale vs. hyperonkotische Lösungen; ➤ Kap. 5) gibt es von der DGU keine Empfehlung, die Entscheidung obliegt dem behandelnden Notarzt, der den Infusionsbedarf anhand des Verletzungsmusters und der -schwere einschätzen muss. In diesem Zusammenhang wird v.a. bei Thorax- und Abdomenverletzungen, die präklinisch nicht kausal therapiert werden können, das Prinzip der **permissiven Hypotonie** diskutiert, also einer eher zurückhaltenden Volumentherapie, jedoch ohne eine generelle Empfehlung. Unserer Erfahrung nach muss sich die individuell abgestimmte Infusionstherapie möglichst an den Verletzungen als auch an den Vorerkrankungen (z.B. Herzinsuffizienz) orientieren; der Einsatz von nur Vollelektrolyt- oder zusätzlichen Kolloidlösungen muss dem Einzelnen überlassen werden.

MERKE

Die einzige wirkliche Therapie bei einer Blutung im Bauchraum ist die rasche Operation. Deshalb ist beim Abdominaltrauma ein unverzüglicher Transport in die Klinik indiziert: „Scoop and run" statt „Stay and play"! Jede Infusionstherapie dient hier nur als Überbrückung für den Transport in die Klinik!

Kreislauftherapie beim kindlichen Abdominaltrauma

Das kindliche Abdominaltrauma stellt eine zusätzliche Herausforderung an den Behandler dar. Hier müssen einige Punkte beachtet werden. Zum einen dissimulieren Kinder während der Untersuchung gerade im Hinblick auf eine abdominelle Schmerzsymptomatik häufig, zum anderen weisen Kinder durch Steigerung der Herzfrequenz eine erhebliche Kompensationsfähigkeit auf. So können bis zu 25% Volumenverlust des intravasalen Systems kaschiert werden! Es ist jedoch zu beachten, dass gerade bei kleinen Kindern gering erscheinende Blutverluste bereits ein erhebliches des intravasalen Volumens ausmachen können.

Die Anlage der Zugänge bei kleinen und kleinsten Kindern stellt bei der Volumentherapie ein erhebliches Problem dar. Punktionsversuche peripherer Venen sind oft frustran, deshalb seien als Punktionsorte die Skalpvenen erwähnt (➤ Kap. 15). Ist auch hier eine Punktion nicht möglich, sollte unter entsprechender Sedierung (z.B. Dormicum nasal) eine intraossäre Nadel angelegt werden (➤ Kap. 15).

Möglich ist die Gabe von Vollelektrolytlösung (20 ml/kg/KG) und bei Bedarf Kolloidlösung (10 ml/kg/KG; genaue Angaben zur Volumentherapie bei Kindern ➤ Kap. 15).

MERKE
Kinder können bis zu 25% Volumenverlust über die Steigerung der Herzfrequenz kompensieren bevor ein Schock auffällig wird!

Schmerztherapie

Lange galt beim Abdomentrauma das Dogma, dass bis zur Aufnahme in der Klinik keine Schmerztherapie durchgeführt werden darf, damit keine Symptome bei der Untersuchung verschleiert werden. Diese Einstellung ist weder zeitgemäß noch für den Patienten tragbar: Jeder Patient sollte eine effektive und suffiziente Schmerztherapie erhalten. Allerdings müssen die Symptome vor der Schmerztherapie genau dokumentiert und für den Weiterbehandler nachvollziehbar gemacht werden. Verabreicht werden können z.B. Novalgin 2,5 g i.v. und Morphin 2–5 mg i.v.

19

Lagerung und Transport

Grundsätzlich sollte der nicht intubierte Patient nach Wunsch gelagert werden. Allerdings hat sich bei starken Bauchschmerzen die sog. Knierolle (Unterlegen von Decken oder eine Rolle unter die angewinkelten Knie des Patienten) empfohlen, weitere Verletzungen, z.B. der Wirbelsäule, sind ausgeschlossen. Zusätzlich dazu sollte der Patient entweder in einem ausreichend gefederten RTW oder auf einer Vakuummatratze, zur Vermeidung von erschütterungsbedingten Schmerzen, gelagert werden.

MERKE
Der Transport beim Abdominaltrauma sollte zügig und in eine geeignete Klinik (Chirurgie, CT-Möglichkeit, 24-Stunden-OP-Bereitschaft) erfolgen.

MERKE
Ein Bauchtrauma sollte immer in der geeigneten Klinik als solches angemeldet werden, sodass bereits Vorkehrungen getroffen werden können.

19.3 Versorgung im Schockraum

19.3.1 Übergabe

Die Übergabe orientiert sich im Wesentlichen an den im ➤ Kapitel 3 beschriebenen Abläufen.

Besonderes Augenmerk ist auf den Verletzungsmechanismus zu richten, um nötige weitere viszeralchirurgische und radiologische (Traumaspirale) oder notfallchirurgische Maßnahmen (z.B. Laparotomie) nicht zu verzögern.

19.3.2 Primary Survey im Schockraum

Im Vordergrund der Schockraumversorgung stehen, wie auch bereits in der Prähospitalphase, die Stabilisierung der Vitalparameter und die Diagnostik lebensbedrohlicher Verletzungen nach dem ATLS®-Schema im Rahmen des Primary Survey.

Sicherung der Atemwege und Atmung

Die Sicherung der Atemwege und der Atmung erfolgt nach den gleichen Gesichtspunkten wie in der Prähospitalphase:

- Entfernen von Fremdkörpern
- Absaugen von Erbrochenem
- eher großzügige Indikationsstellung zur Intubation zum Aspirationsschutz, in jedem Fall abhängig vom neurologischen Status des Patienten, Begleitverletzungen und der Schmerzsituation.

Kreislauf

Auch im Hinblick auf die Kreislaufsituation sollten die o.g. Punkte beachtet werden. Die Volumensubstitution sollte großzügig, etwa auch Gabe von EK und FFPs, aber doch dem Zustand des Patienten angepasst sein.

Falls präklinisch noch nicht erfolgt, sollten jetzt mindestens zwei großlumige periphervenöse Zugänge gelegt werden. Es empfiehlt sich ebenfalls einen zentralvenösen Zugang – am besten ist ein Shaldon-Katheter (➤ Anhang) aufgrund seiner hohen Durchflussrate geeignet – anzulegen.

Liegt der Verdacht auf eine intraabdominelle oder pelvine Gefäßverletzung (z.B. massiv freie Flüssigkeit in der Abdomensonographie) mit einer trotz stabilisierender Maßnahmen lebensbedrohlichen Verschlechterung der Kreislaufsituation vor, muss eine Notfalllaparotomie erwogen werden. Dies wird situationsabhängig vom Trauma-Leader entschieden.

MERKE

Blutungen müssen zeitnah gefunden und ggf. unverzüglich operativ versorgt werden!

19.3.3 Secondary Survey im Schockraum

Der Patient sollte idealerweise vollständig entkleidet sein. Neben allen anderen Organsystemen, die im Rahmen des Secondary Survey zu untersuchen sind (➤ Kap. 12) sollte im Hinblick auf ein Abdominaltrauma der untere Thorax, der Ober-, Mittel- und Unterbauch und die Flanken betrachtet werden.

Inspektion

Zu achten ist bei der Inspektion auf:

- Prellungen
- Hämatome
- Ablederungen
- Abschürfungen
- offene Wunden
- Fremdkörper
- ausgetretene Organe oder -anteile.

Auskultation

Die Auskultation erfolgt vor der Perkussion und Palpation. Bei der Auskultation zur Beurteilung der Darmgeräusche sollten alle vier Quadranten untersucht werden. Dabei sollte jeder Quadrant mindestens 15 Sekunden auskultiert werden. Massive Blutungen im Bereich des Peritoneums verursachen häufig eine paralytischen Ileus der sich durch das Fehlen von Darmgeräuschen auszeichnet. Dagegen können Hämatome, Fremdkörper oder sonstige Irritationen im Bereich des Peritoneums einen mechanischen Ileus mit klingenden, hoch gestellten Darmgeräuschen verursachen (➤ Abb. 19-1a).

Perkussion

Bei der Perkussion wird nach Peritonitiszeichen (Druckschmerzhaftigkeit während der Untersuchung) und nach gedämpftem oder sehr hohlem Klopfschall gefahndet (➤ Abb. 19-1b).

Palpation

Die Palpation aller vier Quadranten des Abdomens sollte die Untersuchung des Abdomens abschließen. Sie dient der Feststellung einer Abwehrspannung als Zeichen einer Peritonitis. Zudem wird der maximale Schmerzpunkt durch vorsichtiges Palpieren ermittelt (➤ Abb. 19-1c).

Untersuchung von offenen Wunden

Penetrierende Wunden sollten immer genau untersucht und v.a. dokumentiert werden, dabei empfiehlt sich auch die Photodokumentation. So können spätere Gutachtenanfragen oder forensische Fragestellungen leicht geklärt werden.

Bei Schusswunden ist neben der Eintrittswunde auch nach einer Austrittswunde zu suchen. Bei der Untersuchung der Wunden sollte auch die Tiefe der Wunde beurteilt werden. Dazu kann die Wunde unter sterilen Bedingungen vorsichtig sondiert werden. Dabei sollte v.a. geprüft werden, ob die Faszien intakt sind. Zudem wird ein besonderes Augenmerk auf austretende Darm- oder andere Organteile gelegt. Sind diese ausgetreten sollten Sie steril abgedeckt werden und erst im OP reponiert werden.

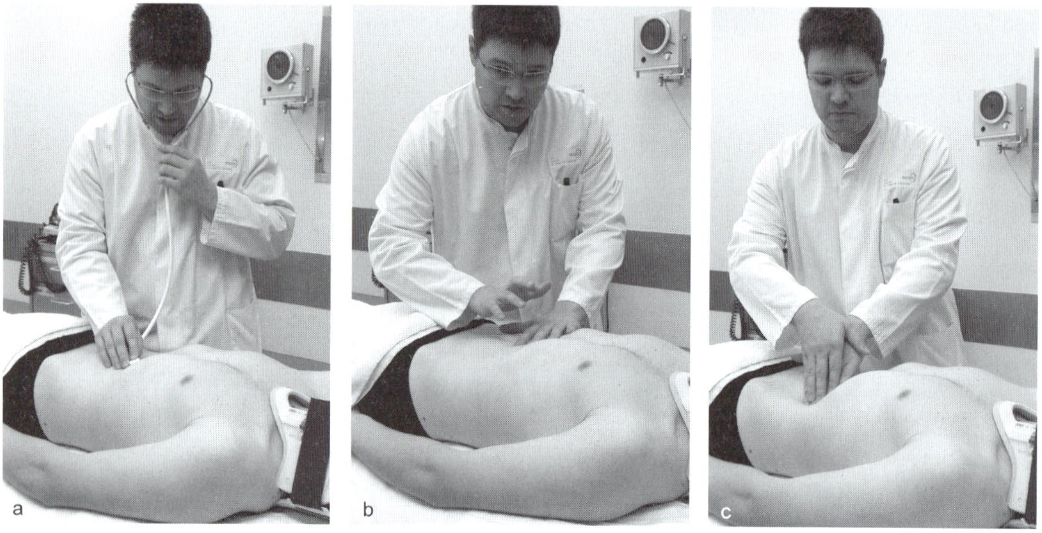

Abb. 19-1 Klinische Untersuchung des Abdomens.
a: Auskultation.
b: Perkussion.
c: Palpation.

Auch Fremdkörper werden erst im OP entfernt. Kann eine Diagnostik wegen der Größe des Fremdkörpers (z.B. Pfählungsverletzung) nicht erfolgen, sollte versucht werden den Fremdkörper abzuschneiden, ohne an der eigentlichen Wunde zu manipulieren (z.B. Abtrennen von Ästen oder überstehenden Metallteilen durch Feuerwehr oder das THW).

Untersuchung des knöchernen Beckens

Beim Abdominaltrauma muss immer auch das knöcherne Becken auf mögliche Verletzungen hin untersucht werden. Das Becken selbst wird auf Fehlstellungen und abnorme Beweglichkeit bei a.p. und seitlicher Kompression auf beide Beckenschaufeln untersucht. Zusätzlich sollten Schwellungen, Hämatome und jegliche Art von Wunden genau untersucht werden. Besonderes Augenmerk sollte dabei auf die Glutealregion gereichtet werden, da sich hier größere Einblutungen verbergen können.

Untersuchung der Beckenorgane

Das äußere Genitale sowie die Analregion werden auf größere epitheliale Läsionen, Blutungen und/oder Hämatome oder perforierende Verletzungen untersucht.

Eine digitale rektale Untersuchung zur Beurteilung des Rektums im Hinblick auf eine Blutung, eine Veränderung des Sphinktertonus (als Zeichen einer möglichen Verletzung des Rückenmarks) oder eine Perforation ist unerlässlich und sollte ebenso wie eine orientierende vaginale Untersuchung bei jedem schweren Trauma durchgeführt werden.

19.3.4 Laborchemische Untersuchungen

Unmittelbar nach der Aufnahme in den Schockraum erfolgt die Blutentnahme. Diese Blutwerte dienen als Ausgangswerte für die weitere Behandlung. Neben den bei einem Polytraumapatienten obligatorischen arteriellen Blutgasen werden abgenommen:

- großes Blutbild (v.a. Hb, Hkt)
- Gerinnungsprofil (Quick, INR, PTT, Fibrinogen, AT III)
- Elektrolyte (Natrium, Kalium, Calcium)
- Retentionswerte (Kreatinin, Harnstoff)
- Leber- und Cholestasewerte (GOT, GPT, γ-GT, alkalische Phosphatase, Cholinesterase, Bilirubin)
- Schilddrüsenwerte (v.a. TSH)

- Pankreasenzyme (Lipase oder Amylase)
- Gesamteiweiß, Albumin
- Blutgruppe mit Kreuzblut.

Je nach Verletzungsmuster bzw. erwartetem Blutverlust sollten großzügig Erythrozytenkonzentrate (mindestens 6!) zur Verfügung gestellt werden.

Außerdem sollte immer ein Urinstatus zur Detektion von Erythrozyten im Urin als Hinweis auf eine mögliche Nierenverletzung abgenommen werden.

19.3.5 Bildgebende Diagnostik

Zur Anwendung beim isolierten Abdominaltrauma kommen die Abdomensonographie und die Spiral-CT. Bei Polytraumatisierten ist ggf. ein spezifisches Vorgehen hinsichtlich der führenden Verletzung indiziert. ➤ Tabelle 19-1 gibt eine Beurteilung der Diagnoseverfahren.

Sonographie

Die Sonographie des Abdomens ist bereits im Rahmen des Primary Survey eine unerlässliche diagnostische Maßnahme. Sie kann begleitend zu anderen Maßnahmen schnell und nichtinvasiv durchgeführt werden. Der geübte Untersucher erkennt dabei neben größeren Organrupturen auch kleinere Mengen von freier Flüssigkeit (ab ca. 50–100 ml).

Der Abdomenschall mit dem **3,5-MHz-Schallkopf** begrenzt sich auf das „diagnostische O", das Schrägschnitte im rechten (**Morrison-Pouch**) und linken (**Koller-Pouch**) Oberbauch beinhaltet.

Der Abdomenschall sollte nach einem klinikinternen Standard durchgeführt werden, der sich auf das „diagnostische O" beschränken sollte (➤ Kap. 13):

- Längsschnitte im Ober- und Unterbauch: **freie Flüssigkeit um Darmschlingen oder im Douglas-Raum?**
- Schrägschnitte im rechten und linken Oberbauch: **freie Flüssigkeit im Morrison-Pouch und Koller-Pouch?**
- Schnitte durch Leber Milz, beide Nieren
- subxiophpidaler Schnitt nach kraniodorsal zur Beurteilung des Perikards.

Die chirurgische Sonographie richtet sich hier lediglich nach der Fragestellung: „Freie Flüssigkeit oder Organruptur!". Alle anderen Fragen (z.B. Cholezystolithiasis, erweiterte Gallengänge, Nierenzysten) sind im Schockraum unwichtig. Die Untersuchung sollte nicht länger als 60 Sekunden dauern.

Die Sonographie hat in großen Teilen Europas die diagnostische Peritoneallavage vollständig verdrängt.

MERKE

Kann auf keinem dieser Schnitte freie Flüssigkeit nachgewiesen werden, ist eine relevante Menge Blut im Abdomen zu diesem Zeitpunkt (!) auszuschließen.

CT

Das radiologische Verfahren der Wahl zur Beurteilung eines Abdominaltraumas bei kreislaufstabilen Patienten ist die Trauma-Spiral-CT, die alle anderen Verfahren (mit Ausnahme der Abdominalsonographie) verdrängt hat. Die Traumaspirale kann schnell durchgeführt werden und gibt mit hoher Spezifität und Sensitivität Auskunft über abdominelle Läsionen (➤ Kap. 13). Bei kreislaufinstabilen Patienten mit massiv freier Flüssigkeit in der Sonographie ist eine Notfalllaparotomie anzustreben.

Diagnostische Peritoneallavage

Die diagnostische Peritoneallavage (➤ Abb. 19-2) ist eine im deutschsprachigen Raum kaum noch verwendete Untersuchung, im Vergleich zum amerikanischen Raum. Eine mögliche Indikation stellt der Verdacht auf eine Dünndarmläsion dar, die jedoch durch eine Laparoskopie sicherer diagnostiziert und ggf. auch therapiert werden kann.

19.3.6 Weitere Maßnahmen

Magensonde

Eine Magensonde sollte bei einem Abdomentrauma in jedem Fall möglichst frühzeitig eingebracht werden. Zum einen bietet sie einen gewissen Aspirationsschutz, zum anderen gibt sie Auskunft über eine mögliche Blutung im Bereich des Magens.

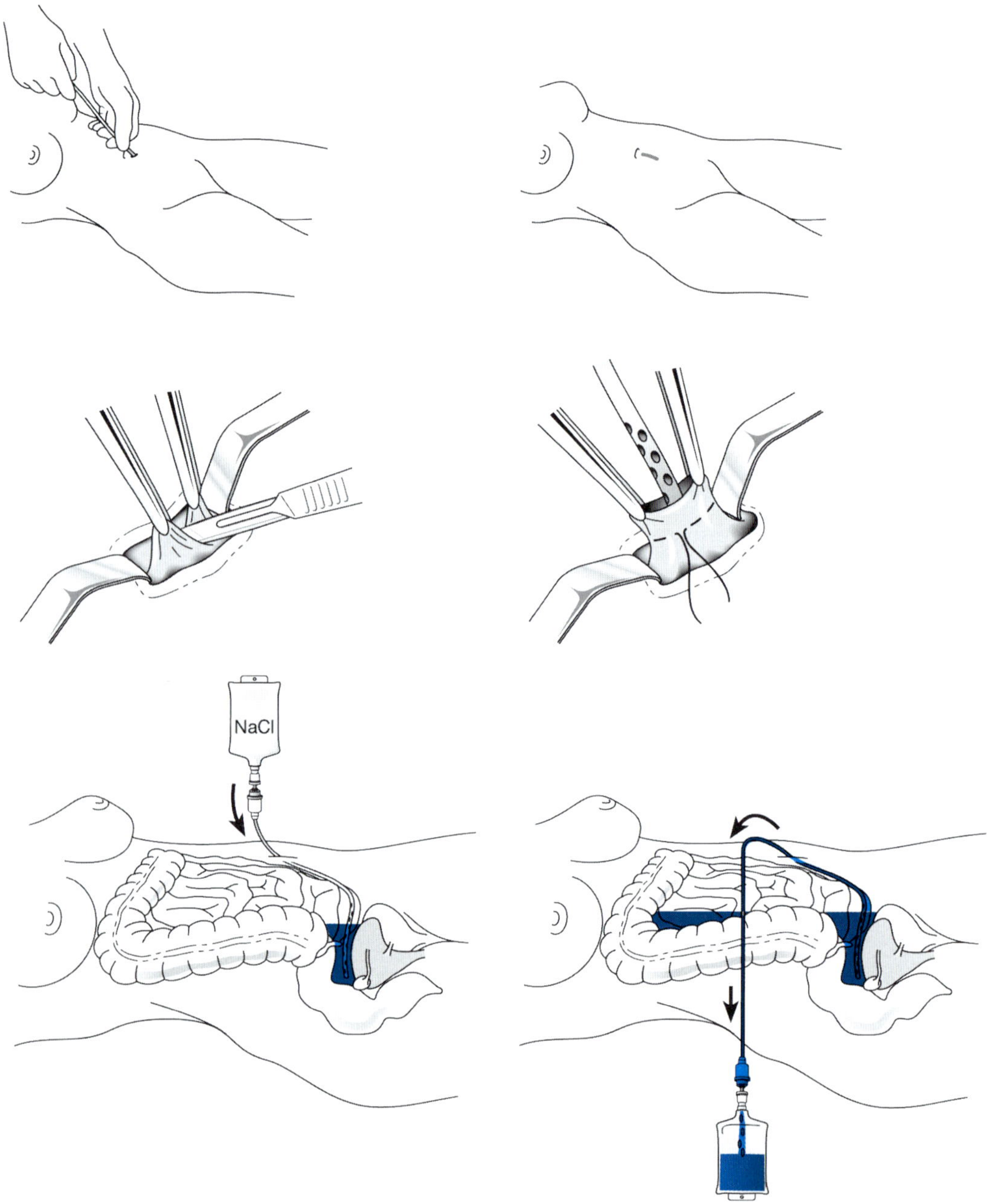

Abb. 19-2 Durchführung der diagnostischen Peritoneallavage.

Ein weiterer Vorteil ist die Ableitung von Speichel und Magensaft, so wird der Gastrointestinaltrakt von oben entlastet.

Blasenkatheter

Ein Blasendauerkatheter wird bei einem Traumapatienten immer eingebracht. So kann die Ausscheidung beurteilt werden, die Harnblase wird entlastet und eine mögliche Blutung im Bereich des Urogeni-

Tab. 19-1 Beurteilung der Diagnoseverfahren im Rahmen eines Abdomentraumas.

	Abdomensonographie	CT	Peritoneallavage
Indikation zur Untersuchung	• bei jedem schwereren Trauma	• bei schwererem Trauma mit V.a. eine intraabdominelle Läsion in der Sonographie oder dort unklarem Befund	• kaum indiziert bei vorherigen Untersuchungen • mögliche Indikation V.a. Dünndarmruptur
Vorteile der Untersuchung	• frühe orientierende Diagnostik • alle Patienten können untersucht werden • schnelle Verfügbarkeit • nicht invasiv • keine Strahlenbelastung • gute Sensitivität beim geübten Untersucher • geringe Kosten • jederzeit wiederholbar • Beurteilung des Retroperitoneums möglich	• hohe Spezifität und Sensitivität • bei entsprechender Technik schnelle Durchführung möglich (10 Minuten) • Beurteilung des Retroperitoneums möglich	• frühe Diagnostik möglich • bei geübtem Untersucher rasche Durchführbarkeit • schnelle Detektion von Darmläsionen • keine Strahlenbelastung • hohe Sensitivität
Nachteile der Untersuchung	• stark abhängig von den Fähigkeiten des Untersuchers • schlechte Beurteilbarkeit von Verletzungen des Pankreas, des Zwerchfells und des Darms • schlechte Beurteilbarkeit bei Überlagerung durch Luft und stark adipösen Patienten	• Verfügbarkeit nicht in allen Notaufnahmen gegeben • Umlagerung und ggf. Transport aus dem Schockraum nötig • ohne Kontrastmittel eingeschränkte Beurteilbarkeit des Darms • hohe Kosten • hohe Strahlenbelastung	• invasiv • niedrige Spezifität • keine Beurteilung des Retroperitoneums oder des Zwerchfells

taltrakts wird dabei entdeckt. Hämaturie ist immer ein Zeichen von Verletzungen im Bereich des Urogenitaltraktes.

Sollte ein Beckentrauma vorliegen muss beim Einbringen des Katheters besondere Vorsicht gelten. Als Zeichen für eine Beckenverletzung gelten:

- Blut am Meatus
- perianale Einblutungen
- Hämatom an Skrotum oder Vagina
- Verschiebung der Prostata, die im Rahmen der rektalen Untersuchung bemerkt wird.

Eine retrograde Urethrographie ist als Verfahren nicht mehr zeitgemäß, da sie zum einen ein erhebliches Verletzungsrisiko birgt und zum anderen Verletzungen der ableitenden Harnwege komplikationslos im Rahmen der Kontrastmittel-CT (➤ Kap. 13) diagnostiziert werden können.

Liegt eine Verletzung der Urethra vor, muss die Anlage einer **suprapubischen Blasenfistel** erwogen werden. Diese kann sofort oder, wenn eine rasche Laparotomie absehbar ist, auch intraoperativ erfolgen.

MERKE

Bei einer sicheren Urethraverletzung sollte auf keinen Fall eine transurethrale Katheteranlage erfolgen!

Medikamente

Bei Verdacht auf eine Läsion des Darmes, z.B. bei freier Luft in der Diagnostik, Darmsekret bei der Peritoneallavage, einer offenen Darmverletzung, einer penetrierenden Wunde im Bereich des Abdomens oder dem Austritt von Darm aus dem Abdomen sollte eine Antibiotikaprophylaxe durchgeführt werden. Diese sollte möglichst breitbandig erfolgen, und sowohl gegen Aerobier als auch Anaerobier wirksam sein. Bewährt hat sich hierbei die i.v. Gabe von 1,5 g Cefuroxim in Kombination mit 0,5 g Metronidazol.

Die Schmerztherapie kann mit Nichtopioidanalgetika (z.B. 1000 g Perfalgan oder Novalgin 2,5 g i.v. erfolgen). Bei stärkeren Schmerzen wird ein Opiat dazu verabreicht (z.B. Piritramid 7,5 mg oder Morphin 2–5 mg).

19.3.7 Chirurgische Maßnahmen

Konservative Therapie

Bei einer Verletzung des Abdomens mit nur geringer freier Flüssigkeit (ca. 200 ml) oder ohne wesentliche Rupturzeichen in der CT kann eine konservative (beobachtende) Therapie unter intensivmedizinischer Beobachtung erfolgen. Dabei muss im Intervall eine engmaschige Kontrolle durch Sonographie (möglichst der gleiche Untersucher), Labor oder CT erfolgen. Bei Verschlechterung des Befundes oder der Vitalparameter sollte dann eine Laparotomie angestrebt werden.

Laparotomie

Die Indikation zur Notfalllaparotomie richtet sich nach dem klinischen Bild (Gesamteindruck des Patienten), der Menge der freien Flüssigkeit im Abdomen (ab 200 ml in der Sonographie oder im CT), der Art des Traumas (stumpfes oder Penetrationstrauma) und nach der hämodynamischen Stabilität des Patienten.

Ziel der Notfalllaparotomie im Sinn der Damage-control-Chirurgie ist die Feststellung des Schadens, die Kontrolle möglicher Blutungen (**Packing**) – möglichst unter Organerhalt –, die Versorgung von verletzten oder minderdurchbluteten Darmabschnitten durch Resektion, temporäre Stuhlableitung und die Infektionsprophylaxe.

Eine Notfalllaparotomie im OP wird bei akut lebensbedrohlichen Zuständen durchgeführt, die eine kurze Vorbereitungszeit für Diagnostik, den OP und den Transport in den OP ermöglichen.

Die Laparotomie sollte als eine großzügige mediane Laparotomie durchgeführt werden, dies ermöglicht einen guten Überblick über die Organe (inklusive kleines Becken bei V.a. Rektumperforation) und garantierte eine gute Versorgungsmöglichkeit.

Die Laparotomie im Schockraum ist eine seltene Ausnahme und ist den unmittelbar (innerhalb weniger Minuten zum Tode führenden) lebensbedrohlichen Situationen (z.B. rupturiertes Aortenaneurysma) vorbehalten, da eine optimale Versorgung in einem Behandlungsraum schon im Hinblick auf Asepsis nicht gegeben ist.

Laparoskopie

Eine Laparoskopie empfiehlt sich im Rahmen der chirurgischen Weiterbehandlung, v.a. beim isolierten Bauchtrauma, bei Stich- oder tangentialen Schusswunden zur Evaluierung von Verletzungen. Zeigt sich dabei eine Verletzung des Peritoneums, sollte der Eingriff als Laparotomie fortgeführt werden, weil davon auszugehen ist, dass eine Organverletzung vorliegt. Bei sehr erfahrenen Laparoskopikern kann der Eingriff aber auch im Rahmen einer Laparoskopie weitergeführt werden, es darf dabei aber keine Läsion übersehen werden.

Kontraindikationen der Laparoskopie sind:

- Kombinationsverletzungen
- Polytraumata
- intrazerebrale Verletzungen
- Kreislaufinstabilität
- Peritonitis
- nicht tangentiale Schusswunden.

19.4 Zusammenfassung

Das Abdominaltrauma kann als stumpfes oder penetrierendes Traumata vorliegen, wobei die stumpfen Verletzungen mit ca. 90–95% überwiegen: Verkehrsunfälle, Stürze aus großer Höhe oder Sportverletzungen. Bei den penetrierenden Verletzungen überwiegen die Stich- und Pfählungsverletzungen gegenüber den Explosions- und Schussverletzungen.

Symptome des Abdomentraumas sind Bauchschmerzen, Abwehrspannung, Kreislaufinstabilität und Schock.

Präklinisch bleibt neben der Kreislaufstabilisierung v.a. der rasche Transport in eine Klinik (scoop and run!) zur kausalen Therapie.

Das Vorgehen bei der Schockraumbehandlung richtet sich primär nach dem ABCDE-Schema und dem Secondary Survey der ATLS®. Als primäre diagnostische Mittel stehen die Abdomensonographie (nichtinvasiv, schnell durchführbar) und die Spiral-CT zur Verfügung.

Die Therapie eines isolierten Abdomentraumas besteht entweder im konservativen Beobachten oder der Laparoskopie bzw. Laparotomie zur endgültigen Versorgung.

Liegt ein Polytrauma vor, darf ein Abdomentrauma nicht übersehen werden, der Ausschluss einer intraabdominellen Blutung muss im Rahmen der Polytraumaversorgung durch eine Sonographie oder Traumaspirale sicher ausgeschlossen werden. Liegt eine intraabdominelle Blutung vor, muss in der Zusammenschau mit anderen Verletzungen ein Behandlungsplan festgelegt werden, wobei eine Entscheidung hinsichtlich der Lebensbedrohlichkeit der Verletzung getroffen werden muss.

FALLBEISPIEL

Meldebild: 23-jähriger Patient mit starken Bauchschmerzen nach einem Zusammenprall mit einem Mitspieler beim Football-Spiel. Der Patient war dabei in die linke Flanke unterhalb des linken Rippenbogens getroffen worden. Laut telefonischer Voranmeldung durch den Notarzt keine Bewusstseinsveränderungen, Herzfrequenz 105/min, Blutdruck 130/80 mmHg und SpO_2 von 97% ohne Sauerstoff.

Bei Aufnahme, nach etwa 30 Minuten Transport, zeigt sich ein zunehmend somnolenter, blasser und kreislaufinstabiler Patient. Herzfrequenz 144/min, Blutdruck 85/45 mmHg, SpO_2 98% bei O_2 12 l/min. Zwei großlumige Zugänge mit insgesamt 1500 ml Kristalloidlösung und 500 ml HAES 6% wurden schnell infundiert.

Der Patient gibt starke Schmerzen im Bereich des gesamten Abdomens an. Bei der Inspektion zeigt sich eine Prellmarke mit Hämatom am linken Oberbauchs und der linken unteren Thoraxapertur. Die Darmgeräusche sind spärlich nur in den unteren Quadranten auskultierbar. Die Bauchdecke ist gespannt und stark druckschmerzhaft.

In der Sonographie des Abdomens findet sich massiv freie Flüssigkeit im Bereich des Oberbauchs im Morrison- und Koller-Pouch und im Douglas-Raum, die Milz ist nicht abgrenzbar. Deswegen wurde unverzüglich eine Traumaspirale durchgeführt. Im Rahmen der schnell durchgeführten Zweituntersuchung werden weitere, potenziell lebensbedrohliche Verletzungen der Wirbelsäule, des Thorax und des Schädels ausgeschlossen.

Bei der unverzüglich durchgeführten Notfalllaparotomie bestätigt sich die CT-Diagnose einer kompletten Zerreißung der Milz, der Patient wird splenektomiert. Intraoperativ erfolgt die Gabe von 4 EKs und 4 FFPs. Postoperativ besteht die ersten fünf Tage eine Darmatonie, die sich im Verlauf mit Distigmin (Ubretid®) gut behandeln lässt. Der Patient kann am 11. postoperativen Tag mit reizlosen Wunden entlassen werden.

Im oben beschriebenen Fall wird der ideale Weg des Patienten durch den Schockraum aufgezeigt. Der Patient wird bereits präklinisch mit einer suffizienten Volumentherapie behandelt und im Schockraum schnell diagnostiziert. Die Therapie wird schnell eingeleitet und das Problem behoben.

ÜBUNGSANLEITUNG

Gerade die schnelle, sichere und umfassende Ultraschalluntersuchung mit der Darstellung v.a. der Oberbauchorgane (Milz, Leber) sollten ständig geübt werden und innerhalb kürzester Zeit (max. 60 Sekunden) durchgeführt werden können. In der Regel wird dies bei Ultraschallkursen z.B. der DEGUM geübt.

KAPITEL

20 Extremitätenverletzungen

Michael Gerstorfer und Ludwig Gutermuth

Extremitätenverletzungen finden sich bei nahezu jedem schweren Trauma, meist in Form von Begleitverletzungen beim Schädel-Hirn- oder Thoraxtrauma. Monoverletzungen sind insgesamt selten.

In der Polytraumaversorgung kommt der Extremitätenverletzung, abgesehen von der Amputation, nur ein geringer Stellenwert zu. Dies ist zum einen dadurch begründet, dass Schädel-Hirn-, Thorax-, Abdomen- und Beckentraumen unmittelbarer zu einer schweren Beeinträchtigung der lebenswichtigen Funktionen führen können, zum anderen, dass viele Extremitätenverletzungen entweder übersehen oder unterschätzt werden.

Tatsächlich führen die z.T. erheblichen Weichteilverletzungen bei einem Extremitätentrauma zur systemischen Antwort des Organismus, die ein Schockgeschehen verstärken und im weiteren Verlauf ein Multiorganversagen beschleunigen oder gar induzieren können.

20.1 Allgemeine Überlegungen

Verletzungen von Extremitäten gehen neben dem oben erwähnten Weichteiltrauma auch mit Verletzungen der knöchernen Strukturen (meist Röhrenknochen) einher. Eine Fraktur zu erkennen ist dabei in der prähospitalen Phase von großer Bedeutung. Sichere Frakturzeichen sind neben der abnormen Beweglichkeit und sichtbaren Fragmenten (offene Fraktur) auch Stufenbildungen und Krepitation (die unbedingt verhindert werden sollte, da hierdurch u.U. Spätfolgen wie ein chronisch regionales Schmerzsyndrom entstehen können). Unsichere Zeichen einer Fraktur sind Schwellung, Hämatome, schmerzhafte Bewegungseinschränkungen und Deformation der Extremität. Liegen diese Zeichen vor, sollte immer bis zum Beweis des Gegenteils von einer Fraktur ausgegangen werden.

20.1.1 Anatomie der oberen Extremität

Die obere Extremität wird in vier Bereiche eingeteilt, die über drei Gelenke miteinander verbunden sind. Es handelt sich dabei um:

- **Schultergürtel**: bestehend aus **Skapula** und **Klavikula** mit dem umgebenden Weichteilmantel
- **Oberarmregion**: bestehend aus dem **Humerus** und dem umgebenden Weichteilmantel
- **Unterarmregion**: bestehend aus **Ulna** und **Radius** und dem umgebenden Weichteilmantel
- **Hand**: **Ossa carpi** (proximale Reihe aus Os scaphoideum, Os lunatum, Os triquetum und Os pisiforme (eigentlich nur ein Sesambein) und distale Reihe (Os trapezium, Os trapezoideum. Os capitatum, Os hamatum); **Ossa metacarpalia**; **Ossa digitorum manus** (= Phalanges)

Die verbindenden Gelenke sind:

- **Schultergelenk** (**Articulatio humeri**): Verbindung zwischen Schultergürtel und Oberarm
- **Ellenbogengelenk** (**Articulatio cubiti**): Verbindung zwischen Oberarm- und Unterarmregion
- **proximales Handgelenk** (**Articulatio radiocarpalis**): Verbindung zwischen Unterarm und Hand (proximale Reihe der Handwurzelknochen)

20.1.2 Anatomie der unteren Extremität

Die untere Extremität wird ebenfalls in vier Bereiche eingeteilt, die über drei Gelenke miteinander verbunden sind. Es handelt sich dabei um:

- **Beckengürtel**: bestehend aus dem Beckenknochen und dem umgebenden Weichteilmantel (➤ Kap. 21)
- **Oberschenkelregion**: bestehend aus dem **Femur** und dem umgebenden Weichteilmantel
- **Unterschenkelregion**: bestehend aus **Tibia** und **Fibula** und dem umgebenden Weichteilmantel
- **Fuß**: **Ossa carpi** (Proximale Reihe aus Talus, Calcaneus, Os naviculare und distale Reihe aus Os cuneiforme mediale, Os cuneiforme intermedium, Os cuneiforme laterale, Os cuboideum), **Ossa metatarsalia**, **Ossa digitorum pedis**

Die verbindenden Gelenke sind:

- **Hüftgelenk** (**Articulatio coxae**): Verbindung Beckengürtel/Oberschenkelregion
- **Kniegelenk** (**Articulatio genus**): Verbindung zwischen Ober- und Unterschenkelregion.
- **oberes Sprunggelenk** (**Articulatio talocruralis** = **OSG**): Unterschenkel- und Fußregion.

20.2 Einteilung der Verletzungen

Bei Verletzungen der Extremitäten wird grundsätzlich unterschieden zwischen:

- Verletzungen mit einer knöchernen Verletzung (Fraktur) mit begleitendem Weichteilschaden
- Weichteilschaden ohne Kontinuitätsunterbrechung des Knochens (Weichteilverletzung).

Die Frakturen der Extremitäten werden je nach Lokalisation und Ausmaß am häufigsten anhand der AO (Arbeitsgemeinschaft Osteosynthese)-Klassifikation (➤ Anhang) bezeichnet.

20.2.1 Frakturzeichen

Sichere Frakturzeichen sind:

- Krepitation
- offene Fraktur mit sichtbaren Fragmenten
- Stufen in der Knochenkontinuität
- abnormale Beweglichkeit
- Fehlstellung.

Unsichere Frakturzeichen sind:

- Schmerzen
- Bewegungseinschränkung bzw. Verlust der Belastbarkeit
- Deformation
- Hämatomausbildung.

MERKE

Jeder Frakturverdacht wird bis zum Beweis des Gegenteils als Fraktur behandelt!

20.2.2 Frakturen der oberen Extremität

Die Einteilung der Frakturen der oberen Extremität erfolgt nach der AO-Klassifikation, diese findet sich ausführlicher Darstellung im Anhang.

MERKE

Die Extremität ist ganz zu untersuchen, denn die häufigste Fraktur der oberen Extremität ist die distale Radiusfraktur!

20.2.3 Frakturen der unteren Extremität

Die Einteilung der Frakturen der unteren Extremität erfolgt nach der AO-Klassifikation, diese findet sich ausführlicher Darstellung im Anhang.

MERKE

Die Extremität ist ganz zu untersuchen, denn die häufigste Fraktur der unteren Extremität ist die distale Fibula (OSG-)Fraktur!

20.2.4 AO-Klassifikation der Begleitverletzungen

Die Begleitverletzungen im Rahmen eines Frakturgeschehens können ebenfalls nach AO unterteilt werden (➤ Tab. 20-1).

20.2.5 Offene Frakturen

Offene Frakturen werden z.B. nach Gustilo und Anderson in vier Schweregrade eingeteilt (➤ Tab. 20-2).

Tab. 20-1 Begleitverletzungen nach AO-Klassifikation.	
I. geschlossene Hautverletzung: **I**ntegument **C**losed (IC)	Stadium 1–5 (IC1–IC5): 1 = keine Verletzung der Haut bis 5 = Nekrose durch Kontusion
II. offene Hautverletzung: **I**ntegument **O**pen (IO)	Stadium 1–5 (IO1–IO5): 1 = Hautdurchspießung bis 5 = ausgedehntes Hautdecollement
III. Muskel- und Sehnenverletzung: **M**uscle + **T**endon (MT)	Stadium 1–5 (MT1–MT5): 1 = keine Verletzung bis 5 = Logen- oder Crush-Syndrom
IV: neurovaskuläre Verletzung: **N**erves + **V**essels (NV)	Stadium 1–5 (NV1–NV5) 1 = keine Verletzung bis 5 = subtotale Amputation mit Durchtrennung neurovaskulärer Strukturen

Tab. 20-2 Klassifikation der offenen Fraktur angelehnt an die Klassifikation nach Gustilo und Anderson.	
Grad I	knöcherne Durchspießung der Haut auf einer Länge von max. 1 cm, minimaler Weichteilschaden
Grad II	Eröffnung des Hautmantels von mehr als 1 cm oder Durchspießung der Haut mit ausgeprägtem Weichteilschaden (Lappenbildung, Weichteilquetschung, etc.)
Grad III	ausgedehnter Weichteilschaden unter Einbeziehung der Kutis, Subkutis, Muskulatur und neurovaskulärer Strukturen. Erhebliche Quetschung der Weichteile: • IIIA: Knochen weitgehend bedeckt • IIIB: Knochen liegt großflächig frei. • IIIC: Knochen liegt großflächig frei und therapiebedürftiger Schaden der neurovaskuären Strukturen
Grad IV	Amputationsverletzung mit vollständiger oder fast vollständiger Unterbrechung der Extremitätenkontinuität, erheblicher Knochen- und Weichteilschaden, Zerstörung der neurovaskulären Strukturen durch Unterbrechung

20.2.6 Durchblutung

Die periphere arterielle Durchblutung der betroffenen Extremität sollte immer mittels Palpation der peripheren Arterien geprüft werden (➤ Abb. 20-1). Im Bereich der oberen Extremität sind diese:

- A. axillaris
- A. brachialis
- A. cubitalis
- A. radialis und A. ulnaris.

An der unteren Extremität werden palpiert:

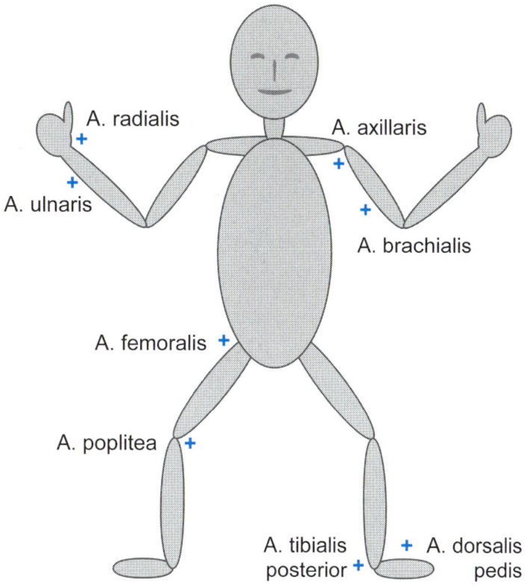

Abb. 20-1 Schematische Darstellung der peripheren Pulse, auch zur Dokumentation geeignet.

- A. femoralis
- A. poplitea
- A. dorsalis pedis
- A. tibialis posterior.

Das Vorhandensein oder Fehlen der jeweiligen peripheren Pulse ist zu dokumentieren (➤ Abb. 20-1).

20.3 Versorgung in der Prähospitalphase

Die Versorgung richtet sich nach der Lokalisation der Verletzung v.a. aber nach dem Verletzungstyp. So ist eine geschlossene Fraktur u.U. mit einer anderen Akzentuierung als die offene Fraktur oder die Luxation zu behandeln, et vice versa.

Im Vordergrund steht aber auch bei der Monoverletzung der Extremität neben der lokalen Versorgung der Fraktur immer die Therapie eines möglichen Schockgeschehens.

Grundsätzlich orientiert sich die prähospitale Therapie am ABCDE-Schema. Auf dieses Standardschema wird an dieser Stelle nicht nochmals eingegangen, sondern auf die speziellen Überlegungen im Hinblick auf knöcherne Verletzung.

20.3.1 Geschlossene Fraktur

Grundsätzlich sollte zuerst der Unfallmechanismus eruiert werden. Anschließend erfolgt die orientierende Untersuchung mit Inspektion (Fehlstellung, offene Frakturen?), Palpation (Schwellung, Stufenbildung, Unterbrechung der Kontinuität des Knochens) und Überprüfung der Durchblutung (Pulse), der Motorik (distale Muskulatur wird geprüft) und der Sensibilität (Schmerz, Berührung) distal der Verletzungsstelle geprüft (pDMS-Status).

Analgesie

Die Analgesie richtet sich nach den klinischen Symptomen. Sie kann mit Novalgin (2,5 g als Kurzinfusion i.v.) erfolgen. Bei stärkeren Schmerzen kommen Opiate (Morphin 2–10 mg i.v., Fentanyl 0,05–0,1 mg oder Piritamid 7,5 mg i.v.) oder Ketamin (0,5–1 mg/kg KG oder Ketamin S 0,25–0,5 mg/kg KG) in Kombination mit Dormicum (2–5 mg i.v.) zum Einsatz.

Die ausreichende Gabe von Analgetika bereits am Unfallort ist zu fordern, da sich bei ausgeprägter Schmerzsymptomatik eine vorhandene Schocksituation verstärken oder entwickeln kann.

Bei stärksten Schmerzbildern, die mit den o.g. Medikamenten nicht ausreichend versorgt werden können, ist eine Intubation und Narkoseführung anzustreben.

Reposition

Bei einer Fehlstellung stellt eine rasche Reposition in eine achsengerechte Stellung zum einen eine gute Schmerztherapie dar, zum anderen ist es auch eine Prävention und/oder vorläufige Behebung von neurovaskulären und Weichteilverletzungen. Vor der Reposition sollte der Patient ausreichend analgesiert werden (s.o.).

Zur Reposition wird auf das distale Fragment ein in axialer Richtung verlaufender möglichst gleichmäßig ansteigender Zug angelegt.

MERKE

Repositionsmanöver im Hollywood-Stil mit einem möglichst brüsken Zug- oder Stoßmanöver sind in jedem Fall zu unterlassen!

Nach erfolgter Reposition sollte der Zug auf das Fragment beibehalten bleiben, bis die Extremität z.B. mittels Schiene fixiert ist. Ein vorzeitiges Entlasten der Extremität vor der Schienung ist zu vermeiden, da die Gefahr der Reluxation der Fraktur besteht.

Retention

Die Schienung der frakturierten Gliedmaßen sollte in einer geeigneten Schiene erfolgen. Im Rettungsdienst sind dabei Vakuumschienen oder sog. Samsplint-Schienen verfügbar. Auch mit der Vakuummatratze selbst kann eine Schienung, z.B. des Oberschenkels erfolgen.

Grundsätzlich sollte vom Notarzt eine Schiene gewählt werden, die Röntgen-durchlässig ist, so kann eine vorzeitige Abnahme der Schiene zum Röntgen vermieden werden. Die Schiene sollte erst zur endgültigen Versorgung im Krankenhaus wieder abgenommen werden müssen.

20.3.2 Offene Frakturen

Eine offene Fraktur liegt dann vor, wenn Knochenfragmente das Hautniveau durchspießen (s.o.).

MERKE

Leitsymptome der offenen Fraktur sind die offene Wunde und das Austreten von Knochenteilen durch den Hautmantel!

Analgesie

Die Empfehlungen zur Analgesie sind analog zu denen der geschlossenen Fraktur (s.o.).

Reposition

Auch bei einer offenen Fraktur sollte eine Reposition wie oben beschrieben angestrebt werden. Bei ausgedehnteren Weichteilschäden ist auf stärkere Blutung zu achten und diese ggf. mit einem Druckverband zu versorgen.

Eine Subamputation sollte nicht wegen der einfacheren Handhabung iatrogen in eine Amputation umgewandelt werden. Stattdessen ist darauf zu achten, z.B. durch Anlage von Verbänden oder Schienen, die Schädigung nicht weiter zu vergrößern und auch dünne Gewebebrücken zu erhalten.

Retention

Auch eine offene Fraktur sollte, wenn möglich, reteniert werden. Dazu können wiederum Schienen oder auch die Vakuummatratze verwendet werden. Hier ist ganz besonders auf Röntgen-durchlässiges Material zu achten!

Weitere Maßnahmen

Ein entscheidender Schritt der Behandlung einer offenen Fraktur ist das Erkennen derselben! Im Zweifelsfall wird die Fraktur bis zum Ausschluss des Gegenteils als offene Fraktur behandelt!

Die offene Fraktur muss noch vor der Reposition und Retention steril abgedeckt werden. Es ist unerlässlich einen ausreichend großen und straff angelegten Verband anzulegen; dieser sollte gegen Verrutschen gesichert sein. Eine mit Pflastern befestigte Kompresse oder sonstige insuffiziente Wundauflagen sind zu vermeiden!

Vor Anlage des Verbandes sollte durch den Notarzt eine genaue Inspektion der Wunde erfolgen und diese ist auch schriftlich (ggf. Zeichnung) zu dokumentieren. Dieser Schritt ist von großer Bedeutung, da der aufnehmende Chirurg sich auf die Beschreibung verlassen können muss. Der Verband wird erst im Operationssaal unter sterilen Bedingungen wieder geöffnet, um die Infektion mit Hospitalkeimen zu vermeiden. Ein Entfernen des durch den Notarzt angelegten Verbandes in der Schockraum/Nothilfe bzw. zum Röntgen unter nicht streng sterilen Bedingungen ist wohl als Kunstfehler anzusehen.

MERKE

Eine offene Fraktur ist eine dringende Operationsindikation!

Deshalb sollte als versorgendes Krankenhaus eine Klinik gewählt werden, die in der Lage ist, eine Versorgung der Fraktur in absehbarer Zeit durchzuführen!

20.3.3 Luxationen

Eine Luxation ist eine traumatisch bedingte Fehlstellung der am Gelenk beteiligten Knochen zueinander. In der Regel sind dabei Gelenkpfanne und Gelenkkopf voneinander getrennt und der umgebende Band- und Sehnenapparat verletzt bzw. zerstört.

Daraus resultieren eine Fehlstellung im Gelenk und eine aufgehobene Gelenkkontur mit einer schmerzbedingten Schonhaltung bzw. einer schmerzhaften Bewegungseinschränkung.

Reposition

MERKE

Bei Vorliegen einer Luxation muss rasch reponiert werden! Je nach Situation im Schockraum oder im OP!

So können Schäden im Bereich des Hautmantels, der Weichteile, des umgebenden Band- und Sehnenapparates, der Gefäße und der Nerven vermieden werden. Vor der Reposition ist eine Analgesie (s.o.) durchzuführen.

Die Reposition wird wie auch bei der Reposition einer Fraktur mit langsamem und gleichmäßigem Zug durchgeführt. Brüske Manöver sind zu vermeiden. Analog zu den Repositionsmanövern bei Frakturen ist auch bei Luxationen immer der pDMS-Status vor und nach dem Manöver zu prüfen und das Ergebnis zu dokumentieren.

Ruhigstellung

Die Ruhigstellung sollte in der anatomisch korrekten Position erfolgen und z.B. mittels einer Schiene gesichert werden, um eine Reluxation zu vermeiden.

20.3.4 Amputationen

Eine Amputation zählt zu den offenen Frakturen (➤ Tab. 20-2) und wird prinzipiell in **totale Amputationen** (Durchtrennung des gesamten Extremitätenquerschnitts) und **subtotale Amputationen** (Durchtrennung eines Großteils des Extremitätenquerschnittes) unterteilt. Des Weiteren wird nach der Amputationshöhe unterteilt in **Majoramputationen**, d.h. die Amputation liegt proximal des Hand- bzw. Sprunggelenks und der **Minoramputation,** die distal des Hand- bzw. Sprunggelenks liegt.

Versorgung der Amputationsstelle und Blutstillung

Die Versorgung der Amputationsstelle erfolgt analog zu der einer offenen Fraktur. Bei einer starken Blutung ist ein Druckverband anzulegen. Bei Blutungen aus der Amputationsstelle ist neben einer Hochlagerung ein Kompressionsverband anzulegen. Von Abbindemanövern mit Gürteln, Schnüren, Verbandsmull etc. ist dringend abzusehen; auch sollte ein Abklemmen von Arterien mit scharfen Klemmen oder sonstigen Gerätschaften unterbleiben, um dem Gefäßchirurgen die Möglichkeit zu lassen ggf. eine Anastomose nähen zu können.

Versorgung des Amputats

Das Amputat sollte in jedem Fall mit dem Patienten zusammen in die Klinik gebracht werden. Kann es primär nicht gefunden werden, sollte es z.B. durch den Rettungsdienst bzw. die Polizei oder Feuerwehr gesucht werden.

Ein Reinigen des Amputats sollte unterbleiben. Das Amputat ist lediglich steril und wasserdicht zu verpacken (hierzu gibt es bereits vorgefertigte Amputatbeutel) und anschließend bei (idealerweise) 4 °C transportiert werden (Eiswasserbeutel, Coolpacks), ohne dabei mit dem Kühlmittel in direkten Kontakt zu kommen.

Hinsichtlich einer Replantation sollte eine geeignete Klinik ausgewählt werden (ggf. Transport mit einem RTH).

20.4 Versorgung im Schockraum

20.4.1 Primary Survey und Stabilisierung

Im Vordergrund steht beim Mehrfachverletzten i.d.R. die Versorgung der primär lebensbedrohlicheren Verletzungen (z.B. SHT, Thorax- oder Abdomentrauma; ➤ Kap. 16 bis ➤ 19). An dieser Stelle soll der Einfachheit halber von einer Monoverletzung der Extremität ausgegangen werden.

Atemwege

Je nach Verletzung und Einschränkung der Atemfunktion ist eine Verlegung der Atemwege auszuschließen bzw. zur Atemwegssicherung bei schweren Verletzungen eine Intubation anzustreben.

Atmung

Jedem Traumapatienten sollte initial Sauerstoff (4–8 l/min) über eine Sauerstoffmaske oder Nasenbrille verabreicht werden; bei ausgeprägtem Trauma bzw. drohendem/eingetretenem Schock oder Majoramputationsverletzungen ist eine Intubationsindikation großzügig zu stellen.

Kreislauf

Abhängig vom Blutverlust bzw. Schocksituation sollte eine angepasste Volumentherapie mit Kristalloiden bzw. kolloidalen Lösungen erfolgen.

Neurologischer Status

Bei jedem Patienten mit einer Extremitätenverletzung sollte Durchblutung, Motorik und Sensibilität untersucht werden (s.o. und ➤ Kap. 12)

Chirurgische Sofortmaßnahmen

MERKE
Eine geschiente Extremität ist in der Schienung zu belassen bis die Röntgen-Diagnostik durchgeführt wurde!

Anschließend wird je nach Dringlichkeit die weitere Therapie festgelegt:

- Bei Blutungen bzw. Verletzungen von Nerven im Rahmen einer Fraktur, Luxation oder Amputation ist die Operationsindikation zu prüfen.
- Bei einer Monoverletzung im Bereich der Extremitäten ist selten eine Notfalloperation im Schockraum nötig.
- Der Patient sollte, wenn nötig, rasch in einen Operationssaal verbracht werden, da dort zum einen die nötige Sterilität (zu beachten ist: bereits in der Nothilfe/Schockraum kann eine Kontamination der Wunde mit ggf. problematischen Krankenhauskeimen erfolgen) gegeben ist, zum anderen die erforderliche Ausrüstung vorhanden ist.
- Der Patient ist hinsichtlich des Tetanusschutzes zu befragen; liegt dieser nicht vor oder ist der Impfschutz unklar, sollte eine passive Immunisierung in jedem Fall erfolgen (➢ Anhang).
- Es ist für eine ausreichende Schmerztherapie zu sorgen (s.o.)!

20.4.2 Secondary Survey

Im Rahmen des Secondary Survey sollten andere mögliche Begleitverletzungen ausgeschlossen werden (➢ Kap. 12).

Anamnese

Die Anamnese wird nach dem AMPLE-Schema (➢ Kap. 4) durchgeführt und muss in jedem Fall die Frage nach dem Tetanusschutz beinhalten.

Überwachung und Therapie

Begleitverletzungen müssen im Rahmen des Secondary Survey sicher ausgeschlossen werden. Die Invasivität der Kreislaufüberwachung sollte sich nach dem Schweregrad der Verletzung richten. So bedürfen etwa einfach-geschlossene Frakturen i.d.R. keiner invasiven arteriellen Blutdruckmessung oder eines zentralvenösen Zugangs, bei Amputationen kann dies jedoch durchaus nötig sein.

Auch die Therapie richtet sich nach dem Ausmaß der Verletzungen. So müssen offene Frakturen, Subamputationen oder Amputationen i.d.R. sofort im Operationssaal versorgt werden, geschlossene Frakturen können jedoch je nach Frakturtyp innerhalb von 24 Stunden bis zu einigen Tagen operativ angegangen werden.

MERKE
Kopferhaltende Operationen der Hüfte bzw. Schulter müssen innerhalb von sechs Stunden durchgeführt werden!

Zusätzlich sollte bei Amputationen oder offenen Frakturen eine antibiotische Behandlung bereits im Schockraum begonnen werden. Dazu empfiehlt sich z.B. ein Cephalosporin der 3. Generation (Cefuroxim 1,5 g i.v.).

Diagnostik

In der Regel ist das konventionelle Röntgen in zwei Ebenen ausreichend zur Frakturdiagnostik. Bei komplexeren Frakturen (z.B. Trümmerfrakturen im Bereich eines Gelenks) oder speziellen Fragestellungen (Ausdehnung von Hämatomen, etc.) kann eine CT oder wenn möglich eine MRT indiziert sein.

20.4.3 Weiterführende Therapie

Die endgültige Versorgung von Frakturen, Amputationen und die Versorgung von Kollateralverletzungen infolge von Luxationen (z.B. Labrumabriss nach Schulterluxation) sollten im Operationssaal unter streng aseptischen Bedingungen oder nach adäquater Planung, ggf. auch zweizeitig, stattfinden.

20.5 Spezielle Überlegungen

Neben den knöchernen und Weichteilverletzungen im Bereich der Extremitäten muss an dieser Stelle auf die neurovaskulären Verletzungen eingegangen werden, die eine sofortige Therapie oder Verlegung in ein dafür kompetentes Zentrum nötig machen können.

20.5.1 Traumatisch bedingte Gefäßverletzungen

Bei Gefäßverletzungen im Bereich der Extremität sollte nicht nach dem Unfallmechanismus (Stumpfe Gewalt, Penetration, etc.) unterschieden werden, sondern das Augenmerk vielmehr auf die klinische Symptomatik gerichtet werden. So sollte zwischen einer akuten arteriellen Blutung und einem traumatisch bedingten Gefäßverschluss unterschieden werden. Die arterielle Blutung per se entsteht in der Regel durch eine direkte Einwirkung auf das Gefäß, wohingegen der traumatisch bedingte Gefäßverschluss durch eine stumpfe Schädigung, die auf die Intima einwirkt, entsteht (z.B. als Folge einer Luxation). Dies führt zu einem Gefäßverschluss durch eine akute arterielle Thrombose.

Arterielle Blutung

Die Klinik beider Entitäten unterscheidet sich sehr stark: die arterielle Blutung wird i.d.R. als akutes Problem in Form einer spritzenden Blutung schnell wahrgenommen und dann einer raschen Therapie (initial durch Druckverband oder pneumatische Blutsperre, im Operationssaal ggf. durch. Gefäßnaht bzw. Ligatur) zugeführt.

Akuter arterieller Gefäßverschluss

Beim stumpfen Gefäßschaden bietet sich keine derart eindrucksvolle Klinik, weswegen diese Pathologie gerade bei Patienten mit einem Polytrauma leicht übersehen werden kann. Die klinischen Symptome unterscheiden sich nicht von denen eines nichttraumatischen Gefäßverschlusses, den 6 Ps nach Pratt:

- Pain – Schmerz
- Paleness – Blässe
- Paresthesia – Sensibilitätsstörung/-verlust
- Paralysis – Schwäche/Lähmung
- Pulselessness – Pulslosigkeit
- Prostration – Erschöpfung.

Liegen die genannten Symptome vor, sollte der Verschluss mittels farbcodierter Duplexsonographie oder Angiographie verifiziert werden.

Bei einer akuten und kompletten Ischämie einer Extremität muss diese innerhalb von vier bis max. 6 Stunden operativ versorgt werden und die Durchblutung der Extremität muss wiederhergestellt werden. Bis zur Operation sollte im Schockraum eine Tieflagerung der Extremität und Polsterung durchgeführt werden. Abhängig von den Begleitverletzungen kann eine Antikoagulation mit unfraktioniertem Heparin mit 10 000 I.E. i.v. erfolgen.

Venöse Blutung

Eine venöse Blutung kann i.d.R. durch einen Druckverband zum Stillstand gebracht werden, zusätzlich ist, wenn möglich, die Extremität hochzulagern.

Trotzdem dürfen auch venöse Blutungen in der Schockraumphase wegen des zum Teil erheblichen Blutverlustes nicht unterschätzt werden und sollten bei Diagnostik schnell mittels Verband versorgt werden.

20.5.2 Traumatisch bedingte Nervenverletzungen

Nervenverletzungen im Bereich der Extremitäten können als Schmerzen, Lähmungen, Verlust der Sensibilität etc. auftreten. Bei diesen Symptomen ist in erster Linie immer an eine Verletzung des Rückenmarks zu denken und auszuschließen.

Infolge von Frakturen (z.B. Läsion des N. radialis bei Oberarmfrakturen) bzw. Luxationen ist oft eine indirekte Verletzung eines Nervs als Ursache für die genannten Symptome zu eruieren; die Therapie besteht in der Reposition und Retention der Verletzung, die dann auch zu einer Besserung der neurologischen Symptomatik führen kann.

Die Durchtrennung eines Nervs sollte innerhalb von zwei bis sechs Stunden mikrochirurgisch versorgt werden.

20.6 Zusammenfassung

Extremitätenverletzungen treten im Rahmen eines Unfallgeschehens häufig auf. Ihre Bedeutung wird dabei von den unmittelbar lebensbedrohlichen Verletzungen des Schädels, des Thorax und Abdomens bzw. des Beckens in den Hintergrund gedrängt.

Eine schwere Monoverletzung der Extremitäten, die eine Schockraumbehandlung nötig macht, ist selten.

Im Vordergrund stehen bei Extremitätenverletzungen die Verletzungen der knöchernen Anteile, die in geschlossene und offene Frakturen sowie Amputationsverletzungen unterteilt werden. Besonderes Augenmerk liegt auf den offenen Frakturen, die sofort versorgt werden müssen. Zusätzlich ist eine sofortige Versorgung oder Verlegung bei Verletzungen von Gefäßen und Nerven anzustreben.

ÜBUNGSANLEITUNG

Repositionsmanöver und v.a. die Retention, d.h. das Lagern der Extremität in einer Schiene sollten regelmäßig „trocken" geübt werden. In diesem Zusammenhang, sollte man sich mit denen in der Klinik und wenn möglich auch mit denen im angeschlossenen Rettungsdienst gebräuchlichen Schienensystemen vertraut machen.

KAPITEL

21 Beckenverletzungen

Michael Gerstorfer und Ludwig Gutermuth

21.1 Allgemeine Überlegungen

Schwere Beckenverletzungen entstehen i.d.R. durch Hochrasanztraumen wie Verkehrsunfälle, Stürze aus großer Höhe, Überrolltrauma oder Skiunfälle. Ein isoliertes Beckentrauma ist selten, die meisten Beckenverletzungen sind mit einem Polytrauma vergesellschaftet.

Bei Verletzungen des Beckengürtels liegt ein besonderes Augenmerk auf den begleitenden Gefäßverletzungen (v.a. A. iliaca interna und deren Äste/Anastomosen, paravesikaler und parasakraler Venenplexus), die zu teilweise chirurgisch schwer zugänglichen Blutungen führen können, und somit zur hohen Mortalität dieses Verletzungsmusters beitragen.

21.1.1 Grundlagen

Anatomie

Das Becken ist die Verbindung zwischen Rumpf und Beinen. Der Beckenring selbst kann aufgrund seines Aufbaus durch elastische Verformbarkeit hohen mechanischen Belastungen ausweichen bzw. widerstehen.

Anatomisch wird das Becken in zwei Regionen unterteilt:

- **Großes Becken:** Gebildet durch die Beckenschaufeln oberhalb der Beckeneingangslinie (Linea terminalis). Das große Becken wird lateral (Darmbeinschaufeln) und dorsal (Os sacrum) von Knochen begrenzt. Kranial finden sich die Organe des Abdomens. Kaudal schließt sich das kleine Becken mit den darin liegenden Organen an.
- **Kleines Becken (Beckenkanal)**: Kaudal des großen Beckens gelegen, von der Apertura pelvis minoris superior (kraniale Beckeneingangsöffnung) bis zur Apertura pelvis minoris inferior (Beckenausgangsöffnung). Das gesamte kleine Becken wird von Knochen und Bandstrukturen begrenzt. Kranial ist das kleine Becken durch die Organe des großen Beckens begrenzt, nach kaudal schließt die Beckenbodenmuskulatur das kleine Becken ab.

Knöcherne Strukturen

Der knöcherne Beckenring setzt sich aus drei Knochen zusammen: dem Kreuzbein (Os sacrum) und den beiden paarig angelegten Hüftbeinen (Ossa coxae).

Jedes Hüftbein wiederum besteht aus drei Knochen, die über Synostosen miteinander verbunden sind: Os ilium (Darmbein), Os ischii (Sitzbein) und Os pubis (Schambein). Das Os sacrum ist jeweils über das Os ilium über das sog. Iliosakralgelenk (ISG, Articulatio sacroiliaca, Syn. Iliosakralfuge), eine Amphiarthrose, mit dem Hüftbein verbunden.

Gelenke

Der knöcherne Beckenring wird von drei gelenkhaften Verbindungen zusammengehalten:

- ventral Symphysis pubis, eine Synchondrose
- dorsal beidseits je ein ISG, das die Wirbelsäule im Beckenring verankert. Die ISG werden durch einen straffen Bandapparat verstärkt.

Nerven (Plexus lumbalis und sacralis)

Die Plexus lumbalis und sacralis enthalten die Nerven des Beckens und der unteren Extremitäten. Der Plexus lumbalis entstammt den Rückenmarksegmenten Th12 bis L4, der Plexus sacralis setzt sich aus den Nervenwurzeln der Rückenmarksegmente L4/L5 bis S4 zusammen. Die jeweiligen Nerven (➤ Tab. 21-1) enthalten sowohl motorische als auch sensorische („sensibel") Anteile.

Tab. 21-1 Nerven der Plexus lumbalis und sacralis.

	Nerven	Qualität
Plexus lumbalis (Th12 bis L4)	• N. iliohypogastricus • N. ilioinguinalis • N. genitofemoralis • N. cutaneus femoris lateralis • N. femoralis: • N. saphenus • N. obturatorius	• motorisch und sensorisch • motorisch und sensorisch • motorisch und sensorisch • sensorisch • motorisch und sensorisch • sensorisch • motorisch und sensorisch
Plexus sacralis (L4/L5 bis S4)	• Nn. glutei • N. cutaneus femoris posterior • N. ischiadicus: • N. tibialis • N. fibularis (peroneus) communis • N. pudendus • Rr. musculares	• motorisch • sensorisch • motorisch und sensorisch • motorisch und sensorisch • motorisch und sensorisch • motorisch und sensorisch • motorisch

Blutgefäße

Das Becken enthält eine große Anzahl an Blutgefäßen, von besonderer Bedeutung sind die Iliakalgefäße und die venösen Plexus im Bereich des kleinen Beckens und der Sakralregion (s.o.).

Organe des Beckens

Das Becken enthält neben den Geschlechtsorganen (Uterus, Adnexen bzw. Prostata) die Organe des ableitenden Harntraktes (Blase, Ureteren und Urethra) und des Gastrointestinaltraktes (Colon sigmoideum, Rektum, Dünndarmschlingen). Diese sind gerade im Hinblick auf Verletzungen von großer Bedeutung. Besonders Verletzungen von Blase bzw. Urethra sind häufige Begleitverletzungen bei Beckentrauma, die es zu erkennen und gezielt zu therapieren gilt, ebenso wie Verletzungen des Enddarmes, die Ursache septischer Komplikationen sein können.

21.1.2 Untersuchung des Beckens

Die Untersuchung des Beckens gliedert sich in zwei Schritte: Inspektion und Palpation.

Inspektion

Vor der manuellen Untersuchung sollte das Becken genau inspiziert werden. Dabei ist auf eine fehlende Symmetrie (Hinweis auf mögliche Fraktur) oder eine Fehlstellung der Hüfte sowie auf Prellmarken, Blutungen oder Hämatome zu achten.

Zudem ist immer die Damm- und Genitalregion zu inspizieren, hier können Blutungen aus Anus, Vagina oder Urethra hinweisend für etwaige Verletzungen sein. Verletzungen in diesem Bereich werden wegen der schlechten Einsichtsmöglichkeit gerne übersehen, weswegen immer besonderes Augenmerk darauf gelegt werden sollte.

Palpation

Die entscheidende Untersuchung des Beckens ist die Prüfung der Stabilität. Dazu wird je eine Hand rechts und links auf die Darmbeinschaufeln gelegt. Anschließend wird beidhändig eine Kompression zunächst in a.p. Richtung, zur Diagnose einer Außenrotationsverletzung, dann eine seitliche Kompression zur Diagnose einer Innenrotationsverletzung durchgeführt (➤ Abb. 21-1). So kann eine Instabilität des Beckens schnell detektiert werden. Eine erhöhte Mobilität des Beckenrings in eine oder beide Kompressionsrichtungen ist hochverdächtig auf eine instabile Beckenringfraktur. Bei Vorliegen dieser Befunde sollte eine zweite klinische Untersuchung dieser Art aufgrund des Blutungsrisikos unterbleiben und stattdessen bildgebende Verfahren die weitere Diagnostik leiten (s.u.). Dies gilt auch für den Fall, dass der einweisende Notarzt bereits präklinisch eine Beckeninstabilität gefunden hat.

Gleichzeitig sollte bei der Palpation des Beckens immer auf großflächige Ablösungen bzw. Ablederungen der Haut geachtet werden, die häufig bei Überrolltraumen entstehen und aufgrund des großen Weichteildefektes mit einer hohen Blutungsgefahr einhergehen. Weiterhin stellt diese Verletzung

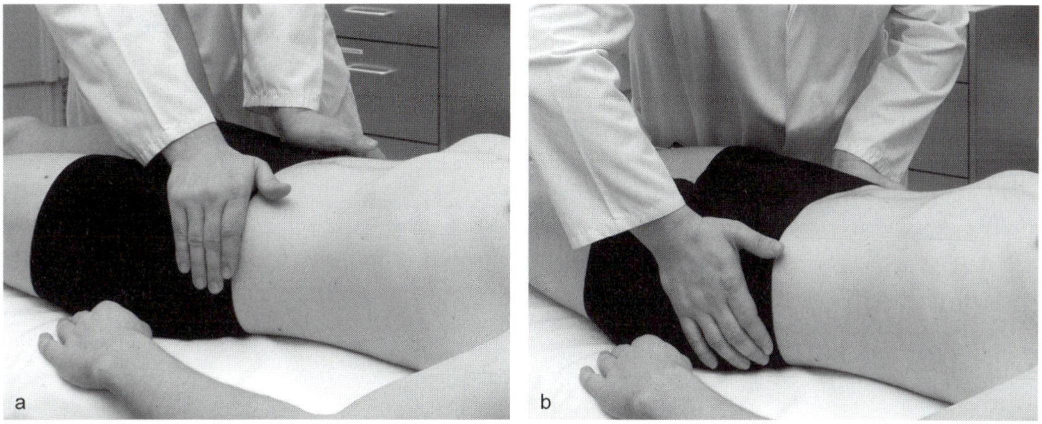

Abb. 21-1 Überprüfung der Beckenstabilität.
a: Kompression in a.p. Richtung.
b: Laterale Kompression.

eine Eintrittspforte für Keime dar, die im weiteren Verlauf zu z.T. schwersten Infektionen führen können. Sie müssen deshalb früh behandelt werden. Auch auf Fluktuationen ist zu achten, hierunter können sich große Hämatome verbergen, die u.U. schnell operativ versorgt werden sollten.

Zusätzlich zu der o.g. Untersuchung sollten eine digitale rektale Untersuchung sowie bei Frauen ggf. eine orientierende vaginale Untersuchung durchgeführt werden. Wichtig bei der digitalen rektalen Untersuchung ist v.a auf Blutungen zu achten; zusätzlich ist auf Perforationen des Rektums und bei Männern auf eine verstärkte Verschieblichkeit der Prostata als Zeichen einer Verletzung des Harntraktes zu achten. Bei der vaginalen Untersuchung sollte ebenfalls auf Perforationen und Blutungen geachtet werden.

Außerdem müssen bei V.a. Beckenverletzungen immer zumindest die Pulse der A. femoralis beidseits getastet werden. Ein ein- oder beidseitiges Fehlen der Pulse ist immer verdächtig auf eine Verletzung der Beckenarterien oder eine Kompartementsyndrom des Beckens. Diese Verletzungen müssen schnellstmöglich mittels bildgebenden Verfahren weiter abgeklärt werden.

Ein beidseitiges Fehlen der peripheren Pulse der unteren Extremität kann Folge eines Schocks sein und muss engmaschig überprüft werden. Seitendifferente Befunde sind hochverdächtig für eine Verletzung der Arterien oder Kompression durch massive retroperitoneale Blutung und müssen in jedem Fall, z.B. mittels eines bildgebenden Verfahrens (CT, Angiographie) weiter abgeklärt werden.

Orientierende neurologische Untersuchung

Im Rahmen der körperlichen Untersuchung ist ebenfalls eine kurze orientierende neurologische Untersuchung durchzuführen. Dabei ist besonders auf sensible oder motorische Ausfälle im Bereich der Innervationsgebiete des Plexus lumbosacralis (s.o.) zu achten.

21.1.3 Klassifikation der Beckenringfraktur

Die AO-Klassifikation unterteilt die Beckenringfrakturen in drei Typen (➤ Abb. 21-2):

- Typ A: stabile Beckenverletzungen, z.B. Frakturen des oberen und/oder unteren Schambeinastes, der Beckenschaufeln oder eine stabile Fraktur des Kreuzbeins
- Typ B: ventral instabile Beckenverletzungen mit erhaltener Stabilität des dorsalen Beckenrings. Rotationsinstabilität aber keine vertikale Instabilität
- Typ C: komplett instabile, **komplexe Beckenverletzungen** mit Unterbrechung der Integrität des ventralen und dorsalen Beckenrings. Rotations- und vertikale Instabilität.

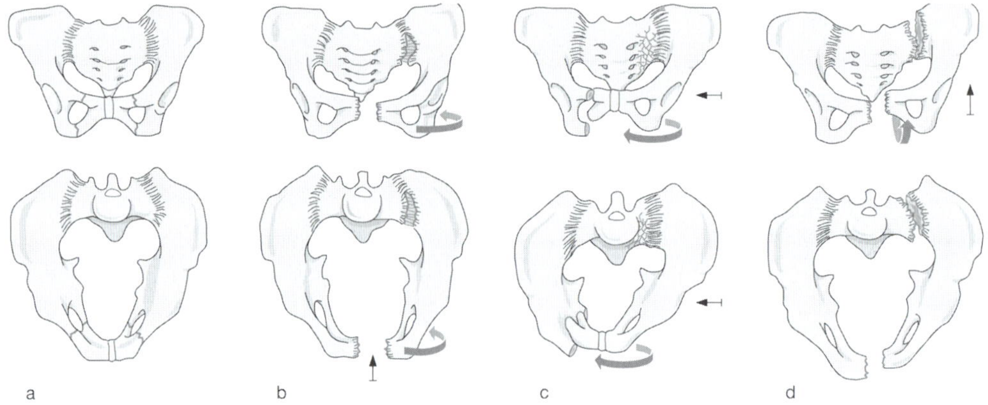

Abb. 21-2 Einteilung der Beckenringfrakturen.
a: Stabile Beckenringverletzung Typ A.
b: Typ B: Rotationsinstabilität bei erhaltener vertikaler Stabilität.
c: Typ B: Instabilität bei lateraler Kompression.
d: Typ C: Rotations- und vertikale Instabilität.

21.2 Versorgung in der Prähospitalphase

Beckenverletzungen und v.a. die komplexen Beckenverletzungen (Verletzungen des knöchernen Beckenrings mit begleitender pelviner oder peripelviner Verletzun, d.h. zusätzlicher Schaden von Nerven, Gefäßen, Muskulatur oder Organen des Beckens) sind, wenn nicht gerade eine Monoverletzung vorliegt, präklinisch schwer zu diagnostizieren. Entscheidende Hinweise können anamnestische Angaben, z.B. Sturz aus Höhe, Anprall (Dashboard-Verletzung), Hochrasanz bei einem jungen Menschen, eventuell Sturz bei einem alten Menschen geben.

Bei einem polytraumatisierten Patienten treten Beckenverletzungen meist aufgrund eines begleitenden SHT und/oder Thoraxtrauma zunächst in den Hintergrund. Dies liegt meist daran, dass offensichtliche äußere Verletzungszeichen fehlen. Von entscheidender Bedeutung für die korrekte und rasche Therapie ist somit die Untersuchung im Hinblick auf eine solche Verletzung und damit die Diagnosestellung einer Beckenverletzung. Die orientierende Untersuchung der Beckenstabiltät durch beidhändige Kompression des Beckens (s.o.) ist in der Prähospitalphase die vorrangige Maßnahme der klinischen Untersuchung.

MERKE

Bei einem instabilen Becken sollte immer von einer komplexen Beckenverletzung ausgegangen werden!

21.2.1 Primary Survey

Sicherung der Atemwege und Atmung

Bei einer Schocksymptomatik oder einer Beeinträchtigung der Atmung sollte nach Freimachen der Atemwege die Indikation zur Intubation großzügig gestellt werden.

Kreislauf

Bei Vorliegen einer Beckenverletzung muss immer von einer Blutung in das Becken oder in den Retroperitonealraum ausgegangen werden. Deshalb sollte eine forcierte Volumentherapie, z.B. initial mit 2000 ml Kristalloidlösung schnellstmöglich über mindestens zwei großlumige periphere Zugänge begonnen werden. Bei fortbestehender Kreislaufinstabilität sollte diese Therapie großzügig auch unter Zuhilfenahme von Kolloiden (z.B. 500 ml HAES 6%) fortgeführt werden.

21

Neurologischer Status

Neben der Erhebung des GCS und des Pupillenstatus im Rahmen des ATLS®-Schemas ist bei Patienten mit Beckenverletzungen eine orientierende neurologische Untersuchung durchzuführen und zu dokumentieren, v.a. vor einer Intubation bei noch ansprechbaren Patienten. Nur so ist im Verlauf die Beurteilung einer möglichen Verletzung des Plexus lumbosacralis möglich.

21.2.2 Weitere Maßnahmen

Analgesie

Eine ausreichende Analgesie sollte sichergestellt werden. Bei starken Schmerzen können Opiate (z.B. Fentanyl 0,05–0,1 mg i.v. oder Piritramid 7,5–10 mg i.v.) oder Ketamin S 0,25–0,5 mg/kg KG (in Kombination mit Dormicum 2–5 mg i.v.) verabreicht werden. Zusätzlich können Novalgin (Novaminsulfon 2,5 g i.v.) oder Perfalgan (Paracetamol 1000 mg i.v.) gegeben werden.

Bei starken Schmerzen oder instabilem Becken ist eine Intubation zu erwägen.

Lagerung und Transport

Die akute Mortalität einer komplexen Beckenverletzung wird in erster Linie durch die Kreislaufinstabilität aufgrund vital bedrohlicher Blutungen bestimmt. Präklinisch kann hier, neben der aggressiven Volumentherapie (s.o.), mittels Lagerung und Beckenkompression eine gewisse mechanische Stabilisierung erreicht werden, die v.a. die überwiegend venöse Blutung verlangsamen oder stoppen kann.

Eine mechanische Kompression des Beckens kann z.B. mit einem Gurt (z.B. der einer Schaufeltrage) oder einer Tuchschlinge (z.B. ein Laken) erfolgen. Gurt oder Tuch werden unter den Patienten um das Becken gelegt und mit ausreichender Kompression zugeschnallt bzw. verknotet. Zusätzliche Gurte erreichen eine weitere Kompression und Stabilität. In der Prähospitalphase darf die gewählt Konstruktion nur in Ausnahmefällen wieder geöffnet werden.

Alle Patienten mit einer Beckenverletzung sollten zum Transport auf einer Schaufeltrage und/oder einer Vakuummatratze gelagert werden. Diese kann so modelliert werden, dass eine zusätzlich Kompression erfolgt.

21.3 Versorgung im Schockraum

Die besondere Herausforderung der Schockraumbehandlung eines Patienten mit einer Beckenverletzung ist die rasche Differenzierung zwischen einer einfachen, stabilen Beckenverletzung, mit einer geringen Wahrscheinlichkeit für eine komplizierte Weichteilverletzung, und einer komplexen Verletzung, die rasch zu einer hämodynamischen Instabilität führen kann, und eine sofortige adäquate Therapie erforderlich macht.

21.3.1 Primary Survey und Stabilisierung

In der Literatur werden Angaben zum zeitlichen Ablauf einer Notfalltherapie mit Beckenverletzungen gemacht (z.B. Euler et al. 1997 und Ertel et al. 2001). Diese Zeitangaben dienen als Orientierungshilfe und sollten im Kopf behalten werden. So sollte die Versorgung einer Beckenverletzung je nach Schweregrad innerhalb von 5 bis 60 Minuten dauern bis der Patient im Operationssaal ist. Bei schweren Verletzungen wie z.B. Massenblutungen oder einer Hemipelvektomie sollte der Patient innerhalb von 5 Minuten operativ versorgt werden. Bei stabilen Patienten sollte innerhalb von 50 Minuten eine komplette Versorgung möglich sein.

Diese Angaben gelten für ein Haus der Maximalversorgung und werden in kleineren Häusern dementsprechend schwer einzuhalten sein, nichtsdestotrotz sollte eine schnelle, bzw. schnellste Versorgung durchführbar sein.

Atemwege und Atmung

Auch hier gilt wie in der Präklinik die Sicherung der Atemwege und Atmung, die Indikation zur Intubation ist ggf. und v.a. bei Schocksymptomatik großzügig zu stellen.

Kreislauf

Die präklinisch begonnene Volumentherapie (Kristalloidlösung und ggf. HAES) sollte großzügig fortgesetzt werden, sodass eine Kreislaufreaktion klinisch nachvollziehbar ist. Bei ausgeprägter Schocksymptomatik und V.a. eine Blutung sollten ausreichend Blutprodukte vorbereitet werden: So ist zu empfehlen, dass initial mindestens sechs Erythrozytenkonzentrate und sechs FFPs schnell zur Verfügung stehen. Diese sollten je nach Hb-Wert bzw. Gerinnungssituation verabreicht werden.

Zudem sollte eine Sonographie des Abdomens zum Ausschluss freier Flüssigkeit durchgeführt werden. Dabei sollte immer auch die Füllung der Blase bzw. die Intaktheit des Organs beurteilt werden (Blasenruptur!).

Wichtigste Maßnahmen bei hämodynamischer Instabilität ist neben der aggressiven Volumentherapie, die Minimierung der Blutverluste durch Stabilisierung und ggf. notfallchirurgische Eingriffe (s.u.).

Neurologischer Status

Auch in der klinischen Phase gilt es die neurologischen Funktionen, v.a. der unteren Extremitäten engmaschig zu überwachen und zu dokumentieren. Läsionen des Plexus lumbosacralis, aufgrund einer direkten Schädigung z.B. durch eine transforaminale Sakrumlängsfraktur, oder auch eine zunehmende retroperitoneale Einblutung können zu sensiblen und motorischen neurologischen Ausfällen führen (Untersuchung ➤ Kap. 17). Insbesondere ist auf einen Verlust des Blasen- und Mastdarmsphinktertonus zu achten und auf eine Reithosenanästhesie, als Ausdruck einer Conus-medullaris- bzw. Cauda-equina-Symptomatik, z.B. als Folge einer medialen Sakrumlängsfraktur oder Sakrumquerfraktur.

Neben der neurologischen Pathologie, die durch die Beckenverletzung selbst bedingt ist, sollte immer, besonders im Hinblick auf den Unfallmechanismus, von einer Verletzung der Wirbelsäule ausgegangen werden, sodass sich die orientierende neurologische Untersuchung auf die gesamte Wirbelsäule inkl. HWS richten sollte (➤ Kap. 17)

21.3.2 Sofortmaßnahmen

Die erforderlichen Sofortmaßnahmen im Schockraum richten sich nach dem Verletzungsmuster und der Lebensbedrohlichkeit der Verletzungen der anderen Körperregionen. Zum anderen sollte bei instabiler Kreislaufsituation, die primäre nicht auf andere potenzielle Verletzungen z.B. im Thorax oder Abdomen oder spritzende äußere Blutungen zurückzuführen sind, v.a. bei einer komplexen Beckenverletzung mit wahrscheinlicher Blutung schnellstmöglich eine chirurgische Blutstillung herbeigeführt werden. Dies wird im Rahmen des Primary Survey als C-Problem erkannt und sollte gemäß dem ATLS®-Konzept auch notfallmäßig behandelt werden. Spätestens im Verlauf des Secondary Survey sollten Verletzungen der Organe und Strukturen des ableitenden Harntraktes und des Rektums durch eine orientierende Untersuchung ausgeschlossen werden.

Chirurgische Sofortmaßnahmen

Mittel der Wahl zur zeitnahen hämodynamischen Stabilisierung bei einer komplexen Beckenverletzung ist die schnellstmöglich externe mechanische Stabilisierung und Kompression des Beckenrings. Hierbei stehen neben der präklinisch angebrachten Tuchschlinge bzw. dem Beckengurt die operative Maßnahme der Anlage eines Fixateur externe oder einer Beckenzwinge, wenn nötig im Schockraum oder in einem Notfalloperationssaal.

Mit einer Beckenzwinge wird im Vergleich zum Fixateur externe eine höhere Stabilität des Beckenrings erreicht, v.a. im dorsalen Bereich.

Die Anlage der Beckenzwinge ist wenig kompliziert: beidseits werden die Pins über Inzisionen und unter Bildwandlerkontrolle im Bereich kranial des Azetabulums oder des Beckenkamms verankert und anschließend die Beckenzwinge komprimiert. Aufgrund der der raschen Anlage ist eine Beckenzwinge v.a. zur Notfallstabilisierung bei lebensbedrohlicher Kreislaufinstabilität indiziert. Eine Kontraindikation für die Verwendung einer Beckenzwinge besteht bei dem Verdacht auf eine Frakturen im Bereich des Os ilium. Alternativ, falls eine Beckenzwinge nicht verfügbar ist, sollte das Anlegen eines Fixateur externe sicher möglich sein. Dazu werden Schanz-Schrauben beidseits supraazetabulär oder im Bereich des Beckenkamms eingebracht und diese dann über Gestänge verbunden.

Für die primäre Kreislaufstabilisierung sind Beckenzwinge und Fixateur externe geeignet. Venöse Blutungen lassen sich damit in der Regel stillen, sodass eine weitere Diagnostik möglich ist.

Arterielle Blutungen werden durch die externe Kompression des Beckenrings in der Regel wenig beeinflusst und bedürfen dann unter Umständen einer Notfalloperation. Hierbei sollte gelten: Eine instabile Kreislaufsituation, die sich trotz Anlage einer mechanischen Notfallstabilisierung nach 15 bis max. 30 Minuten nicht verbessert sollte einer chirurgischen Blutstillung zugeführt werden. Dies bedeutet, dass bei nicht stillbaren stärksten Blutungen eine Laparotomie mit einer sog. pelvinen Tamponade (pelvic packing, analog zum Leber-Packing bei Leberblutung) durch Ausstopfen des Beckens mit Bauchtüchern durchzuführen ist.

Bei C-Verletzungen ist die dorsale Stabilität jedoch nicht vollständig gegeben, weshalb eine zweizeitige interne Stabilisierung nach der Schockraumphase bereits eingeplant werden muss, ggf. unmittelbar in Anschluss an die Spiral-CT.

Medikamentöse Sofortmaßnahmen

Neben Katecholaminen (➤ Anhang) zur Stabilisierung des Kreislaufes sollten insbesondere. bei Verdacht auf eine Verletzung des Rektums Antibiotika (z.B. Metronidazol 0,5 g und Cefuroxim 1,5 g i.v.) verabreicht werden.

Weitere Maßnahmen

Die Anlage eines Blasendauerkatheters sollte nur unter größter Vorsicht durchgeführt werden, da eine Verletzung der Urethra vorliegen kann, die sich durch mehrfache Anlageversuch wesentlich verschlimmern kann. Bei Unklarheit sollte entweder die CT-Diagnostik mit Kontrastmittel abgewartet werden, die Verletzungen der ableitenden Harnwege aufzeigt, oder bei dringend erforderlicher Harnableitung eine suprapubische Blasenfistel angelegt werden.

21.3.3 Weiterführende Diagnostik

Computertomographie

Neben einer Beckenübersichtsaufnahme in a.p. Projektion sollte zur genauen Beurteilung, v.a. der Beckenorgane, eine Spiral-CT durchgeführt werden. Hier können neben Aussagen zum knöchernen Schaden auch Darmstrukturen oder die ableitenden Harnwege beurteilt werden. Insbesondere bei instabilen Beckenringfrakturen und da v.a. bei Beteiligung des hinteren Beckenrings sollte die CT so schnell wie möglich durchgeführt werden, um die zeitnahe Planung der weiteren Therapie zu gewährleisten.

Angiographie

Im Fall einer arteriellen Blutung oder eines klinischen Pulsdefizites sollte, wenn verfügbar, eine transbrachiale oder transfemorale Angiographie durchgeführt werden. Im Rahmen einer Übersichtsdarstellung können blutende Arterien, als aktive Kontrastmittelaustritte detektiert und ggf. in gleicher Sitzung embolisiert werden.

Ist eine Angiographie aufgrund logistischer Gegebenheiten nicht im zeitlichen Rahmen von 15 bis 30 Minuten zu erreichen oder wird der Patient kreislaufinstabil, sollte eine operative Vorgehensweise erwogen werden.

21.3.4 Weiterführende Therapie

Die weiterführende Therapie gliedert sich gemäß dem Damage-controll-Prinzip in mehrere Behandlungsphasen, die hier nur in aller Kürze genannt werden sollen. In der primären Stabilisierungsphase, also im Anschluss an die Reanimationsphase bis 24 Stunden nach dem Trauma, kommen zur Stabilisierung instabiler Typ-B- und -C-Verletzungen i.d.R. externe Stabilisierungsmaßnahmen zum Einsatz (s.o.; Burkhardt et al. 2008). Die etwaige Versorgungen einer Darmverletzung im Rahmen einer verkürzten Laparotomie beinhaltet in dieser Phase neben dem Erkennen möglicher Blutungen und Kontaminationen oder weiterer Verletzungen, v.a. die Resektion avitaler Darmabschnitte und die Anlage einer temporären Stuhlableitung (➤ Kap. 19). Die definitive Versorgung richtet sich nach dem Verletzungsmuster und dem klinischen Zustand des Patienten und sollte sich frühestens nach dem 5. posttraumatischen Tag anschließen (Zusammenfassung in Burkhardt et al. 2008).

21.4 Zusammenfassung

Beckenverletzungen treten im Rahmen von Hochrasanztraumen wie Stürzen aus großer Höhe oder Verkehrsunfällen auf. Sie werden immer wieder unterschätzt bzw. nicht als solche erkannt und werden deshalb bereits in der präklinischen Phase nur unzureichend versorgt. Hier sollte bereits eine mechanische Stabilisierung des Beckens durch Beckengurte oder Tuchschlingen erfolgen und gleichzeitig eine aggressive Volumentherapie eingeleitet werden.

In der Klinik steht, bei hämodynamisch instabilen Patienten, ebenfalls die Blutungskontrolle durch die Anlage einer Beckenzwinge oder eines Fixateur externe im Vordergrund. Erst nach einer Kreislaufstabilisierung sollte eine differenzierte Diagnostik, z.B. durch eine Spiral-CT durchgeführt werden. Venöse Blutungen lassen sich durch die Kompression mittels Fixateur externe oder Beckenzwinge auch in der Primärphase stillen. Arterielle Blutungen sollten bei einer Notfalloperation durch eine pelvine Tamponade (pelvic packing) oder als Ultima Ratio durch eine angiographische Embolisation notfallmäßig versorgt werden.

Komplexe Beckenverletzungen müssen nach Abschluss der Schockraumphase zeitnah operativ versorgt werden.

FALLBEISPIEL

Eine 56-jährige Patientin mit Z.n. Suizidversuch durch Sturz aus einer Höhe von ca. 10 m wird durch den Notarzt in die Klinik gebracht.

Der Notarzt übergibt eine intubierte beatmete Patientin mit einem mittelschweren SHT (GCS 10), einem stumpfen Thoraxtrauma (Z.n. Anlage einer rechtsseitigen Thoraxdrainage), einer Beckenverletzung sowie einer Femurfraktur rechts. Die Patientin sei „auf dem Transport mit dem Kreislauf eingebrochen". Ihr Blutdruck beträgt trotz aggressiver Volumentherapie mit 2500 ml Ringerlactat und 500 ml HAES über drei periphere Zugänge 80/60 mmHg bei einem Puls von 120/min. Die Patientin ist auf einer Vakuummatratze gelagert, da eine Wirbelsäulenverletzung nicht sicher ausgeschlossen werden konnte.

Nach achsengerechter Umlagerung erfolgt durch die anwesende Anästhesistin die Übernahme an die Beatmungsmaschine und die Fortführung bzw. Intensivierung der Kreislauftherapie (Verabreichung von Arterenol). Bei der körperlichen Untersuchung findet sich ein SHT II°, beidseits belüftete Lungen und ein weiches Abdomen. Das Becken ist bei der Kompressionsuntersuchung instabil und lässt sich nach lateral gut aufklappen. Deshalb wird eine konventionelle Aufnahme des Beckens (a.p.) und nach Diagnose einer C-Verletzung des Beckens schnellstmöglich unter Bildwandlerkontrolle ein Fixateur externe angelegt. Anschließend wird eine Spiral-CT durchgeführt. Hier zeigt sich neben Kontusionsblutungen bei Kalottenfraktur eine Rippenserienfraktur rechts mit korrekt platzierter Thoraxdrainage und eine komplexe Beckenverletzung mit völliger Instabilität des vorderen und hinteren Beckenrings bei korrekt platziertem Fixateur externe. Im Bereich des Beckens zeigt sich ein großes Hämatom mit Blutung wahrscheinlich aus einer Beckenvene. Nach Gabe von sechs EKs und acht FFPs wurde die Patientin zur weiteren Versorgung in den OP übergeben.

Dieses Fallbeispiel zeigt eine zeitnahe Diagnosestellung der hämodynamisch instabilen Beckenverletzung, die, bei entsprechendem Unfallmechanismus und bereits übermittelter Verdachtsdiagnose durch den Notarzt, eine sofortige Erstversorgung mittels Fixateur externe nach sich zog. Die weitere Diagnostik, die dann auch die Komplexität der Beckenverletzung bestätigte, wurde im Anschluss an die lebensrettende Sofortmaßnahme durchgeführt.

ÜBUNGSANLEITUNG

Je nach Ausstattung des Schockraumes sollten die Möglichkeiten zur externen Beckenkompression trainiert werden. Dabei muss der Umgang mit zumindest einer Methode, also Beckengurte, Tuchschlinge etc. sicher beherrscht werden.

Ebenfalls geübt und beherrscht werden muss die Anlage einer Beckenzwinge – wenn vorhanden – oder eines Fixateur externe.

LITERATUR

Burkhardt M, Culemann U, Pohlemann T (2008) Das Polytrauma mit führendem Beckentrauma. In: Oestern H-J (Hrsg) Das Polytrauma. Elsevier Urban & Fischer, München.

Ertel W, Keel M, Eid K, Platz A, Trentz O (2001) Control of severe hemorrhage using C-clamp and pelvic packing in multiply injured patients with pelvic ring disruption. J Orthop Trauma 15: 468–474.

Euler E, Nast-Kolb D, Schweiberer L (1997) Hüftpfannen- und Beckenfrakturen beim Polytrauma. Orthopäde 26: 354–359.

KAPITEL

22 Thermische Notfälle

Michael Gerstorfer und Ludwig Gutermuth

Unter thermischen Notfällen versteht man Notfälle die durch thermische, chemische, elektrische und/oder physikalische Einflüsse entstehen. Man unterscheidet dabei zwischen hyperthermen und hypothermen Notfällen.

- **Hypertherme Notfälle** sind v.a. Verbrennungen (zu der auch die Verbrühung zählt), aber auch Insolation, Hitzschlag, Hitzeohnmacht, Hitzeerschöpfung und Hitzekrämpfe. Die Letztgenannten bedürfen in der Regel keiner Schockraumbehandlung.
- **Hypotherme Notfälle** sind z.B. Unterkühlung und Erfrierung, die sehr oft in Kombination auftreten.

Thermische Notfälle machen etwa 1% aller Notarzteinsätze aus. Etwa 30% dieser Patienten bedürfen einer Schockraumbehandlung. Insgesamt handelt es sich somit um ein eher kleines Patientenkollektiv, was sich auch in der Tatsache spiegelt, dass es in Deutschland nur ca. 150–200 Betten für Verbrennungspatienten gibt. Informationen über Verbrennungsbetten können über die Bettenverteilungszentrale der Feuerwehr Hamburg (Tel. 040-4285-13998) abgefragt werden.

22.1 Hypertherme Notfälle

22.1.1 Allgemeine Überlegungen

Im Hinblick auf die Schockraumtherapie ist die Verbrennung der wichtigste hypertherme Notfall. Bei einer Verbrennung handelt es sich um eine Schädigung des Integuments durch Flamme, Explosion, Verbrühung, Friktion, Kontaktverbrennungen, chemische Noxen oder Strahlung.

Pathophysiologie

Durch eine Verbrennung kommt es neben dem primären Gewebeschaden und dem sekundären Schaden tiefer liegender und umgebender Gewebeschichten durch das sog. „Nachbrennen" zu einer Freisetzung von Mediatoren (v.a. Histamin, Lymphokine und Zytokine). Dies führt bei mittleren und schweren Verbrennungen ab ca. 30% verbrannter Körperoberfläche (VKOF) i.d.R. zu Ausbildung der sog. **Verbrennungskrankheit**. Dabei handelt es sich um eine schwere Erkrankung, welche die Prognose des Patienten um ein Erhebliches verschlechtern kann. Gerade deshalb ist es wichtig, diese Komplikation frühzeitig zu behandeln. Die Verbrennungskrankheit verläuft charakteristisch in drei Phasen:

- **Schockphase** (0 bis 72 Stunden nach Trauma): gekennzeichnet durch Volumenmangelschock aufgrund massiver Flüssigkeits- und Elektrolytverschiebungen und in den Extravasalraum (capillary leak) mit Ausbildung eines Ödems; Störung der Extremitätendurchblutung und Einschränkung der Atemexkursion.
- **Rückresorption** des Ödems (72 Stunden bis zwei Wochen nach Trauma): Rückbildung des Kapillarlecks, Rückresorption führt zur Zunahme des intravasalen Volumens und erneuten Elektrolytverschiebungen.
- **Inflammation** und **Infektion** (drei bis sieben Tage nach Trauma): generalisierte und hyperdynamische Entzündungsreaktion, Ausbildung eines **SIRS** (systemic inflammatory response syndrome). In diesem Rahmen kann ein Multiorganversagen (MOV) auftreten, das mit einer erhöhten Letalität einhergeht.

Beurteilung der Verbrennungstiefe und -ausdehnung

Von entscheidender Bedeutung für weiterführende Diagnostik und Therapie sowie die Wahl der aufnehmenden Klinik und damit auch des Transportmittels (RTW, NAW oder RTH) ist das Ausmaß der Verbrennung. Zur Beurteilung dient die **Tiefe der Verbrennung** des Integumentes (Grad 1 bis IV; ➤ Tab. 22-1) sowie die **Ausdehnung** als Prozent-VKOF mit Hilfe der Neuner-Regel nach Wallace (➤ Abb. 22-1).

Entsprechend wird eingeteilt in:

- geringgradige Verbrennungen:
  - alle Verbrennungen I°
  - Grad II < 15% VKOF bei Erwachsenen
  - Grad II < 5% VKOF bei Kindern und Erwachsenen > 65 Jahre
  - Grad III < 2% VKOF
- mäßiggradige Verbrennungen:
  - Grad II 5–25% VKOF bei Erwachsenen
  - Grad II 5–20% VKOF bei Kindern und Erwachsenen > 65 Jahre
  - Grad III 2–10% der VKOF
- schwere Verbrennungen:
  - Grad II > 25% VKOF bei Erwachsenen
  - Grad II > 20% VKOF bei Kindern und Erwachsenen > 65 Jahre
  - Grad III > 10% VKOF
  - Verbrennungen der Hände, Augen, Ohren, Gesicht/Hals, Anogenitalregion, Füße, Gelenke.

Eine Einlieferung in eine Klinik mit spezialisierter Verbrennungsabteilung sollte bei folgenden Krankheitsbildern erwogen werden:

- Erwachsene: Verbrennungen Grad IIb > 30% oder Grad III > 10% VKOF
- Säuglinge, Kinder < 10 Jahre und Erwachsen > 60 Jahre mit Verbrennungen Grad IIb >20% VKOF oder Grad III > 5% VKOF
- Verbrennungen der Hände, Augen, Ohren, Gesicht/Hals, Anogenitalregion, Füße und bei Gelenkbeteiligung
- bei zusätzlichem Inhalationstrauma
- ausgeprägten Stromverletzungen.

Tab. 22-1 Schweregrad der Verbrennung und deren Symptome.

Grad	Tiefe	Symptome	Schmerzempfinden	Heilung
I	Epidermis ohne Zelltod	• Rötung • spontane Rekapillarisierung • Hautkonsistenz weich • Körperhaare nicht entfernbar	intakt	Restitutio ad integrum
IIa	Abheben der Epidermis, ggf. Schädigung der Dermis	• Rötung und Blasenbildung • rötlicher Blasengrund • spontane Rekapillarisierung • Hautkonsistenz weich • Körperhaare nicht entfernbar	intakt	Restitutio ad integrum
IIb	Schädigung der Dermis unter Erhalt der Anhangsgebilde	• Blasenbildung • weißlicher Blasengrund • keine spontane Rekapillarisierung • Hautkonsistenz hart • Körperhaare entfernbar	Hypalgesie	Abheilung unter Narbenbildung
III	vollständige Zerstörung der Epidermis und Dermis	• thrombosierte Venenzeichnung • Wundgrund weiß • keine spontane Rekapillarisierung • Hautkonsistenz hart • Körperhaare leicht entfernbar	Analgesie	keine Spontanheilung, Transplantation
IV	Zerstörung tiefer Schichten (Muskel, Knochen)	• koagulierte Gefäße • Verkohlung des Gewebes • keine spontane Rekapillarisierung • keine Haut mehr erkennbar • Körperhaare nicht erkennbar	Analgesie	keine Spontanheilung, Transplantation, Amputation

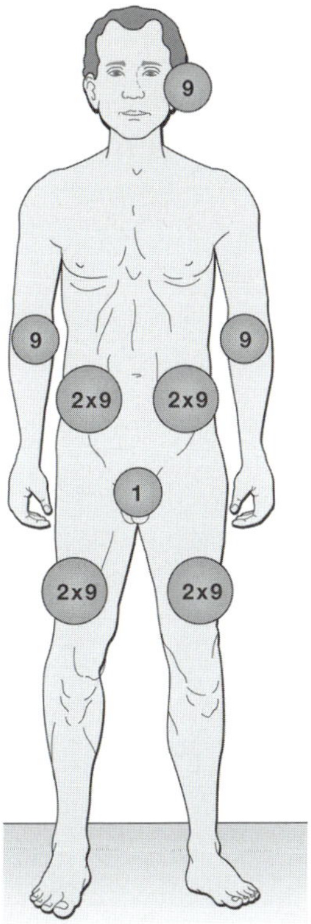

Abb. 22-1 Neunerregel nach Wallace zur Bemessung der verbrannten Körperoberfläche (VKOF) in Prozent (%) beim Erwachsenen.

22.1.2 Prähospitale Versorgung

Primary Survey und Wundversorgung

Die Erstmaßnahmen sollten sich an der VKOF, der Tiefe der Verbrennung, die initial nicht definitiv einzuschätzen ist, der Lokalisation und dem Schweregrad orientieren.

Es erfolgt eine kurze Anamnese zum Unfallhergang und den Vorerkrankungen des Patienten um sicherzustellen, dass mögliche relevante Vorerkrankungen (z.B. Herzinsuffizienz, Niereninsuffizienz) und thermische Begleitverletzungen (z.B. Inhalationstrauma, Stromunfall, Chemieunfall, Polytrauma) nicht übersehen werden. Daneben sind bei einem möglichen Polytrauma Begleitverletzungen, wie z.B. SHT, Wirbelsäulen- und Extremitätentrauma, Thoraxtrauma, Abdomentrauma zu erfassen und entsprechend zu behandeln (z.B. Stiff neck, Extremitätenschienen, Vakuummatratze) Zudem ist dem Patienten großzügig Sauerstoff anzubieten.

MERKE

Bei Verbrennungspatienten ist im Hinblick auf die Vitalparameter insbesondere auf ein adäquates Atemwegs-Management und auf den erhöhten Flüssigkeitsbedarf (hypovolämischer Schock) zu achten!

Atemwege und Atmung

Die Untersuchungen der Atemwege und Atmung erfolgen nach Schema (➤ Kap. 18), eine Verlegung der Atemwege durch Fremdkörper ist zu beseitigen. Sauerstoff sollte großzügig angeboten werden.

Da bei Verbrennungsunfällen die Wahrscheinlichkeit eines gleichzeitigen Inhalationstraumas und einer CO-Vergiftung groß ist, ist die Indikation zur Intubation und Beatmung (bei CO-Vergiftung mit PEEP) großzügig zu stellen. Die Indikation ist anhand des klinischen Gesamteindrucks, der weiteren geplanten Therapie und auch der Transportdauer und des Transportmittels zu stellen.

MERKE

Bei schweren Begleitverletzungen, schwerem Schock, schweren Verbrennungen und schwerem Inhalationstrauma sollte die Indikation zur Intubation großzügig gestellt werden!

Für Verbrennungsunfälle gelten bei der Intubation folgende Besonderheiten:

- Verzicht auf depolarisierende Muskelrelaxanzien (Succinylcholin) aufgrund möglicher Verstärkung einer Hyperkaliämie
- bei zwingend notwendiger Relaxation Einsatz eines nichtdepolarisierenden Relaxans (z.B. Vecuronium)
- Zur Bronchospasmolyse sollten schnell wirksame β_2-Sympathomimetika (z.B. Salbutamol) verabreicht werden.
- bei stattgehabtem oder V.a. Inhalationstrauma kein Einsatz von systemischen oder inhalativen Kortikosteroiden, da sie die Immunabwehr im Allgemeinen und insbesondere der Lunge schwächen.

Kreislauf

Ab einer VKOF von etwa 10–15% ist mit einem ausgeprägten Volumenmangelschock zu rechnen. Deshalb sollten mindestens zwei großlumige periphervenöse Zugänge gelegt werden. Dabei ist zu berücksichtigen, dass diese Zugänge nur im äußersten Notfall durch geschädigte Hautareale gelegt werden. Mittel der Wahl zur Infusionstherapie sind Kristalloidlösungen (z.B. Jonosteril®, Ringerlactat).

Die Menge wird nach der Baxter- oder Parkland-Formel (Volumen in 24 Stunden: 4 ml × kg KG × % VKOF) berechnet. Die Hälfte des Volumens sollte in den ersten 8 Stunden verabreicht werden.

MERKE

Als Faustregel innerhalb der ersten 30 Minuten gilt: Erwachsene 1000 ml/h, Kinder 20–40 ml/kg KG/h!

Auf Kolloide wird präklinisch außer im schweren Schock verzichtet. Sie sind wegen der Veränderungen des kolloidosmotischen Druckes im Gefäßsystem dem schweren Schock vorbehalten.

Entkleiden

Verbrannte, leicht ablösbare Kleidungsstücke und feuchte Kleidung (z.B. nach Ablöschen) sollten nach Verbringung des Patienten in den RTW vorsichtig entfernt werden. Eingebrannte Kleidungsstücke oder schwer ablösbare Stoffpartikel sollten umschnitten und belassen werden. So kann der Patient vollständig untersucht werden und Begleitverletzungen erfasst werden.

Kühlen

Eine Kühlung ist indiziert bis zu einer Stunde nach der Verbrennung, bei einer VKOF bis max. 20%. Die Kühlung muss so rasch wie möglich erfolgen und wird mit kaltem Wasser bei einer Temperatur von 10–20 °C (niemals Eis!) durchgeführt. Es ist darauf zu achten, dass diese Behandlung nur lokal begrenzt und kurzzeitig (max. 10 Minuten) erfolgt.

Praxistipp: Selten hat man im Notarztwagen kaltes Wasser mit einer Temperatur von 10 °C zur Hand. Man kann aber Kompressen mit Ringer-Lösung anfeuchten oder Leitungswasser (Keimzahl ausreichend niedrig), so vorhanden, verwenden. Abzuraten ist vom Aufbringen von z.B. Schnee oder Wasser aus offenen Gewässern (z.B. Seen oder Flüssen).

Wundversorgung

Die Wundversorgung sollte sich auf das sterile Abdecken mit z.B. Metalline-Folie® beschränken. Im Rahmen der Erstversorgung sollten keine Oberflächentherapeutika (z.B. Flammazine®) verwendet werden.

Schmerztherapie

Bei Verbrennungspatienten, die nicht intubiert sind, sollte präklinisch auf eine ausreichende Analgesie und ggf. Sedierung geachtet werden. Mögliche Medikamente hierfür sind:

- Analgesie: Morphin 2–5 mg i.v. oder Piritramid 7,5 mg i.v. oder Ketamin S 20–40 mg i.v.
- Sedierung: Midazolam 2–4 mg i.v.

Lagerung und Transport

Die Lagerung orientiert sich an der klinischen Symptomatik und den Begleitverletzungen des Patienten. Im Vordergrund steht nach der Kaltwasserbehandlung der Wärmeerhalt des Patienten. Der RTW wird aufgeheizt und der Patient nach sterilem Abdecken der Wunden zugedeckt.

Es sollte eine Voranmeldung in der Zielklinik erfolgen, mit zusätzlichen Informationen über Verbrennungsausmaß, Verbrennungsgrad, Verbrennungslokalisation und Begleitverletzungen, um der Klinik eine ausreichende Vorbereitungszeit zu geben.

Der Transport sollte zügig und abhängig vom Schweregrad (s.o.) ggf. in eine Klinik mit spezialisierter Verbrennungsabteilung erfolgen. Bei schweren und schwersten Verbrennungen sollte ein Lufttransport in ein Verbrennungszentrum erwogen werden. Ist die Transportdauer länger als 30 Minuten sollte die nächste geeignete Klinik angefahren werden.

22.1.3 Versorgung im Schockraum

Übergabe

Die Übergabe orientiert sich im Wesentlich an den im ➤ Kapitel 3 beschriebenen Abläufen.

Besonderes Augenmerk ist auf den Verletzungsmechanismus zu richten, um nötige weitere viszeralchirurgische und radiologische (Traumaspirale) oder anästhesiologische (z.B. Inhalationstrauma) Diagnostik nicht zu verzögern.

Primary Survey im Schockraum

Im Vordergrund der Schockraumversorgung stehen, wie auch bereits in der Prähospitalphase, die Sicherung der Atemwege und das Aufrechterhalten eines suffizienten Gasaustauschs sowie die Stabilisierung der Kreislaufsituation.

Es sollte darauf geachtet werden, dass nasse Kleidung entfernt ist oder wird. Eine mögliche Unterkühlung, die im Rahmen der prähospitalen Phase entstand, ist zu beachten und zu beheben (Decken, angewärmte Atemluft bei Intubation, etc.).

Die Diagnostik weiterer, ggf. lebensbedrohlicher Verletzungen erfolgt nach dem ATLS®-Schema im Rahmen des Primary Survey.

Sicherung der Atemwege und der Atmung

Bei einem noch nicht intubierterm Patient mit einer Gasaustauschstörung (Dyspnoe, Zyanose, schlechte Sättigung, etc.) sollte auch im Schockraum die Indikation zur Intubation großzügig gestellt werden. Bei V.a. ein Inhalationstrauma wird die Indikation zur Bronchoskopie, zur Beurteilung des Ausmaßes der Schädigung großzügig gestellt, dabei können bakteriologische Abstriche entnommen werden und zusätzlich eine Photodokumentation, zur möglichen späteren Verlaufskontrolle, erfolgen. Je früher die Bronchoskopie durchgeführt wird, desto besser. Sie kann aber auch erst im Secondary Survey erfolgen.

Zusätzlich sollten der CO-Gehalt im arteriellen Blut, der Met-Hämoglobin- und der HCN-Gehalt bestimmt werden.

Kreislauf

Die meist präklinisch begonnene Volumensubstitution sollte auch in der Klinik ohne Unterbrechung fortgeführt werden. Jedoch ist zu beachten, dass bei Schwerstverbrannten und bei Patienten mit kardiologischen oder pulmonalen Vorerkrankungen eine Dekompensation des Herz-Kreislauf-Systems erfolgen kann, die einer zusätzlichen Behandlung bedarf (z.B. Gabe von Diuretika).

Die Flüssigkeitsmengen sind durch Anlage eines Blasendauerkatheters oder eines suprapubischen Blasenkatheters zu bilanzieren.

Ist der Einsatz von Katecholaminen nötig, sollte auf α-Sympathomimetika (z.B. Noradrenalin) verzichtet werden, da diese durch eine generelle Vasokonstriktion in den Organen, besonders der Niere, zu einer Einschränkung der kapillären Durchblutung beitragen und so ein potenzielles Organversagen beschleunigen oder induzieren können. Zu empfehlen sind Katecholamine die v.a. β-Rezeptoren wirken (z.B. Dobutamin). Diese tragen bei einer suffizienten intravasalen Volumensubstitution sogar noch dazu bei, die Auswurfleistung des Herzens zu erhöhen ohne dabei eine nennenswerte Störung der peripheren Mikroperfusion hervorzurufen.

Monitoring

Neben dem Basis-Monitoring von Puls, Blutdruck, Pulsoxymetrie und Temperatur (und EKG bei älteren Patienten und bei Elektrolytstörungen) kann bei einem schweren Verbrennungstrauma zusätzliches invasives Kreislauf-Monitoring nötig werden, dazu gehören:

- ZVD
- arterielle Blutdruckmessung.

Die Anlage eines Swan-Ganz-Katheters oder einer PiCCO-Messung bleibt besonderen Indikationen vorbehalten und werden eher im Rahmen der Intensivmedizinischen Nachbehandlung als im Schockraum eingesetzt (➤ Kap. 15).

Eine dauerhafte und konsequente EKG-Überwachung ist gerade im Hinblick auf ein mögliches Trauma des Herzens unbedingt notwendig. Siehe dazu auch ➤ Kapitel 15.

Bei einem Brandverletzten ist darauf zu achten, dass alle Zugänge, falls möglich, an nicht verletzten Körperarealen eingebracht werden.

Secondary Survey im Schockraum

Der Patient sollte idealerweise vollständig entkleidet sein, mit der Haut verklebte Kleidungsstücke werden umschnitten und belassen. Neben allen anderen Organsystemen, die im Rahmen des Secondary Survey zu untersuchen sind (➤ Kap. 12) um Begleitverletzungen auszuschließen, sollte im Hinblick auf ein Verbrennungstrauma jetzt Verbrennungsgrad und -tiefe sowie die Lokalisation genau bestimmt werden. Eine begleitende Photodokumentation ist, wenn es die Zeit ermöglicht, anzustreben.

Zusätzlich kann in dieser Phase das Abwaschen des Patienten mit warmer, lokal desinfizierender Lösung erfolgen. Festhaftende Kleidungsstücke oder Fremdkörper müssen vorsichtig, unter Umständen auch erst im OP, ohne die Zuhilfenahme von Lösungsmitteln, abgelöst werden.

Sollte sich im Rahmen des Secondary Survey aufgrund der genauen Evaluation der Verbrennungsschwere eine Indikation für ein Schwerstverbrennungszentrum stellen, sollte nun die Verlegung erwogen werden.

Laborchemische Untersuchungen

Unmittelbar nach der Aufnahme in den Schockraum erfolgt die Blutentnahme. Diese dienen als Ausgangswerte für die weitere Behandlung. Neben den bei einem Polytraumapatienten obligatorischen arteriellen Blutgasen (wenn möglich mit CO-Hb) werden ein großes Blutbild, Gerinnungsprofil (Quick, INR, PTT, Fibrinogen, AT III), Elektrolyte, Retentionswerte (Kreatinin, Harnstoff), Leberwerte (GOT, GPT, γ-GT, alkalische Phosphatase, Cholinesterase, Bilirubin), Schilddrüsenwerte (v.a. TSH), Gesamteiweiß, Albumin sowie Blutgruppe mit Kreuzblut abgenommen.

Optional werden, v.a. bei großen Wundflächen, ein HIV-Test und eine Hepatitisserologie abgenommen. Bei kardialer Vorerkrankung oder Einfluss von elektrischem Strom sollte eine Abnahme der Herzenzyme CK, CK-MB und Troponin I/T erfolgen.

Außerdem sollte immer ein Urinstatus zur Detektion von Erythrozyten im Urin als Hinweis auf eine mögliche Nierenverletzung abgenommen werden.

Von allen Wunden werden Abstriche für eine mikrobiologische Untersuchung entnommen.

22

Bildgebende Diagnostik

Die weiterführende bildgebende Diagnostik ist abhängig von der Anamnese und dem körperlichen Untersuchungsbefund. Lange konventionelle Röntgen-Aufnahmen der Extremitäten und des Torso sind wegen des erheblichen Zeitaufwandes zu unterlassen. Beim Polytraumapatienten erfolgt eine Traumaspirale um etwaige Verletzungen von Thorax (Lunge, Herz), Bauchorganen sowie Wirbelsäule und muskoluskelettalem System erkennen zu können.

Bei einem nicht zusätzlich traumatisierten Brandverletzten sollte ein Röntgen-Thorax erfolgen. Hier ist besonders auf Anzeichen eines Inhalationstraumas zu achten, sowie auf die korrekte Lage der evtl. eingebrachten Katheter (z.B. ZVK).

Weitere Maßnahmen

Eine Rasur wird nur im Bereich der VKOF durchgeführt, bei Verbrennungen im Bereich des Kopfes wird das gesamte Haupthaar möglichst bereits im Schockraum entfernt

Blasenkatheter

Ein Blasendauerkatheter wird bei einem Verbrennungspatienten immer eingebracht. So kann die Ausscheidung beurteilt werden, die Harnblase wird entlastet und eine mögliche Blutung im Bereich des Urogenitaltrakts wird dabei entdeckt. Ist absehbar, dass die intensivmedizinische Behandlung länger als eine Woche dauert, kann optional die Anlage eines suprapubischen Katheters bereits im Schockraum ins Auge gefasst werden. Bei der Planung dieses Eingriffs ist jedoch der Zeit- und Personalbedarf zu bedenken.

Magensonde

Eine Magensonde sollte bei einem Verbrennungstrauma möglichst frühzeitig eingebracht werden, um eine frühe intestinale Ernährung zu ermöglichen.

Medikamente

Es sollte auf eine ausreichende Analgesie geachtet werden, dazu können die üblichen Opioidanalgetika (z.B. Fentanyl) oder Ketamin verwendet werden.

Chirurgische Maßnahmen

Die chirurgischen Maßnahmen richten sich im Wesentlichen nach dem Ausmaß der Verbrennungen und den Begleitverletzungen und sollten individuell evaluiert werden, neben den notfallchirurgischen Maßnahmen (➤ Kap. 16 bis ➤ 20).

Escharotomie

Durch das einsetzende und ggf. massiv ausgeprägte Ödem bei schweren und sehr schweren Verbrennungen, kann es – zusammen mit der lederartig veränderten Konsistenz der Haut – zu einem Kompartmentsyndrom des Abdomens oder der Extremitäten kommen, im Thoraxbereich kann die Atemmechanik durch die verminderte Compliance massiv eingeschränkt sein. Die **Escharotomie** ist eine notfallmäßige Entlastung der Haut durch zickzackförmige Entlastungsschnitte (➤ Abb. 22-2). Die Indikation besteht wenn:

- die Extremitäten (inkl. Zehen und Finger) zu zwei Drittel der Zirkumferenz von Verbrennungen (> Grad IIa) betroffen sind.

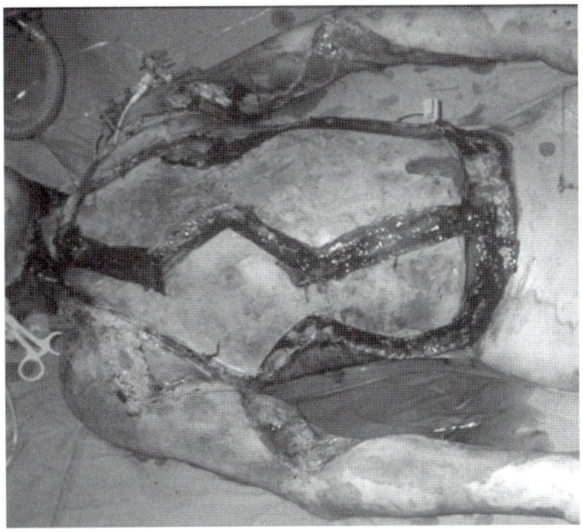

Abb. 22-2 Schnittführung bei der Escharotomie.

- Beim Abdomen und Thorax sollte die Indikation großzügig gestellt werden, z.B. bei der Entwicklung eines abdominellen Kompartments und Schwierigkeit bei der Beamtung.

Die Escharotomie wird üblicherweise noch im Schockraum am intubierten, analgesierten Patienten durchgeführt. Dabei werden mit einem Elektrokauter nur im Bereich der Dermis oder bei schweren Fällen im Bereich der Oberflächenfaszien zickzackförmige Entlastungsschnitte angelegt (➤ Abb. 22-2).

Verbände

Nach dem Abschluss der diagnostischen und therapeutischen Maßnahmen sollte ein Verband aller betroffenen Areale mit Flammazine®, vierlagiger Fettgaze, synthetischer Watte und halbelastischen Binden erfolgen. Bei allen Verbänden ist peinlich genau darauf zu achten, dass keine zirkulären Verbände angelegt werden, sondern die Verbände locker gelegt werden.

MERKE

Bei Verbrennungen Verbände nie zirkulär anlegen!

Lagerung

Die Lagerung sollte unbedingt in einem sog. Verbrennungsbett (spezielle Matratzen mit mehrlagiger Schaumstoffeinlage) oder wenn nicht vorhanden auf einer Luftkammermatratze erfolgen. Zusätzlich muss auf ausreichende Wärmungsmöglichkeit (ggf. Wärmelampe bzw. Warmluftdecken) geachtet werden.

Dokumentation

Es sollte eine lückenlose Dokumentation erfolgen, die für den unbeteiligten Weiterbehandler alle Maßnahmen und Untersuchungsergebnisse schnell und transparent erkennbar macht.

Ob dafür ein spezielles vorgefertigtes Dokument oder ein übliches chirurgisches Aufnahmeblatt verwendet wird ist letztlich nicht von entscheidender Bedeutung. Allerdings gibt es geeignete vorgefertigte Formblätter.

Zusätzlich sollten bei Verbrennungen immer ausgiebige Photodokumentationen durchgeführt werden. Auch Zeichnungen sind erwünscht.

Verlegung

Um die Prognose und das mögliche Outcome für den Patienten zu verbessern, sollte die Verlegung in ein Verbrennungszentrum (s.o.) angedacht werden.

MERKE

Die Verlegung in ein Verbrennungszentrum sollte bei mittelschweren bis schweren Brandverletzungen erfolgen!

Verbrennung und Polytrauma

Liegt ein Polytrauma in Verbindung mit einer Verbrennung vor, ist zum einen die Verbrennung als schwer zu klassifizieren und zum anderen muss im Rahmen sowohl des Primary Survey als auch des Secondary Survey das ABCDE-Schema angewandt werden. Je nach Art der Verbrennung und dessen Schwere und je nach Art des Polytraumas muss im Schockraum eine Strategie zur Versorgung festgelegt werden, die sich aber immer am individuellen Verletzungsmuster orientiert. In jedem Fall haben lebensrettende Soforteingriffe dieselbe Priorität wie bei nichtverbrannten polytraumatisierten Patienten.

22.1.4 Zusammenfassung

Ein Verbrennungstrauma ist eine schwerwiegende Verletzung, die gerade wegen der Komplexität der systemischen Reaktionen und dem drohenden Multiorganversagen bereits präklinisch einer standardisierten und umfassenden Therapie bedarf. Diese Therapie muss im Schockraum konsequent fortgeführt werden. Dazu bedarf es neben der räumlichen und personellen Ausstattung auch eines standardisierten Vorgehens. Die Schockraumversorgung erfordert eine hohe räumliche und personelle Ausstattung, um auch hier ein standardisiertes Vorgehen zu gewährleisten. Dies sollte v.a. auch der einweisende Notarzt bei der Auswahl der Zielklinik vor Augen haben, und bewerten, ob die nächstgelegene, primär anvisierte Klinik diese Vorraussetzung erfüllt oder ein Weitertransport in ein Verbrennungszentrum per RTH nicht doch primär im Sinn des Patienten ist.

FALLBEISPIEL

Meldebild: 45-jähriger Patient, der nach einem Hausbrand von der Feuerwehr gerettet wurde. Laut begleitendem Notarzt Verbrennungen im Bereich beider Unterarme und Unterschenkel. Der Patient sei auf einem Bett liegend von der Feuerwehr aufgefunden worden. Weitere Anamnese nicht möglich. Der Patient ist kreislaufstabil, weder intubiert noch beatmet. Eine Kühlung sei durchgeführt worden. Er wird unter Schmerzmittelgabe mit einem RTW in die Nothilfe gebracht. Ein Transport in ein Verbrennungszentrum mit dem RTH wird mit der Rettungsleitstelle und der aufnehmenden Klinik diskutiert, kann aber aufgrund schlechter Witterungsverhältnisse nicht vom Unfallort aus durchgeführt werden.

Bei Aufnahme zeigt ich ein zyanotischer Patient mit einer Herzfrequenz von 124/min und einem Blutdruck von 70/50 mmHg. Nach Entfernung der korrekt angelegten Metalline-Verbände zeigen sich drittgradige Verbrennungen im Bereich beider Hände und der distalen Unterarme. Zudem finden sich zweitgradige Verbrennungen im Bereich beider ventraler Unterschenkel.

Bei der genaueren körperlichen Untersuchung finden sich ebenfalls Verbrennungen im Bereich des ventralen Oberkörpers. Insgesamt: ca. 13–14% VOKF (Oberkörper ~ 5%, Unterschenkel jeweils 4,5%) Grad IIa und ca. 6% VKOF Grad III (beide Unterarme und Hände) verbrannt (insgesamt also eine VKOF von 19–20%). Zusätzlich zeigt sich bei der Inspektion des Rachens eine Verbrennung im Sinn eines thermischen Inhalationstraumas.

Dem Patienten wurden präklinisch bereits über zwei großlumige periphervenöse Zugänge 1000 ml Ringerlactat verabreicht. Als Schmerztherapie wurden dem Patienten 10 mg Morphin sowie 2,5 g Novaminsulfon infundiert. Er leidet unter starken Schmerzen.

Der Patient wird nach Umlagerung auf die Nothilfetrage verkabelt und auf eine Intubation vorbereitet. Nach der problemlosen Intubation und Beatmung erfolgt die Anlage eines ZVK in die V. subclavia und einer arteriellen Blutdruckmessung in der A. femoralis. Anlage eines Blasendauerkatheters und Blutabnahme inkl. arterielle Blutgase. Der Patient wird komplett entkleidet, gewogen und mit warmer Salfon®-Lösung gewaschen. Anschließend Tetanussimultanimpfung.

Wegen der ausgeprägten Brandverletzungen, v.a. im Bereich der Hände und der VKOF von 19–20% wird der Patient als schwer brandverletzt eingestuft. Neben der o.g. Versorgung wird daher die Verlegung in ein Brandverletztenzentrum organisiert und nach entsprechender Vorbereitung und bei gebesserten Witterungsverhältnissen mit einem RTH durchgeführt.

22

Wenn die Indikation stimmt, sollte der Patient, wie in diesem Fall aufgrund der Witterungsverhältnisse primär nicht geschehen, in ein Verbrennungszentrum eingewiesen werden. Bei längeren Transportzeiten sollte eine Verlegung mit dem RTH durchgeführt werden, bzw. dieser initial angefordert werden. Bei dem hier beschriebenen Patienten bestand von Anfang an die Indikation für ein Verbrennungszentrum (distale Unterarme inkl. Hände, VKOF 20% II. bis III. Grad).

ÜBUNGSANLEITUNG

Die Kontaktaufnahme mit der Feuerwehr am Klinikstandort sowie die Teilnahme an Brandschutzgroßübungen, kann dieses Gebiet vertiefen, bzw. im Rahmen der Rettung und des Umgangs mit dem Material der Feuerwehren dieses Thema im Hinblick auf die Präklinik vertiefen.

22.2 Hypotherme Notfälle

22.2.1 Allgemeine Überlegungen

Die Unterkühlung, meist mit einer Erfrierung, ist ein bedeutender und oft unterschätzter hypothermer Notfall. Unterkühlungen werden durch niedrige Umgebungstemperatur und entsprechend lange Liegedauer nach Drogenintoxikation (z.B. Alkohol, Barbiturate), Stoffwechselentgleisungen (z.B. Coma diabeticum, Hypoglykämie), Epilepsie, (Beinahe)-Ertrinken und insbesondere beim Polytrauma verursacht. Schwere Unterkühlungen treten v.a. im Herbst und Winter auf und finden sich besonders häufig bei verunfallten Wintersportlern und Bergwanderern. Zusätzlich finden sich bei diesen Patienten häufig Erfrierungen, besonders im Bereich der Akren (Nase, Ohren, Finger, Zehen).

Pathophysiologie

Im Rahmen einer Unterkühlung kann die physiologische Körperkerntemperatur durch die körpereigenen Regulationsmechanismen nicht aufrechterhalten werden. Die Körpertemperatur sinkt auf unter 35 °C. Abhängig von der Körpertemperatur verlangsamen sich die Stoffwechselprozesse, die Vitalfunktionen reduzieren sich, es kommt zur Vigilanzminderung bis zum Koma. Der Tod tritt dann durch ein Versagen des Herz-Kreislauf-Systems ein.

Die Erfrierung ist eine lokale Gewebezerstörung durch temperaturbedingte massive Gefäßkonstriktion und daraus resultierende Mikrozirkulationsstörung im Endstromgebiet. Im Extremfall kann es zur Bildung von intrazellulären Eiskristallen kommen, die die Zellen platzen lassen. Ebenso kann dem Gewebe durch die Kälte Wasser entzogen werden, es entsteht eine trockene Gangrän und ggf. Mumifizierung.

Phasen der Unterkühlung

Klinisch zeigen sich, abhängig von der Körperkerntemperatur, bei einer Unterkühlung folgende Symptome:

- leichte Hypothermie mit **Erregungssteigerung** (36–34 °C):
  - Hyperventilation
  - Tachykardie
  - Kältezittern
  - Hyperglykämie
  - beginnende metabolische Azidose
- mäßige Hypothermie mit **Erregungsabnahme** (34–30 °C):
  - Apathie
  - beginnende Bewussteinstrübung bis zur Somnolenz
  - Bradykardie
  - Zunahme der Azidose
  - Abnahme des Kältezitterns (Erschöpfung), beginnender Muskelrigor
  - Hypoglykämie
- tiefe Hypothermie mit fortschreitender **Lähmung** (30–27 °C):
  - Zunahme der Bewusstseinseintrübung über Sopor zum Koma
  - Pupillenerweiterung
  - Bradykardie
  - Bradypnoe
  - Hypotension
  - Herzthythmusstörungen mit Gefahr des Kammerflimmerns
- Phase des **Scheintods** (27–24 °C):
  - Koma, erloschene Reflexe

- kein tastbarer Puls
- keine erkennbare Atmung
- EKG: sehr langsame Herzaktionen.

Phasen der Erfrierung

Die Grade der Erfrierung lassen sich wie folgt charakterisieren:

- Grad I: Hautblässe durch massive Gefäßkonstriktion, Ödem, nach Wiedererwärmung Hyperämie und Rötung; Restitutio ad integrum bei rechtzeitiger Behandlung
- Grad II: Ödem- und Blasenbildung, Teilnekrose der Haut, sehr schmerzhaft; Ausheilung eventuell unter Narbenbildung
- Grad III: Haut ist bis in die Subkutis betroffen mit Einblutungen, Nekrosen, Gangrän
- Grad IV: Zerstörung aller Gewebeschichten durch Vereisungen.

22.2.2 Prähospitale Versorgung

Primary Survey und Versorgung

Die Erstmaßnahmen sollten sich am Ausmaß der Unterkühlung und dem Ausmaß der Erfrierung der Lokalisation und dem Schweregrad orientieren.

Primäre Maßnahme, ggf. noch während der Rettung, spätestens nach abgeschlossener Rettung ist es, den Patienten vor weiterem Wärmeverlust zu schützen. Er sollte zugedeckt werden und sobald wie möglich in einen warmen Raum (z.B. warmer RTW, Schutzhütte) gebracht werden. Wichtig ist ein vorsichtiger Transport, ohne unnötige Bewegungen oder Erschütterungen, ein Zurückfließen von Blut z.B. aus den Beinen in den Körperkern sollte vermieden werden, um einen Bergungstod zu verhindern (s.u.).

Bei fehlenden Vitalfunktionen hat die Reanimation nach dem CPR-Standardschema zu erfolgen (s.u. und ➤ Kap. 23).

Die Anamnese sollte die Dauer der Kälteexposition eruieren, mögliche Intoxikationen (z.B. Alkohol), sowie ein zusätzliches Unfallgeschehen mit möglichen Begleitverletzungen ausschließen.

Sicherung der Atemwege und Atmung

Die Untersuchungen der Atemwege und Atmung erfolgen nach Schema (➤ Kap. 18), eine Verlegung der Atemwege durch Fremdkörper oder Erbrochenes ist zu beseitigen. Die Indikation zur Intubation sollte bei einer Hypothermie genau erwogen werden und ist letztlich vom klinischen Gesamteindruck, der weiteren Therapie und auch der klinischen Weiterbehandlung abhängig. Als Indikation für eine Intubation gilt ein GCS von < 9. Bei der Intubation sollte wegen der erniedrigten Flimmerschwelle auf depolarisierende Muskelrelaxanzien (Succinylcholin) verzichtet werden, da es zu einer Hyperkaliämie mit konsekutiven Herzrhythmusstörungen kommen kann.

Wenn möglich sollte die Atemluft angewärmt werden, was präklinisch fast nicht möglich ist.

Kreislauf

Bei Hypothermien ohne Begleitverletzungen liegt eine, oftmals als Volumenproblem fehlgedeutete Hypotension vor. Grund für die Hypotension ist aber meist eine starke Verlangsamung der Herzaktion oder eine Störung derselben durch z.T. ausgeprägte Herzrhythmusstörungen. Diese sollten möglichst durch eine symptomatische Therapie der Hypothermie – also die Wiedererwärmung – behandelt werden.

Eine zusätzliche Volumengabe sollte zunächst, wenn keine weiteren Verletzungen vorliegen, die dies nötig machen, vorsichtig d.h. langsam, erfolgen. Es empfehlen sich angewärmte Kristalloidlösungen (ca. 30 bis 35°C). Eine Hypotension infolge einer mittleren bis schweren Hypothermie ist physiologisch zu verstehen und bedarf keiner forcierten Infusionstherapie.

MERKE
Eine forcierte Infusionstherapie kann zu einem Lungenödem führen!

Wundversorgung

Bei Wundversorgung von Erfrierungen sollte der erfrorene Körperteil steril abgedeckt und weich gepolstert verbunden werden. Eine präklinische Manipulation an einem erfrorenen Körperteil ist zu unterlassen.

Schmerztherapie

Je nach Verletzungen sollte eine ausreichende Schmerztherapie erfolgen. Dies gilt insbesondere bei begleitenden Erfrierungen, da sie, je nach Grad sehr schmerzhaft sein können. Der ansprechbare Patient sollte unbedingt zu seinen Schmerzen befragt werden und eine suffiziente Schmerztherapie erhalten. Als Schmerzmittel können Nichtopioidanalgetika (z.B. Novalgin 1,5 g i.v. oder Perfalgan 1000 mg i.v.) oder Opioidanalgetika (Morphin 2–5 mg) eingesetzt werden.

Lagerung und Transport

Die Lagerung orientiert sich an der klinischen Symptomatik und den Begleitverletzungen des Patienten. Frakturen sollten geschient und bei V.a. ein Wirbelsäulentrauma sollte eine Immobilisation (Stiff neck, Vakuummatratze) erfolgen. Hinsichtlich der Hypothermie steht weiterhin die langsame Erwärmung (1 °C/Stunde) in einem warmen RTW im Vordergrund. Besonderes Augenmerk ist auf den oben beschriebenen Bergungstod zu richten, d.h. dass die Patienten möglichst wenig bewegt werden sollten. Die Lagerung erfolgt in der Regel auf Decken und der Schaufeltrage oder einem Spine board.

Die Voranmeldung eines schockraum-, reanimations- oder intensivpflichtigen Patienten in der Zielklinik sollte entweder durch den Notarzt selbst oder über die Rettungsleitstelle erfolgen, bekannte Begleitverletzungen sind im Vorfeld nach Möglichkeit anzukündigen.

22.2.3 Versorgung im Schockraum

Übergabe

Die Übergabe orientiert sich im Wesentlichen an den im ➤ Kapitel 3 beschriebenen Abläufen. Neben einer möglichen Reanimationspflicht (s.u.) ist das Augenmerk auf weitere mögliche Verletzungen zu richten, um nötige weitere viszeralchirurgische und radiologische (Traumaspirale) oder anästhesiologische Diagnostik nicht zu verzögern.

Primary Survey im Schockraum

Zuerst sollte der Patient, wenn nicht bereits erfolgt, von nasser oder kalter Kleidung befreit werden. Bei laufender Reanimation oder Reanimationspflichtigkeit ist die Körpertemperatur des Patienten zu bestimmen und dauerhaft zu überwachen (z.B. mit rektaler oder intraösophagealer Temperatursonde).

Die Reanimation hat nach dem CPR-Standardschema (➤ Kap. 23) zu erfolgen, wobei zu beachten ist, dass bei niedrigen Körpertemperaturen (< 32 °C) die Indikation zur Defibrillation und zur Gabe von Katecholaminen nicht gegeben ist.

Alle Reanimationsmaßnahmen sind, besonders bei Kindern, so lange fortzusetzen bis die Körpertemperatur normal ist.. Bis dahin haben maximale Reanimationsmaßnahmen zu erfolgen (No one is dead until he is warm und dead!).

MERKE
No one is dead until he is warm und dead!

Wichtig ist ebenfalls zu beachten, dass weite lichtstarre Pupillen beim unterkühlten Patienten nicht als Hirnschädigungszeichen fehlgedeutet werden dürfen. Im Rahmen einer Hypothermie ist dies ein Symptom der Unterkühlung. Erst wenn der Patient warm ist kann eine weite lichtstarre Pupille auf eine mögliche Schädigung des zentralen Nervensystems Hinweis geben.

Bei wachen, ansprechbaren Patienten ist nochmals, wenn nicht bereits durch den Notarzt erfolgt, eine genaue Anamnese zu erheben; dies gilt insbesondere im Hinblick auf die Einnahme von Medikamenten, Alkohol und Drogen. Zudem ist auf Vorerkrankungen, wie z.B. Epilepsie oder Diabetes mellitus zu achten.

Sicherung der Atemwege und Atmung

Das Atemwegs-Management muss v.a. die ausreichende Versorgung mit Sauerstoff, sowie die Aufrechterhaltung des Säure-Basen-Gleichgewichts durch Veränderung der Beatmungsparameter leisten.

Eine Anwärmung der Atemluft beim intubierten Patienten ist anzustreben.

Bei einem nicht intubierten Patienten mit Bewusstseinsverschlechterung (GCS < 9) sollte auch im Schockraum die Indikation zur Intubation großzügig gestellt werden. Eine metabolische Azidose sollte durch eine arterielle Blutgasanalyse ausgeschlossen werden und bei Auftreten von B-Problemen ins Kalkül der möglichen Ursachen einbezogen und durch Veränderung der Beatmungsparameter ausgeglichen werden.

Kreislauf

Eine Kreislaufstabilisierung sollte mit kristalloiden Infusionslösungen (z.B. Ringer-Lactat oder Jonosteril) erfolgen, dabei ist zu beachten, dass infolge einer Hypothermie eine Hypotension und Bradykardie physiologisch ist. Es ist bei hypothermen Temperaturen somit das primäre Ziel aller Bemühungen die Körperkerntemperatur anzuheben.

Bei Kammerflimmern und einer pulslosen Kammertachykardie ist darauf zu achten, dass bei einer Körperkerntemperatur < 30 °C das Herz meist nicht auf eine Defibrillation reagiert, weshalb nicht mehr als drei Defibrillationsversuche unternommen werden sollten.

Auf die Verwendung von Katecholaminen sollte verzichtet werden, da diese wegen der erniedrigten Flimmerschwelle des Herzens ein Kammerflimmern auslösen können (s.o. und ➤ Kap. 23). Als Ultima Ratio sollte nur eine niedrige Dosierung von Katecholaminen erfolgen und wenn, dann ist Dopamin bevorzugt einzusetzen.

Ein Wiedererwärmungskollaps (s.u.) kann im Lauf der Erwärmung zu einer Kreislaufinsuffizienz führen, was in die Differenzialüberlegungen bei einem neu aufgetretenen C-Problem einbezogen werden sollte.

Monitoring

Neben dem Basis-Monitoring mit EKG, Puls, Blutdruck und Pulsoxymetrie sollte eine kontinuierlich Temperaturüberwachung der Periphere sowie des Körperstammes erfolgen. Die handelsüblichen Ohr- bzw. Digitalthermometer sind nur bis zu bestimmten Temperaturen (meist 34 °C) zu verwenden. Es ist somit nötig, bei tiefer bzw. sehr tiefer Hypothermie ein Spezialthermometer zu verwenden (meist in der Anästhesieabteilung vorrätig). Die zentrale Temperaturmessung kann z.B. über ein Pharynxthermometer erfolgen. Sehr elegant sind auch Blasenkatheter mit eingebauten Temperaturmessfühlern.

MERKE

Vor Verwendung eines Thermometers ist die mögliche Minimaltemperatur zu prüfen.

Secondary Survey im Schockraum

Der Patient sollte idealerweise vollständig entkleidet sein, insbesondere nasse Kleidung sollte schnellstmöglich entfernt werden. Im Rahmen des Secondary Survey werden alle Organsysteme untersucht (➤ Kap. 12) um Begleitverletzungen auszuschließen. Bei Unterkühlten ist v.a. auf Hinweise für Komorbiditäten wie z.B. Alkohol- oder Drogenintoxikationen zu achten, die oft ursächlich für eine Hypothermie sind. Insbesondere bei Erfrierungen sollte eine Photodokumentation der Befunde, wenn möglich, erfolgen.

Laborchemische Untersuchungen

Unmittelbar nach der Aufnahme in den Schockraum erfolgt die Blutentnahme. Diese Blutwerte dienen als Ausgangswerte für die weitere Behandlung. Im Einzelnen werden abgenommen:

- arterielle Blutgase (v.a. auf den pH ist zu achten!)
- Gerinnungsprofil (Quick, INR, PTT, Fibrinogen, AT III)
- Elektrolyte (Kalium, Natrium Calcium)
- Retentionswerte (Kreatinin, Harnstoff, GFR)
- Leberwerte (GOT, GPT, γ-GT, alkalische Phosphatase, Cholinesterase, Bilirubin)
- Schilddrüsenwerte (v.a. TSH, wenn möglich fT_3 und fT_4)
- Herzenzyme (CK, CK-MB und Troponin I/T).

Bei Vorliegen eines Polytraumas zusätzlich großes Blutbild, Gesamteiweiß, Albumin sowie Blutgruppe mit Kreuzblut.

Im Blut sollte der Alkoholspiegel bestimmt werden und ein Drogen-Screening im Urin durchgeführt werden.

Bildgebende Diagnostik

Die durchzuführende Bildgebung ist abhängig von der Anamnese, ggf. dem Vorliegen von Begleitverletzungen und dem Untersuchungsbefund. Im Fall einer unklaren Genese der Hypothermie mit Bewusstlosigkeit ist die Indikation für ein cCT großzügig zu stellen.

Weitere Maßnahmen

Parallel zur Diagnostik muss die Wiedererwärmung des Patienten erfolgen. Man unterscheidet dabei zwischen der passiven und der aktiven Wiedererwärmung:

- passive Wiedererwärmung: Verhinderung weiterer Wärmeverluste und Förderung der Wärmeproduktion des Patienten durch Zudecken und Erwärmen des Schockraums
- aktive Wiedererwärmung:
  - innere Erwärmung durch Zufuhr warmer Infusionslösungen (z.B. 25–30 °C, initial 1000 ml), ggf. heiße Getränke, Anwärmen der Atemluft, Magenspülung mit warmer Ringer-Lösung oder im Extremfall die extrakorporale Zirkulation (ECMO)
  - äußere Erwärmung durch Wärmeflaschen und die sog. Hibler-Packungen: mehrfach zusammengefaltetes, innen mit heißem Wasser gefülltes Leintuch, das um den Rumpf gewickelt wird.

MERKE
Warme oder heiße Bäder sind zu unterlassen, es droht der Bergungstod!

Chirurgische Maßnahmen

Zur Erwärmung des Patienten kann, als Ultima Ratio, eine extrakorporale Zirkulation z.B. durch eine Herz-Lungen-Maschine erfolgen. Sollte diese Therapie nötig sein, muss eine Verlegung in eine Klinik der Maximalversorgung mit einer Thorax- oder Herzchirurgie erfolgen.

Verbände und Lagerung

Erfrierungen sollten bis zur weiteren chirurgischen Versorgung im OP trocken und weich verbunden werden.

22.2.4 Komplikationen

Eine der Hauptgefahren bei der Behandlung des unterkühlten Patienten ist der **Bergungstod**. Dabei kommt es durch die Bewegung des Patienten im Rahmen der Bergung oder Rettung zum Übertritt von kaltem Blut aus der Peripherie in den Körperstamm. Dies kann zu Kammerflimmern führen. Dabei spielen drei pathophysiologische Besonderheiten eine Rolle:

- Die Schwelle für Kammerflimmern ist aufgrund der niedrigen Körperkerntemperatur erniedrigt. So kann während der Rettung durch aktive Bewegungen ein Kammerflimmern (kaltes Blut fließt zum Herzen zurück und erniedrigt durch die Abkühlung des Gewebes die Flimmerschwelle) ausgelöst werden. Zudem kann Kammerflimmern durch die Gabe von Katecholaminen, z.B. zur Therapie einer Hypotension ausgelöst werden. Daher sind Katecholamine beim hypothermen Patienten nur mit äußerster Vorsicht und niedrig dosiert einzusetzen.

MERKE
Beim hypothermen Patienten sollten Katecholamine nur vorsichtig und unter ständigem EKG-Monitoring und Reanimationsbereitschaft eingesetzt werden, da die Gefahr des Kammerflimmerns besteht!

MERKE
Eine Bradykardie infolge einer Hypothermie ist physiologisch und bedarf keiner Therapie mit Katecholaminen!

- Ähnlich dem Brandverletzten mit dem Nachbrennen, kann es beim Unterkühlten zum sog. Nachkühlen kommen. Die Körperkerntemperatur nimmt weiter ab, obwohl der Patient bereits peripher erwärmt wird. Bei beginnender peripherer Erwärmung kommt es dort zu einer Vasodilatation, das kalte Schalenblut strömt in den Kern zurück und kühlt dieses weiter ab, mit entsprechendem Abfall oder Stagnation der Körperkerntemperatur.

- Bei einem zu raschen Wiedererwärmen kommt es zu einem Blutdruckabfall durch eine massive periphere Vasodilatation (zum einen durch eine massive vagale Reaktion, zum anderen durch toxische Metabolite aus der Peripherie). Dies tritt insbesondere bei aktiver Wiedererwärmung auf und kann zum Schock mit anschließendem Bergungstod führen.

Zur Vermeidung des Bergungstodes und des Wiedererwärmungskollapses wird der Patient bei der Bergung möglichst wenig bewegt (Schaufeltrage, spine board etc.). Die Wiedererwärmung sollte präklinisch nur passiv erfolgen. Im Schockraum sollte die Wiedererwärmung z.B. mit warmen Infusionslösungen nur langsam (über einen Zeitraum von 60 bis 120 Minuten) erfolgen. Die Menge der Infusionslösung richtet sich hierbei nach der Ausscheidung des Patienten (Nierenfunktion z.B. durch Blasendauerkatheter prüfen!).

22.2.5 Zusammenfassung

Die Hypothermie ist häufig ein Begleitumstand einer Vielzahl von Notfällen, wie z.B. Alkohol- oder Drogenintoxikationen, Polytrauma oder Wasser- und Eisunfällen. Häufig betroffene Gruppen sind Kinder, ältere Menschen und Drogenabhängige.

Zu beachten sind die physiologischen Veränderungen des Körpers, die im Rahmen einer Hypothermie auftreten. Besonders zu nennen sind dabei die Hypotension und die Bradykardie. Diese gilt es zu behandeln, um einen Minimalkreislauf aufrechtzuerhalten.

Von größter Bedeutung ist der sog. Bergungstod, eine Komplikation der Hypothermie, die v.a. bei der Rettung der Patienten und der anschließenden Wiedererwärmung auftreten kann.

Gerade die genannten Punkte gilt es durch ein standardisiertes Verfahren und eine konsequente Therapie im Schockraum zu beachten und zu behandeln. Dabei gilt besonders, dass bei der Bergung und anschließenden Wiedererwärmung umsichtig und langsam vorgegangen werden muss, um eine Gefährdung des Patienten durch den Bergungstod oder Wiedererwärmungskollaps zu vermeiden. Weiters gilt bei der Reanimation eines unterkühlten Patienten: Die Reanimationsmaßnahmen müssen so lang erfolgen, bis die physiologische Körperkerntemperatur erreicht ist (No one is dead, until he is warm and dead!). Die Indikationen zur Katecholamingabe und Defibrillation sind genau zu prüfen, ggf. sind diese Maßnahmen sogar zu unterlassen.

FALLBEISPIEL

Meldebild: 19-jähriger Patient wird an einem Tag nach Weihnachten neben einer Hauptstraße im Bereich eines Radweges bewusstlos aufgefunden. Bei Eintreffen des Notarztes wurde der Patient bereits durch Passanten in die stabile Seitenlage gebracht. Eine Anamneseerhebung ist nicht möglich.

Der Patient ist sehr blass, hat zyanotische Lippen. Im Rahmen der ersten Untersuchung wird ein GCS von 7 festgestellt. Der Blutdruck liegt bei 80/40 mmHg mit einem Puls von 52/min. Die Temperatur kann mit dem im RTW vorrätigen Thermometer nicht bestimmt werden. Bei der weiteren Untersuchung findet sich neben einer okzipitalen Kopfplatzwunde auch eine leichte Blutung aus dem Mund. Ansonsten keine äußerlich erkennbaren Verletzungen.

Der Notarzt intubiert den Patienten und meldet der Klinik ein Schädel-Hirn-Trauma für den Schockraum an.

Der Patient wird aufgrund des Meldebilds unfallchirurgisch aufgenommen und in den Schockraum verbracht.

Im Schockraum übergibt der Notarzt einen intubierten und beatmeten (50% Sauerstoff) Patienten mit einer Herzfrequenz von 50/min, einem Blutdruck von 70/40 mmHg mit einer Sauerstoffsättigung von 100%. Bei der genaueren körperlichen Untersuchung nach der Entkleidung des Patienten finden sich neben dem bereits durch den Notarzt erhobenen Befund keine weiteren Verletzungen. Der Patient wird neben der chirurgischen Untersuchung von der Anästhesie verkabelt. Neben den o.g. Vitalparametern zeigt sich eine Körpertemperatur von 32,8 °C. Im EKG findet sich eine Bradykardie mit grenzwertig verbreiterten QRS-Komplexen.

Über einen großlumigen Zugang in der rechten Ellenbeuge wurden durch den Notarzt 500 ml Ringer-Lactat infundiert.

Der Trauma-Leader meldet ein cCT an. Im Anschluss an den Secondary Survey, bei dem keine weiteren Verletzungen diagnostiziert werden, werden ein ZVK, ein arterieller Zugang sowie ein Blasendauerkatheter angelegt. Zusätzlich wird Blut und Urin für laborchemische Untersuchungen, u.a. Drogen-Screening und Alkoholgehalt, abgenommen.

Der Schockraum wurde zusätzlich nach der ersten Temperaturmessung maximal aufgeheizt und der Patient mit warmen Decken zugedeckt. Die Körperkerntemperatur wird kontinuierlich über ein Pharynxthermometer gemessen.

Die durchgeführte cCT-Untersuchung zeigt keine intrakranielle Blutung oder eine andere offensichtliche Ursache für die tiefe Bewusstlosigkeit des Patienten.
In den laborchemischen Untersuchungen finden sich ein Blutalkoholgehalt von 0,4 Promille, und eine mit 3500 U/l deutlich erhöhte CK. Das Drogen-Screening in Blut und Urin ist negativ, allerdings lässt sich ein erhöhter Phenytoin-Wert feststellen.
Durch die Wiedererwämungsmaßnahmen wird der Patient zunehmend wacher, der Blutdruck steigt auf 120/80 mmHg an, die Herzfrequenz liegt nun bei 72/min und die QRS-Komplexe werden schmaler.

Mittlerweile ist die Mutter des Patienten eingetroffen und berichtet, dass ihr Sohn an einer Epilepsie leidet und im Anschluss an Grand-mal-Anfälle postiktal lange schläft.
Der Patient wird nach der Wiedererwärmung mit anschließender Extubation auf die neurologische Intensivstation des Nachbarkrankenhauses verlegt.

Hier hat der Notarzt offensichtlich die Unterkühlung des Patienten unterschätzt und nicht früh genug angemeldet. In diesem Fall wird klar, dass die Unterkühlung in vielen Notfällen die eigentliche Erkrankung darstellt.

KAPITEL

23 Kardiopulmonale Reanimation im Schockraum

Maria Palfi und Ludwig Gutermuth

23.1 Allgemeine Überlegungen

Die kardiopulmonale Reanimation (CPR), umfasst Maßnahmen, die bei einem Herz-Kreislauf-Stillstand eine möglichst frühzeitige Wiederherstellung einer suffizienten Sauerstoffversorgung der Organe erreichen sollen. Diese werden in Basismaßnahmen (BLS, Basic Life Support) und erweiterte Reanimationsmaßnahmen (ALS, Advanced Life Support) unterteilt.

Die Basismaßnahmen sind Erstmaßnahmen, die sofort nach einem eingetretenen Herz-Kreislauf-Stillstand zum Einsatz kommen, um die Zeitdauer der Sauerstoffminderversorgung möglichst kurz zu halten. Sie können im Notfall auch ohne Hilfsmittel eingesetzt werden (auch durch Laienhelfer).

Die erweiterten Reanimationsmaßnahmen sind darüber hinausgehende Maßnahmen zur Wiederherstellung einer stabilen Atem- und Kreislaufsituation. Hier kommen regelhaft Hilfsmittel und Medikamente zur Anwendung.

In den Reanimationsleitlinien von 2005 (European Resuscitation Council 2005, German Resuscitation Council 2006) wird der Wert der Basismaßnahmen besonders hervorgehoben. Die Anzahl der Patienten, die eine CPR ohne neurologisches Defizit überlebt haben, war besonders groß, wenn die Wiederherstellung eines stabilen Kreislaufs nur durch BLS gelungen war (Bunch et al. 2003).

MERKE

Bei Herz-Kreislauf-Stillstand immer zuerst den eigenen Puls fühlen!

23.2 Basic Life Support

Im günstigsten Fall wird sofort nach Eintreten des Herz-Kreislauf-Stillstands, also im Schockraum unmittelbar z.B. bei Eintreten von Kammerflimmern oder Asystolie, mit der CPR begonnen. In der präklinischen Situation entsprechend bei Auffinden eines reaktionslosen, nicht normal atmenden Patienten bzw. bei eintretendem Herz-Kreislauf-Stillstand im Verlauf der Versorgung.

In den neuen Leitlinien entfällt beim erwachsenen Patienten die zweimalige Initialbeatmung und es wird sofort mit 30 Thoraxkompressionen begonnen. Eine Ausnahme stellt das unter den Augen von medizinischem Personal beobachtete Kammerflimmern dar: hier ist eine sofortige Defibrillation (s.u.) meist erfolgreich.

MERKE

1. Atemwege, Atmung überprüfen!
2. Kreislaufzeichen, Puls überprüfen!
3. Lagerung, Hilfe/Ausrüstung holen lassen, Notruf!
4. 30 Thoraxkompressionen (Circulation)!
5. 2 Beatmungen (Breathing)!

Die Thoraxkompressionen sollten mit einer Frequenz von 100/min und einer Eindrücktiefe von 4–5 cm durchgeführt werden. Die Hände werden dafür in der Medianlinie des Thorax, auf der unteren Hälfte des Brustbeins aufgesetzt.

Das Verhältnis von Thoraxkompression zu Beatmung ist 30 : 2. Eine Unterbrechung der Thoraxkompressionen sollte vermieden oder zumindest möglichst kurz gehalten werden.

Die Beatmung wird initial mit Hilfe einer Beatmungsmaske und eines Ambubeutels durchgeführt. Im Schockraum, wo ein Narkosegerät zur Verfügung steht, kann dieses zur Maskenbeatmung sofort eingesetzt werden. Für die Beatmung lassen sich folgende Richtwerte festhalten:

- F_iO_2: 100%
- Atemzugvolumen 500 ml
- Inspirationsdauer 1 Sekunde.

Bei allen Wiederbelebungsmaßnahmen ist eine harte Unterlage unbedingt erforderlich.

MERKE

- Thoraxkompressionen 100/min, 4–5 cm Eindrücktiefe!
- Beatmung mit 100% O_2, Inspirationszeit 1 Sekunde, Atemzugvolumen 500 ml!
- Verhältnis Thoraxkompressionen : Beatmung: 30 : 2!

23.3 Advanced Life Support

Die erweiterten Maßnahmen (➤ Abb. 23-1)werden nach der Rhythmusanalyse (mittels AED, EKG-Monitor, Defibrillator), die zwischen defibrillierbaren (Kammerflattern, Kammerflimmern, pulslose ventrikuläre Tachykardie) und nichtdefibrillierbaren (Aystolie, elektromechanische Dissoziation, Syn. pulslose elektrische Aktivität (PEA)) Rhythmusstörungen differenziert, begonnen (➤ Abb. 23-2). Die neuen Reaninmationsleitlinienen sehen hierbei vor, dass die Rhythmusanalyse erst nach einer zweiminütigen (fünf Zyklen) CPR (30 : 2 Thoraxkompressionen : Beatmung) durchgeführt wird. Maßnahmen im Rahmen des ALS sind:

- Defibrillation
- Atemwegssicherung durch Intubation
- Anlage eines peripheren Zugangs
- medikamentöse Therapie.

Grundsätzlich wird die Rhythmusanalyse mittels aufgeklebter AED- oder EKG-Elektroden durchgeführt. In besonderen Situationen (V.a auf pulslose elektrische Aktivität) kann im Schockraum auch die Analyse der Pumpfunktion mittels orientierender Ultraschalluntersuchung des Herzens erfolgen.

23.3.1 Defibrillation

Indikationen für eine Defibrillation sind Kammerflimmern (KF) und pulslose ventrikuläre Tachykardie (VT). Die primäre, frühestmögliche Defibrillation in Rahmen der CPR wird nur noch bei beobachtetem Herz-Kreislauf-Stillstand empfohlen (s.o.).

Um adäquate Bedingungen (gut durchblutetes, oxygeniertes Myokard) für eine erfolgreiche Defibrillation zu schaffen wird primär die CPR für zwei Minuten durchgeführt. Die Defibrillation erfolgt in jedem Zyklus nur einmal (➤ Abb. 23-1):

- biphasisch (bevorzugt):
  - erste Defibrillation: 150–200 J
  - jede folgende Defibrillation: mit höchster Energiestufe (200 J)
- monophasisch:
  - immer 360 J.

Nach der Defibrillation folgen weitere fünf Zyklen der CPR und erst danach eine erneute Rhythmuskontrolle. Gegebenfalls, bei Fortbestehen des KF/pulslose VT, schließt sich eine erneute Defibrillation an.

Die unmittelbare Fortsetzung der CPR ohne Rhythmuskontrolle nach Defibrillation erfolgt unter der Annahme, die nach Defibrillation noch insuffiziente Auswurfleistung des Herzens zu unterstützen und so die Organperfusion zu optimieren.

Bei Zeichen eines suffizienten Kreislaufes (normale Blutdruckwerte bei invasiver Blutdruckmessung, steigende endtidale CO_2-Werte, Patient wird rosiger, keine Zyanose) kann dann von weiteren Reanimationsmaßnahmen abgesehen werden.

MERKE

- Defibrillation jeweils nur einmal, möglichst biphasisch!
- Erstdefibrillation: biphasisch 150–200 J, monophasisch 360 J, anschließend immer maximale Energiestärke.

23.3.2 Atemwegssicherung – Intubation, Atemhilfe

Goldstandard ist die endotracheale Intubation. Sie gewährleistet eine ausgezeichnete Atemwegssicherung und bietet bestmöglichen Schutz vor Aspiration von Mageninhalt. In Abhängigkeit von der Erfahrung und der zur Verfügung stehenden Atemhilfen (Larynxmaske, Intubationslarynxmaske, Kombitubus, Larynxtubus), kann aber insbesondere im Notfall jede Atemhilfe, die eine Sauerstoffzufuhr ermöglicht, eingesetzt werden. Intubation oder alternative Atemwegssicherung sollten max. 30 Sekunden in Anspruch nehmen. Wenn in dieser Zeit eine Atemwegssicherung nicht möglich ist, muss der Patient über Maske zwischenbeatmet werden.

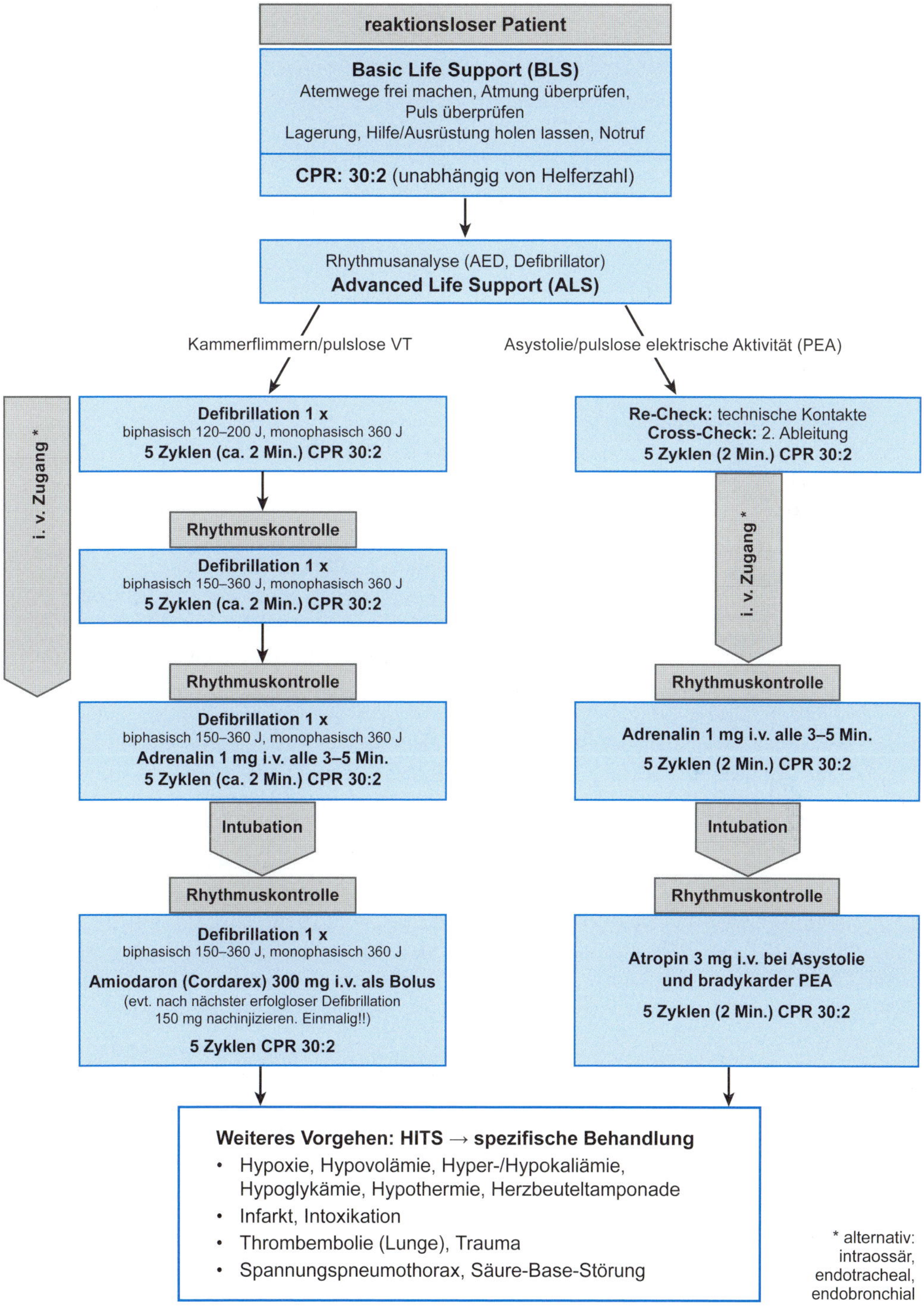

Abb. 23-1 Algorithmus der CPR beim Erwachsenen (nach American Heart Association 2005, European Resuscitation Council 2005).

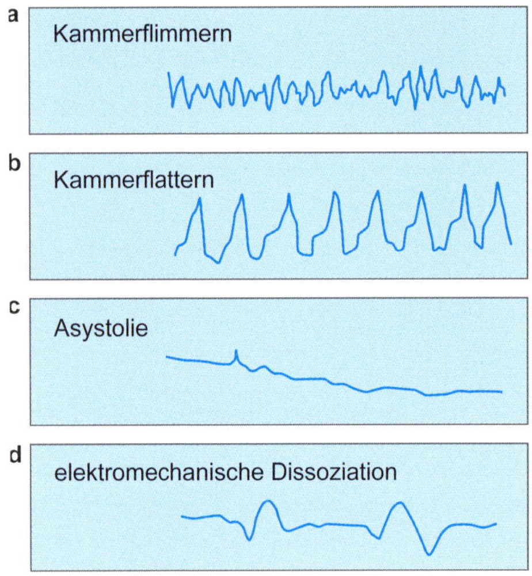

Abb. 23-2 EKG-Ableitungen.
a: Kammerflimmern.
b: Kammerflattern
c: Asystolie.
d: Bei der pulslosen elektrischen Aktivität kann jeder Rhythmus zugrunde liegen, auch ein Sinusrhythmus; entscheidend hierbei ist die Kombination aus Pulslosigkeit und funktionellem Kreislaufstillstand.

Bei Beatmung mit Maske und Ambubeutel sollen niedrige Atemzugvolumina unter niedrigem Fluss („langsam auf den Beutel drücken") verabreicht werden. Dies soll eine Überblähung des Magens, die häufig zur Regurgitation von Mageninhalt führt, verhindern helfen.

Nach der Intubation wird obligatorisch die korrekte Tubuslage klinisch (Thoraxauskultation) und kapnometrisch (typische CO_2-Kurve) überprüft (➤ Abb. 23-3).

Hyperventilation und erhöhte intrathorakale Drücke während der Beatmung sollen, wenn möglich vermieden werden, um deren negative Auswirkungen auf das Gehirn, Vasokonstriktion und venöse Abflussbehinderung zu vermeiden.

MERKE
- Atemwegssicherung möglichst durch endotracheale Intubation!
- Korrekte Tubuslage überprüfen!
- Keine Hyperventilation, niedrige Beatmungsdrücke!

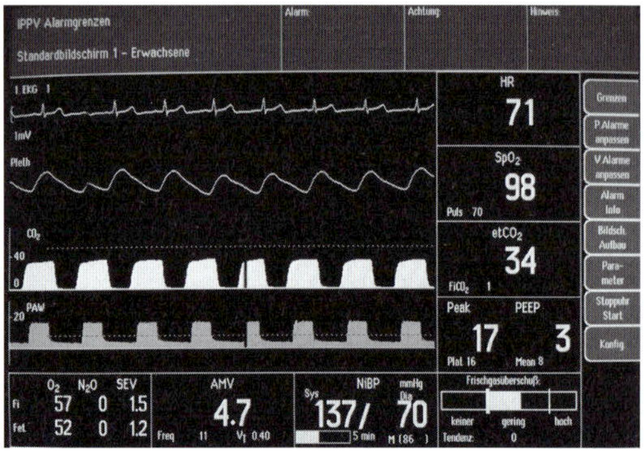

Abb. 23-3 CO_2-Kurve.

23.3.3 Medikamentöse Therapie

Zugangsweg

Die intravenöse Applikation der Medikamente ist der Zugangsweg der ersten Wahl. Die im ALS eingesetzten Medikamente sind mit ihren jeweiligen i.v. Dosierungen in ➤ Tabelle 23-1 zusammengefasst.

Zugangsweg der zweiten Wahl ist die intraossäre Applikation (➤ Kap. 6). Die Dosierung entspricht der i.v. Dosierung.

Bei beiden Applikationsformen sollte immer mit 20 ml NaCl 0,9% nachgespült werden, um das Medikament aus der Leitung zu spülen.

Die endotracheale Applikation wird nur als Verfahren der 3. Wahl, bei sonst in vertretbarer Zeit nicht möglichem i.v. oder intraossärem Zugang gewählt. Dabei wird Atropin und Adrenalin in zwei- bis dreifacher Dosierung, gelöst in 10 ml Aqua ad injectabile (schnellere Resorption), verabreicht. Bei Vasopressin ist die Dosierung (40 I.E.) unverändert.

MERKE
Intravenös ist besser als **intraossär** ist besser als **endotracheal!**

Medikamente

Adrenalin

Adrenalin (Syn. Epinephrin) ist eine α- und β-mimetisch wirksames Katecholamin, das während der erweiterten Reanimationsmaßnahmen alle 3 bis 5 Minuten, in einer Dosierung von 1 mg i.v oder i.o.

Tab. 23-1 Medikamente des ALS.

Medikament	Dosierung	Indikation
Adrenalin (Suprarenin®)	• 1 mg i.v./i.o. • 2–3 mg endotracheal	alle 3 bis 5 Minuten während der CPR
Vasopressin	40 I.E. i.v., i.o., e.t.	wenn mit Adrenalin kein Spontankreislauf hergestellt werden kann, einmalige Gabe
Amiodaron (Cordarex®)	300 mg i.v/i.o., Wiederholungsdosis 150 mg einmalig	nach der 3. erfolgslosen Defibrillation, bei persistierendem KF oder pulsloser VT
Atropin	3 mg i.v./i.o.	Asystolie, niederfrequente pulslose elektrische Aktivität
Theophyllin	5 mg/kg KG i.v./i.o.	Asystolie, pulslose elektrische Aktivität
Natriumbicarbonat 8,4%	1 mmol/kg KG (1 mmol = 1 ml)	metabolische Azidose und Hyperkaliämie, Intoxikation mit trizyklischen Antidepressiva
Magnesiumsulfat (Cormagnesin®)	2 g i.v./i.o.	Hypomagnesiämie, Torsade de point Tachykardie (Magnesium führt zur Membranstabilisierung; bei Erfolglosigkeit sollte die Kardioversion erwogen werden; wenn Patient hämodynamisch instabil Defibrillation)
Kalzium (Kalziumglukonat 10%)	10 ml = 1 g i.v./i.o.	Intoxikationen mit Kalziumantagonisten, Hyperkaliämie

bzw. 2–3 mg endotracheal verabreicht wird. Durch Steigerung des myokardialen Sauerstoffverbrauches wurden hohe Adrenalindosierungen während der CPR mit schlechteren Überlebensraten verbunden.

Vasopressin

Alternativ oder wenn mit Adrenalin kein Spontankreislauf hergestellt werden kann, wird die Gabe von Vasopressin i.v., einmalig, in einer Dosierung von 40 I.E. an Stelle der ersten oder zweiten Adrenalingabe empfohlen. Die beiden Medikamente haben synergistische Effekte und ihre Kombination wurde in einer Studie mit besseren Überlebensraten korreliert (Wenzel et al. 2004).

Amiodaron

Nach der dritten Defibrillation wird bei persistierendem KF oder pulsloser VT die Gabe von 300 mg Amiodaron als Kurzinfusion über ca. 5 Minuten empfohlen. Eine einmalige Wiederholungsdosis von 150 mg kann nach ca. 10 bis 15 Minuten gegeben werden.

Atropin

Die Gabe von Atropin wird bei Asystolie und niederfrequenter PEA empfohlen. Die Dosierung in diesen Situationen beträgt 3 mg i.v.

Natriumbicarbonat

Die Gabe von Natriumbicarbonat ist indiziert bei Hyperkaliämie, bei bekannter oder vermuteter metabolischer Azidose und bei Intoxikation mit trizyklischen Antidepressiva. Die Dosierung beträgt 1 mmol/kg KG. Die Wirkung sollte so bald wie möglich durch eine Blutgasanalyse (arteriell, zentralvenös) kontrolliert werden.

Magnesium

Die Gabe von Magnesium wird nicht immer empfohlen, da ein genereller Nutzen bei der CPR nicht nachgewiesen werden konnte. Bei Hypomagnesiämie und dadurch verursachten Herzrhythmusstörungen, wie es manchmal bei therapierefraktärem KF der Fall ist, kann dieses Medikament in einer Dosierung von 2 g langsam i.v. oder als Kurzinfusion verabreicht werden. Die Gabe von Magnesium wird ebenfalls empfohlen bei ventrikulären Rhythmusstörungen der Typ Torsade de pointes, bei denen meist eine medikamentös verursachte (selten ein angeborenes Long-QT-Syndrom) QT-Zeit-Verlängerung zu Grunde liegt. Die Dosierung beträgt auch in diesem Fall 2 g i.v.

Kalzium

Wirkt auf dem ischämischen Myokard eher toxisch und soll die neurologische Erholung beeinträchtigen. Deswegen wird Kalzium, im Rahmen der CPR, nur bei bekannter Hypokalziämie, bei Intoxikationen mit Kalziumantagonisten und bei Hyperkaliämie empfohlen. Die Dosierung beträgt 10 ml 10% Kalziumchlorid i.v. Vorsicht bei digitalisierten Patienten.

Theophyllin

Obwohl bisher kein messbarer Überlebensvorteil durch die Gabe von Theophyllin festgestellt wurde, wird dieses Medikament in einer Dosierung von 5 mg/kg KG i.v bei Asystolie und bei atropinrefraktärer Periarrestbradykardie optional empfohlen.

Thrombolyse

Ist die CPR aufgrund einer fulminanten Lungenembolie durchzuführen, wird besonders bei nicht kurz zuvor operierten Patienten die Lysetherapie empfohlen. Dies gilt auch für Patienten mit von extern komprimierbaren Operationslokalisationen. Dagegen wird die Lysetherapie bei großen Eingriffen, bei Operationen am ZNS (neurochirurgischen Operationen) nur dann durchgeführt, wenn mit der CPR eine normale Kreislaufsituation nicht hergestellt werden kann (Ultima Ratio). Als Medikamente können sowohl Alteplase (rt-PA), Tenecteplase (TNK-tPA) und Reteplase (r-PA) zum Einsatz kommen. Anschließend muss die CPR für 60 bis 90 Minuten weitergeführt werden.

Im Einzelfall kann auch nach reanimationspflichtigem Myokardinfarkt und ausbleibender Kreislaufstabilisierung unter CPR die Thrombolysetherapie durchgeführt werden. Hierbei sollte aber immer ein Kardiologe in die Entscheidung rechtzeitig miteinbezogen werden, da auch eine Revaskularisierung eine mögliche, eventuell bessere Alternative für diese Patienten sein kann. Eine Lysetherapie ist keine Kontraindikation für eine weitere perkutane Intervention (Koronarangiographie, PTCA, Stent).

23.4 Kardiopulmonale Reanimation in besonderen Situationen

23.4.1 Kardiopulmonale Reanimation von Kindern

Ein primärer Herz-Kreislauf-Stillstand oder maligne Herzrhythmusstörungen sind bei Kindern, außer bei angeborenen Herzerkrankungen, sehr selten. Meist ist die Ursache des Kreislaufstillstandes ein **Atemproblem mit folgender Hypoxie**. Verlegung der Atemwege durch Fremdkörper, Anaphylaxie mit Schleimhautschwellung, Ertrinken, Asthma bronchiale oder pulmonale Infekte führen zu Hypoxie und Bradykardie. Wenn dann keine rechtzeitigen Maßnahmen zur Wiederherstellung der Sauerstoffversorgung erfolgen, kommt es zur Asystolie. Die beste Therapieoption in diesen Fällen ist das rechtzeitige Erkennen der Atemstörung und die Verhinderung des Herz-Kreislauf-Stillstandes durch eine adäquate Therapie.

Eine **Dehydratation** bei massiver Diarrhoe, Verbrennungen, Infekten, Sepsis, Anaphylaxie oder **massiven Blutverlusten** im Rahmen eines Traumas, aber auch bei Kindesmisshandlung und Missbrauch, können ebenfalls durch unzureichende Organperfusion zum Herz-Kreislauf-Stillstand führen.

Ebenso können **neurologische Erkrankungen** wie Meningitis, Enzephalitis, Epilepsie oder Vergiftungen durch Beeinträchtigung der Atmung und folgender Myokardhypoxie zunächst zur Bradykardie und zum anschließenden Herz-Kreislauf-Stillstand führen.

Die Maßnahmen der kardiopulmonalen Reanimation (PLS, Pediatric Life Support; ➤ Abb. 23-6) differieren im Ablauf und der Dosierung der Medikamente bei Kleinkindern und Säuglingen von denen beim erwachsenen Patienten. Kinder ab der Pubertät (12 bis 14 Jahre) werden nach dem Erwachsenenalgorithmus (➤ Abb. 23-1) mit adaptierter Medikamentendosierung (pro kg KG) behandelt.

Die außerordentliche Bedeutung der Atemspende bei Kindern wurde in den neuen Reanimationsleitlinien von 2005 ebenfalls hervorgehoben. Liegt eine Verlegung der Atemwege durch Fremdkörper vor, wird man zunächst versuchen, diesen mit Schlägen auf den Rücken, bei Säuglingen mit Thoraxkompression und bei Kindern über einem Jahr mit abdomineller Kompression zu entfernen (Heimlich-Manöver; ➤ Abb. 23-4)

MERKE

Das Heimlich-Manöver ist bei Kindern unter einem Jahr kontraindiziert!

Basismaßnahmen bei Säuglingen und Kindern

Der Pediatric Basic Life Support (PBLS) wird initial nach Freimachen der Atemwege und Überprüfen der Atmung bei fehlender Atmung mit 5 Atemhüben gestartet. Bei Pulslosigkeit, fehlenden Kreislaufzeichen oder bei Bradykardie unter 60/min werden anschließend mit einer Frequenz von 100/min durchgeführt. Die Eindrücktiefe soll hier etwa ein Drittel des Thoraxdurchmessers betragen. Abhängig vom Alter des Kindes, werden das Verhältnis aus Thoraxkompressionen und Beatmungen gewählt (➤ Tab. 23-2). Bei den Thoraxkompressionen wird je nach Alter des Kindes die Ein- oder Zweihandtechnik, bei Säuglingen die Zweidaumentechnik mit Umfassen des Thorax angewendet (➤ Abb. 23-5).

Bei Kindern werden nach 15 Thoraxkompressionen 2 Atemhübe appliziert. Nach 2 Minuten Basisreanimation wird defibrilliert (Stromstärke 4J/kg KG). Bei Säuglingen wird nach 3 Thoraxkompressionen einmal beatmet und nach 2 Minuten einmal defibrilliert (Stromstärke 4J/kg KG).

a

b

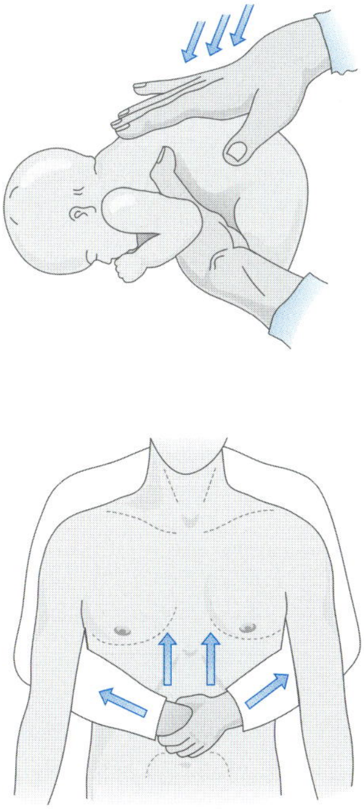

Abb. 23-4 Heimlich-Manöver (b) und Rückenschläge bei Kindern (a).

Erweiterte Reanimationsmaßnahmen (Kinder und Säuglinge)

Der Advanced Pediatric Life Support (APLS) wird in Analogie zum ALS des Erwachsenen durchgeführt (➤ Abb. 23-6): nach dem initial erfolgten BPLS (s.o.) mit 5 Atemspenden und 5 Zyklen (ca. 2 Minuten) CPR wird die Rhythmusanalyse durchgeführt und ggf. bei einer defibrillierbaren Rhythmusstörung (KF, pulslose VT) einmal mit einer Energie von 4 J/kg KG (bi- oder monophasisch) defibrilliert und vor einer weiteren Rhythmusanalyse 2 Minuten CPR im entsprechenden Verhältnis durchgeführt. Bei Vorliegen einer nichtdefibrillierbaren Störung entspricht das Vorgehen dem beim Erwachsenen (➤ Abb. 23-2)

Der bevorzugte Zugangsweg für Medikamente ist auch bei Kindern i.v. Wenn die Anlage Schwierigkeiten bereitet, sollte der Versuch nicht länger als ca. 3 Minuten in Anspruch nehmen, dann sollte der intraossäre Zugang rasch angelegt werden (➤ Tab. 23-3). Die endotracheale Applikation der Medikamente erfolgt in angepasster Dosierung nur dann, wenn sonst kein Zugang besteht.

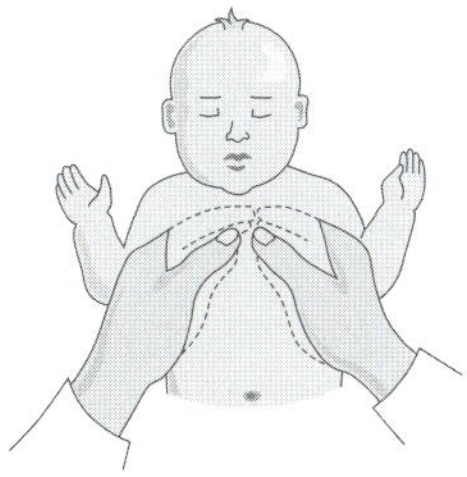

Abb. 23-5 Extrathorakale Herzdruckmassage in thoraxumfassender Technik beim Neugeborenen.

Tab. 23-2 Richtlinien für die CPR bei Kindern.

Altersgruppe	Beatmung (pro Minute)	Technik	Frequenz Thoraxkompression	Kompressionstiefe	Verhältnis Kompression : Beatmung
Neugeborene (bis 28. LT)	30–60/min	thoraxumfassend (zwei Daumen)	120	⅓ Thoraxhöhe	3 : 1
alle außer Neugeborene (1 Helfer)	ca. 7/min	ein oder zwei Hände je nach Präferenz	100	⅓ bis ½ Thoraxhöhe	30 : 2
bis Pubertät (2 Helfer)	ca. 13/min	ein oder zwei Hände je nach Präferenz	100	⅓ bis ½ Thoraxhöhe	15 : 2
ab Pubertät (2 Helfer)	ca. 7/min	ein oder zwei Hände je nach Präferenz	100	⅓ bis ½ Thoraxhöhe	30 : 2

Adrenalin wird wie im Algorithmus empfohlen in einer Dosierung von 10 µg/kg KG i.v. oder i.o. und bei fehlendem Zugang 100 µg/kg KG endotracheal appliziert. Die Dosis kann, wenn indiziert, alle 3 bis 5 Minuten wiederholt werden.

Vasopressin wurde in Einzelfällen bei Kindern erfolgreich eingesetzt, wird aber nicht in den Leitlinien empfohlen.

Die beste Atemwegssicherung ist auch bei Kindern die endotracheale Intubation. Sie erfordert aber einige Erfahrung, die nicht allgemein vorausgesetzt werden kann. Als Alternative kann auch die Larynxmaske eingesetzt werden. Bei zu großen Atemhüben oder hohem Beatmungsdruck kann hierbei der Magen aufgebläht werden (Aspirationsgefahr). Die weitere Beatmung wird durch den resultierenden Zwerchfellhochstand erschwert oder unmöglich.

MERKE

- Fremdkörper möglichst entfernen!
- Initial fünf Beatmungen!
- Thoraxkompression : Beatmung: bei Neugeborenen 3 : 1, bei allen andern Kindern 30 : 2 (bei einem Helfer), ab der Pubertät 30 : 2! Eindrücktiefe ein Drittel bis Hälfte des Thoraxdurchmessers!
- Defibrillation mit einer Energie von 4 J/kg KG, biphasisch oder monophasisch!
- Atemwegssicherung möglichst durch endotracheale Intubation!
- Adrenalin 10 µg/kg KG i.v./i.o. oder 100 µg/kg KG endotracheal alle 3 bis 5 Minuten, wenn indiziert!

23.4.2 Kardiopulmonale Reanimation von Traumapatienten

Verletzte, die aufgrund des Traumas einen Herz-Kreislauf-Stillstand erleiden, haben eine sehr schlechte Prognose, die kardiopulmonale Reanimation außerhalb der Klinik zu überleben (1–2%). Obwohl auch hier die Entscheidung Reanimationsmaßnahmen durchzuführen, eher individuell getroffen werden muss, kann man feststellen, dass protrahierte Reanimationsmaßnahmen bei pulslosen, apnoischen Traumapatienten, ohne Lebenszeichen und EKG-Aktivität am Unfallort nur sehr selten sinnvoll sind. In den USA unterbleiben sie deshalb regelhaft.

Anders sieht die Situation im Schockraum aus. Wenn der Patient bei Aufnahme noch Lebenszeichen bietet und dann während der Schockraumbehandlung einen Herz-Kreislauf-Stillstand erleidet, sind sofort Reanimationsmaßnahmen einzuleiten. Gleichzeitig wird intensiv nach behebbaren Ursachen für den Herz-Kreislauf-Stillstand gefahndet (HITS; ➤ Tab. 23-4).

Die kausale Therapie wird möglichst rasch durchgeführt. Um einen traumatisch bedingten Herz-Kreislauf-Stillstand zu überleben, sind ein minimales intravaskuläres Volumen und die Beseitigung der Hypoxie essenziell.

Zu bedenken ist, dass häufig ganz andere medizinische Ursachen für den Herz-Kreislauf-Stillstand ursächlich sind und der Unfall gelegentlich sogar als Folge passiert ist (z.B. Myokardinfarkt am Steuer).

23.4.3 Kardiopulmonale Reanimation nach Elektrounfällen

Bei häuslichen Stromunfällen mit niedriger Spannung sind die Opfer oft Kinder, Hochspannungsunfälle sind meistens Arbeitsunfälle und betreffen oft junge Erwachsene.

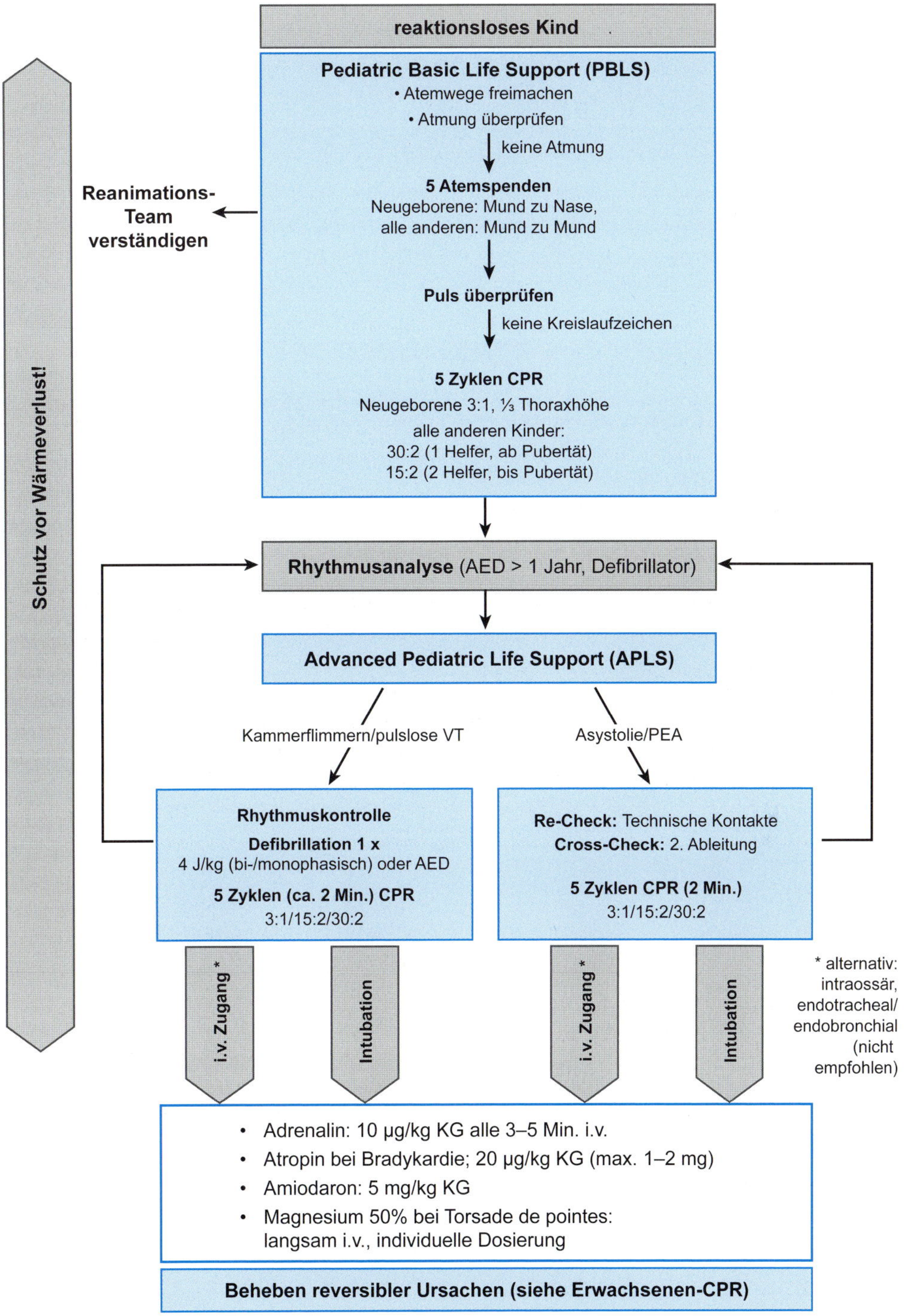

Abb. 23-6 Algorithmus CPR bei Kindern (Advanced Pediatric Life Support, APLS).

Tab. 23-3 Medikamentendosierung beim APLS.

Medikament	Dosierung	Indikation
Adrenalin (Suprarenin®)	• 10 µg/kg KG i.v./i.o. • 100 µg/kg KG endotracheal	wenn indiziert alle 3 bis 5 Minuten wiederholen während der CPR
Amiodaron (Cordarex®)	5 mg/kg KG i.v./i.o.	nach der 3. erfolgslosen Defibrillation, bei persistierendem KF oder pulsloser VT
Atropin	10–20 µg/kg KG i.v./i.o.	Asystolie, niederfrequente pulslose elektrische Aktivität
Natriumbicarbonat 8,4%	1 mmol = 1 ml/kg i.v., i.o.	metabolische Azidose und Hyperkaliämie, Intoxikation mit trizyklischen Antidepressiva
Magnesiumsulfat (Cormagnesin®)	siehe Erwachsenendosierung und Fachinformation	Torsade de points Tachykardie; Magnesium führt zur Membranstabilisierung; bei Erfolglosigkeit sollte die Kardioversion erwogen werden; wenn Patient hämodynamisch instabil Defibrillation

Die häufigste Rhythmusstörung bei Stromunfällen ist das Kammerflimmern. Hier ist die sofortige Defibrillation indiziert. Wenn die Erstmaßnahmen am Unfallort erfolgreich waren, werden diese Patienten im Schockraum nur sekundär behandelt. Die Reanimation findet meist am Unfallort statt. Möglich ist es aber, dass erhebliche Zusatzverletzungen, die diese Patienten erlitten haben, eine kardiopulmonale Reanimation im Schockraum nötig machen.

Wie bei den polytraumatisierten Patienten wird, falls noch nicht erfolgt, die Notfallintubation unter Schonung der HWS durchgeführt. Die CPR richtet sich nach den Reanimationsleitlinien.

Tab. 23-4 Mögliche behebbare Ursachen eines Herz-Kreislauf-Stillstands: HITS.

H	• Hypoxie →Atemwegs-Management, Beatmung • Hypovolämie→Volumensubstitution • Hyper-/Hypokaliämie →Elektrolytausgleich • Hypoglykämie →Glucose • Hypothermie →Wiedererwärmung • Herzbeuteltamponade →Perikardpunktion
I	• Infarkt (akutes Koronarsyndrom) →Thrombolyse, PCI • Intoxikation →u.U. Antidot, Eliminationsverfahren
T	• Thrombembolie (Lungenembolie) →Thrombolyse • Trauma →Schockraumversorgung
S	• Spannungspneumothorax →Thoraxdrainage • Säure-Basen-Störung →Pufferung

23.4.4 Kardiopulmonale Reanimation nach Ertrinkungsunfällen

Nach der ILCOR (International Liaison Committee on Resuscitation) ist „Ertrinken" als der Vorgang definiert, wobei nach Submersion oder Immersion in einer Flüssigkeit eine akute respiratorische Insuffizienz auftritt. Dabei wird ein Gasaustausch durch eine Flüssigkeitsgrenze zu den Atemwegen verhindert. Wie sonst auch ist der rasche Beginn der Wiederbelebungsmaßnahmen noch am Einsatzort sofort nach der Rettung lebenswichtig.

Die Sicherung der Atemwege erfolgt durch Intubation, besonders wichtig beim Ertrinkungsunfall, da eine Regurgitation von Mageninhalt, bei meist vorhandenem Verschlucken von Flüssigkeit, sehr häufig auftritt. Deshalb sollte nach der Intubation der Magen durch Legen einer Magensonde entlastet werden. Beim Kopfsprung ins Wasser ist unbedingt an das Vorliegen einer HWS-Verletzung zu denken und eine entsprechende Schienung (➤ Kap. 17) anzubringen.

Ein weiterer besonderer Gesichtspunkt bei Ertrinkungsunfällen ist das Absinken der Körpertemperatur. Bei einer Körperkerntemperatur unter 30 °C reagiert das Herz meist nicht auf eine Defibrillation, weshalb nicht mehr als drei Defibrillationsversuche unternommen werden sollten. Auch mit der Gabe von Medikamenten sollte bis zum Erwärmen über 30 °C gewartet werden, denn bei Temperaturen unter 30 °C wird keine Medikamentenwirkung erwartet; vielmehr kann es zu Akkumulation und somit toxischer Wirkung der applizierten Medikamente beim Wiedererwärmen kommen. Bis dahin werden nur Thoraxkompressionen und Beatmung empfohlen. Ab 30 °C werden die Applikationsintervalle der Medikamente verdoppelt, ab 35 °C werden die Medikamente in üblicher Dosierung bei der CPR appliziert.

Der Patient wird aktiv bis auf 32 bis 34 °C erwärmt, anschließend wird nach den Reanimationsleitlinien eine Hypothermiebehandlung für mindestens 24 Stunden empfohlen. Alle Reanimationsmaßnahmen sind besonders bei Kindern so lange fortzusetzen bis die Körpertemperatur normal ist.

MERKE

Nur ein warmer Toter ist ein wirklich Toter!

Es erfolgt keine Unterscheidung zwischen Wiederbelebungsmaßnahmen beim Ertrinken in Süß- oder Salzwasser, denn die auftretenden unterschiedlichen Elektrolytstörungen sind nicht das Problem, sondern der Verlust von Surfactant-Faktor, interstitiellem Lungenödem und daraus resultierende Hypoxie (akutes Lungenversagen, Syn. ARDS).

Nach einem Ertrinkungsunfall besteht für ca. 72 Stunden eine deutlich erhöhte Gefahr ein ARDS zu entwickeln. In dieser Zeit wird daher eine lungenprotektive Beatmung empfohlen.

MERKE

Lungenprotektive Beatmung:

- Niedrige Atemzugvolumina: 6–7 ml/kg KG
- Begrenzung des Inspirationsdruckes auf 35 cmH_2O
- adäquater PEEP zum Offenhalten der Alveolen
- permissive Hyperkapnie; Ausnahme Patienten mit SHT!
- Sauerstoffkonzentration so niedrig wie möglich (S_pO_2 > 90%)

FALLBEISPIEL

Unbemerkt von seinen Angehörigen verlässt ein 55-jähriger Mann, leicht alkoholisiert um 2:00 Uhr morgens seinen Hof, um mit dem Rad in seine Fischerhütte zu fahren. Hierbei stürzt er und kann sich nicht mehr gut orientieren; er kriecht von der Straße weg in ein mit niedrigen Bäumen dicht bewachsenes Gelände. Die Nacht an diesem Maitag ist außergewöhnlich kalt und er verliert das Bewusstsein. Nachdem er als vermisst gemeldet wird, suchen viele Helfer am nächsten Morgen nach ihm; sein Rad wird rasch gefunden, ein Hundesuchtrupp findet dann auch den Verletzten im Dickicht. Er ist bewusstlos, sein Körper fühlt sich kalt an, der eingetroffene Notarzt kann den Blutdruck nicht messen, aber im EKG zeigen sich bradykarde Herzaktionen. Nach üblicher Erstversorgung mit Infusion, Intubation, Beatmung wird der Verletzte wirbelsäulengerecht gelagert und in den RTW verbracht. Der Körperstamm wir mit warmen Decken abgedeckt.

Bei Aufnahme in der Klinik wird die Körpertemperatur rektal mit 30,2 °C gemessen. Der Verletzte wird nun langsam und vorsichtig zentral erwärmt. Die durchgeführte Laboruntersuchung zeigt keine wesentlich veränderten Werte, einzig die Hb-Konzentration ist mit 10,8 mg/dl leicht erniedrigt. Die durchgeführte Ultraschalluntersuchung ergibt keinen Nachweis freier Flüssigkeit. Der Trauma-Leader beschließt auch in Absprache mit dem zugezogenen Internisten und dem Anästhesisten die weitere Abklärung der Traumafolgen auf einen Zeitpunkt nach der Erwärmung auf 35 °C zu verschieben. Der Verletzte erwärmt sich zusehends und erreicht nach gut 90 Minuten eine Temperatur von 33,4 °C. Plötzlich tritt Kammerflimmern auf und die CPR wird in regelrechter Weise mit einer Frühdefibrillation begonnen. Diese zeigt keine Wirkung, deshalb wird mit der CPR nach Schema fortgefahren, eine Ultraschalluntersuchung zeigt nun massiv freie Flüssigkeit intraabdominell. Es werden 1500 ml Flüssigkeit sowie drei der sechs vorgekreuzten Erythrozytenkonzentrate verabreicht. Nach acht Minuten zeigt sich erneut ein Sinusrhythmus nach weiteren zwei Minuten ist der Kreislauf stabil. Der im Notfalllabor abgenommene Hb-Wert beträgt nun 5,1 mg/dl. Der Verletzte wird notfallmäßig laparatomiert, wo sich als Hauptbefund eine zerrissene Milz zeigt. Diese wird entfernt, danach wird der Patient zur weiteren diagnostischen Abklärung in den Schockraum zurückgebracht. Nach Durchführen der kraniokaudalen Untersuchung wird zunächst eine Polytraumaspirale mit Schädel, Wirbelsäule, Thorax, Abdomen und Becken durchgeführt. Anschließend wird der offensichtlich verletzte Unterarm links (Hämatom, Schwellung, Fehlstellung) geröntgt. Zusätzlich zur Milzruptur wird eine Rippenserienfraktur der 3. bis 7. Rippe links, eine stabilen Fraktur von BWK 10 sowie eine komplexe Unterarmfraktur links festgestellt. Diese wird mit einer Schiene ruhiggestellt und der Verletzte wird zunächst zur Konsolidierung der Situation auf die Intensivstation verbracht.

Dieses Beispiel zeigt ein eher ungewöhnliches Ineinandergreifen zweier eigentlich eher schädigender Einflüsse, die sich aber in ihrer gegenseitigen Wirkung im zeitlichen Ablauf so limitieren, dass „sich der Verletzte trotz des etwas langen sorgenfreien Intervalls der Erwärmung, durchmogeln konnte“ und diese Verletzungen überlebt hat.

ÜBUNGSANLEITUNG

Zum Üben der Reanimationsabläufe eignen sich alle computergestützten, mit Puppen verbundenen Reanimations-Trainer (z.B. Megacode-Training). Diese sind an vielen Krankenhäusern zu Übungszwecken etabliert. Wichtig erscheint es, die Übungen regelmäßig zu wiederholen und deren Ableistung für alle in den Patientenbereichen tätigen Mitarbeiter anzusetzen und entsprechend zu dokumentieren. Die Schockraummitarbeiter sollten dabei im Idealfall als Ausbilder tätig sein und so in ständiger Verbindung mit der CPR sein.

LITERATUR

American Heart Association (2005) Guidelines for Cardiopulmonary Resuscitation (CPR) and Emergency Cardiovascular Care (ECC). Circulation 112 (Suppl. IV): 1–211.

Bunch TJ, White RD, Gersh BJ et al. (2003) Longterm outcomes of out-of-hospital cardiac arrest after successful early defibrillation. N Engl J Med 348: 2626–2633.

European Resuscitation Council (2005) European Resuscitation Council Guidelines for Resuscitation 2005. Resuscitation 67 S1: 1–189

German Resuscitation Council (2006) Leitlinien zur Reanimation 2005 des European Resuscitation Council. Notfall Rettungsmed 9: 4–170.

International Liaison Commitee on Resuscitation (2005) International Consensus on Cardiopulmonary Resuscitation and Emergency Cardiovascular Care Science with Treatment Recommendations. Resuscitation 67: 157–341.

Wenzel V, Krismer AC, Arntz HR et al. (2004) A comparison of vasopressin and epinephrine for out-of-hospital cardiopulmonary resuscitation. N Engl J Med 350: 105–113.

Anhang

1 Notfalllaborwerte

Parameter	**Material**	**Einheit**	**Referenzbereich Männer/Frauen**	**Referenzbereiche Kinder**	**Einflussfaktoren**
arterielle Blutgase/Säuren-Basen-Status					
pH	AB		7,37–7,45	7,37–7,45	
pCO_2	AB	mmHg	35–46/32–43	32–47	
pO_2	AB	mmHg	72–107	80–108	
O_2-Sättigung	AB	%	94–98	94–98	
Standardbicarbonat	AB	mmol/l	22–26	22–26	Schwangerschaft ↓
Basenexzess	AB	mmol/l	−2 bis +2	−3,5 bis +3,5	
Laktat	AB	mmol/l	0,6–2,4	0,5–2,2	
Blutbild					
Hämoglobin	B	g/dl	13,5–17/12–16	NG: 17,5–24,0 Säuglinge: 9,6–18,7 > 1 Jahr: 12,3–14,7	Kinder altersabhängig ↓ /Schwangerschaft ↓
Hämatokrit	B	%	40–52/37–48	NG: 42–77 Säuglinge: 30–54 > 1 Jahr: 35–47	Kinder altersabhängig ↓ /Schwangerschaft ↓
Erythrozyten	B	10^6/ µl	4,3–5,7/3,9–5,3	NG: 4,7–5,4 Säuglinge: 3,7–5,5 > 1 Jahr: 4,2–5,5	Kinder altersabhängig ↓ / Schwangerschaft ↓
Ery-MCV	B	fl	85–98	NG: 98–126 Säuglinge: 73–121 > 1 Jahr: 69–102	
Ery-MCH	B	pg	28–34	NG: 26–38 Säuglinge: 21–33 > 1 Jahr: 22–34	
Ery-MCHC	B	g/dl	31–37	NG: 31–35 Säuglinge: 26–34 > 1 Jahr: 32–36	
Retikulozyten	B	/1000 Erys	3–18	NG: 13–65 Säuglinge:3–13 > 1 Jahr: 1–13	
Thrombozyten	B	1000/µl	140–345	NG: 100–250 ältere Kinder: 200–350	
Leukozyten	B	/µl	3800–10 500	2–3 Jahre: 6000–17 000 4–12 Jahre: 5000–13 000	

Parameter	Material	Einheit	Referenzbereich Männer/Frauen	Referenzbereiche Kinder	Einflussfaktoren
Entzündungsparameter					
BSG (nach Westergren)	ZB	mm/h	1-Stunden-Wert: bis 50 Jahre: bis 15/20 > 50 Jahre: bis 20/30	1-Stunden-Wert: < 10; 2-Stunden-Wert: < 20	Schwangerschaft ↑
CRP	S	mg/l	< 5	< 6	
Gerinnungsparameter					
aPTT	P	sek	20–35	NG: 45–70 ältere Kinder: 20–35	reagensabhängig, Schwangerschaft ↓
TPZ (Quick)	P	%	≥ 70	NG: > 55; ältere Kinder: > 70	Schwangerschaft ↑
Thrombinzeit	P	sek	14–20	17–24	reagensabhängig
Fibrinogen	P	mg/dl	160–400	< 6 Monate: 160–460 > 6 Monate: 156–400	Schwangerschaft evtl. ↑
Antithrombin III	P	U/ml	0,79–1,3	NG: 0,39–0,93 ältere Kinder 0,79–1,3	
D-Dimere	P	µg/ml	< 0,5	0,02–0,4	Schwangerschaft ↑
Serumosmolalität	S	mosmol/kg	280–296	275–295	
Serumelektrolyte					
Natrium	S	mmol/l	135–145	130–145	
Kalium	S	mmol/l	3,6–5,0	3,2–5,4	
Calcium (gesamt)	S	mmol/l	2,2–2,6	NG: 1,7–3 ältere Kinder: 2,1–2,8	
Calcium (ionisiert)	S	mmol/l	1,1–1,3	NG: 1,97–1,27 ältere Kinder: 1,12–1,23	
Magnesium	S	mmol/l	0,75–1,05		
Chlorid	S	mmol/l	97–108	95–112	
Phosphat	S	mmol/l	0,84–1,45	1,1–2,0	

Parameter	**Material**	**Einheit**	**Referenzbereich Männer/Frauen**	**Referenzbereiche Kinder**	**Einflussfaktoren**
Nierenretentionswerte					
Harnstoff	S	mg/dl	12–50	NG: 6,6–41 Säuglinge/ KK: 12–48 > 6 Jahre: 18–48	Dursten, eiweißreiche Kost ↑
Kreatinin	S	mg/dl	bis 1,1/bis 0,9	NG: < 1,2 < 5 Jahre: < 0,5 > 5 Jahre: < 1,2	Muskelschwund, alte Menschen ↓
Kreatinin-Clearance/24 Stunden	S/U	ml/min	≥ 110/≥ 95	NG: 20–30 6 Monate: 60–80 > 1 Jahr: 90–130	bis 30 Jahre; dann pro Dekade –10
Leberstoffwechsel					
Bilirubin gesamt	S	mg/dl	bis 1,1	NG: 2–6 > 1 Monat: < 1	Fasten ↑
Bilirubin direkt	S	mg/dl	bis 0,3	NG: < 1 > 1 Monat: 0–0,4	
Ammoniak	P	µg/dl	94/82	NG: < 245 Säuglinge: 31–128 Kinder: 29–94	
GOT (AST)	S	U/l	bis 38/bis 32	NG: < 110 Säuglinge: < 82 1–12 Jahre: < 48	ohne Pyridoxalphosphat
GPT (ALT)	S	U/l	bis 41/bis 31	NG: < 49 Säuglinge: < 56 1–12 Jahre: < 39	ohne Pyridoxalphosphat
alkalische Phosphatase	S	U/l	40–130/35–105	1–12 Jahre: bis 300 13–17 Jahre: bis 390/bis 190	adipöse Frauen ↑
γ-GT	S	U/l	< 60/< 40	NG: < 222 < 6 Monate: 204 6 Monate – 12 Jahre: < 34	
Cholinesterase	S	kU/l	5,3–12,9 (Frauen ab 40) schwanger: 3,7–9,1 nicht schwanger: 4,3–11,3	5,3–12,9	
Pankreasamylase	S	U/l	28–100	5–59% der ges. Amylase	
Lipase	S	U/l	13–60	< 128	methodenabhängig

Parameter	Material	Einheit	Referenzbereich Männer/Frauen	Referenzbereiche Kinder	Einflussfaktoren
Herzenzyme					
CK	S	U/l	bis 190/bis 170	NG: < 712 < 6 Monate: < 295 < 7 Jahre: < 228 7–17 Jahre: < 270/< 154	körperliche Belastung evt. ↑
CK-MB	S	U/l	< 25	< 6	bis 6% Total-CK
LDH	S	U/l	< 250	bis 300	
Troponin T	S	ng/ml	< 0,1	< 0,1	
Serumproteine					
Protein gesamt	S	g/l	66–83	NG: 46–69 Säuglinge/KK: 48–76 > 6 Jahre: 60–83	Schwangerschaft evtl. ↓
Albumin	S	g/l	35–52	NG: 32–45 Säuglinge/KK: 33–52 > 6 Jahre: 35–50	Schwangerschaft evtl. ↓
Albumin	S	%	54–65	NG: 60–65 Säuglinge/KK: 63–68 > 6 Jahre: 60–63	
Haptoglobin	S	g/l	0,3–2,0	0,02–2,7	
Glukosestoffwechsel					
Glukose nüchtern	P	mg/dl	70–99	NG: 30–60 Säuglinge: 50–90 > 1 Jahr: 60–105	
		mmol/l	3,9–5,5	NG: 1,7–3,3 Säuglinge: 2,8–5,0 > 1 Jahr: 3,3–5,8	
Schilddrüsenhormone					
TSH	S	mU/l	0,4–2,5	NG: 1,0–38,9 bis 20. Woche: 1,7–9,1 > 6 Monate: 0,3–3,5	
freies Trijodthyronin (fT3)	S	pg/ml	2,2–5,5	3,5–6	
freies Thyroxin (fT4)	S	ng/dl	0,6–1,8	NG: 1,3–3,3 > 1 Monat: 0,9–1,7	

Parameter	Material	Einheit	Referenzbereich Männer/Frauen	Referenzbereiche Kinder	Einflussfaktoren
Pharmakablutspiegel					
Digitoxin	S	µg/dl	10–25		
Digoxin	S	µg/dl	0,5–0,8	0,8–2,0	
Theophyllin	S	mg/dl	10–20	10–20	
Lithium	S	mmol/l	0,6–1,0		
Urinuntersuchung					
spezifisches Gewicht	U	g/l	1,012–1,022		
Osmolalität	U	mosmol/kg	855–1355	50–600	
pH	U		4,8–7,6	4,8–7,6	
Erythrozyten	U		bis 10/bis 5	bis 10/bis 5	Stix/Zählkammer
Leukozyten	U		bis 20/bis 10	bis 20/bis 10	Stix/Zählkammer

AB, Arterienblut, B, Vollblut, KK, Kleinkinder (bis 6. Lebensjahr), NG, Neugeborene (bis inkl. 28 Lebenstag). P, Plasma, S, Serum, U, Urin, ZB, Zitratblut

2 AO-Klassifikation der Frakturen langer Röhrenknochen

Die Klassifikation der Frakturen der langen Röhrenknochen erfolgt nach der Arbeitsgemeinschaft Osteosynthese (AO; www.aofoundation.org). Die Kodierung (Tab. 2-1) der Diagnose erfolgt in der Lokalisation und Morphologie nach einem festgelegten Diagnoseschlüssel.

Auch Frakturen von Wirbelsäule, Becken, Hand, Fuß, Schädel, Schulter und Patella werden nach AO klassifiziert, wir verweisen hier auf die interaktive Webpage der Organisation (s.o.)

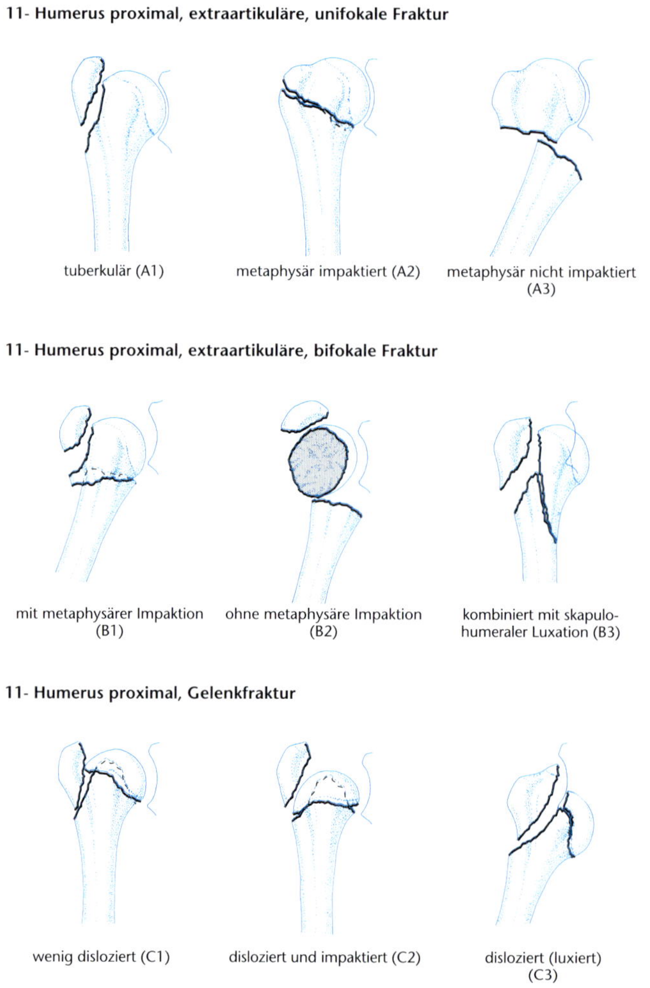

Abb. 2-1 AO-Klassifikation der Humerusfraktur.

Tab. 2-1 Diagnosekodierung nach AO-Klassifikation

Lokalisation		Morphologie	
Knochen	Segment	Frakturtyp (Gruppe)	Unterteilung
1 = Humerus (Abb. 2-1)	1 = proximal	A = einfache Fraktur	1 = leicht 2 = mittel 3 = schwer
2 = Radius/Ulna (Abb. 2-2)	2 = Diaphyse	B = Keilfraktur oder partielle Gelenkfraktur	1 = leicht 2 = mittel 3 = schwer
3 = Femur (Abb. 2-3)	3 = distal	C = komplexe Fraktur, komplette Gelenkfraktur	1 = leicht 2 = mittel 3 = schwer
4 = Tibia/Fibula (Abb. 2-4)	4 = Malleolen (Abb. 2-4)		

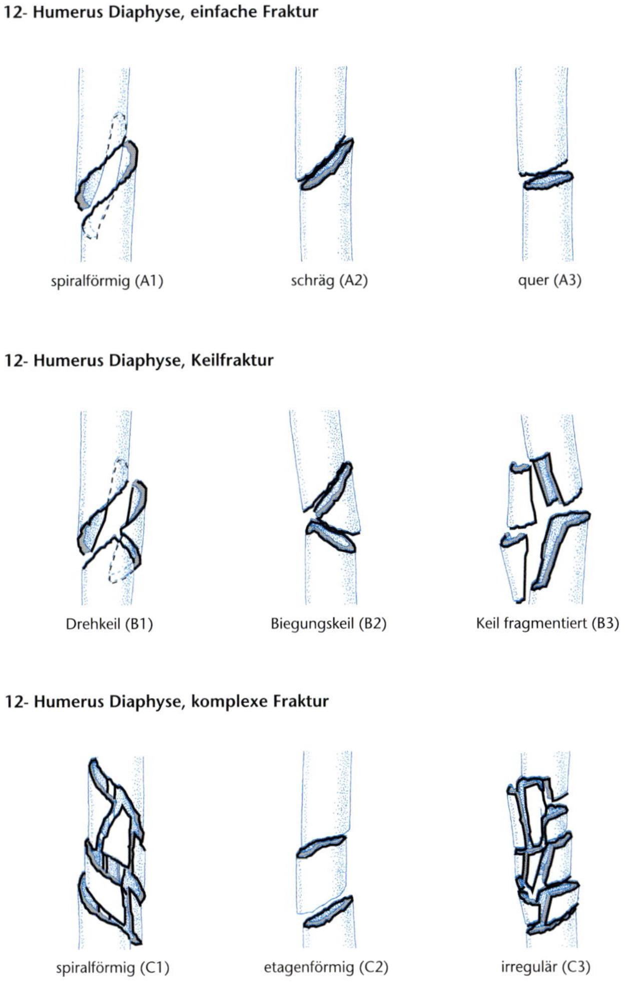

Abb. 2-1 (Forts.)

13- Humerus distal, extraartikuläre Fraktur

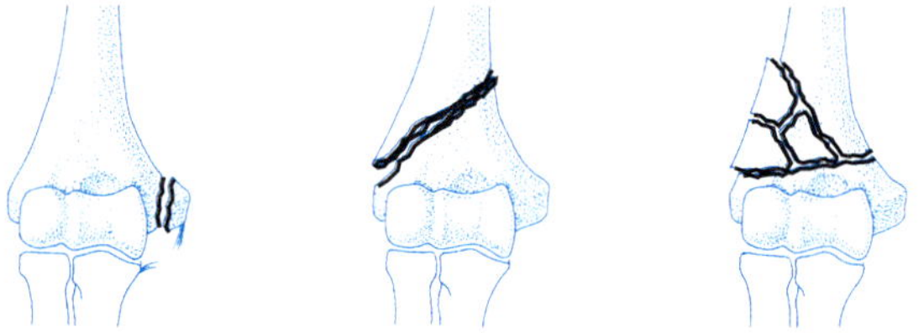

apophysär (A1) metaphysär einfach (A2) metaphysär mehrfragmentär (A3)

13- Humerus distal, partielle Gelenkfraktur

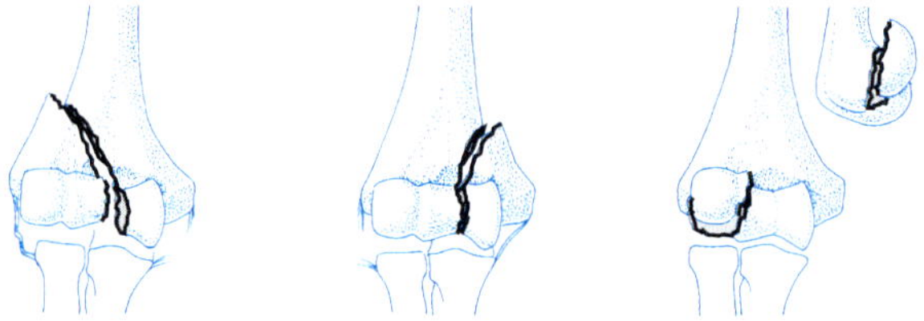

lateral-sagittal (B1) medial-sagittal (B2) Frontalebene (B3)

13- Humerus distal, vollständige Gelenkfraktur

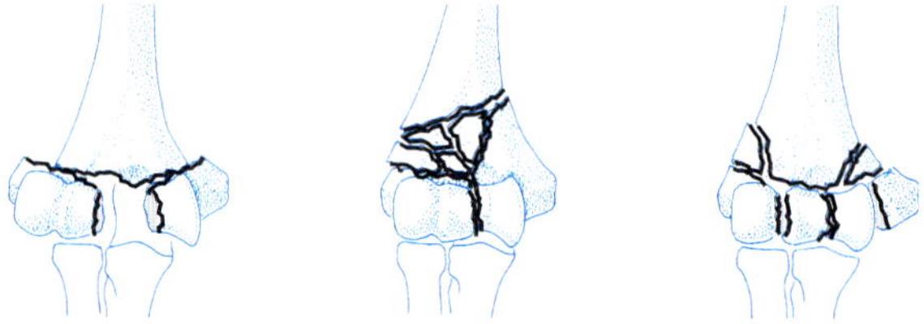

artikulär einfach, metaphysär mehrfragmentär (C1) artikulär einfach, metaphysär mehrfragmentär (C2) mehrfragmentär (C3)

Abb. 2-1 (Forts.)

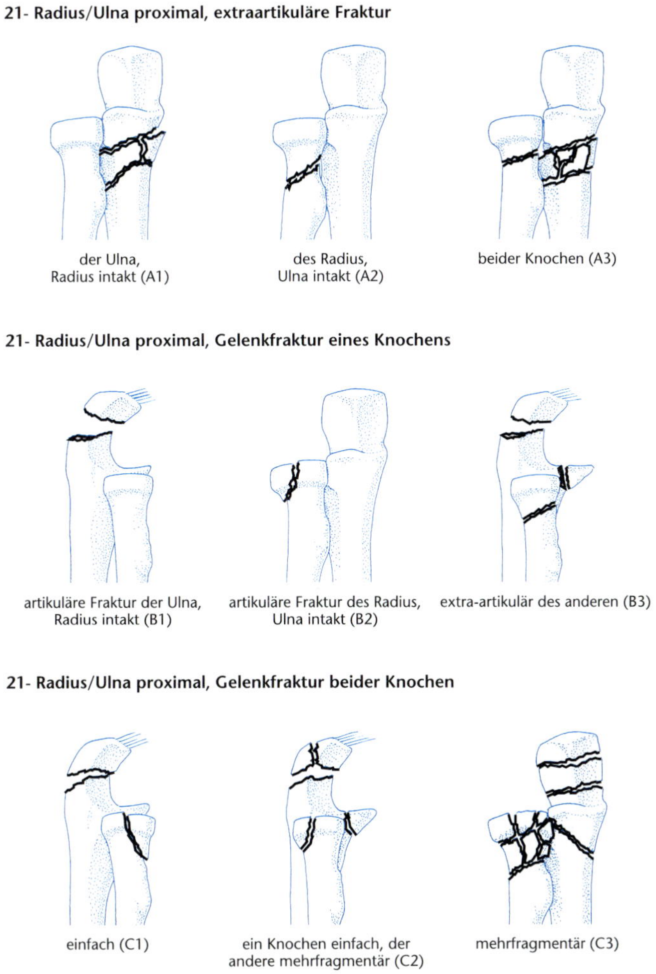

Abb. 2-2 AO-Klassifikation der Radius-/Ulnafraktur.

22- Radius/Ulna Diaphyse, einfache Fraktur

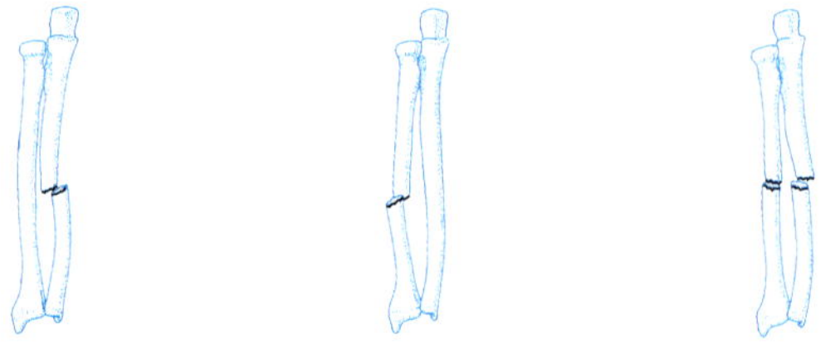

der Ulna, Radiusschaft intakt (A1) | des Radius, Ulnaschaft intakt (A2) | beider Knochen (A3)

22- Radius/Ulna Diaphyse, Keilfraktur

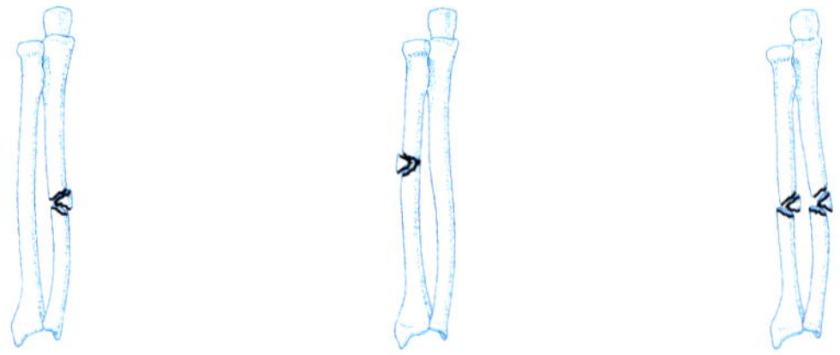

der Ulna, Radiusschaft intakt (B1) | des Radius, Ulnaschaft intakt (B2) | eines Knochens, kombiniert mit einer Fraktur des anderen (B3)

22- Radius/Ulna Diaphyse, komplexe Fraktur

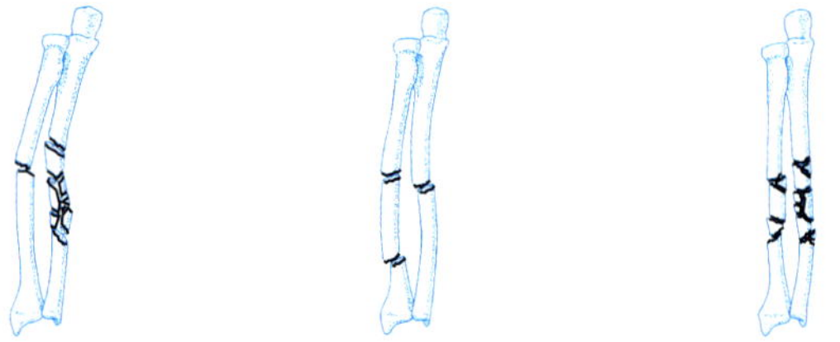

der Ulna, einfach des Radius (C1) | des Radius, einfach der Ulna (C2) | beider Knochen (C3)

Abb. 2-2 (Forts.)

23- Radius/Ulna distal, extraartikuläre Fraktur

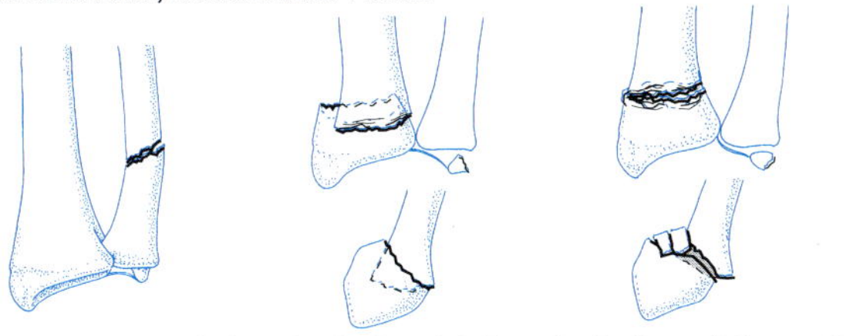

der Ulna, Radius intakt (A1) | des Radius, einfach und impaktiert (A2) | des Radius, mehrfragmentär (A3)

23- Radius/Ulna distal, partielle Gelenkfraktur des Radius

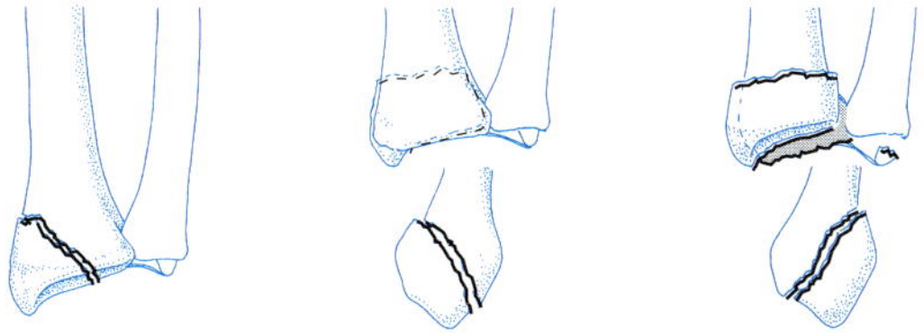

Sagittalebene (B1) | dorsale Kante (Barton) (B2) | palmare Kante (B3) (reversed Barton, Goyrand-Smith II)

23- Radius/Ulna distal, komplexe Fraktur

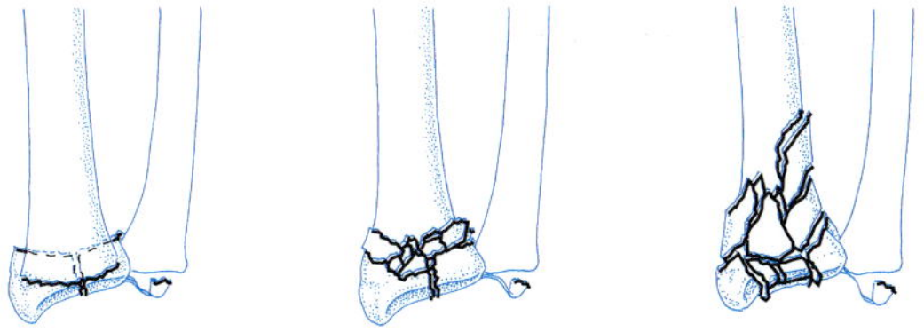

artikulär einfach, metaphysär einfach (C1) | artikulär einfach, metaphysär mehrfragmentär (C2) | mehrfragmentär (C3)

Abb. 2-2 (Forts.)

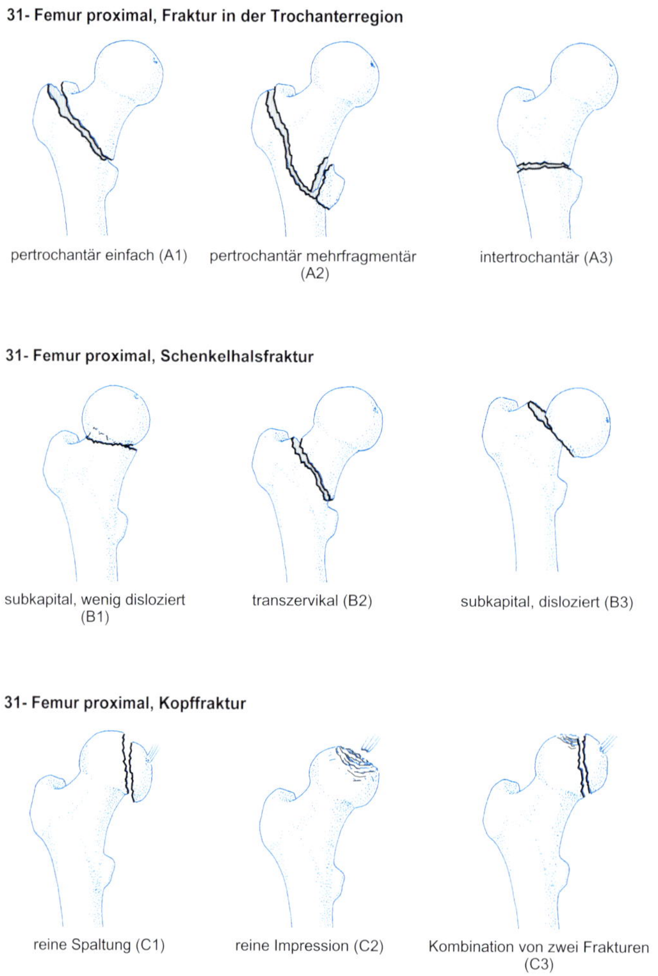

Abb. 2-3 AO-Klassifikation der Femurfraktur.

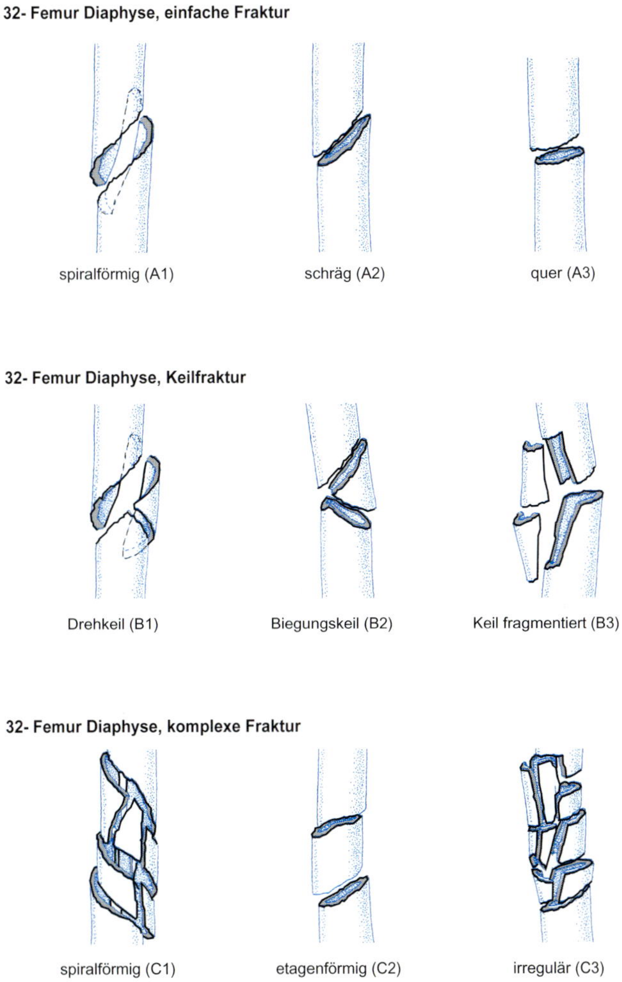
32- Femur Diaphyse, einfache Fraktur
spiralförmig (A1)
schräg (A2)
quer (A3)
32- Femur Diaphyse, Keilfraktur
Drehkeil (B1)
Biegungskeil (B2)
Keil fragmentiert (B3)
32- Femur Diaphyse, komplexe Fraktur
spiralförmig (C1)
etagenförmig (C2)
irregulär (C3)

Abb. 2-3 (Forts.)

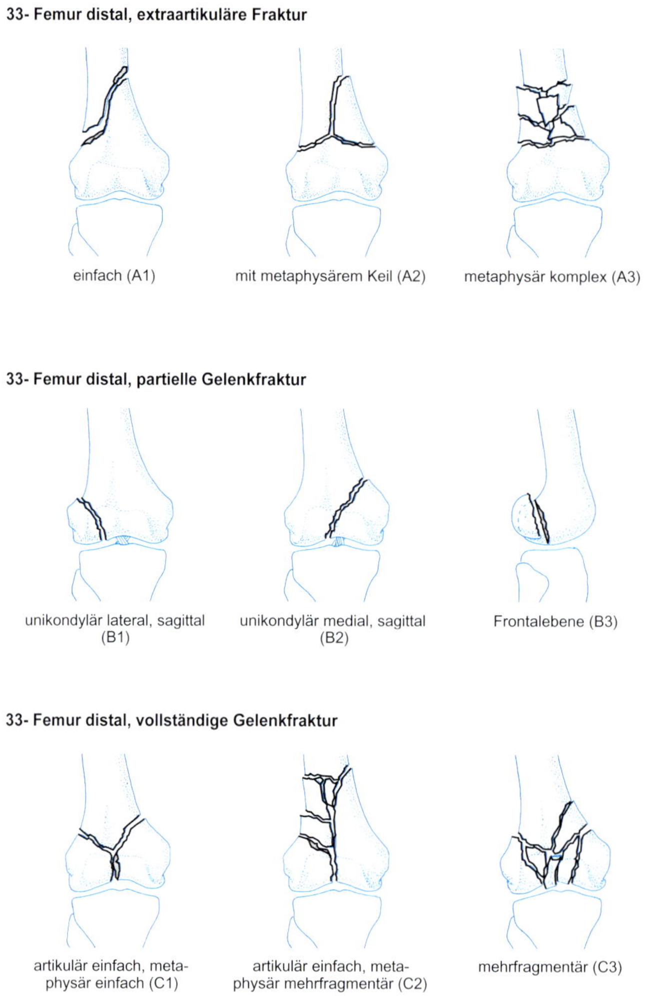
33- Femur distal, extraartikuläre Fraktur
einfach (A1)
mit metaphysärem Keil (A2)
metaphysär komplex (A3)
33- Femur distal, partielle Gelenkfraktur
unikondylär lateral, sagittal (B1)
unikondylär medial, sagittal (B2)
Frontalebene (B3)
33- Femur distal, vollständige Gelenkfraktur
artikulär einfach, metaphysär einfach (C1)
artikulär einfach, metaphysär mehrfragmentär (C2)
mehrfragmentär (C3)

Abb. 2-3 (Forts.)

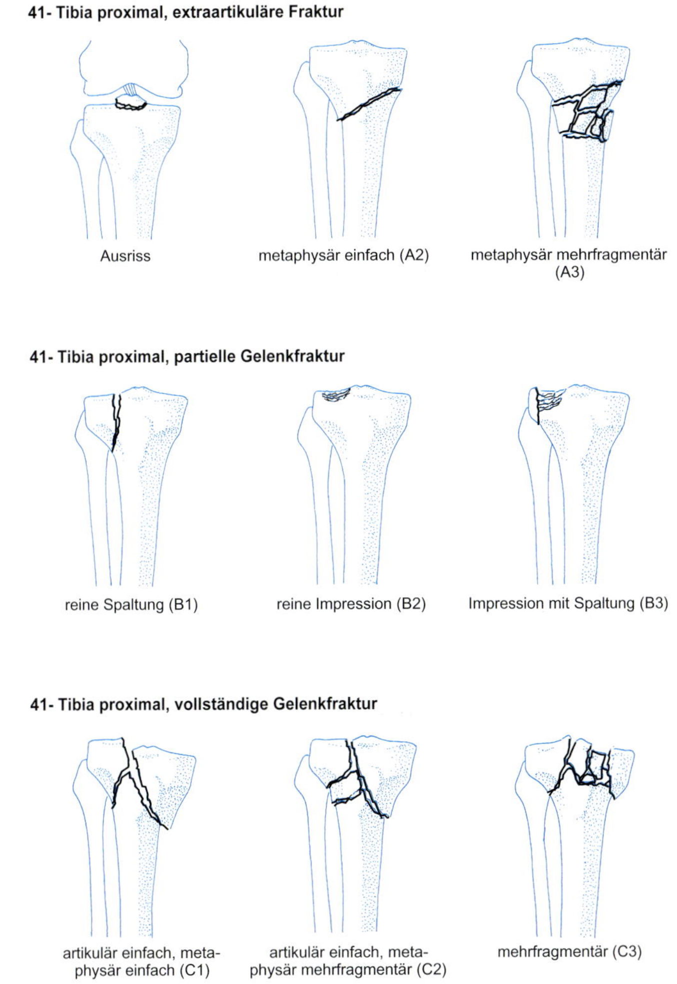

Abb. 2-4 AO-Klassifikation der Tibia-/Fibulafraktur und der Malleolenfraktur.

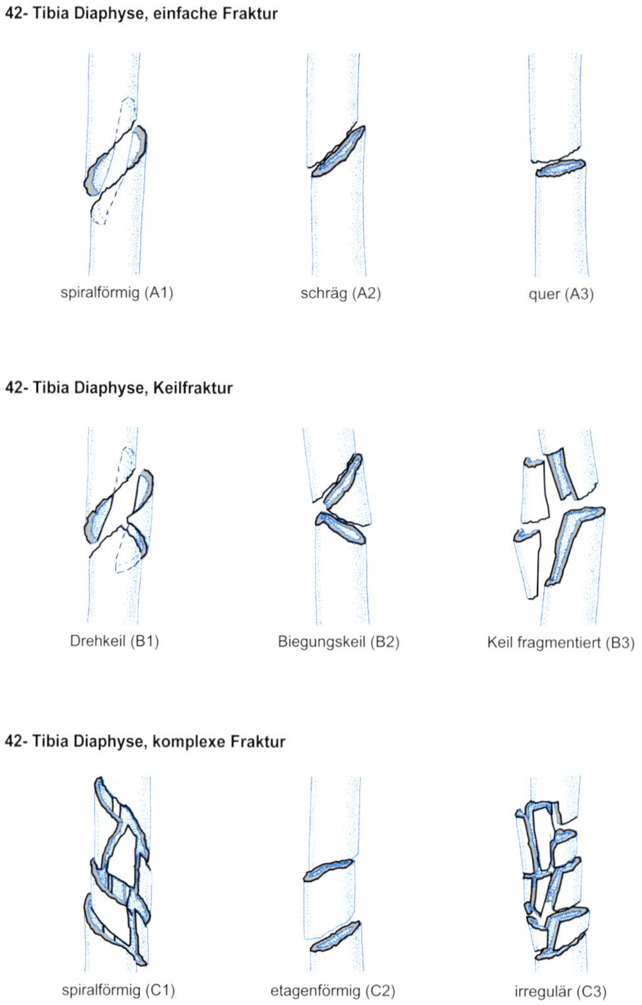
42- Tibia Diaphyse, einfache Fraktur
spiralförmig (A1)
schräg (A2)
quer (A3)
42- Tibia Diaphyse, Keilfraktur
Drehkeil (B1)
Biegungskeil (B2)
Keil fragmentiert (B3)
42- Tibia Diaphyse, komplexe Fraktur
spiralförmig (C1)
etagenförmig (C2)
irregulär (C3)

Abb. 2-4 (Forts.)

43- Tibia distal, extraartikuläre Fraktur

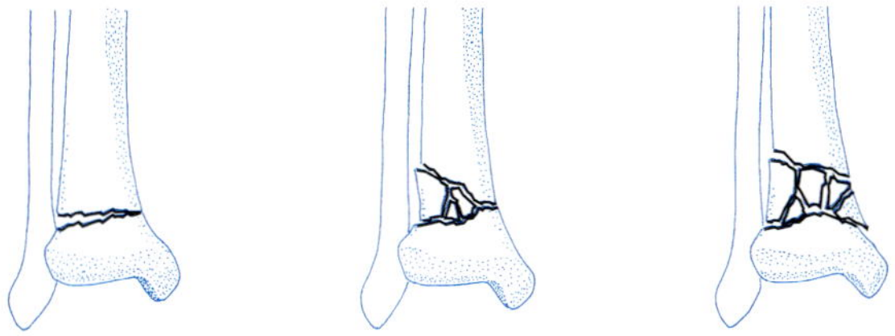

metaphysär einfach (A1) | mit metaphysärem Keil (A2) | metaphysär komplex (A3)

43- Tibia distal, partielle Gelenkfraktur

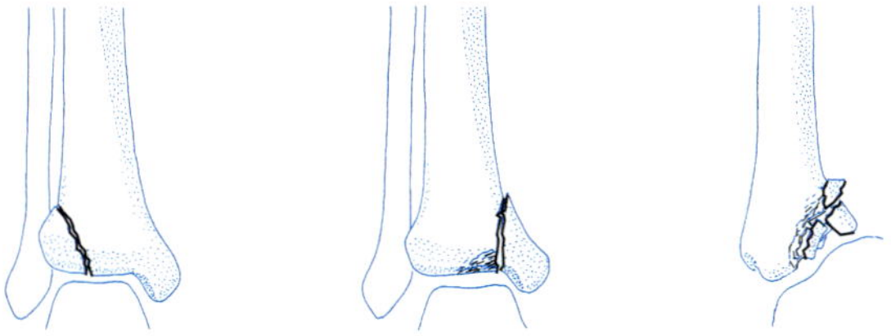

reine Spaltung (B1) | Impression mit Spaltung (B2) | mehrfragmentär mit Impression (B3)

43- Tibia distal, vollständige Fraktur

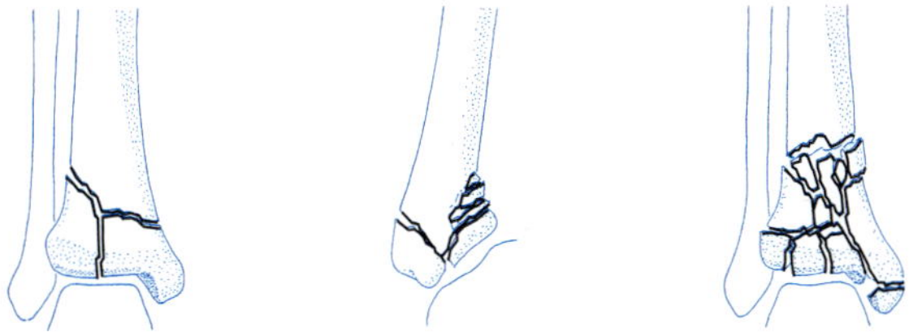

artikulär einfach, metaphysär einfach (C1) | artikulär einfach, metaphysär mehrfragmentär (C2) | mehrfragmentär (C3)

Abb. 2-4 (Forts.)

44- Malleolen, laterale infrasyndesmale Läsion

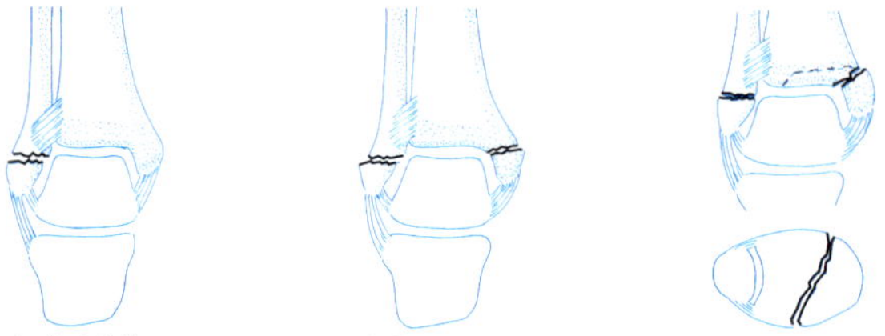

isoliert (A1) | mit Fraktur des Malleolus medialis (A2) | mit postero-medialer Fraktur (A3)

44- Malleolen, transsyndesmale Fraktur

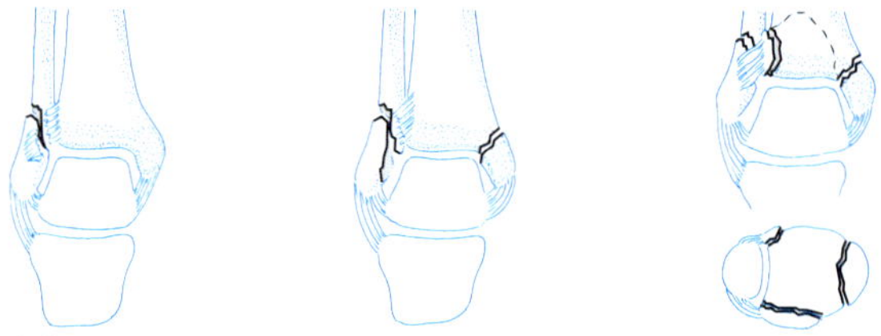

isoliert (B1) | mit Zusatzläsion medial (B2) | mit Zusatzläsion medial und Volkmann (postero-laterales Kantenfragment; B3)

44- Malleolen, laterale suprasyndesmale Läsion

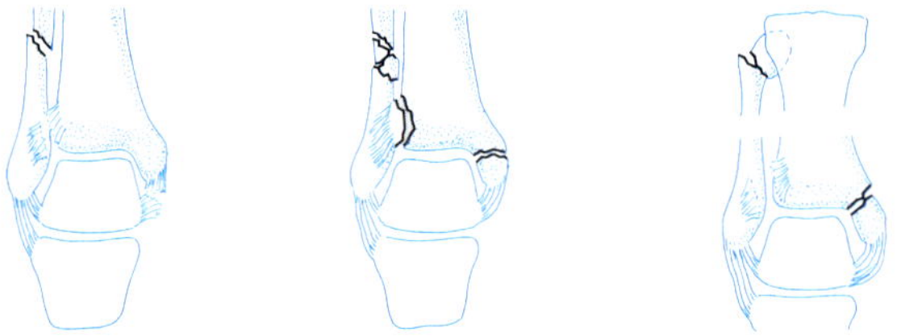

diaphysäre Fibulafraktur, einfach (C1) | diaphysäre Fibulafraktur, mehrfragmentär (C2) | proximale Fibula (C3)

Abb. 2-4 (Forts.)

3 Anlage eines zentralen Venenkatheters (ZVK)

3.1 Punktionsorte

Die Venen zur ZVK-Anlage können anhand bestimmter Landmarken oder unter sonographischer Kontrolle punktiert werden. Über den idealen Punktionsort für einen ZVK wird bis heute diskutiert. Bei hypovolämischen Patienten, wie es so oft nach schwererem Trauma der Fall ist, wäre die V. subclavia, die durch Fixierung am Unterrand der Klavikula durch die Fascia clavipectoralis offen gehalten wird, der Venenzugang mit der höchsten Trefferquote. Dem steht eine erhöhte Zahl iatrogen bedingter Pneumothoraces gegenüber. Allerdings erfordert die Punktion etwas mehr Erfahrung, kann aber z.B. bei Venoportanlagen geübt werden.

Wichtig ist bei der Punktion das sterile Arbeiten: ausreichende Desinfektion der Haut, sterile Handschuhe, Mundschutz, ausreichende sterile Abdeckung (siehe Hygienemaßnahmen bei intravasaler Medikamentenapplikation: http://www.uni-duesseldorf.de/AWMF/ll/029-015.htm).

V. jugularis interna

Die V. jugularis interna wird meistens an der oberen Spitze des Dreiecks, das durch den sternalen und klavikulären Muskelbauch des M. sternocleidomastoideus und der Klavikula gebildet wird, punktiert. Der Kopf des Patienten wird nur minimal zur Gegenseite gedreht und die A. carotis mit den Fingern palpiert. Die Haut wird lateral der Arterie durchstochen und die Nadel mit einer Neigung von 30 bis 45° parallel zur Arterie kaudal vorgeschoben. Nach 1 bis 3 cm erfolgt die Punktion der Vene (Abb. 3-1).

Die häufigste Komplikation bei diesem Zugangsweg ist die Punktion der A. carotis, die bei Blutgerinnungsstörungen zu massiven Hämatomen bis hin zur Beeinträchtigung der Spontanatmung führen kann.

V. subclavia

Die V. subclavia kann supra- oder infraklavikulär punktiert werden. Am häufigsten wird der infraklavikuläre Zugang gewählt (Abb. 3-2). Der Punktionsort liegt ca. 2 cm unterhalb der Klavikula im Bereich des mittleren Drittels. Die Nadel gleitet unterhalb der Klavikula in Richtung Jugulum (obere Begrenzung des Sternoklavikulargelenks). Der Winkel zur Thoraxoberfläche beträgt ca. 30°. Die Punktion sollte unter ständigem Kontakt mit der Nadel an der Klavikula erfolgen um eine zu tiefe Punktion und Verletzung der Lunge zu vermeiden. Nach 4 bis 6 cm erreicht man die V. subclavia.

Beim supraklavikulären Zugang wird die Haut am Oberrand der Klavikula, am lateralen Ansatz des M. sternocleidomastoideus punktiert. Die Nadel wird langsam in Richtung der kontralateralen Brustwarze vorgeschoben und trifft die Vene meist nach ca. 3 cm.

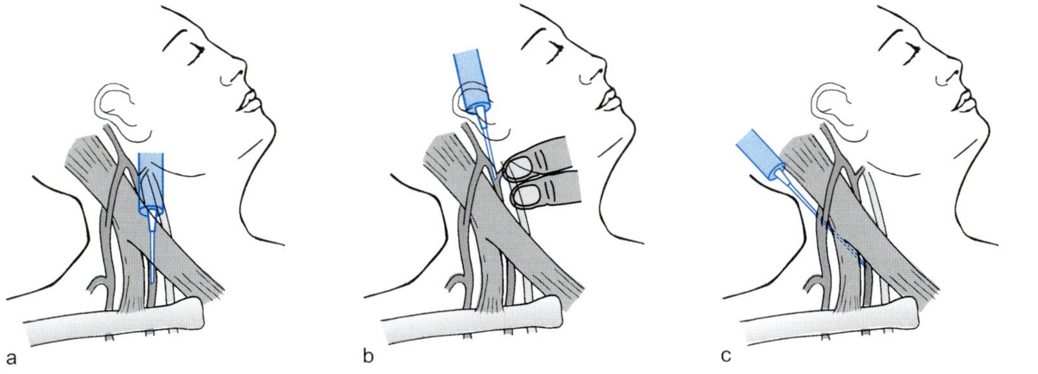

Abb. 3-1 Punktion der V. jugularis interna.

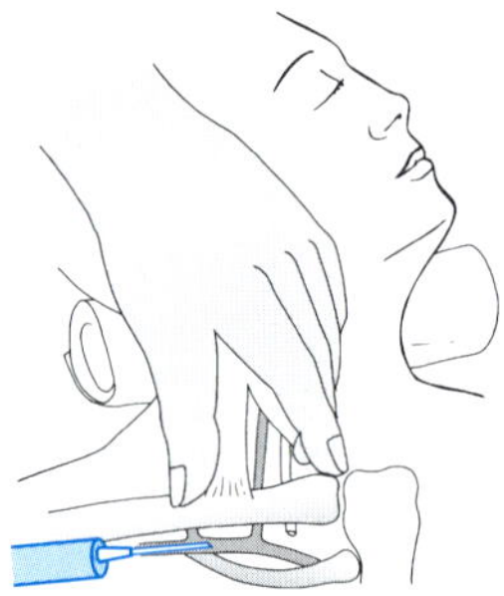

Abb. 3-2 Punktion der V. subclavia, infraklavikulärer Zugang.

Die wichtigste ernsthafte Komplikation bei diesem Zugangsweg ist der Pneumothorax, der je nach Erfahrung in 0,5–3% der Punktionen vorkommen kann. Aufgrund der Nähe zur A. subclavia (meist dorsal der Vene gelegen), kann diese mit einer Inzidenz von ca. 1% akzidentell punktiert werden. Linksseitig besteht zusätzlich die Gefahr der Punktion des Ductus thoracicus.

Weitere Venenpunktionsorte

Weitere mögliche Venenpunktionsorte sind die:
- V anonyma
- V. jugularis externa
- V. basilica
- V. femoralis.

Der Punktionsort bei der Punktion der V. femoralis liegt ca. 2 cm unterhalb des Leistenbandes, medial der A. femoralis, die meist gut zu palpieren ist. Die häufigste Komplikation ist die Punktion der A. femoralis. Der Zugangsweg ist der Notfallzugang des Unerfahrenen oder wenn Kontraindikationen für andere Punktionsstellen bestehen. Dieser Punktionsort soll mit einer erhöhten Rate an Infektionen vergesellschaftet sein.

3.2 Indikationen

Die Indikation zur Anlage eines ZVK wurde in den letzten Jahren sehr großzügig gestellt. Die Komplikationsrate wird durch Übung zwar reduziert, jedoch die wenigen lebensbedrohlichen Komplikationen, die auftreten können, erfordern eine strenge Indikationsstellung für die Anlage dieser Katheter. Eine Indikation besteht bei/zur:
- Überwachung des zentralvenösen Druckes und der zentralvenösen Sauerstoffsättigung
- Infusion vasoaktiver Substanzen
- parenteralen Ernährung
- schnellen Infusion und Transfusion größerer Flüssigkeitsmengen – großlumige ZVK (Shaldon-Katheter, andere Dialysekatheter, Schleusen) – und im Notfall, bei akuter Blutung
- notfallmäßiger Hämodialyse, Hämofiltration (Shaldon-Katheter und andere Dialysekatheter)
- Infusion von gefäßirritablen Substanzen wie Chemotherapeutika (hier meist Portanlage), Kaliumchloridlösung, einigen Antibiotika
- keine Möglichkeit eines peripheren Venenzugangs
- Operationen am Kranium in halbsitzender Position (Luftemboliegefahr).

3.3 Komplikationen

Mögliche Komplikationen einer ZVK-Anlage in Abhängigkeit vom ihrer Lokalisation:
- Katheterfehllage: Die häufigste Fehllage ist das zu tiefe Einführen und damit die Platzierung des Katheters im Bereich des rechten Vorhofs oder des rechten Ventrikels. Normalerweise wird der Katheter bei Erwachsenen von der rechten Seite auf 12–16 cm und von der linken Seite auf 18–20 cm vorgeschoben. Eine baldige Lagekontrolle mittels EKG oder Röntgen-Thorax sollte bei jedem Katheter durchgeführt werden. Mit einer Thoraxaufnahme können auch Fehllagen in die Venen der Gegenseite, ein Rückschlagen oder Abrutschen des Katheters in die gleichseitige Venen rechtzeitig erkannt und die Katheterlage korrigiert werden.
- Gefäß- oder Herzperforation: können auch durch weichere Katheter verursacht werden und bei nicht rechtzeitigem Erkennen eine lebensbedrohliche Situation darstellen.
- Herzrhythmusstörungen: treten meist bei zu tiefer Platzierung der Katheter auf. Die Katheter können aber auch durch Bewegungen des Armes (V. basilica, V. cephalica) oder des Kopfes (V. jugularis) nach zunächst regelrechter Platzierung

vorgeschoben werden. Durch die dadurch verursachte Reizung des Herzens können ventrikuläre Extrasystolen, Kammertachykardien bis hin zu Kammerflimmern auftreten.

3.4 Kathetertypen

Die Katheter werden eingeteilt nach:

Punktionstechnik

Nadelkatheter nach dem Prinzip der peripheren Venenzugänge werden als ZVK heutzutage kaum noch verwendet.

Bei den ZVK hat sich die Einführtechnik nach Seldinger mit Hilfe eines Führungsdrahtes durchgesetzt (Abb. 3-3). Dabei wird die Vene mit einer Nadel punktiert und in die Nadel ein Draht eingeführt. Anschließend wird die Nadel über den Draht entfernt und je nach Katheterdurchmesser zunächst das Gewebe mit einem über den Draht eingeführten Dilatator aufgedehnt und anschließend der etwas weichere Katheter über den Draht eingeführt. Dabei bleibt der Draht als Führung immer in der Vene und wird erst nach erfolgreicher Platzierung des Katheters entfernt.

Einige Katheter bieten zusätzlich die Möglichkeit über den Führungsdraht eine elektrische Lagekontrolle des Katheters durchzuführen. Dafür wird der Draht bis zu einer Markierung, die der Katheterlänge entspricht, zurückgezogen und mittels EKG-Ableitung (je nach Katheter unterschiedliche Möglichkeiten) verbunden. Der Katheter wird so tief platziert, bis die EKG Ableitung hohe P-Wellen (Vorhofebene) in normalen P-Wellen angezeigt werden.

Anzahl der Lumina

Es gibt Katheter mit Lumina unterschiedlicher Durchmesser und Mehrlumenkatheter, mit bis zu

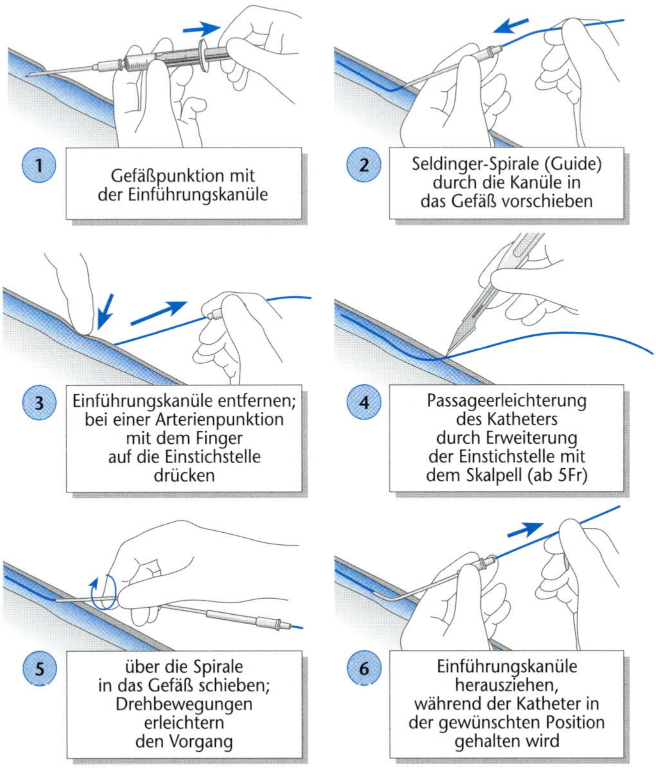

Abb. 3-3 Gefäßpunktion in Seldinger-Technik.

sieben Lumina. Mehrlumenkatheter erlauben Lösungen mit unterschiedlichen chemischen Eigenschaften (sauer, basisch) dem Patienten gleichzeitig zuzuführen ohne dabei einen Wirkverlust oder Inkompatibilität mit Ausflocken der Medikamente und Verschluss der Mikrozirkulation durch diese Partikeln befürchten zu müssen.

Material und Beschichtung

Die Katheter werden aus chemisch inerten, wenig thrombogenen Materialien wie Teflon, Silikon oder Polyurethan hergestellt. Die Katheter aus Silikon und Polyurethan sind etwas weicher, die aus Teflon etwas härter und damit leichter einzuführen.

Die Beschichtung der Katheter hat das Ziel die Thrombogenität und die Infekthäufigkeit der Katheter herabzusetzen. Eine Heparinbeschichtung reduziert die Bakterienadhärenz in vitro und die Häufigkeit von Bakteriämien oder Fungämien.

Eine Beschichtung mit Silbersulfadiazin und Chlorhexidin soll ebenfalls die Infekthäufigkeit reduzieren. Dagegen scheinen die Antibiotikabeschichtungen nur für kurze Zeit zu wirken.

4 Arterielle Punktion

Der arterielle Katheter wird zur invasiven Überwachung des Blutdrucks, v.a. bei Herz-Kreislauf-Instabilität benötigt. Bei notwendigen häufigen Blutgasanalysen wird sie zusätzlich zur Blutentnahme verwendet.

4.1 Punktionsorte

A. radialis

Die A. radialis kann meist gut palpiert werden. Sie liegt lateral der Sehne des M. flexor carpi radialis. Zusammen mit der A. ulnaris mündet die A. radialis in den arteriellen Bogen der Handfläche, sodass bei akzidentellem Verschluss einer Arterie die Versorgung der Hand durch die andere Arterie gewährleistet wird.

Die Punktion kann in der Seldinger-Technik (siehe Abb. 3-3) oder mit einer Über-die-Nadel Punktionstechnik durchgeführt werden. Die Hand wird über eine kleine Rolle überstreckt und fixiert. Ein streng aseptisches Vorgehen ist immer zu gewährleisten. Nach Lokalanästhesie der Haut wird die Arterie unter tasten punktiert und die arterielle Kanüle eingeführt (Abb. 4-1).

A. femoralis

Die A. femoralis ist leichter zu punktieren (größerer Gefäßdurchmesser), aber der arterielle Katheter bei Patienten mit atherosklerotischen Gefäßen ist manchmal schwierig vorzuschieben. Die Arterie liegt lateral der V. femoralis und wird meist in der Seldinger-Technik punktiert. Das Vorgehen entspricht dem der Punktion der V. femoralis.

Aa. brachialis/axillaris

Die Aa. brachialis bzw. axillaris werden nur bei Kontraindikationen für andere Zugangswege oder bei Unmöglichkeit einer anderen arteriellen Punktion durchgeführt. Meist erfolgt die Punktion in der Seldinger-Technik.

4.2 Komplikationen

Die häufigste Komplikation ist die Thrombose des punktierten Gefäßes, die zur Minderversorgung in Regionen ohne Kollateralversorgung führen kann.

Bei nicht sachgemäßem Umgang mit dem arteriellen Zugang können retrograde Luftembolien auftreten.

Die Infektion eines arteriellen Katheters ist sehr selten, wenn sorgfältig hygienisch gearbeitet wird.

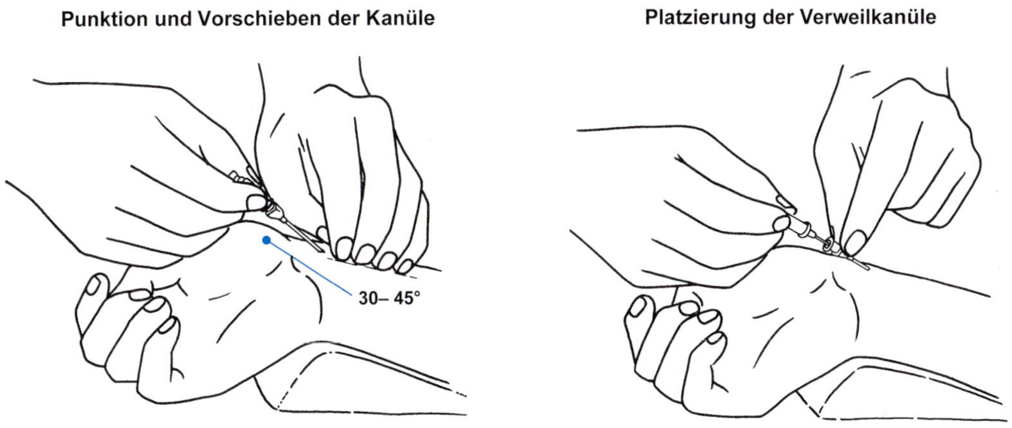

Abb. 4-1 Perkutane Punktion der A. radialis.

Pseudoaneurysmen und arteriovenöse Fistel können manchmal nach größerlumigen arteriellen Zugängen und versehentlicher Punktion sowohl der Vene wie der Arterie bei der Anlage auftreten.

MERKE

Aller Anhang ist schwer!

5 Schmerzmedikamente präklinisch und klinisch

Medikament	Dosierung Erwachsene	Dosierung Kinder	Dosisanpassung	Kontra-indikationen	Besonder-heiten
Nichtopioidanalgetika					
Metamizol (Novaminsulfon®)	1–1,25 g als Kurzinfusion	10–20 mg/kg KG als Kurzinfusion	NI: Dosisreduktion GFR: 20–30: 75% GFR < 5–10: 50% LI: Dosisreduktion bei nur kurzer Anwendung keine Reduktion notwendig im Alter Niedrigdosierung	Schwangerschaft: KI im 1. und 3. Trimenon, strenge Indikationsstellung im 2. Trimenon Stillzeit: KI Überempfindlichkeit gegen Pyrazolone, hepatische Porphyrie	Schock bei zu schneller i.v. Infusion Agranulozytose/Leukopenie Urtikaria bis anaphylaktischer Schock
Paracetamol (Benuron®)	1 g als Kurzinfusion, Supp, p.o	125 mg Supp Säuglinge 250 mg Supp Kleinkinder bis 3 Jahre 500 mg Supp Kinder 4–10 Jahre	NI: Dosisreduktion GFR < 5–10: 50% LI: Dosisreduktion	Schwangerschaft: strenge Indikationsstellung Stillzeit: strenge Indikationsstellung schwere Leber- und Nierenfunktionsstörungen Glucose-6-Phosphat-Dehydrogenasemangel	hepato- und nephrotoxisch bei Überdosierung (Hepatotoxizität bereits nach 4 g möglich) keine bedeutsame Thrombozytenaggregationshemmung
Diclofenac (Voltaren®)	50–100 mg Supp	1 mg/kg KG Supp	NI: Dosisreduktion GFR < 5–10: 50% im Alter Niedrigdosierung	Schwangerschaft: KI im 3. Trimenon, strenge Indikationsstellung im 1. und 2. Trimenon, Stillzeit: strenge Indikationsstellung	nach i.m. Gabe Gefahr von Überempfindlichkeitsreaktionen

Medikament	**Dosierung Erwachsene**	**Dosierung Kinder**	**Dosisanpassung**	**Kontra-indikationen**	**Besonder-heiten**
Opioidanalgetika					
Piritramid (Dipidolor®)	3–7,5 mg i.v	0,1 mg/kg i.v.	NI: Dosisreduktion GFR: 20–30: 75% GFR < 5–10: 75% im Alter Niedrig-dosierung	Schwangerschaft: kontraindiziert Stillzeit: strenge Indikationsstellung (24 Stunden nach letzter Gabe nicht Stillen)	lange Wirkdauer (6 bis 8 Stunden) stärkere Sedierung geringe kreislaufdepressive Effekte
S Ketamin (Ketanest S®)	0,25–0,5 mg/kg i.v. zur Analgesie 1 mg/kg i.v. zur Narkoseeinleitung	0,25–0,5 mg/kg i.v. zur Analgesie 1 mg/kg KG i.v. zur Narkoseeinleitung		Schwangerschaft: erste 3 Monate KI Stillzeit: kontraindiziert Schädel-Hirn-Trauma akuter Myokardinfarkt	Anstieg von Herzfrequenz und Blutdruck Alpträume, Halluzinationen (gleichzeitige Gabe von 2–5 mg Midazolam i.v.) Bronchodilatation dissoziative Anästhesie
Fentanyl	0,1–0,15 mg/kg i.v. zur Analgesie zur Narkoseaufrechterhaltung gleiche Repetitionsdosen alle 30 bis 40 Minuten	0,1–0,15 mg/kg i.v. zur Analgesie Zur Narkoseaufrechterhaltung gleiche Repetitionsdosen alle 30 bis 40 Minuten	NI: Dosisreduktion GFR: 20–30: 75% GFR < 5–10: 75 LI: Dosisreduktion im Alter Dosisreduktion	Schwangerschaft: strenge Indikationsstellung Stillzeit: kontraindiziert Kinder < 1 Jahr: KI	Wirkungsverlängerung bei Nachinjektion oder Perfusorgabe Atemdepression Muskelrigidität Bradykardie, Hypotonie

6 Vasopressoren

Substanz	Wirkung	Indikation	Dosierung
Norepinephrin 1 mg/ml (Arterenol®)	• Stimulation von α- und β_1-Rezeptoren • schwache Stimulation der β_2-Rezeptoren, dadurch Vasokonstriktion und Anstieg des peripheren Gefäßwiderstandes (α-Wirkung) • positive Inotropie (β_1-Stimulation)	• septischer Schock, wenn durch alleinige Volumentherapie keine Kreislaufstabilisierung erreicht werden kann • kurzfristige Anwendung zur Kreislaufstabilisierung bei anderen Schockzuständen oder therapierefraktären Hypotonien	• als i.v. Infusion • je nach Wirkung 0,014–0,28 µg/kg/min; manchmal können auch höhere Dosierungen zur Kreislaufstabilisierung notwendig sein • 5 mg Arterenol/50 ml NaCl 0,9%: 1 ml = 0,1 mg (0,5–12 ml/h bei 70 kg)
Epinephrin 1 mg/ml (Suprarenin®)	Stimulation der α-, und β-Rezeptoren dosisabhängig: • niedrige Dosis (1–2 µg/min) β_1- und β_2-adrenerge Wirkung Steigerung der Herzfrequenz und der myokardialen Kontraktilität, Blutdrucksteigerung, Bronchodilatation • mittlere Dosis: β- und α-adrenerge Wirkung (Vasokonstriktion) • höhere Dosis (> 10 µg/min): α-adrenerge Wirkung	• CPR bei Herz-Kreislauf-Stillstand • anaphylaktischer Schock bzw. schwere anaphylaktische Reaktion • septischer Schock • lokale Gefäßkonstriktion bei Blutungen	• CPR Erwachsene: 1 mg i.v./i.o., 2–3 mg e.t. alle 3 bis 5 Minuten • CPR Kinder: 0,01 mg/kg i.v./i.o., 0,1 mg/kg e.t. alle 3 bis Minuten • Dauerinfusion zur Kreislaufstabilisierung nach CPR: 0,1–1 µg/kg/min, je nach Wirkung • anaphylaktischer Schock: 1 ml Suprarenin auf 10 ml mit NaCl 0,9% verdünnen, davon 1 ml i.v. bei Erwachsenen und 0,1 ml/kg i.v. bei Kindern
Dobutamin (50 ml Ampullen mit 250 mg Dobutamin)	• synthetisches Katecholamin mit positiv inotroper Wirkung • agonistische Wirkung auf die β_1- und α- Rezeptoren	• kardiale Dekompensation infolge eingeschränkter myokardialer Kontraktilität	• Erwachsene: 2,5–20 µg/kg/min • Kinder: 1–15 µg/kg/min
Akrinor® (1 Amp. = 2 ml enthält 200 mg Cafedrinhydrochlorid und 10 mg Theodrenalinhydrochlorid)	• Steigerung des Blutdruckes, der Kontraktilität des Herzens und des Herzzeitvolumens, im Wesentlichen durch Stimulation der β-Rezeptoren	• hypotones Kreislaufversagen • primäre und sekundärc Hypotonie • orthostatische Kreislaufregulationsstörungen	• 0,5–1 ml i.v. • wirkungsabhängig kann die Dosis wiederholt werden

7 Antibiotika in der Schockraumbehandlung

Zusammenfassung der wichtigsten Antibiotika in der Notfallbehandlung im Schockraum. Diese Auswahl beruht auf den Erfahrungen der Autoren und ist den in der eigenen Klinik empfohlenen Substanzen anzupassen.

Freiname	**Handelsname**	**i.v. Dosierung Erwachsene**	**i.v. Dosierung Kinder**	**Dosisanpassung**	**Kontraindikationen**	**Besonderheit**
Nitroimidazole						
Metronidazol	Clont®, Flagyl®	1 g/d in 2 ED	20–30 mg/kg	NI: keine Anpassung LI: bei schwerer LI Dosisreduktion	Schwangerschaft: KI im 1. Trimenon, strenge Indikationsstellung im 2. und 3. Trimenon Stillzeit: strenge Indikationsstellung	• bei Anaerobierinfektion, gut gewebegängig • Alkoholintoleranz
Cephalosporin 2. Generation						
Cefuroxim	Zinacef®	4,5 g/d in 3 ED	30–100 mg/kg/d in 3 ED	NI: Kreatinin > 15 mg/dl 375 mg alle 24 Stunden; Kreatinin 3,5–15 mg/dl: zweimal 750 mg	Schwangerschaft: strenge Indikationsstellung Stillzeit: strenge Indikationsstellung	• breites Spektrum bei mittelschweren Infektionen inkl. Weichteilinfektionen (gram+ und gram–) • nicht Pseudomonas- und Enterokokken-wirksam
Cephalosporin 3a. Generation						
Cefotaxim	Claforan®	2 g/d in 2 ED	50–100 mg/kg/d in 2–4 ED	NI: GFR: 20–30: 75% GFR < 5–10: 50%	Schwangerschaft: strenge Indikationsstellung Stillzeit: strenge Indikationsstellung	• breites Spektrum bei schweren Infektionen inkl. Sepsis- Meningitis, Weichteilinfektionen • schlecht Staphylokokken-wirksam • nicht Pseudomonas- und Enterokokken-wirksam • Kombination mit Acylaminopenicillin/ Aminoglykosid

Frei-name	**Han-dels-name**	**i.v. Do-sierung Erwach-sene**	**i.v. Dosierung Kinder**	**Dosis-anpassung**	**Kontra-indikationen**	**Besonderheit**
Penicillin mit β-Laktamase-Inhibitor						
Amoxy-cillin + Clavu-lansäure	Aug-men-tan®	3,6 g/d in 3 ED	< 12 Jahre: 20 mg/kg/d in 3 ED > 12 Jahre: wie Erwach-sene	GFR 30–10: 1,2 g alle 12 Stunden GFR < 10: 1,2 g alle 24 Stunden LI: KI bei schwerer LI	Schwanger-schaft: strenge Indikationsstel-lung Stillzeit: strenge Indikationsstel-lung Neugeborene: kontraindiziert	• breites Spektrum • wirksam gegen β-Laktamase-bildende Bakterien
Gruppe II Fluorchinolon						
Cipro-floxacin	Cipro-bay®	1 g/d in 2 ED	kontra-indiziert	GFR 30–61: 800 mg/ GFR < 30: 400 mg/d Stunden LI: keine Do-sisreduktion nötig	Schwanger-schaft: kontra-indiziert Stillzeit: kontra-indiziert Kinder und Jugendliche: kontraindiziert wegen fragli-cher Knorpel-schädigung	• breites Spektrum bei Haut-, Knochen- und Gelenkinfektionen, • bei systemischen In-fektionen inkl. Sepsis • gut gewebegängig • wirksam gegen Enterobakterien, Haemophilus und Pseudomonas

ED, Einzeldosis, GFR, glomeruläre Filtrationsrate (ml/min), KI, Kontraindikation, LI, Leberinsuffizienz, NI, Niereninsuffizienz

8 Tetanusimmunprophylaxe

frühere Tetanus-immunisierung	**saubere, geringfügige Wunden**		**alle anderen Wunden[1]**	
Anzahl der Impfungen	*Td-Impfstoff[2]*	*Tetanus-IgG[3]*	*Td-Impfstoff[2]*	*Tetanus-IgG[3]*
unbekannt	ja	nein	ja	ja
0 bis 1	ja	nein	ja	ja
2	ja	nein	ja	nein[4]
3 oder mehr	nein[5]	nein	nein[6]	nein

(1) tiefe und oder verschmutzte Wunde (Staub, Erde, Speichel, Kot), Gewebezertrümmerung, Eindringen von Fremdkörpern, schwere Verbrennungen oder Erfrierungen, Gewebenekrosen, septische Aborte
(2) Kinder < 6 Jahre: T-Impfstoff; ältere Personen: Td-Impfstoff (verringerter Diphtherietoxingehalt); überprüfe mögliche Indikationen einer Pertussis-Impfung (Tdap-Impfstoff)
(3) übliche Dosis 250 I.E., bei Bedarf 500 I.E. simultane Gabe mit Td/T-Impfstoff
(4) ja, wenn Verletzung > 24 Stunden zurückliegt
(5) ja, wenn letzte Impfung vor > 10 Jahren
(6) ja, wenn letzte Impfung vor > 5 Jahren
Empfehlungen nach Robert Koch-Institut.

Register

A

A. axillaris
- Puls 101

Abbreviated Injury Scale, AIS 82
Abciximab 140
ABDCE-Untersuchungsschema *Siehe* ATLS®-Konzept
Abdomensonographie 32, 187, 189
- Beckentrauma 208

Abdomentrauma
- Antibiotikaprophylaxe 189
- Aspirationsschutz 182, 184
- Atemwegs-Management 182, 184
- Auskultation 185
- Beckentrauma 186
- Blasenkatheter 188
- Blutkomponenten 184
- diagnostisches O 187
- digitale rektale Untersuchung 186
- Erythrozytenkonzentrate 187
- freie Flüssigkeit 105, 187
- Inspektion 185
- Intubationsindikation 182
- Inzidenz 181
- isoliertes 181
- Kindesalter 183
- klinische Untersuchung 186
- Kreislauf-Management 183, 184
- Lagerung 184
- Laparoskopie 190
- Magensonde 187
- mechanischer Ileus 100
- Notfalllabor 186
- Notlaparotomie 185, 190
- Organruptur 181
- Palpation 185
- Pankreasenzyme 187
- paralytischer Ileus 100
- penetrierend 181
- penetrierende Fremdkörper 186
- penetrierende Wunden 185
- Peritoneallavage 187
- Perkussion 185
- permissive Hypotonie 183
- Polytrauma 181
- präklinisches Management 182
- Primary Survey 182, 184
- Schmerztherapie 184
- Schockraum-Management 181
- scoop and run 182
- Secondary Survey 182, 185
- Shaldon-Katheter 185
- small-volume resuscitation 183
- Sonographie 105, 187
- Spiral-CT 113, 187
- stumpfes 181
- Symptome 182
- Übergabe im Schockraum 184
- Unfallmechanismus 182
- Untersuchung 100
- Untersuchung der Beckenorgane 186
- Volumentherapie 183
- Zielklinik 184

A. brachialis
- Puls 101

Abwehrspannung 182
Acetylsalicylsäure 140
Achillessehnenreflex 98, 154
A. cubitalis
- Puls 101

A. dorsalis pedis
- Puls 101

Adrenalin
- ALS 233
- APLS 238
- CPR 232

Advanced Life Support *Siehe* ALS
Advanced Pediatric Life Support *Siehe* APLS
AED 230
A. femoralis
- Arterienkatheter 124
- PiCCO 125
- Puls 101

Akrinor
- neurogener Schock 158

aktiver Fehler 64
akutes Lungenversagen *Siehe* ARDS
Algorithmen 81
- ATLS®-Konzept 81

Alkoholspiegel
- Unterkühlung 225

Allgöwer-Index 30
ALS
- Medikamente 232
- Rhythmusanalyse 230

Alteplase 234
Alter
- Atemwegs-Management 137
- Bewusstseinsstörung 138
- Damage-control-Prinzip 138
- funktionelle Reserven 137
- Herzrhythmusstörungen 137
- Hypothermieprophylaxe 138
- Intubationsindikation 137
- Kreislauf-Management 137
- neurologisches Management 137
- respiratorische Insuffizienz 137
- Schockraumbehandlung 136
- Traumabelastung 137
- Umgebungs-Management 138

Amiodaron
- ALS 233
- APLS 238
- CPR 233

Amnesie
- anterograd 143
- retrograd 143

AMPLE-Schema 26
- Extremitätentrauma 199
- Wirbelsäulentrauma 160

Amputat
- präklinisches Managemet 198

Amputation 195, 198
- Amputat 198
- invasive Blutdruckmessung 199
- Major- 198
- Minor- 198
- präklinisches Management 198
- subtotale 198
- totale 198
- Transportmittel 198
- Zielklinik 198
- ZVK 199

Analgesie
- Beckentrauma 207
- Erfrierung 223
- geschlossene Fraktur 196
- Intubation 127
- offene Fraktur 196
- Unterkühlung 223
- Verbrennung 216, 219

Analgosedierung 126
- Wirbelsäulentrauma 161

Analreflex 98, 154
Anästhesie 35
- Atemwegs-Management 36, 121, 126
- Aufgabenverteilung 89
- Beatmung 39
- Diagnose 121
- Kreislauf-Management 39, 121, 123
- Management der Vitalfunktionen 121
- neurologisches Management 128
- Schmerztherapie 121

– Therapie 121
– Umgebungs-Management 129
Anästhesieprotokoll 51
Angehörigengespräch 4
Angiographie
– arterieller Gefäßverschluss 200
– Beckentrauma 205, 209
– Thoraxtrauma 175
Antibiotika 270
– Abdomentrauma 189
Antikoagulanzien
– Antagonisierung 140
Antikoagulation
– arterieller Gefäßverschluss 200
Antizipation
– präklinisches Management 17
AO-Klassifikation
– Beckenringfraktur 205, 206
– Begleitverletzungen 194, 195
– Frakturen lange Röhrenknochen 194, 248
– Frakturen obere Extremität 194
– Frakturen untere Extremität 194
– Wirbelsäulenfraktur 155, 156
Aortenisthmusruptur 167
Aortenruptur 113, 174, 178
– Prognose 178
– Spiral-CT 178
– Symptome 178
– transthorakale Echokardiographie 178
– Verletzungsmechanismus 178
– Zielklinik 178
Apertura pelvis minoris
– inferior 203
– superior 203
APLS
– Defibrillation 235
– Defibrillationsenergie 235
– Intraossärnadel 235
– Medikamente 235, 238
A. poplitea
– Puls 101
Appell 67
A. radialis
– Arterienkatheter 124
– Puls 101
ARDS
– Ertrinken 239
– lungenprotektive Beatmung 239
Argatroban 140
arterielle Blutdruckmessung
– Verbrennung 217
arterielle Hypertonie 139
arterielle Punktion 265
Arterienkatheter
– Absprache mit Trauma-Leader 124
– BGA 124
– Zeitpunkt der Anlage 124
Articulatio coxae 194
Articulatio cubiti 193
Articulatio genus 194
Articulatio humeri 193
Articulatio radiocarpalis 193
Articulatio talocruralis 194
A.-spinalis-anterior-Syndrom 155
Aspirationsschutz
– Abdomentrauma 182, 184, 187
Asthma bronchiale 141
Asystolie 231
– BLS 229
– CPR 229
– EKG 232
Atelektasen
– Befunde 169
Atemfrequenz 121
– Kindesalter 133
– Thoraxtrauma 168
Atemwegs-Management 12, 43
– Abdomentrauma 182, 184
– Alter 137
– Anästhesie 36
– anästhesiologische Aufgaben 126
– Asthma bronchiale 141
– Atmungskontrolle 29
– Beatmung 28, 128
– Beatmungsmodus 39
– Beckentrauma 206, 208
– COPD 141
– CPR 230
– Extremitätentrauma 198
– Freihalten 28
– HWS-Protektion 28
– Inhalationstrauma 215
– Intubation 43
– Kapnometrie 128
– Kindesalter 132
– Magill-Zange 36
– Maskenbeatmung 37
– Neugeborenes 132
– Notfalltracheotomie 43
– PLS 236
– Sauerstoffsättigung 29
– Säugling 132
– SHT 145
– Spannungspneumothorax 45
– Thoraxtrauma 168, 171
– Unterkühlung 222
– Verbrennung 215, 217
– Wirbelsäulentrauma 157
Atemwegsobstruktion 168
A. tibialis posterior
– Puls 101
atlantoaxiale Luxation 109
atlantoaxiale Rotationssubluxation 163
atlantookzipitale Luxation 163
Atlasbogenfraktur
– dorsal 162
– ventral 162
Atlas-Dens-Abstand 108
Atlasfraktur 162
ATLS®
– ABDCE-Untersuchungsschema 12
– Anwenderkurs 10
ATLS®-Konzept 12, 25, 35, 81, 121
– Abdomentrauma 182, 184
– Airway 12
– Beckentrauma 207, 208
– Breathing 12
– Circulation 13
– Disability 14
– Environment 14
– Extremitätentrauma 195, 198
– Primary Survey 25, 28, 82, 84
– Secondary Survey 83, 85, 95
– SHT 144, 145
– Thoraxtrauma 171
– Unterkühlung 223
– Verbrennung 217
– Wirbelsäulentrauma 157
Atracurium 38, 127
– Kinder 133
Atropin
– ALS 233
– APLS 238
– CPR 233
Aufmerksamkeit 71
Aufmerksamkeitsdefizit 64
Augenbewegungen 159
A. ulnaris
– Puls 101
automatisierter externer Defibrillator *Siehe* AED
Axisfraktur 162
Axisisthmusfrakturen 162
Azidose 30

B

Babinski-Reflex 98, 154
Bandscheiben 152
Barotrauma 128
Basic Life Support *Siehe* BLS
Baxter-Formel 216
Beatmung 39, 128
– ARDS 239
– CPR 229

– druckkontrolliert 39, 128
– Inhalationstrauma 215
– lungenprotektiv 239
– PEEP 128
– permissive Hypokapnie 39
– Pneumothorax 172
– volumenkontrolliert 39, 128
Beatmungsgerät
– mobiles 60
Becken
– Anatomie 203
– Gelenkverbindungen 203
– großes 203
– Iliakalgefäße 204
– kleines 203
– knöcherner -ring 203
– Organe 204
Beckenausgangsöffnung 203
Beckeneingangsöffnung 203
Beckengürtel 194
Beckenringfraktur
– AO-Klassifikation 205, 206
Beckenstabilität 204, 205
Beckentrauma
– Abdomentrauma 186
– Analgesie 207
– Angiographie 209
– arterielle Blutungen 209
– Atemwegs-Management 206, 208
– Außenrotationsverletzung 204
– Beckenringfraktur 205
– Beckenzwinge 208
– Begleitverletzungen 204
– Blasenkatheter 189
– Blasenruptur 208
– Damage-controll-Prinzip 210
– definitive Versorgung 210
– digitale rektale Untersuchung 100, 205
– Fixateur externe 208
– hämodynamischen Instabilität 207
– hämodynamischen Stabilisierung 208
– Innenrotationsverletzung 204
– instabile Fraktur 205
– Intubationsindikation 206, 207, 208
– klinische Untersuchung 204
– Kompartementsyndrom 205
– komplexe Verletzung 205, 206
– Kreislauf-Management 206, 208
– Lagerung 207
– mechanische Stabilisierung 207, 208
– neurologisches Management 205, 207, 208
– pelvine Tamponade 209
– präklinisches Management 206
– präklinische Volumentherapie 207
– primäre Stabilisierungsphase 210
– Primary Survey 206, 207
– Prostataverschieblichkeit 205
– Pulsstatus 205
– Rektumperforation 205
– retroperitoneale Einblutung 208
– Schockraum-Management 207
– Secondary Survey 208
– septische Komplikationen 204
– Sofortmaßnahmen 208
– stabile Fraktur 205
– Stabilitätsprüfung 204
– transforaminale Sakrumlängsfraktur 208
– Transport 207
– Unfallmechanismus 206
– Untersuchung 100
– vaginale Untersuchung 205
– Volumentherapie 208
– Zeit-Management 207
Beckenübersichtsaufnahme
– Beckentrauma 209
Beckenuntersuchung
– Kompression 100
Beckenzwinge 208
– Anlage 208
Bergungstod 222, 223, 225
Bewusstlosigkeit
– SHT 143
Bewusstsein
– Wirbelsäulentrauma 158
Bewusstseinsstörung 14, 128
– Alter 138
– cCT 129
– Diabetes mellitus 141
– Differenzialdiagnose 14, 31
– Drogenabusus 14
– Hypoglykämie 14
– Hypothermie 14
– metabolische Störungen 14
Beziehungshinweis 67
BGA 123
– arterieller Katheter 124
– SHT 147
– Unterkühlung 224
Bizepssehnenreflex 98, 154
Blasendauerkatheter
– Beckentrauma 209
Blasenkatheter 124
– Abdomentrauma 188
– Hämaturie 124
– Temperatursensor 124, 129
– Temperatursonde 224
– Verbrennung 217, 218
Blasen-Mastdarm-Störung 164
Blasenruptur 208
Blasensphinktertonus 208
Blickdeviation 146
BLS
– Defibrillation 229
Blutdruck 121
– Alter 139
– Kindesalter 133
– Säuglinge 133
Blutdruckmessung 32, 122
– auskultatorisch 122
– Blutdruckmanschette 123
– Druckkurve 124
– invasive 123
– oszillometrisch 122
Blutgasanalyse, arteriell *Siehe* BGA
Blutgruppe 40
Blutkomponenten
– Abdomentrauma 184
– Kindesalter 133, 135
Blutprodukte
– Anzahl 27
– Beckentrauma 208
Bluttransfusion 40
– Emergency Transfusion Score 27
– Wahrscheinlichkeit 27
Blutvolumen
– Kindesalter 133
– Neugeborene 133
Bradykardie
– Neugeborene 133
– Rückenmarkstrauma 123
– Säuglinge 133
– Unterkühlung 225
Bronchoskopie
– Thoraxtrauma 175
– tracheobronchiale Verletzungen 177
– Verbrennung 217
Brown-Séquard-Syndrom 155
Brustwirbelsäule *Siehe* BWS
Bülau-Drainage 46, 130, 176
– Minithorakotomie 46
– Position 46
BWS 151
BWS-Fraktur 163
BWS-Trauma
– Röntgen-Diagnostik 109

C

Cauda-equina-Syndrom 155, 208
cCT 111
– Alter 138
– Bewusstseinsstörung 129

– Epiduralhämatom 117
– extraaxiale Läsionen 116
– Hirnkontusion 120
– intraaxiale Läsionen 116
– intrazerebrales Hämatom 120
– Kindesalter 136
– Kontrastmittelgabe 111
– Kontusionsblutung 120
– Schädelfraktur 116
– Schädeltopogramm 111
– Scherverletzung des Hirnparenchyms 119
– SHT 114, 147
– Subarachnoidalblutung, traumatische 118
– Subduralhämatom 117
– Unterkühlung 225
Cefuroxim
– Abdomentrauma 189
– Amputation 199
– Beckentrauma 209
– offene Fraktur 199
Cell-Saver 176
Checkliste 81
– Aufrufen des Schockraumes 86, 87
– Schockraumindikation 86
Cheyne-Stokes-Atmung 123
Clivus-Dens-Linie 108
Clopidogrel 140
Commotio cerebri 143
Commotio cordis 167
Compressio cerebri 143
Contrecoup-Herd 118
Contusio cerebri 143
Contusio cordis 167
Conus medullaris 152
Conus-medullaris-Syndrom 155, 208
COPD 141
CPR 229
– Algorithmus, Erwachsene 231
– Algorithmus, Kinder 237
– Atemwegs-Management 230
– Defibrillation 229
– Ertrinken 238
– Frühdefibrillation 239
– Initialbeatmung 229
– Intraossärnadel 232
– Intubationsindikation 230
– Kindesalter *Siehe* PLS
– Lungenembolie 234
– Megacode-Training 240
– Polytrauma 236
– präklinisches Management 229
– Richtlinien Kinder 236
– Schockraum-Management 229
– Thoraxkompression 229
Crew-Resource-Management 73
– Fixierungsfehler 73
Critical Incident Stress Management 16, 79
Crush-Intubation 28, 36, 126
– Medikamente 37
– Schwierigkeiten 126
– SHT 145
Crush-Rettung 157
Cushing-Reflex 123

D

Damage-control-Chirurgie 32
– Abdomentrauma 190
Damage-control-Prinzip
– Alter 138
– Beckentrauma 210
Dashboard-Verletzung 100
Debriefing
– präklinisches Management 16
Defibrillation
– APLS 235
– biphasisch 230
– BLS 229
– Energiemenge 230
– Ertrinken 238
– Früh- 230, 239
– Indikation 230
– monophasisch 230
– Stromunfall 238
– Unterkühlung 224
Dekompressionskraniotomie *Siehe* Kraniotomie 148
Densfraktur 109, 162
Denszielaufnahme 109, 163
Dermatom 98, 153
Desmopressin 41, 140
Diabetes mellitus 141
diffuse axonal injuries, DAI 119
digitale rektale Untersuchung 100, 205
– Abdomentrauma 186
– Prostataverschieblichkeit 189
Distraktionsverletzung 151
Dobutamin
– Verbrennung 217
Dokumentation 51
– Anästhesieprotokoll 51
– Checkliste 81
– Notarzteinsatzprotokoll 51
– Polytraumadokumentationsbogen, DGU 51
– präklinisches Management 15
Dopamin
– neurogener Schock 158
Dornfortsatzlinie 108
Douglas-Raum 105
Drogenabusus 14
Drogenintoxikation 221
Drogen-Screening 91
– SHT 148
– Unterkühlung 225
Druckverband 197
Duplexsonographie
– arterieller Gefäßverschluss 200
Durchblutung, periphere 195
– Dokumentation 195

E

EKG 31
EKG-Ableitung
– kontinuierlich 122
– präklinisch 122
elektromechanische Dissoziation 230
Ellenbogengelenk 193
Emergency Transfusion Score 27
emergency transport board 7, 104, 157
enddiastolisches Volumen 125
Entkleidung 31
Entscheidungsfindung 70
Epiduralhämatom 116, 149
– cCT 117
– Morphologie 118
Epilepsie 221
Erfrierung 222
– Analgesie 223
– Gangrän 222
– Grad 222
– Nekrose 222
– Wundversorgung 222, 225
Ertrinken 221
– ARDS 239
– Beinahe- 221
– CPR 238
– CPR im Kindesalter 239
– Defibrillation 238
– HWS-Trauma 238
– Intubationsindikation 238
– Magensonde 238
– Medikamentengabe 238
– respiratorische Insuffizienz 238
– Salzwasser 239
– Surfactant-Faktor 239
– Süßwasser 239
– Unterkühlung 238
Erythrozytenkonzentrat 40
– Abdomentrauma 187

Escharotomie 219
- Indikation 219
Etomidate 38, 127
- Kinder 133
- SHT 145
European Resuscitation Council 229
Explosionsverletzung 181
extravaskuläres Lungenwasser 125
Extremitätentrauma
- Amputation 195, 198
- AO-Klassifikation 194
- Atemwegs-Management 198
- Begleitverletzungen 199
- CW-Doppler 101
- Frakturzeichen 193, 194
- Gefäßverletzung 200
- geschlossene Fraktur 196
- Intubationsindikation 196
- Ischämiedauer 200
- Kreislauf-Management 198
- Luxation 197
- Motorikprüfung 101
- Nervenverletzung 200
- offene Fraktur 196
- Operationsindikation 199
- pDMS 101, 198
- periphere arterielle Durchblutung 195
- Polytrauma 193
- präklinisches Management 195
- Primary Survey 198
- Pulsstatus 101
- Reposition 196
- Röntgen-Diagnostik 199
- Schockraumbehandlung 198
- Schockraum-Management 193
- Secondary Survey 199
- Sensibilitätsprüfung 101
- Untersuchung 100
- Versorgung 199
- Weichteilverletzungen 193
- Weichteilverletzung, AO-Klassifikation 194

F

Fehlerforschung
- aktiver Fehler 64
- Fehlerhäufigkeit 72
- Fehlerursache 64
- Klassifikation 64
- latente Bedingung 64
- minimales Ereignis 65
- Umguang mit Fehlern 73
- unerwünschtes Ereignis 64
- Zwischenfall 64
Fehlerkategorien 65
- Entscheidungsfindung 70
- Führung 69
- Hierarchie 69
- Kommunikation 67
- Kooperation 67
- Leistungsfähigkeit 66
- Organisation 69
- Situationsbewusstsein 71
- Standards 70
- Stress 66
- Systemfehler 66
Fehlerkette 64
Fehlerkultur 65
Fehler-Management 74
Fehlstellung 194
Femur 194
Fentanyl 38, 127, 145
- Beckentrauma 207
- Extremitätentrauma 196
- Kinder 133
Fibula 194
Fila radicularia 152
Fit-guy-Syndrom 71
Fixateur externe
- Anlage 209
- Beckentrauma 208
Fixierungsfehler 73
Flammazine 219
Flankendämpfung 182
Flüssigkeitsbedarf
- Berechnung im Kindesalter 134
- Korrekturbedarf 135
Flüssigkeitssubstitution
- Kindesalter 134
Fondaparinux 140
Foramen magnum 152
FORDEC-Entscheidungsmodell 70, 71
Fraktur, geschlossene 196
- achsengerechte Lagerung 196
- Analgesie 196
- pDMS-Status 196
- Retention 196
- Unfallmechanismus 196
Fraktur, offene 194, 196
- Abdecken, steril 197
- Amputation 198
- Dokumentation 197
- Klassifikation 195
- Leitsymptome 196
- Operationsindikation 197
- Reposition 196
- Retention 197
- Subamputation 197
Frakturzeichen
- sichere 100, 193, 194
- unsichere 100, 193, 194
Fremdkörperaspiration
- Kindesalter 234
Frühgeburt 138
- Neonatalzentrum 138
Führung 69
Führungsanspruch 70
Führungsstil 69
- autoritär 69
- integrativ 69
Fuß 194

G

GCS 14, 82, 90, 122
- Augenöffnen 90
- Beckentrauma 207
- cCT 122
- Drogen-Screening 91
- Einfluss von Medikamenten 122
- Erhebung 122
- Hirndruck-Monitoring 122
- Hirnleistungsstörung 143
- Intubationsindikation 28, 91, 122
- Kindesalter 136
- klinische Bedeutung 90
- Kontrollen 122
- leichtes SHT 90
- mittelschweres SHT 90
- motorische Reaktion 90
- Narkose 146
- schweres SHT 91
- Secondary Survey 96
- SHT 31, 143
- therapeutische Konsequenzen 122
- Unterkühlung 222
- verbale Reaktion 90
- Wirbelsäulentrauma 158
Gedächtnisfehler 64
Gefäßverletzung 200
- arterielle Blutung 200
- arterieller Gefäßverschluss 200
- Symptome 200
- venöse Blutung 200
Gefäßverschluss, arterieller 200
- Angiographie 200
- Duplexsonographie 200
- Ischämiedauer 200
- klinische Symptome 200
- Lagerung 200
Gefrierplasma 40, 140
Gelatinelösung 40
Gelatinelösungen
- Kindesalter 135

Gerinnungsfaktoren 140
Gerinnungsstörung 129, 139
– Antagonisierung 139
– Medikamentenanamnese 139
– Polytrauma 139
Gerinnungstests 139
German Resuscitation Council 229
Glasgow Coma Scale, pädiatrisch *Siehe* pGCS
Glasgow Coma Scale *Siehe* GCS
Glucoselösung
– Kindesalter 135
Gruppenübungen 10

H

HAES 40
– Kindesalter 135
– Volumeneffekt 40
Halswirbelsäule *Siehe* HWS
Hamätopneumothorax 177
Hämatothorax 29, 168, 173
– Befunde 99, 169
– Bülau-Drainage 46
– Thoraxdrainage 170
Hämaturie 113
– Blasenkatheter 124
Hand 193
Handgelenk 193
Handlungsfehler 64
hanged man's fracture *Siehe* Axisisthmusfraktur
Harntrakt
– Spiral-CT 113
Hautemphysem 98, 169
Heimlich-Manöver 235
– Kontraindikation 235
Heparin
– arterieller Gefäßverschluss 200
Heparine, niedermolekulare 139, 140
Heparin, unfraktioniert 140
Hepatitisserologie 218
Herzverletzung 167
Herzenzyme 174
Herzfrequenz 121
– Alter 137
– Kindesalter 133
Herz-Kreislauf-Stillstand 229
– ALS 230
– BLS 229
– HITS 236
– Kindesalter 234
– Polytrauma 236
– traumatisch 236
Herz-Kreislauf-Stillstand
– HITS 238
Herz-Lungen-Maschine 225
Herzrhythmusstörung
– defibrillierbar 230, 235
– Kindesalter 234
– nichtdefibrillierbar 230, 235
– Stromunfall 238
– Torsade de pointes Tachykardie 233
Herzrhythmusstörungen 129
– Alter 137
– Unterkühlung 221
Herzverletzung 167, 177
– Diagnose 177
– Perikarderguss 177
– transthorakale Echokardiographie 177
– Verletzungsmechanismus 177
Herzzeitvolumen 124
– Alter 137
– PiCCO 125
– Pulmonaliskatheter 125
Hibler-Packungen 225
Hierchie 69
Hinterstrangbahn 152
Hirndruck-Monitoring 122
Hirndrucksonde 91
– epidurale 148
– intrazerebral 148
Hirnkontusion
– Blutung 116
– Contrecoup-Herd 120
Hirnnerven
– Untersuchung 159
Hirnnervenstatus
– Wirbelsäulentrauma 158
Hirnödem 116
Hirnparenchymblutung 116
HITS 238
HIV-Test 218
Hochrasanztrauma
– Abdomentrauma 181
Hüftgelenk 194
Human Factors 63
– Ablaufstörung 72
– Crew-Resource-Management 73
– Entscheidungsfindung 70
– Fehlerfolgen 72
– Fehlerhäufigkeit 72
– Fehlerkategorien 65
– Fehlerkette 64
– Forschung 63
– Führung 69
– Hierarchie 69
– Kommunikation 67
– Kooperation 67
– Leistungsfähigkeit 66
– Organisation 69
– Personal-Management 66
– Situationsbewusstsein 71
– Standards 70
– Stress 66
– Systemfehler 66
– Team-Resource-Management 73
– Training 63
– Umgang mit Fehler 73
Human factor Training 10
Humerus 193
HWS 151
HWS-Trauma
– Atemwegs-Management 157
– atlantoaxiale Luxation 109
– atlantoaxiale Rotationssubluxation 163
– atlantookzipitale Luxation 163
– Atlasfraktur 162
– Axisfraktur 162
– Densfraktur 109
– Dens-Zielaufnahme 109
– Distraktionsverletzung 151
– Ertrinken 238
– Hochrasanztraumen 151
– Intubationsindikation 157
– manuelle Sicherung 157
– Röntgen-Diagnostik 108, 161
– SHT 145
HWS-Verletzung
– Intubation 39
– Stiff neck 14
– Umlagerung 23
– Untersuchung 96
Hydroxyethylstärke *Siehe* HAES
Hyperfibrinolyse 41
Hyperglykämie 141
hyperglykämisches Koma 141
HyperHAES 40
Hyperkaliämie 233, 238
hypertherme Notfälle 213
Hypertonie
– Rückenmarkstrauma 123
Hypoglykämie 14, 141, 238
Hypokaliämie 238
Hypokalziämie 234
Hypomagnesiämie 233
hypotherme Notfälle 213
– Erfrierung 222
– Schockraum-Management 221
Hypothermie 14, 129, 238
– Alter 138
– Gerinnungsstörung 129
– Herzrhythmusstörungen 129
– Kammerflimmern 129
– Kind 131
– Kindesalter 136
– Körpertemperaturmessung 41

- leichte 221
- mäßige 221
- metabolische Azidose 129
- Prophylaxe 31, 41, 129
- tiefe 221
- Vermeidung 14

Hypovolämie 123
- Abdomentrauma 182
- Blutdruckschwankungen 123
- Kind 131
- PLS 234
- Thoraxtrauma 171

Hypovolämie 238

Hypoxie 238
- Neugeborene 133
- PLS 234
- Säuglinge 133
- Thoraxtrauma 171

I

ICP
- cCT-Kontrollen 148
- Hyperventilation 39
- Hypoventilation 39
- Messung 148
- permissive Hypokapnie 39
- Senkung 39
- Zunahme 123

Ileus
- mechanisch 100
- paralytisch 100

Iliosakralgelenk 203

Inhalationstrauma 28
- Atemwegs-Management 215
- Bronchospasmolyse 215
- Intubationsindikation 215

Injury Severity Score, ISS 82

In-line-Stabilisation 38

Innere Medizin
- Aufgabenverteilung 89

instabiler Thorax 168, 172

Intraossärnadel 49
- APLS 235
- CPR 232
- Kindesalter 134

intrathorakales Blutvolumen 125

intrazerebraler Druck *Siehe* ICP

Intubation
- Abdomentrauma 182
- Alter 137
- Analgetika 127
- Analgosedierung 126
- Beckentrauma 206, 207, 208
- bronchoskopisch 36, 128
- CPR 230
- Durchführung 37
- endotracheale 28
- Entfernung Stiff neck 28
- Ertrinken 238
- Extremitätentrauma 196
- HWS-Verletzung 39
- Hypnotika 127
- Indikation 28, 126
- Inhalationstrauma 215
- In-line-Stabilisation 38
- Intubationshilfen 36
- Kinder 132
- Koniotomie 128
- Laryngoskop 36
- Larynxmaske 36
- Medikament, Dosierung 38
- Medikamente 126
- Muskelrelaxans 127
- nasotracheale 132
- Notfall- 126
- PLS 236
- Präkurarisierung 127
- Präoxygenierung 127
- rapid sequence 28
- Schwierigkeiten 126
- SHT 145
- Thoraxtrauma 169
- Tracheotomie 128
- Tubusgröße 36, 38
- Tubuslage 29
- Unterkühlung 222, 224
- Verbrennung 215
- Wirbelsäulentrauma 157

Intubationshilfen 126

Intubationslarynxmaske 126

Intubationstubus
- Außendurchmesser 132
- Innendurchmesser 132

J

Jefferson-Fraktur 162

Jendrassik-Handgriff 155

Jugularvenenstau
- Thoraxtrauma 168

K

Kältezittern 221

Kalzium
- ALS 233
- CPR 234

Kammerflattern
- EKG 232

Kammerflimmern 129, 230
- ALS 230
- BLS 229
- CPR 229
- Defibrillation 230
- EKG 232
- Schwelle 225
- Stromunfall 238
- Unterkühlung 221, 224

Kapnometrie 128
- CPR 232
- kontinuierlich 122

kardiopulmonale Reanimation *Siehe* CPR

Katecholamine
- Beckentrauma 209
- Unterkühlung 224
- Verbrennung 217

Kennmuskeln 97, 153

Kennreflexe 98

Ketamin 38, 127
- Extremitätentrauma 196
- Kinder 133
- SHT 145
- Wirbelsäulentrauma 161

Ketamin S
- Beckentrauma 207

Kinder
- Abdomentrauma Kreislauf-Management 183
- Atemfrequenz 133
- Atemwegs-Management 132
- Blutdruck 133
- Blutkomponenten 135
- Blutkomponententherapie 133
- Blutvolumen 133
- Bronchialintubation 133
- CPR 234
- CPR nach Ertrinken 239
- Flüssigkeitssubstitution 134
- Glucoselösung 135
- Herz-Kreislauf-Stillstand 234
- Herzrhythmusstörung 234
- Hypothermie 131
- Hypothermieprophylaxe 136
- Hypovolämie 131
- Intraossärnadel 134
- juristische Besonderheiten 131
- kolloidale Lösungen 135
- Kreislauf-Management 133
- Krisenintervention 131
- kristalloide Lösungen 135
- Laryngoskop 132
- lungenprotektive Beatmung 133
- Magenüberblähung 133
- neurologisches Management 135
- Notfallintubation 133
- Pediatric Trauma Score, PTS 132
- periphere Venenpunktion 134
- Präcurarisierung 133

- präklinisches Management 131
- psychische Reaktion 131
- Reanimation bei Unterkühlung 223
- Schockraumausrüstung 132
- Schockraumbehandlung 131
- SHT 136
- Umgang mit Eltern 131
- Umgebungs-Management 136
- Unterkühlung 223
- Verbrennung 214
- Verlegung 131
- Vollelektrolytlösungen 135
- Volumenbedarf, Berechnung 134
- Volumensubstitution 134
- ZVK 134

Kinnanpralltrauma 162
Klavikula 193
Klopfschall 185
Kniegelenk 194
Koller-Pouch 187
Koller-Raum 105
kolloidale Lösungen 40
- Kindesalter 135

Kommunikation 4, 67
- Appell 67
- Beziehungshinweis 67
- Grundfunktionen 68
- Missverstehen 68
- Sachinhalt 67
- Selbstkundgabe 67
- Störung 68
- Trauma-Leader 67
- vier Aspekte 67

Kommunikationsschleifen 68
Kompartmentsyndrom 101
- Beckentrauma 205
- Druckmessung 101

Kompressionsverletzung 151
Koniotomie 128
Konzentration 71
Kooperation 67
Koronarangiographie
- Thoraxtrauma 175

Körperkerntemperatur 226
Körpertemperatur 121
Körpertemperaturmessung 41
- Blasenkatheter 124

Kortikosteroide
- Rückenmarkstrauma 158
- Verbrennung 215

Kraftprüfung 98, 154
kranielles CT *Siehe* cCT
Kraniotomie
- SHT 148

Kreislauf-Management 13, 30, 39, 48
- Abdomentrauma 183, 184
- Abdomentrauma im Kindesalter 183
- Alter 137
- anästhesiologische Aufgaben 123
- Beckentrauma 206, 208
- Blutgasanalyse 30
- Blutstillung 48
- Blutungskontrolle 30
- Dreilumenkatheter 40
- Erythrozytenkonzentrat 40
- Extremitätentrauma 198
- erweitertes hämodynamisches Monitoring 124
- Gefrierplasma 40
- Gelatinelösung 40
- HyperHAES 13
- hypovolämischer Schock 39
- Intraossärnadel 49
- Kindesalter 133
- klinische Kontrolle 30
- kolloidale Lösungen 40
- kristalloide Lösungen 40
- Notfalllaparotomie 49
- Perikardtamponade 48
- PiCCO 124
- Pulmonaliskatheter 124
- Shaldon-Katheter 40
- SHT 146
- small volume resuscitation 40
- Thrombozytenkonzentrat 41
- Thoraxtrauma 170, 173
- Unterkühlung 222, 224
- Urinausscheidung 124
- Verbrennung 215, 217
- Volumentherapie 30, 49
- Wirbelsäulentrauma 158
- ZVK 40

Kreislaufschock
- Urinausscheidung 124

Kremasterreflex 98, 154
Krepitation 194
Kreuzprobe 40
- Schockraumübergabe 27

Krisenintervention 78
- Critical Incident Stress Management 79
- Debriefing 79
- Defusing 79
- Demobilization 79
- Kinder im Schockraum 131

kristalloide Lösungen 40
- Kindesalter 135

L

Laparoskopie
- Abdomentrauma 190
- Kontraindikationen 190
- Schusswunde 190

Laparotomieset 26
Laryngoskop 36
- Kinder 132

Larynxmaske 36, 126
- APLS 236

latente Bedingung 64
Leistungsfähigkeit 66
Leitersturz 164
Lendenwirbelsäule *Siehe* LWS
Lig.
- flavum 152
- longitudinale anterius 151
- longitudinale posterius 152
- supraspinale 152

Liquor
- Glucosegehalt 95

Long-QT-Syndrom 233
Lungenembolie 238
- CPR 234

Lungenkapillardruck *Siehe* PCWP
Lungenkontusion 177
- klinische Befunde 177
- Verletzungsmechanismus 177

Lungenlazeration 177
- Verletzungsmechanismus 177

Lungenverletzung 167
Luxation 197
- pDMS-Status 197
- Reposition 197
- Retention 197

LWS 151
LWS-Trauma
- Kompressionsverletzung 151
- Röntgen-Diagnostik 109

M

M. abductor digiti minimi 153
Macintosh-Laryngoskop 132
Magensonde
- Abdomentrauma 187
- Ertrinken 238
- Verbrennung 218
- Wirbelsäulentrauma 161

Magill-Zange 36
Magnesium
- CPR 233

Magnesiumsulfat
- ALS 233
- APLS 238

Majoramputationen 198
Manöverkritik 77
Marcumar 140

Maskenbeatmung
- schwierige 126
Massenanfall von Verletzten 15
Mastdarmsphinktertonus 208
M. biceps brachii 153
M. deltoideus 153
Mediastinalemphysem 177
Mediastinalpendeln 172
Mediastinalverlagerung 172
Mediastinalverletzung 178
Mediastinitis 178
Medikamente
- ALS 232
- APLS 235
Medulla oblongata 152
Megacode-Training 240
Mehrzeilen-Spiral-CT *Siehe* Spiral-CT
metabolische Azidose 129
Metformin 141
Met-Hämoglobin 217
Metronidazol
- Abdomentrauma 189
- Beckentrauma 209
M. extensor digitorum longus 153
M. extensor hallucis longus 153
Midazolam
- SHT 145
- Verbrennung 216
M. iliopsoas 153
Miller-Laryngoskop 132
Minithorakotomie
- Bülau-Drainage 46
- Monaldi-Drainage 46
Minoramputation 198
Mm. interossei 153
Monaldi-Drainage 46
- Position 46
Monitor-Einheit
- mobile 60
Monitoring
- nach Übergabe 27
Morphin
- Abdomentrauma 184, 190
- Erfrierung 223
- Extremitätentrauma 196
- Verbrennung 216
Morrison-Pouch 187
Morrison-Raum 105
M. quadriceps femoris 153
MRT
- Extremitätentrauma 199
M. triceps brachii 153
M. triceps surae 153
Multiorganversagen 220
Muskeleigenreflex 98, 101, 154
Muskelkraft 97
Myokardischämie 137

N
N. abducens 96, 159
N. accessorius 159
Nadeltracheotomie 44
Narkose
- Einleitung 28
NASCIS-Schema 160
Nasenbrille 36
Natriumbicarbonat
- ALS 233
- APLS 238
- CPR 233
Nervenverletzung 200
- Durchtrennung 201
Nervenwurzelverletzung 97
Neugeborene
- Atemwegs-Management 132
- Thoraxkompression 236
- Tubusgröße 132
Neunerregel nach Wallace 215
neurogener Schock 158
- Katecholamine 158
neurologisches Management 14, 31, 41
- Alter 137
- anästhesiologische Aufgaben 128
- Beckentrauma 207, 208
- Bewusstseinsstörung 128
- Extremitätentrauma 198
- GCS 14, 31
- Kindesalter 135
- Pupillenstatus 31, 41
- SHT 31, 146
- Wirbelsäulentrauma 158
- Wirbelsäulenverletzung 31
N. facialis 96, 159
N. glossopharyngeus 159
N. hypoglossus 159
Niereninsuffizienz 141
N. oculomotorius 96, 159
N. opticus 96, 159
Noradrenalin
- neurogener Schock 158
- SHT 146
- Verbrennung 217
Notarzteinsatzprotokoll 51
- Schockraumübergabe 23
Notfallintubation *Siehe* Crush-Intubation
- Kinder 133
Notfallintubation
Notfalllabor 26, 27, 32, 89
- Gerinnungstests 139
- Thoraxtrauma 174
- Unterkühlung 224
- Verbrennung 218
Notfalllaborwerte 243
Notfalllaparotomie 49
Notfallleitstelle 89
Notfall-Management 63, 77
- Ablaufstörung 72
- Crew-Resource-Management 73
- Fehlerfolgen 72
- Fehlerhäufigkeit 72
- Fehlerkette 64
- FORDEC-Entscheidungsmodell 70
- Human Factors 63
- Personal-Management 66
- Safe-trac 63
- Team-Resource-Management 73
- Weiterbildungskonzept 66
Notfallmedizin
- Grundsätze 17
Notfalltasche
- Erwachsene 11
Notfalltracheotomie 43
Notlaparotomie 191
- Abdomentrauma 185
- Damage-control-Chirurgie 190
- Indikation 190
- Organ-Packing 190
Notsectio 139
Notthorakotomie
- Herzverletzung 177
- Indikation 176
- Lungenlazeration 177
Novalgin
- Abdomentrauma 184, 189
- Beckentrauma 207
- Erfrierung 223
- Extremitätentrauma 196
N. trigeminus 96, 159
N. trochlearis 96, 159
N. vagus 159
N. vestibulocochlearis 96, 159

O
Oberarm 193
obere Extremität
- Anatomie 193
Oberschenkel 194
obstruktive Lungenerkrankungen 141
Organisation 69
Organ-Packing 190
Os
- ilium 203
- ischii 203

– pubis 203
– sacrum 203
Os coccygis 151
Ösophagusruptur 178
– penetrierende Verletzung 178
Ösophagusverletzung 167
Ossa carpi 193, 194
Ossa coxae 203
Os sacrum 151
Osteoporose 140

P

Pain 200
Paleness 200
paradoxe Atmung 168, 172, 173
Paralyse 153
Paralysis 200
Parese 153
Paresthesia 200
Parkland-Formel 216
Patellarsehnenreflex 98, 154
Patientenidentifikation 60
Patienten-Monitoring 122
– PiCCO 124
– präklinisch 122
– Pulmonaliskatheter 124
– Schockraum 122
Patientensicherheit 63
pDMS 101
pDMS-Status
– geschlossene Fraktur 196
– Luxation 197
Pediatric Life Support *Siehe* PLS
Pediatric Trauma Score, PTS 92, 132
PEEP
– ARDS 239
– SHT 145
pelvine Tamponade 209
Perfalgan
– Abdomentrauma 189
– Beckentrauma 207
– Erfrierung 223
Perikarderguss 106, 177
Perikardpunktion 48, 174
Perikardtamponade 48, 98, 168, 173, 238
– Befunde 48, 173
Peritoneallavage 187, 188, 189
Peritonitiszeichen 100, 185
permissive Hyperkapnie
– ARDS 239
permissive Hypokapnie 39
– SHT 146
permissive Hypotonie 183
Personal-Management 66
Pfählungsinstrument 182
Pfählungsverletzung 167, 181, 186
pGCS 136
– Augenöffnen 136
– motorische Reaktion 136
– verbale Reaktion 136
Pharynxthermometer 224
Phenprocoumon *Siehe* Marcumar
Phenytoin 227
PiCCO 124, 125
– Indikation 126
– Katheter 125
– Verbrennung 217
Picture Archiving and Communication System, PACS 110
Piritramid
– Abdomentrauma 190
– Beckentrauma 207
– Extremitätentrauma 196
Planspiele 10
Planungsfehler 64
Plegie 153
Pleuraerguss 106
Pleuraverletzung 167
Plexus
– lumbalis 203
– lumbalis, Nerven 204
– sacralis 203
– sacralis, Nerven 204
PLS 234
– Algorithmus 237
– Atemwegs-Management 236
– Fremdkörperaspiration 234
– Heimlich-Manöver 235
– Hypovolämie 234
– Hypoxie 234
– Intubationsindikation 236
– Reanimationsleitlinien 234
Pneumothorax 29, 46
– Befunde 48, 169
– Mediastinalverletzung 178
– offener 172
Polytrauma
– Abdomentrauma 181
– Beckentrauma 203
– Bildgebung 105
– CPR 236
– Extremitätentrauma 193
– Gerinnungsstörungen 139
– Herz-Kreislauf-Stillstand 236
– SHT 143
– Thoraxtrauma 167
– Unterkühlung 221
– Verbrennung 215, 220
– Wirbelsäulenverletzung 156
Polytraumadokumentationsbogen, DGU 51
Polytraumaschlüssel 82
positiv endexspiratorischer Druck, PEEP 128
posttraumatische Belastungsreaktion 77, 78
– Krisenintervention 78
posttraumatische Belastungsstörung 78
– Prophylaxe 78
PPSB 140
Präcurarisierung 127
– Kinder 133
präklinisches Management 11
– Absprachen 11
– Antizipation 17
– Atemwegs-Management 12
– Debriefing 16
– Dokumentation 15
– Großschadensereignis 15
– Klinikeinweisung 15
– Kommunikation 15
– Kreislauf-Management 13
– Lagebeurteilung 11
– neurologischer Status 14
– Organisation 15
– Schockraumübergabe 21
– Umgebung 14
– Verletztenzahl 15
– Wahl Transportmittel 11
– Zusammenarbeit mit Rettungskräften 15
Primary Survey 25, 28, 82
– Abdomentrauma 182, 184
– AMPLE-Schema 26
– anästhesiologische Aufgaben bei 121
– Atemwege 28
– Atmung 28
– Beckentrauma 206, 207
– Bildgebung 103
– Entkleidung 31
– Extremitätentrauma 198
– Kreislauf 30
– neurologischer Status 31
– Notfallsonographie 103
– Schutz vor Hypothermie 31
– SHT 144, 145
– Thoraxtrauma 168, 171
– Unterkühlung 222, 223
– Verbrennung 215, 217
– Wirbelsäulentrauma 157
– Ziele 25
Propofol 38, 127
– Kinder 133
– SHT 145
– Wirbelsäulentrauma 161
Prostration 200

Protamin 140
Prothrombinkomplexkonzentrat 140
pulmonalarterieller Druck 125
Pulmonaliskatheter 124, 125
- Herzzeitvolumen 125
- Indikation 125
- Komplikationen 125
- Verbrennung 217
pulmornary capillary wedge pressure, PCWP 125
pulse indicated continuous cardiac output-System *Siehe* PiCCO
pulslose elektrische Aktivität 230
- EKG 232
pulslose ventrikuläre Aktivität
- Unterkühlung 224
pulslose ventrikuläre Tachykardie 230
- Defibrillation 230
Pulslosigkeit 200
Pulsoxymetrie 32, 126
- Hypothermie 126
- Hypovolämie 126
- kontinuierlich 122
- Kreislaufzentralisation 126
- präklinisch 122
- Störanfälligkeit 126
Pulsstatus 101
- Beckentrauma 205
- Punktion, arterielle 265
Punktionstracheotomie 44
Pupillenreaktion 145
Pupillenstatus 31, 41, 146
- Beckentrauma 207
- lichtstarre Pupillen 146
- SHT 143
- Unterkühlung 223
- Wirbelsäulentrauma 158
Pupillenweite 145
Pyramidenbahn 152
Pyramidenbahnzeichen 98, 154, 155

Q

Qualitätskontrolle 51
Querschnittsyndrom
- halbseitig 155

R

Radiologie
- apparative Ausstattung 104
- Aufgabenverteilung 89
- personelle Ausstattung 104
- räumliche Voraussetzung 104
- Spiral-CT 103, 104
Radiologie-Informations-System, RIS 110
Radius 193
rapid sequence induction, RSI *Siehe* Crush-Intubation
Reanimation
- Megacode-Training 240
- Training 240
- Unterkühlung 222, 223
Reanimationsleitlinien
- Erwachsene 229
- Kindesalter 234
Reflexe
- Muskeleigen- 98
- pathologische 98
Reflexstärke 154
Rekapillarisierungszeit 30
rekombinanter FVIIa 140
Rektumperforation 205
Reposition 49
- geschlossene Fraktur 196
- Luxation 197
- offene Fraktur 197
- Übung 201
respiratorische Insuffizienz 137
- Ertrinken 238
Retention
- geschlossene Fraktur 196
- Luxation 197
- offene Fraktur 197
- Übung 201
Reteplase 234
retrograde Urethrographie 189
Revised Trauma Score, RTS 82, 91
Rhythmusanalyse 230
Rippenfraktur 167, 168, 172
Rippenserienfraktur 171, 172
Rocuronium 38, 127
- Anschlagszeit 127
Röntgen-Diagnostik
- BWS-Trauma 109
- Dens-Zielaufnahme 109
- digital 105
- Extremitätentrauma 199
- HWS-Trauma 108
- HWS-Verletzung 108
- LWS-Trauma 109
Rückenmark 152
Rückenmarkssegment 152
Rückenmarkstrauma 97
- A.-spinalis-anterior-Syndrom 155
- Ausfallsyndrome 155
- Bradykardie 123
- Brown-Séquard-Syndrom 155
- Cauda-equina-Syndrom 155
- Conus-medullaris-Syndrom 155
- Hypertonie 123
- Kortikosteroide 158
- Schadenshöhe 156
- Schadensqualität 156
- Schadensschwere 156
- Schockraum-Management 151
- zentrales Halsmarksyndrom 155

S

S3-Leitlinie, DGU 2
- Abbreviated Injury Scale, AIS 82
- apparative Ausstattung 8
- GCS 82
- Infrastruktur 6
- Injury Severity Score, ISS 82
- Polytraumaschlüssel 82
- Revised Trauma Score, RTS 82
- Schockraumleitung 2
- Trauma and Injury Severity Score, TRISS 82
- Trauma-Leader 2
- Trauma-Scores 82
Sachinhalt 67
Safe-trac 63, 75
Safe/Trac® Kursformat 10
Sakrumlängsfraktur 208
Sakrumquerfraktur 208
Salbutamol
- Inhalationstrauma 215
Samsplint-Schiene 196
Sauerstoffmaske 36
Sauerstoffsättigung 29
- gemischtvenös 125
- peripher 122
Säugling
- Atemwegs-Management 132
- Tubusgröße 132
Schädelbasisfraktur 116
Schädelfraktur 116
- Impressions- 116
- Nahtsprengung 117
- Trümmer- 116
Schädel-Hirn-Trauma *Siehe* SHT
Schädel-Hirn-Verletzungen
- geschlossen 143
- offen 143
Schädelprellung 143
Schaufeltrage
- Beckentrauma 207
Scheintod 221
Schmerzmedikamente 267
Schmerztherapie 121
- Abdomentrauma 184
Schock
- hypovolämisch 13
- Klinik 30
Schockraum
- Anästhesieausstattung 9
- chirurgische Ausstattung 9
- Computerzugänge 9

- Geräteausstattung 8
- Patientenliege 7
- radiologische Abteilung 6
- Raumgröße 6
- Sichtschutz 8
- Sonographie 9
- Temperaturregulation 7
- Transportwege 8
- vorgehaltene Verbrauchsmaterialien 8

Schockraumbehandlung 1
- Abdomentrauma 184
- Anästhesie 35
- arterielle Hypertonie 139
- Asthma bronchiale 141
- Aufgabenverteilung 5
- Beatmungsmöglichkeit 26
- Beckentrauma 207
- chirurgische Maßnahmen 43
- COPD 141
- Debriefing 3, 77
- Diabetes mellitus 141
- Erstdiagnostik 31
- Gerinnungsstörung 139
- Herz-Kreislauf-Stillstand 236
- Hypothermieprophylaxe 129
- Indikation für 86
- instabiler Patient 33
- Kindesalter 131
- Kreislaufüberwachung 26
- Laparotomieset 26
- Niereninsuffizienz 141
- Notfalllabor 26
- obstruktive Lungenerkrankungen 141
- Osteoporose 140
- Personal 25
- persönliche Einstellung 2
- Röntgen 26
- Sonographie 26
- Spiral-CT 26
- stabiler Patient mit SHT 33
- stabiler Patient ohne SHT 32
- Taschen-Doppler 26
- Team-Geist 5
- Thorakotomieset 26
- Übergabe 59
- Umgang mit Angehörigen 4
- Umgang mit Patienten 3
- Unterkühlung 223
- Verbrennung 217
- Verlegung 59
- Wirbelsäulentrauma 160

Schockraumindikation
- Unfallmechanismus 86
- Verletzungsmuster 86
- Vitalparameter 86

Schockraum-Management 1
- Abdomentrauma 181
- Algorithmen 81
- ALS 230
- ältere Menschen 136
- anästhesiologische Aufgaben 35
- anästhesiologische Diagnose 121
- anästhesiologische Therapie 121
- Angiographie 103
- Beatmung 128
- Beckentrauma 203
- Bildgebung 103
- BLS 229
- chirurgische Maßnahmen 43
- CPR 229
- Dokumentation 51
- erweitertes hämodynamisches Monitoring 124
- Extremitätentrauma 193
- FORDEC-Entscheidungsmodell 70
- Großschadensergeignis 15
- Human Factors 63
- hypotherme Notfälle 221
- Intubation 126
- kardiopulmonale Reanimation 229
- Kinderausrüstung 132
- Kindesalter 131
- Kommunikation 1
- Kompetenz 1
- Konflikt-Management 2
- Kooperation 1
- Koordination 1
- Management der Vitalfunktionen 121
- Manöverkritik 77
- MRT 103
- Notfall-Management 63
- Patienten-Monitoring 122
- posttraumatische Belastungsstörung 78
- Pulsoxymetrie 126
- Qualitätskontrolle 51
- Räumlichkeit 6
- Rückenmarkstrauma 151
- Schmerztherapie 121
- Schwangerschaft 138
- SHT 143, 145
- Spiral-CT 103
- Stressbearbeitung 77
- thermische Notfälle 213
- Thoraxtrauma 167
- Trauma-Scores 81
- Unterkühlung 221
- Verbrennung 213
- Wirbelsäulentrauma 151

Schockraum-Team 25
- Alarmierung 86
- Alarmierungsplan 87
- Aufgabenverteilung 87, 88
- Mitarbeiter 3
- persönliche Einstellung 2
- Primär-Team 25
- Team-Fähigkeit 2
- Trauma-Leader 3
- Umgang mit Eingriffsets 50
- Zusammensetzung 86

Schockraumübergabe 21, 26
- achsengerechte Umlagerung 27
- AMPLE-Schema 26
- Fehler 23
- Gliederung 21
- gute Kommunikation bei 22
- HWS-Schutz 22
- Kreuzprobe 27
- Notarzteinsatzprotokoll 23
- Notfalllabor 27
- Ort 21
- Regeln 21
- Struktur 22
- Umlagerung 23
- Vorgehen 21

Schockraumversorgung
- Fehler 63

Schultergelenk 193
Schultergürtel 193
Schulterschmerzen 182
Schussverletzung 167, 181
Schusswunde 185
Schwangerschaft
- diagnostisches Vorgehen 138
- Notsectio 139
- Schockraumbehandlung 138
- Verlegung in Neonatalzentrum 138

scoop and run 182, 190
Secondary Survey 32, 83, 95
- Abdomen 100
- Abdomentrauma 182, 185
- Becken 100
- Beckentrauma 208
- Bewusstsein 96
- BWS 97
- cCT 95
- Extremitäten 100
- Extremitätentrauma 199
- GCS 96
- Gehirnschädel 95
- Gesichtsschädel 95
- Hirnnervenfunktion 96
- HWS 96
- LWS 97

- radiologische Diagnostik 103
- Röntgen-Diagnostik 103
- sakrale Wirbelsäule 97
- SHT 144, 147
- Thorax 98
- Thoraxtrauma 168, 177
- Unterkühlung 224
- Untersuchungsgang 95
- Verbrennung 217
- Wirbelsäule 96
- Wirbelsäulentrauma 160

Selbstkundgabe 67
Seldinger-Technik
- Perikardpunktion 48
- Punktionstracheotomie 44

Sellick-Handgriff 28
Shaken-baby-Syndrom 163
Shaldon-Katheter 40
- Abdomentrauma 185

SHT 31, 143
- achsengerechte Lagerung 146
- Akzelerationstrauma 143
- Algorithmus Secondary Survey 147
- Amnesie 143
- Atemwegs-Management 145
- Beatmungsmodus 145
- Bewusstlosigkeit 143
- BGA 147
- cCT 114
- cCT-Kontrollen 91, 116, 148
- Cheyne-Stokes-Atmung 123
- Commotio cerebri 143
- Compressio cerebri 143
- Contusio cerebri 143
- Crush-Intubation 145
- Cushing-Reflex 123
- Dezelerationstrauma 143
- direkte Gewalteinwirkung 143
- Drogen-Screening 148
- Entscheidung zur Primärversorgung 148
- Epiduralhämatom 117
- erhöhter ICP 146
- GCS 31, 143
- Hirndrucksonde 148
- Hirnkontusion 120
- HWS-Trauma 145
- ICP-Messung 148
- ICP-Zunahme 123
- intrazerebrales Hämatom 120
- Intubationsindikation 144, 145, 148
- Inzidenz 143
- Katecholamine 146
- Kindesalter 136
- Kontusionsblutung 120
- Kraniotomie 148
- kreislaufinstabiler bewusstloser Patient 147
- Kreislauf-Management 146
- kreislaufstabiler bewusstloser Patient 147
- leichtes 90
- mittelschweres 90
- Monitoring 147
- neurologischer Status 145
- neurologisches Management 146
- Normoventilation 145
- Oberkörperhochlagerung 146
- periphere Sauerstoffsättigung 148
- permissive Hypokapnie 39, 146
- Polytrauma 143
- präklinisches Management 144
- primärer Hirnschaden 144
- Primary Survey 144, 145
- Pupillenreaktion 145
- Pupillenstatus 31, 143
- Pupillenweite 145
- Schädel-Hirn-Verletzungen 143
- Scherverletzung 119
- Schussverletzung 143
- schweres 91
- Secondary Survey 144, 147
- sekundärer Hirnschaden 144
- Stiff neck 145
- Subarachnoidalblutung 118
- Subduralhämatom 117
- Therapie 148
- Transportmittel 145
- Übelkeit 143
- Umgebungs-Management 146
- zerebraler Perfusionsdruck 146
- Zielklinik 145

Simulationstraining 10
SIRS 213
Situationsbewusstsein 71
Skapula 193
small volume resuscitation 40
- Abdomentrauma 183

Sonographie 26
- Abdomentrauma 105, 187
- diagnostisches O 106, 187
- freie Flüssigkeit 32
- Perikarderguss 106
- Pleuraerguss 106
- Polytrauma 105
- Thoraxtrauma 105, 175

Spannungspneumothorax 29, 45, 46, 50, 98, 168, 169, 238
- Diagnose 169
- Entlastungspunktion 29
- Mediastinalverlagerung 172
- Monaldi-Punktion 172
- Thoraxdrainage 170
- Thoraxpunktion 170

Sphinktertonus 186
Spinalnerven 152
Spinalnervenpaare 152
Spine board
- Thoraxtrauma 170

Spiral-CT 26, 103
- Abdomentrauma 187, 189
- Aortenruptur 178
- Beckentrauma 205, 209
- Extremitätentrauma 199
- Harntrakt 113
- HWS 107
- Jugendliche 112
- Kinder 112
- Kontrastmittelgabe 111
- Lungenkontusion 177
- Lungenlazeration 177
- LWS 107
- Polytraumaprotokoll 113
- Rekonstruktionen 107, 112
- Thoraxtrauma 175
- Übersichtstopogramm 111
- Verbrennung 218
- Wirbelsäulentrauma 161
- Zeitbedarf 104

Sprunggelenk, oberes 194
Sressbearbeitung
- nach belastenden Ereignissen, SbE 79

Standards 70
Sternumfraktur 168
Stichinstrument 182
Stichverletzung 181
Stiff neck 14, 96, 157
- Entfernung 23
- HWS-Trauma 157
- SHT 145
- Thoraxtrauma 168
- Umlagerung 23

Stoffwechselentgleisungen 221
Stress 66
- Management 67
- Stressoren 67
- Trauma-Leader 67

Stressbearbeitung 77, 78
- Debriefing 79
- Demobilization 79

Stressreaktion 67
Stromunfall
- CPR 237
- Defibrillation 238
- Kammerflimmern 238

Sturz aus großer Höhe 167

Subamputation 197
Subarachnoidalblutung, traumatische
- Aneurysmaruptur 118
- cCT 118
- Morphologie 118
Subduralhämatom
- cCT 117
- Morphologie 118
Succinylcholin
- Anschlagszeit 127
- Kinder 133
- Kontraindikation 127
- Unterkühlung 222
- Verbrennung 215
Sufentanil 38, 127, 145
- Kinder 133
suprapubische Blasenfistel
- Beckentrauma 209
- Urethraverletzung 189
- Verbrennung 218
Surfactant-Faktor 239
Suxamethonium 38, 127
Swan-Ganz-Katheter *Siehe* Pulmonaliskatheter
Systemfehler 66

T

Tachykardie 123
Taschen-Doppler 26
Team-Resource-Management 73
- Fixierungsfehler 73
technische Rettung 157
Tetanusimmunprophylaxe 273
Theophyllin
- ALS 233
- CPR 234
thermische Notfälle
- Inzidenz 213
- Schockraum-Management 213
Thiopenthal
- SHT 145
Thorakotomie 174
- Durchführung 176
- Indikation 174
Thorakotomieset 26
Thoraxdrainage 29
- Bülau 46
- Indikation 176
- Minithorakotomietechnik 47
- mit Trokar 47
- Monaldi 46
- Üben 179
Thoraxkompression
- Eindrücktiefe 235
- Frequenz 229, 235
- Kindesalter 235, 236
- Tiefe 229
Thoraxtrauma
- Angiographie 175
- Aortenruptur 178
- Atemexkursion 168
- Atemwegs-Management 168, 171
- Atemwegsobstruktion 168
- Bronchoskopie 175
- Cell-Saver 176
- Hämatothorax 168, 173
- herzchirurgische Versorgung 170
- Herzenzyme 174
- Herzverletzung 177
- instabiler Thorax 168
- Intubationsindikation 169
- isoliertes 167
- Kompression 99
- Koronarangiographie 175
- Kreislauf-Management 170, 173
- Lagerung 170
- Lungenkontusion 177
- Lungenlazeration 177
- Mediastinalverletzungen 178
- Notfalllabor 174
- Notthorakotomie 176
- offenes 170
- offener Pneumothorax 172
- Ösophagusruptur 178
- Palpation 99
- penetrierendes 167
- Perikardtamponade 168, 173
- Polytrauma 167
- präklinisches Management 168
- präklinisches Monitoring 170
- Primary Survey 168, 171
- Rippenserienfraktur 171, 172
- Schockraum-Management 167
- Secondary Survey 168, 177
- Sonographie 105, 175
- Spannungspneumothorax 168
- Spiral-CT 113, 175
- Stiff neck 168, 171
- stumpfes 167
- Thorakotomie 174
- Thoraxdrainage 176
- Todesursache 168
- tracheobronchiale Verletzungen 177
- Transport 170
- Transportmittel 170
- transthorakalen Echokardiographie 175
- Traumazentrum 170
- Übergabe im Schockraum 170
- Unfallmechanismus 168
- Untersuchung 98
- Verletzungformen 167
- Zwerchfellruptur 178
Thoraxverletzung 29
- offene 29
Thoraxwandverletzung 167
Thrombolyse 234
Thrombozytenaggregationshemmer 41, 140
- Antagonisierung 140
Thrombozytenfunktionsstörungen 139
Thrombozytenkonzentrat 41,140
- Apharese- 140
Tibia 194
Ticlopidin 140
Tidalvolumen, exspiratorisches 29
Torsade de pointes Tachykardie 233
Trachealverschiebung 172
tracheobronchiale Verletzungen 167, 177
- Diagnose 177
Tracheotomie 128
- Nadel- 44
- offen 45
- Punktions- 44
Tractus corticospinalis 152
Tractus spinobulbaris 152
Tractus spinothalamicus
- anterior 152
- posterior 152
Tranexamsäure 41
Transportmittel 11
transthorakale Echokardiographie 175
- Aortenruptur 178
- Herzverletzung 177
Trauma and Injury Severity Score, TRISS 82
Trauma-Leader 2, 3, 26
- Aufgabe 69
- Aufgabenverteilung 87
- Debriefing 77
- Delegieren 5, 69
- emotionale Stabilisierung 69
- Entscheidungsfindung 71
- fachliche Qualifikation 3
- Führungsaufgabe 68
- Führungsprobleme 69
- Führungsstil 69
- Führungsrolle 2
- Kommunikation 5, 67
- Kommunikationsschleifen 68
- Koordination 69
- Kritik am 78

- Kritikfähigkeit 69, 78
- Notlaparotomie 185
- Organisation 5
- Repräsentant 69
- Schockraumübergabe 22
- Situationsbewusstsein 71
- Stress 67
- Strukturfestlegung 69
- Übergabe 59, 60
- Umlagerung 23
- Verlegung 59
- Zentralisation von Kommunikation 69
- Zielpriorisierung 69

Traumanetzwerk
- Trauma-Scores 81

Traumanetzwerk, DGU 1
Traumaregistererhebungsbogen 56
Trauma-Scores 81, 82
- Entscheidungshilfe 81
- präklinische 81

Traumaspirale *Siehe* Spiral-CT
Traumazentrum
- SHT 145
- Thoraxtrauma 170
- Wirbelsäulentrauma 157

Trizepssehnenreflex 98, 154
Tubusgröße
- Berechnung bei Kindern 132

U

Übergabe 21
- Gliederung 60
- Informationsverlust 61
- Patiententransport 59
- Prinzipien 59
- Schockraum 21
- Struktur 60
- Transportbegleitung 59
- Übermittlungsfehler 61
- Umlagern 60

Überrolltrauma 167
Ulna 193
Umgebungs-Management 14, 31, 41
- Alter 138
- anästhesiologische Aufgaben 129
- Hypothermie 129
- Kindesalter 136
- Körpertemperaturmessung 41
- SHT 146
- Verbrennung 216

Umlagerung
- achsengerechte 27
- Schockraumübergabe 23

Unfallchirurgie
- Aufgabenverteilung 87

Unterarm 193
untere Extremität
- Anatomie 193

Unterkühlung
- Atemwegs-Management 222, 223
- Basis-Monitoring 224
- Begleitverletzungen 223
- Bergungstod 222, 225
- BGA 224
- bildgebende Diagnostik 225
- Bradykardie 225
- Defibrillation 224
- Drogen-Screening 225
- EKG-Monitoring 225
- Ertrinken 238
- Erwärmung 223
- GCS 222
- Herz-Lungen-Maschine 225
- Herzthythmusstörung 221
- Intubationsindikation 222, 224
- Kammerflimmern 221
- Katecholamine 225
- Koma 221
- Komplikationen 225
- Kreislauf-Management 222, 224
- Lagerung 223
- metabolische Azidose 226
- Nachkühlen 225
- Notfalllabor 224
- Pathophysiologie 221
- Polytrauma 221
- präklinisches Management 222
- Primary Survey 222, 223
- Pupillenstatus 223
- Reanimation 222
- Reanimationsbereitschaft 225
- Schockraumbehandlung 223
- Schockraum-Management 221
- Secondary Survey 224
- Somnolenz 221
- Temperaturüberwachung 224
- Transport 222
- Übergabe im Schockraum 223
- Volumentherapie 222
- Zielklinik 223

Unterkühlung *Siehe* Hypothermie
Unterschenkel 194
Urethraverletzung
- suprapubische Blasenfistel 189

Urinausscheidung
- arterielle Hypertonie 139
- Blasenkatheter 124
- Kreislauf-Management 124

uteroplazentare Minderperfusion 138

V

vaginale Untersuchung 205
Vakuummatratze
- Abdomentrauma 184
- Beckentrauma 207
- Extremitätentrauma 196
- offene Fraktur 197
- Thoraxtrauma 170
- Unterkühlung 223

Vakuumschiene 196
Vasopressin
- ALS 233
- CPR 233

Vasopressoren 269
- neurogener Schock 158
- Wirbelsäulentrauma 158

V.-cava-Kompressionssyndrom 138
Vecuronium 38, 127
- Kinder 133
- Verbrennung 215

Venenpunktion, periphere
- Kindesalter 134

Ventrikelsonde 165
verbrannte Körperoberfläche *Siehe* VKOF
Verbrennung
- Abstriche 218
- Analgesie 216, 219
- Anamnese 215
- Atemwegs-Management 217
- Basis-Monitoring 217
- Baxter-Parkland-Formel 216
- Begleitverletzungen 215
- Bilanzierung 217
- Blasenkatheter 217, 218
- Bronchoskopie 217
- CO 217
- Dokumentation 219
- Escharotomie 219
- Flüssigkeitstherapie 215
- geringgradig 214
- Grad 214
- HCN 217
- Heilung 214
- Inhalationstrauma 215
- Intubationsindikation 215, 217
- invasives Kreislauf-Monitoring 217
- Katecholamine 217
- Kindesalter 214
- Kreislauf-Management 215, 217
- Kühlung 216
- Lagerung 216, 219
- Magensonde 218
- mäßiggradige 214
- Multiorganversagen 220

– Neunerregel nach Wallace 215
– Notfalllabor 218
– Pathophysiologie 213
– Photodokumentation 217
– Polytrauma 220
– präklinisches Management 215
– Primary Survey 215, 217
– Schmerzempfinden 214
– Schockraum-Management 213
– schwere 214
– Schweregrad 214
– Secondary Survey 217
– SIRS 213
– Spiral-CT 218
– suprapubische Blasenfistel 218
– Symptome 214
– Tiefe 214
– Transportmittel 216
– Übergabe im Schockraum 217
– Umgebungs-Management 216
– Verlegung 220
– Volumenmangelschock 215
– Volumentherapie 215, 217
– Wundverband 219
– Wundversorgung 216
– Zielklinik 216
Verbrennungsausdehnung 214
Verbrennungskrankheit 213
– Inflammation 213
– Rückresorption 213
– Schockphas 213
– SIRS 213
Verbrennungstiefe 214
Verbrennungszentrum 216, 220
– Indikation 214
– zentrale Verteilung 213
Verlegung 59
– Informationsverlust 61
– Kinder 131
– Transportbegleitung 59
– Transportmittel 59
– Übergabe 59
– Übermittlungsfehler 61
Vigilanz 71
Vitalfunktionen 121
– Bedrohung 121
– klinischer Befund 122
– Monitoring 123
– präklinisches Management 122
– Überprüfung durch Anästhesie 121
– Unterkühlung 221
Vitalparameter *Siehe* Vitalfunktionen
Vitamin K 140
V. jugularis interna
– Pulmonaliskatheter 125
VKOF 213
– Einschätzung, präklinisch 215
Vollelektrolytlösung
– Kindesalter 135
Volumenbedarf
– Berechnung im Kindesalter 134
Volumenmangelschock 215
Volumensubstitution
– Kindesalter 134
Volumentherapie 30
– Abdomentrauma 183
– Blutungskontrolle 30
– kolloidale Lösungen 30
– Korrekturbedarf 135
– Kristalloidlösung 30
– Neugeborene 135
– Unterkühlung 222
– Verbrennung 217
vorderes Rückenmarksyndrom 155

W

Wärmeapplikation, transkutane 9
Weichteilverletzung 194
Weiterbildungskonzept 66
Wellenplan 15
Wiedererwärmung
– aktiv 225
– Kollaps 226
– passiv 225
Wirbelkörperlinie
– hintere 108
– vordere 108
Wirbelsäule
– Anatomie 151
Wirbelsäulentrauma 151
– achsengerechte Lagerung 157
– AMPLE-Schema 160
– Analgesie 161
– AO-Klassifikation 155
– Atemwegs-Management 157
– Ausfuhrkontrolle 161
– Basis-Monitoring 161
– Bewusstsein 158
– Blasen-Mastdarm-Störung 164
– BWS 163
– Crush-Rettung 157
– Diagnostik 161
– Distraktionsverletzungen 155
– GCS 158
– Hirnnervenstatus 158
– Hochrasanztraumen 151
– HWS-Immobilisation 158
– Inspektion 160
– Intubationsindikation 157
– Inzidenz 151
– Kompressionsverletzungen 155
– Körpertemperatur 161
– Kreislauf-Management 158
– LWS 164
– LWS/BW 163
– Magensonde 161
– Motorik 160
– Muskeleigenreflexe 160
– neurogener Schock 158
– neurologisches Management 158
– neurologische Untersuchung 97
– Palpation 160
– Polytrauma 156
– präklinisches Management 156
– Pupillenstatus 158
– Pyramidenbahnzeichen 160
– Rotationsverletzungen 156
– Schmerzen 160
– Schockraumbehandlung 160
– Schockraum-Management 151
– Secondary Survey 160
– Sensibilität 160
– Spiral-CT 161
– Stiff neck 157
– technische Rettung 157
– Transportmittel 157
– Traumazentrum 157, 162
– Übergabe im Schockraum 157
– Untersuchung 97, 160
– Vasopressoren 158
– Verlegung 162
– Verletzungsmechanismus 156
– Volumenersatz 158
– Volumentherapie 158
– zentraler Venendruck 161
– zentrale Venendruckmessung 158
Wirbelsäulenverletzung 31

Z

zentrales Halsmarksyndrom 155
zerebraler Perfusionsdruck 146
ZVK 40
– Amputation 199
– Anlage 261
– Kathetertypen 263
– Kindesalter 134
– Komplikationen 262
– Wirbelsäulentrauma 158
Zwerchfellruptur 167, 174, 178
– Diagnostik 178
– Lokalisation 178
– Symptomatik 178
– Verletzungsmechanismus 178